药品研究与评价技术指导原则

2020年

孔繁圃　崔恩学　主编

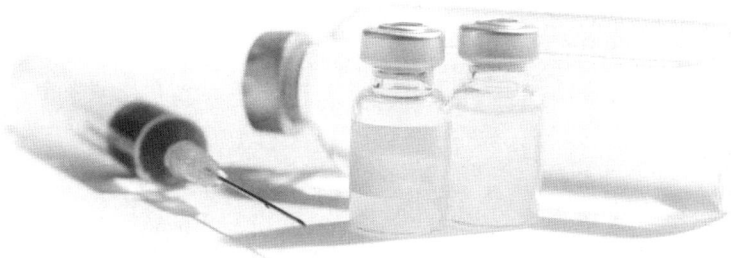

中国健康传媒集团
中国医药科技出版社

图书在版编目（CIP）数据

药品研究与评价技术指导原则. 2020 年 / 孔繁圃，崔恩学主编 . —北京：中国医药科技出版社，2023.7
ISBN 978-7-5214-3919-9

Ⅰ . ①药… Ⅱ . ①孔… ②崔… Ⅲ . ①药品管理—技术管理—汇编—中国—2020 Ⅳ . ① R954

中国国家版本馆 CIP 数据核字（2023）第 089008 号

责任编辑　吴思思　张　睿
美术编辑　陈君杞
版式设计　也　在

出版　**中国健康传媒集团**｜中国医药科技出版社
地址　北京市海淀区文慧园北路甲 22 号
邮编　100082
电话　发行：010-62227427　邮购：010-62236938
网址　www.cmstp.com
规格　787×1092mm $\frac{1}{16}$
印张　39
字数　805 千字
版次　2023 年 7 月第 1 版
印次　2023 年 7 月第 1 次印刷
印刷　北京盛通印刷股份有限公司
经销　全国各地新华书店
书号　ISBN 978-7-5214-3919-9
定价　**260.00 元**

获取新书信息、投稿、为图书纠错，请扫码联系我们。

ISBN 978-7-5214-3919-9

9 787521 439199 >

编 委 会

前　言

药品研究与评价技术指导原则旨在为以药品注册为目标的药物科学研发和技术评价提供参考建议和有效遵循，并应随着科学技术进步、法律法规更新、实践经验积累和行业规范发展变化而更新与完善。

近年来，随着医药产业迅猛发展，不断涌现出新理念、新技术、新应用、新成果，引领恶性肿瘤、自身免疫性疾病、代谢性疾病等众多领域的药物研发创新日新月异。产业的快速发展和新药研发的热情高涨，亟需建立业界与监管部门间共同认可的对药品安全、有效、质量可控性的评价原则和具体标准，以指导新药研发，实现"保安全守底线""促发展追高线"的药品监管要求，因此建立这些原则和标准显得尤为迫切和重要。这些原则和标准是满足医药行业发展需求、鼓励药品创新研发、保障人民群众用药安全、有效、可及的重要保障。

自 2003 年起，国家药品监督管理局药品审评中心（简称药审中心）开展药品技术指导原则起草工作以来，在内容上从解决阶段性现实申报问题向审评专业深入研究、新领域逐步探索，在起草方式上从对国外文献的翻译逐步转向适应新技术、新方法、新机制等不断涌现的监管科学研究，初步形成了以通用指导原则和个药指导原则构成的较为完整的标准体系。2015 年《国务院关于改革药品医疗器械审评审批制度的意见》（国发〔2015〕44 号）中提出"加强技术审评过程中共性疑难问题研究，及时将研究成果转化为指导审评工作的技术标准，提高审评标准化水平，减少审评自由裁量权"。2017 年中共中央办公厅、国务院办公厅印发《关于深化审评审批制度改革鼓励药品医疗器械创新的意见》（厅字〔2017〕42 号）指出"深化多双边药品医疗器械监管政策与技术交流，积极参与国际规则和标准的制定修订，推动逐步实现审评、检查、检验标准和结果国际共享"。

党的十八大以来，在国家药监局党组的坚强领导下，药审中心坚决贯彻党中央的决策部署，特别是中国共产党第十九届中央委员会第四次全体会议关于"坚持和完善中国特色社会主义制度、推进国家治理体系和治理能力现代化，是全党的一项重大战略任务"的部署和要求，将药品研发和审评技术指导原则体系建设作为药品监管体系和治理能力现代化的一项重要任务来抓。药审中心以科学性、前瞻性、指导性和规范性为指引，突出创新引领和满足临床用药急需，加大指导原则的起草制定力度，完善以药品技术指导原则为核心的审评标准体系，既是深入贯彻党中央提出的国家治理体系和治理能力现代化要求、推进药品审评体系和审评能力现代化建设的体现，也是落实审评审批制度改革鼓励药物创新、构建科学公正透明可预期监管环境的具体实践，在激发研发活力加快新药好药上市、促进医药产业转型升级高质量发展、解决影响和制约药品创新、质量、效率的突出问题的同时，也有助于规范审评工作，统一审评尺度，提升审评质量和效率。

为建立健全药品审评标准体系，药审中心形成了以全面覆盖药物研发和评价领域为指引，以监管方、产业界、学术界共同认可为基础，以及时跟进药物研发新领域为驱动，以国际接轨为目标的工作思路，多措并举，加大力度推进指导原则制修订工作。一是制定《药品审评中心审评标准制修订管理办法（试行）》，统筹规划、有序推进药品审评质量标准体系建设。二是建立了多部门参与、邀请外部专家研究，共同起草指导原则的核心工作组工作模式，成立药审中心和各审评部门技术委员会，由专业技术人员集体研究讨论，对指导原则质量和科学性进行审核把关。三是制定过程中广泛听取专家、申请人及相关药监单位意见，召开专家咨询会议，努力形成共识。四是加强督导，制定指导原则年度计划，并将指导原则工作计划纳入药审中心重点工作，按季度进行督导，同时采用"挂图作战"方式加强日常进度管理，对指导原则的制定计划执行情况及内容审核把关进行监督检查，不断提高审评标准制定的规范性和严肃性。五是药审中心网站增设"指导原则征求意见"专栏，公开听取社会意见，确保指导原则制定过程的公开、透明。

通过持续不懈的努力，药审中心开展审评标准体系建设以来，指导原则数量大幅增加，2022 年底已累计发布了指导原则 421 个，特别是 2020 年以来起草发布指导原则数量已超过 2020 年之前指导原则总和，并圆满完成了

"'十四五'期间新制修订指导原则300个"第一年的工作目标。药审中心全面提升指导原则质量，坚持以患者的临床需求为核心，对抗新冠病毒、抗肿瘤、罕见病、儿童用药等群众关注的临床急需用药，制定更加具有针对性和实用性的指导原则，指导医药企业科学有序研发，回应社会关切。同时，积极推进中医药传承创新发展，突出中药特点、凝聚业界共识，积极制定完善审评技术标准，加快构建中医药理论、人用经验和临床试验相结合的中药注册审评证据体系，建立完善中药新药全过程质量体系，助力中药新药研发申报。近年来，药审中心积极开展监管科学课题研究，在细胞和基因治疗药物研究与评价、真实世界证据支持药物研发与审评、以中医临床为导向的中药安全性评价研究等方面形成一系列药品技术指导原则，通过监管科学推动药品审评新工具、新方法的产生，服务于审评能力现代化。目前已基本形成技术标准体系，覆盖了中药、化学药品、生物制品等领域，包含新冠疫苗药物、中药传承创新、细胞和基因治疗、儿童用药、罕见病、肿瘤药等研发热点、难点内容，为医药产业的创新发展和药品审评提供了科学有力的技术支撑，促进了一批新药好药加速上市：附条件批准5个新冠疫苗，推动3款国产新冠疫苗接连"入世"，批准1款中和抗体组合、1个组合包装、1个小分子抗病毒治疗药物，以及中药"三药三方"等新冠治疗药物。2021年45个创新药获批上市，相较2019年的10个实现了新跨越，与美国FDA 2021年批准的50个新药数量接近；2021年获批的创新药中包含5个同类首创新药（First in Class），首次批准2款CAR-T药物上市，在细胞治疗领域实现了"零"的突破。同时仿制药质量和疗效一致性评价工作也在稳步推进，截至2022年底，通过和视同通过一致性评价924个品种，进一步满足了人民群众对高质量仿制药的迫切需求，药品审评工作实现了质效双升。

2017年中国药监部门加入ICH后，让药品技术指导原则与国际接轨上了快车道，对国内审评标准与国际接轨提出了更高要求，科学技术的进步、"以患者为中心"的研发理念也对指导原则体系建设提出了更高要求。药审中心持续加快ICH指导原则在国内的转化实施，已转化实施全部66个指导原则，推进国际先进技术要求在我国的同步研究，不断带动我国指导原则体系与国际通行规则接轨。我国药品注册技术要求不断与国际规则协调统一，能够降低药物研发注册要求在国际要求差异方面的技术壁垒，这既有利于国外生产的新药更快进入中国市场，也为中国生产的药品快速走向国际创造了良好的政策环境，助推药品研发和注册进入全球化时代。

我国正在从制药大国向制药强国迈进，到 2035 年医药产业要达到发达国家和地区水平，首先研发能力要达到发达国家和地区水平，健全完善审评标准体系是助力创新研发能力提升的助推器，也将为研发工作少走弯路、快出早出成果提供加速器。对比医药产业发达的欧美国家和地区，我们的审评标准体系建设仍有差距，需要长期推进完善。通过深入分析对比研究，我国在共性指导原则体系方面覆盖质量、有效性、多学科、安全性等方面，与欧盟在不同专业对比上基本一致，仅质量控制相关技术指导原则和个药指导原则与美国 FDA 有明显差距。从整体数量和体系分类来看，美国 FDA 体系较为成熟，我国指导原则在专业分类上仍需要进行细化，同时在基础研究上仍需加大制定力度，尤其是个药相关技术指导原则。

欲知平直，则必准绳。药审中心将继续坚持以人民为中心的发展理念，深化审评审批制度改革，紧跟世界药品监管科学前沿，结合药品监管急需和产业发展趋势，做好审评体系和审评能力现代化建设工作，针对不同专业领域，采取补短板、强弱项、固优势的策略，不断完善审评标准体系，到"十四五"结束时实现新制修订指导原则 300 个的目标，力争药品标准体系接近国际先进水平，使人民群众对药品质量和安全更加满意、更加放心。

药品研究与评价技术指导原则的起草制定工作得到了业界、学界各位专家的大力支持，衷心感谢多年来关注和支持药品审评事业的各位同仁！现将药审中心起草制定的指导原则集结成册予以出版，希望本丛书能够为从事药品研究、生产、使用和技术监管等部门的人士了解、研究药物研发和技术评价的要求提供帮助。我们深知，经过近年来的努力，我国的药品审评标准体系建设有了极大地提升，但与医药产业发达国家和地区相比，仍存在一定的差距。我们希望继续与专家们和业界同仁一起共同努力，不断加强标准体系建设，为药品研发创新和高质量发展、为公众用药安全有效、为保护和促进公众健康，提供更加坚实的技术支撑。

编委会

2022 年 12 月

目　录

上篇　通用技术指导原则

1

3

下篇 个药指导原则

上　篇
通用技术指导原则

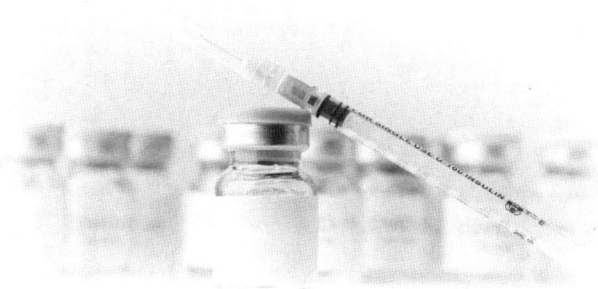

药　学

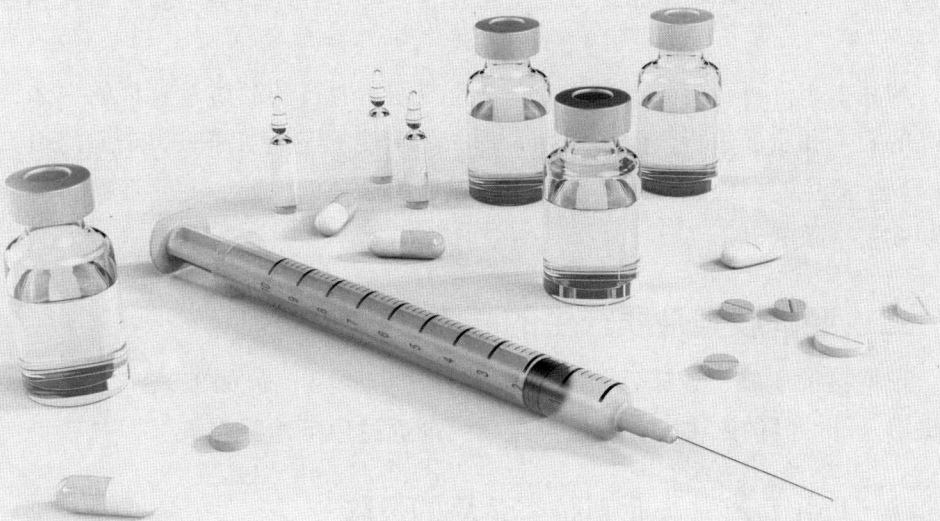

化学药物中亚硝胺类杂质研究技术
指导原则（试行）

一、概述

自 2018 年 7 月在缬沙坦原料药中检出 $N-$ 亚硝基二甲胺（NDMA）以来，陆续在其他沙坦类原料药中检出了各类亚硝胺杂质，如 NDMA、$N-$ 亚硝基二乙胺（NDEA）等。进一步的调查发现，在个别供应商的非沙坦类的药物中（如雷尼替丁），亦有亚硝胺类杂质的检出。亚硝胺类杂质属于 ICH M7（R1）(《评估和控制药物中 DNA 反应性（致突变）杂质以限制潜在致癌风险》)指南[1]中提及的"关注队列"物质。根据世界卫生组织公布的致癌物清单[2]，NDMA 和 NDEA 均属于 2A 类致癌物质；根据国际认可数据库，已有部分亚硝胺类杂质有公开的致癌性数据，如 NDMA、NDEA、$N-$ 亚硝基 $-N-$ 甲基 $-4-$ 氨基丁酸（NMBA）、$N-$ 亚硝基二丁胺（NDBA）等。

为了保证药品的安全和质量可控，实现有效的风险控制，特制定本技术指导原则，旨在为注册申请上市以及已上市化学药品中亚硝胺类杂质的研究和控制提供指导。

药品上市许可持有人 / 药品生产企业应切实履行药品质量管理的主体责任，对药品的安全和质量进行全生命周期管理，尽可能的避免亚硝胺类杂质的引入，若确不能完全避免的，应充分评估药品中亚硝胺类杂质的风险，并将亚硝胺类杂质水平控制在安全限度以下。

二、亚硝胺类杂质产生的原因

根据目前所知，亚硝胺类杂质有多种产生原因[3]，如工艺产生、降解途径和污染引入等。具体来讲，亚硝胺类杂质可能通过以下途径引入[4]。

（一）由工艺引入亚硝胺类杂质的风险

目前所知，NDMA、NDEA 杂质可能通过亚硝化机理生成。即在一定条件下，胺类化合物尤其是仲胺，与亚硝酸钠（$NaNO_2$）或其他亚硝化试剂反应产生亚硝胺类杂质。

在同一工艺步骤中使用了能引入仲胺和亚硝化试剂的物料（包括起始物料、溶剂、试剂、催化剂、中间体等），有较高的风险引入亚硝胺类杂质；即使在不同的工艺步骤中分别使用能引入仲胺和亚硝化试剂的物料，也可能会产生亚硝胺类杂质。

除物料本身带有仲胺结构外，仲胺可能的来源有：伯胺、叔胺及季铵可能引入仲胺杂质；酰胺类溶剂（如 $N, N-$ 二甲基甲酰胺、$N-$ 甲基吡咯烷酮等）在适宜的条件下（如：酸性，高温等）可能产生仲胺。

亚硝化试剂可能引入来源有：亚硝酸盐、亚硝酸酯、亚硝酸、由亚硝酸盐制备的物质（如：叠氮化钠等），胺类化合物的氧化等。

（二）由污染引入的风险

原料药生产过程中使用了被亚硝胺类杂质污染的物料（起始物料、中间体、溶剂、试剂、催化剂等）可能带来亚硝胺类杂质的风险。

使用回收的物料亦有引入亚硝胺类杂质的风险。已发现的回收物料被亚硝胺污染的实例包括邻二甲苯、氯化三丁基锡（用作叠氮化三丁基锡的来源）、$N, N-$ 二甲基甲酰胺（DMF）。

在同一生产线生产不同的品种，交叉污染也可能成为引入亚硝胺类杂质的潜在原因。

（三）降解产生风险

某些药物本身会降解产生亚硝胺类杂质，如雷尼替丁在高温下会产生亚硝胺类杂质。

三、控制策略

（一）基本控制理念

由于亚硝胺类杂质在人体中可接受限度较小，微量杂质的检测和控制难度大。因此对于亚硝胺类杂质的控制应采取避免为主，控制为辅的策略。

避免为主是指在药品的研发阶段应根据亚硝胺类杂质产生的原因从原料药工艺路线的选择、物料的选择与质控、工艺条件的优化等方面尽量避免亚硝胺类杂质的产生，并在生产过程中严格执行各操作规范。药品上市许可持有人 / 药品生产企业应与各物料（原料药应包括起始物料、溶剂、试剂、催化剂、中间体等，制剂应包括原料药、辅料、包材等等）生产商充分沟通，对物料生产和回收工艺进行系统评估。风险评估方法可以采用 ICH Q9（《质量风险管理》）中所述的 FMEA（Failure Mode Effects Analysis）或 FMECA（Failure Mode, Effects and Criticality Analysis）[5]，或其他科学合理的方法。

若评估发现有生成亚硝胺类杂质的风险，应首先分析亚硝酸盐或者可能形成亚硝胺类杂质的相关试剂和溶剂在工艺中使用的必要性，尽量避免选择可能生成亚硝胺类杂质的生产工艺[6]。

控制为辅的策略是指当评估药品具有亚硝胺类杂质残留风险且相关工艺无法避免时，应尽可能将该步骤调整至工艺的早期，利用后续多步骤的操作降低亚硝胺类杂质残留风险。同时须根据工艺路线分析可能生成的亚硝胺结构，并优化工艺，制定详细的过程控制策略，保证生产过程中此类杂质的有效去除。

由降解产生亚硝胺类杂质的情况，应分析降解产生的条件，通过优化生产工艺、处方、贮存条件等，降低降解杂质的产生风险。例如有研究显示[7]：某些雷尼替丁制剂中的 NDMA 含量在室温下会随着时间的推移而增加，温度升高也会导致 NDMA 的含量增加。在此种情况下，应进一步研究并确认 NDMA 杂质的含量在药品有效期内仍低于安全限度。

对于明确有亚硝胺类杂质残留风险的品种应建立合适的分析方法，确保成品中亚硝胺类杂质低于限度要求。

（二）限度控制

药物中亚硝胺类杂质的控制策略建议参考 ICH M7（R1）指南的相关规定，应保证最终拟定的控制策略和杂质限度具有充分合理的科学依据。亚硝胺类杂质的致癌风险较高，不适合按照 ICH M7（R1）提出的 1.5μg/ 天的毒理学关注阈值（TTC）控制限度。

药品上市许可持有人 / 药品生产企业应根据研发品种的物料属性、工艺路线、生产过程、降解情况、分析测试结果、监管机构的要求确定应该控制的亚硝胺类杂质种类。药物中亚硝胺类杂质的控制应在符合 ICH M7（R1）要求基础上制订控制策略，以使该类杂质在原料药和制剂中的水平低于可接受限度。

1. 能在权威机构数据库中查找到 TD_{50} 值（50% 肿瘤发生率）的亚硝胺类杂质

根据 ICH M7（R1），应使用来自最敏感性别和物种的最敏感目标器官的 TD_{50} 值来计算可接受的摄入量。亚硝胺类杂质致癌风险高，根据 ICH M7（R1），应使用来自研究设计完善的致癌性试验中的最低 TD_{50} 值，或与人类风险评估最相关的种属、性别和肿瘤发生器官部位的最低 TD_{50} 值来计算可接受摄入量，设定对应肿瘤发生风险为十万分之一，人体体重统一按 50kg 计算，则该亚硝胺类杂质的每日可接受摄入量（Acceptable Intake，AI）为：TD_{50}［mg/kg/ 天］× 50kg/50000。

结合各药品法定说明书中规定的每日最大用药量，可计算出该药品中亚硝胺类杂质的控制限度。计算公式为：

$$限度 = AI/ 每日用药量$$

具体可参考本文所附示例 1。

2. 未在权威机构数据库中查见 TD_{50} 值的亚硝胺类杂质

未能在权威机构数据库中查询到 TD_{50} 值时，可选用以下几种方法分别获得该亚硝胺类杂质的控制限度，并建议取其中最小值：

A. 可以参考国际权威机构，如 WHO、国际化学品安全性方案（International Programme on Chemical Safety，IPCS）等公布的数据或建立的风险评估方法。

B. 与已有 TD_{50} 值的亚硝胺类杂质结构相似，可以导用其 TD_{50} 值计算杂质限度。如示例 2。

（三）检测方法的建立

药物中亚硝胺类杂质的分析测试方法，可以参考权威机构发布的方法，亦可自行开发方法，均需注意分析方法灵敏度应与所论证的杂质限度相匹配，并采用杂质对照品进行完整的方法学验证，保证亚硝胺类杂质能够准确有效的检出。若采用自行开发方法，需证明该方法等效于或者更优于同品种官方公布的方法。

（四）全生命周期的风险控制

对于申报上市的产品，申请人在研发中，应进行亚硝胺类杂质的风险评估，对明确有亚硝胺类杂质潜在风险的品种应进行充分的研究，在申报资料的相应章节提交亚硝胺类杂质的研究资料及检测结果，同时应注意用于研究的样品的批次、批量必须具有代表性以及科学依据。

对于已上市药品，药品上市许可持有人 / 药品生产企业也应主动对于亚硝胺类杂质存在的风险进行评估，若存在潜在的亚硝胺类杂质产生风险，可参照本指导原则以及其他相关指导原则的要求进行研究，根据研究结果采取相应的措施，以防止或最小化患者亚硝胺类杂质的暴露。

四、其他

NDMA 是一种常见亚硝胺类物质，在水中和食物中，包括熏肉和烤肉、奶制品和蔬菜中均有发现，所有人均会暴露于一定水平的 NDMA。目前，NDMA 暂时可接受摄入量为 96ng/ 天。长期暴露于高出可接受水平的致突变性致癌物如 NDMA 可能会增加患癌风险，但持续 70 年每天服用含有等于或低于可接受水平 NDMA 的药品的人并不会增加患癌风险[8]。

目前各国药品监管机构正在对药品中的亚硝胺类杂质积极开展相应的探索研究，本指导原则将基于各方研究结果及风险效益评估原则不断完善。

五、附件

示例 1：有权威机构推荐的 TD$_{50}$ 值的亚硝胺类杂质的限度[9]

一般来说，对于具有阳性致癌数据的诱变杂质，建议根据国际公认数据库中致癌性物质的 TD$_{50}$ 值来计算每日可接受的摄入量（AI）。NDMA 在小鼠与大鼠的 TD$_{50}$ 值分别为 0.189mg/kg/ 天和 0.0959mg/kg/ 天。按照更为保守的大鼠 TD$_{50}$ 值 0.0959mg/kg/ 天和人体重 50kg 来计算人对 NDMA 的每日最大摄入量为：0.0959mg/kg/ 天 ×50kg/50000=0.0000959mg/ 天≈ 96ng/ 天，此时对应肿瘤发生风险为十万分之一。

若按照缬沙坦每日最大用药 320mg 计算，则其 NDMA 限度设定为：96ng/320mg=0.00003%=0.30ppm。

示例 2：未在权威机构数据库中查见 TD$_{50}$ 值的亚硝胺类杂质的限度[9b]

国际公认数据库中暂无 N- 亚硝基二异丙胺（DIPNA）和 N- 亚硝基乙基异丙基胺（EIPNA）的 TD$_{50}$ 数据。根据 ICH M7（R1），应采用具体问题具体分析原则来确定可接受摄入量，如采用密切相关结构的致癌性数据。为确定密切相关结构，进行了专家构 - 效关系（SAR）分析。该分析提示，根据密切的 SAR 和烷基重氮离子形成，NDMA 和 NDEA 的数据可用于外推 DIPNA 和 EIPNA 的 AI 值。Sulc 等人（2010 年）研究结果显示，烷基 N- 亚硝胺可通过 α- 羟基化进行生物转化并释放羰基化合物，如对相应的烷基重氮离子甲醛化，导致 DNA 共价修饰。

根据缬沙坦每日用药量和用药周期，参考示例 1 的计算方法，可以得出 DIPNA、EIPNA 的人每日最大摄入量为 26.5ng/ 天，此时对应肿瘤发生风险为十万分之一。

六、参考文献

1.ICH M7（R1）Assessment and control of DNA reactive（mutagenic）impurities in pharmaceuticals of limit potential carcinogenic risk［EB/OL］（2017-03-31）

2. 世界卫生组织国际癌症研究机构致癌物清单，http：//samr.cfda.gov.cn/WS01/CL1991/215896.html

3.（a）Assessment report，14 February 2019，EMA/217823/2019.（b）A Screening Procedure for the Formation of Nitroso Derivatives and Mutagens by Drug-Nitrite Interaction，Chem. Pharm. Bull. 1982，30（9），3399-3404.（c）Formation of N-Nitrosodimethylamine（NDMA）from Dimethylamine during Chlorination，Environ. Sci. Technol. 2002，36，588-595.（d）N-nitrosomethylanlaniline，Org. Synth. 1933，13，82.（e）Nitrosomethylurea. Org.

Synth. 1935，15，48.

4.（a）Information on nitrosamines for marketing authorisation holders，EMA/189634/2019.（b）Questions and answers on "Information on nitrosamines for marketing authorisation holders"，EMA/CHMP/428592/2019 Rev.1

5.ICH Q9 Quality risk management［EB/OL］（2005-11-09）

6.Inhibition of Nitrosamine Formation by Inorganic and Organic Salts，Chem Pharm Bull，1986，34（8），3485-3487.

7.Questions and Answers：NDMA impurities in ranitidine（commonly known as Zantac），https：//www.fda.gov/drugs/drug-safety-and-availability/

8.Statementfrom Janet Woodcock，M.D.，director of FDA's Center for Drug Evaluation andResearch，on impurities found in diabetes drugs outside the U.S. https：//www.fda.gov/news-events/press-announcements/statement-janet-woodcock-md-director-fdas-center-drug-evaluation-and-research-impurities-found

9.（a）Sartan medicines：companies to review manufacturing processes to avoid presence of nitrosamine impurities，17 April 2019，EMA/248364/2019 Rev 1.（b）Temporary interim limits for NMBA，DIPNA and EIPNA impurities in sartan blood pressure medicines，20 August 2019，EMA/351053/2019 rev 1.（c）FDA updates table of interim limits for nitrosamine impurities in ARBs，http：//www.fda.gov/Drugs/DrugSafety/ucm613916.htm

化学药品注射剂仿制药质量和疗效 一致性评价技术要求

一、总体要求

申请人应全面了解已上市注射剂的国内外上市背景、安全性和有效性数据、上市后不良反应监测情况，评价和确认其临床价值。

二、参比制剂

申请人应按照国家局发布的《化学仿制药参比制剂遴选与确定程序》科学选择参比制剂，参照本技术要求和国内外相关技术指导原则开展一致性评价研究工作。

三、处方工艺技术要求

（一）处方

注射剂中辅料种类和用量通常应与参比制剂（RLD）相同。辅料的用量相同是指仿制药辅料用量为参比制剂相应辅料用量的 95%~105%。如附带专用溶剂，应与参比制剂的专用溶剂处方一致。

申请人可以提交与参比制剂抑菌剂、缓冲剂、pH 调节剂、抗氧剂、金属离子络合剂不同的处方，但需标注不同之处，阐述选择的理由，并研究证明上述不同不影响所申请产品的安全性和有效性。

辅料的浓度或用量需符合 FDA IID 数据库限度要求，或提供充分依据。

过量投料建议参考 ICH Q8 相关要求。

（二）生产工艺

1. 工艺研究

注射剂灭菌/无菌工艺的研究和选择应参考国内外灭菌/无菌工艺相关的指导原则进行。

按相关指导原则开展工艺研究，确定生产工艺关键步骤和关键工艺参数。注意以下方面。

（1）为了有效控制热原（细菌内毒素），需加强对原辅包、生产过程等的控制，注射剂生产中建议不使用活性炭。

（2）根据生产工艺进行过滤器相容性研究。根据溶液的特点和生产工艺进行硅胶管等直接接触药液容器的相容性研究。

（3）如参比制剂存在过量灌装，仿制药的过量灌装宜与参比制剂保持一致，如不一致需提供合理性论证。

2. 工艺验证

（1）灭菌 / 无菌工艺验证

对于终端灭菌药品，至少进行并提交以下验证报告：

- 药品终端灭菌工艺验证；
- 直接接触药品的内包材的除热原验证或供应商出具的相关证明资料；
- 包装系统密封性验证，方法需经适当的验证；
- 保持时间（含化学和微生物）验证。

对于无菌灌装产品，至少进行并提交以下验证报告：

- 除菌工艺的细菌截留验证；
- 如不采用过滤除菌而采用其他方法灭菌，提供料液 / 大包装药的灭菌验证；
- 直接接触无菌物料和产品的容器密封系统的灭菌验证；
- 直接接触药品的内包材的除热原验证或供应商出具的相关证明资料；
- 无菌工艺模拟试验验证，并明确试验失败后需要采取的措施；
- 包装系统密封性验证，方法需经适当的验证；
- 保持时间（含化学和微生物）验证。

（2）生产工艺验证

提供工艺验证资料，包括工艺验证方案和验证报告。

3. 灭菌 / 无菌工艺控制

基于产品开发及验证结果，确定灭菌 / 无菌工艺控制要求，如灭菌参数（温度、时间、装载方式）/ 除菌过滤参数（除菌滤器上下游压差、滤器使用时间 / 次数、滤器完整性测试等），生产关键步骤的时间 / 保持时间。

对采用除菌过滤工艺料液的除菌过滤前微生物污染水平进行常规中控监测；对采用残存概率灭菌工艺料液的灭菌前微生物污染水平进行常规中控监测；对采用过度杀灭工艺料液的灭菌前微生物污染水平可以进行放宽频率的监测。

4. 注册批样品批量参照发布的《化学仿制药注册批生产规模的一般性要求（试行）》执行。

同时应提交代表性批次批生产记录及生产工艺信息表。

四、原辅包质量控制技术要求

（一）原料药

制剂生产商需结合原料药生产工艺，根据现有指导原则和相关文件（含《关

于发布化学药品注射剂和多组分生化药注射剂基本技术要求的通知》国食药监注
〔2008〕7 号）对原料药的质量进行充分研究与评估，必要时修订有关物质检查方法，
增加溶液澄清度与颜色、溶剂残留、细菌内毒素、微生物限度等检查，并提供相关
的验证资料，以满足注射剂工艺和质量的控制要求；同时需关注对元素杂质和致突
变杂质的研究和评估。

制剂生产商需根据注射剂持续稳定生产的需要，对原料药来源和质量进行全面
的审计和评估，在后续的商业化生产中保证供应链的稳定。如发生变更，需进行研
究并按相关技术指导原则进行研究和申报。

（二）辅料

辅料应符合注射用要求，制定严格的内控标准。除特殊情况外，应符合现行中
国药典要求。

（三）直接接触药品的包装材料和容器

注射剂使用的直接接触药品的包装材料和容器应符合国家药监局颁布的包材标
准，或 USP、EP、JP 的要求。

根据药品的特性和临床使用情况选择能保证药品质量的包装材料和容器。

按照《化学药品注射剂与塑料包装材料相容性研究技术指导原则（试行）》《化
学药品注射剂与药用玻璃包装容器相容性研究技术指导原则（试行）》《化学药品与
弹性体密封件相容性研究技术指导原则（试行）》等相关技术指导原则开展包装材
料和容器的相容性研究。

根据加速试验和长期试验研究结果确定所采用的包装材料和容器的合理性，建
议在稳定性考察过程中增加样品倒置等考察，以全面研究内容物与胶塞等密封组件
的相容性。

注射剂使用的包装材料和容器的质量和性能不得低于参比制剂，以保证药品质
量与参比制剂一致。

五、质量研究与控制技术要求

（一）建议根据产品特性和相关技术指导原则科学设计试验，提供充分的试验
资料与文献资料。

（二）根据目标产品的质量概况（QTPP）确立制剂的关键质量属性（CQA），
通常注射剂的 CQA 包括但不限于以下研究：性状、鉴别、复溶时间、分散时间、
粒径分布、复溶溶液性状、溶液澄清度、溶液颜色、渗透压 / 渗透压比、pH 值 / 酸
碱度、水分、装量、装量 / 重量差异、含量均匀度、可见异物、不溶性微粒、细菌

内毒素、无菌、元素杂质、残留溶剂、有关物质（异构体）、原料药晶型 / 粒度、含量等。

1. 有关物质

重点对制剂的降解产物进行研究，包括原料药的降解产物或者原料药与辅料和 / 或内包材的反应产物。原料药的工艺杂质一般不需要在制剂中进行监测或说明。

根据产品的特点，按照相关技术指导原则以及国内外药典的收载情况，科学合理的选择有关物质检查方法，并进行规范的方法学验证。

结合相关技术指导原则要求，参考参比制剂的研究信息和国内外药典收载的杂质信息，制定合理的有关物质限度。

2. 异构体

对于存在几何异构体和手性异构体等情况，根据产品特点和生产工艺等方面的研究，确定是否订入标准。

3. 致突变杂质

根据相关文献、参比制剂的情况，通过对生产工艺、产品降解途径的分析，判断是否可能产生潜在的致突变杂质，必要时进行针对性的研究，根据研究结果按照相关技术指导原则进行控制。

4. 元素杂质

根据 ICH Q3D 的规定，通过科学和基于风险的评估来确定制剂中元素杂质的控制策略，包括原辅包、生产设备等可能引入的元素杂质。

（三）所申请产品应与参比制剂进行全面的质量对比（含杂质谱对比），保证所申请产品与参比制剂质量一致。参比制剂原则上应提供多批次样品的考察数据，考察与一致性评价紧密相关的关键质量属性。

六、稳定性研究技术要求

注射剂稳定性研究内容包括影响因素试验、加速试验和长期试验，必要时应进行中间条件试验考察。对低温下可能不稳定的注射剂建议进行低温试验和冻融试验。依据参比制剂说明书进行临床配伍稳定性研究，对于稳定性差的产品，临床配伍稳定性研究应至少包括两批自制样品（建议其中一批为近效期样品），其他产品可采用一批自制样品；若在临床配伍过程中质量发生显著性变化，需与参比制剂进行有针对性的对比研究，证明其变化幅度不大于参比制剂。

参照 ICH Q1B 要求进行光照稳定性研究。

注射剂稳定性研究的加速试验、长期试验应在符合 GMP 条件下进行，可综合考虑申报注射剂产品的特点，如产品规格、容器、装量、原辅料浓度等，按照相关技术指导原则设计稳定性研究方案，考察在贮藏过程中易发生变化的，可能影响制剂质量、安全性和/或有效性的项目。若注射剂处方中含有抗氧剂、抑菌剂等辅料，在稳定性研究中还要考察这些辅料含量的变化情况。稳定性考察初期和末期进行无菌检查，其他时间点可采用包装系统密封性替代。包装系统密封性可采用物理完整测试方法（例如压力/真空衰减等）进行检测，并进行方法学验证。一般应提供不少于 6 个月的稳定性研究数据。

仿制药的稳定性应不低于参比制剂。根据稳定性研究结果，参照参比制剂确定贮藏条件。

申请人需提交稳定性研究方案和承诺。稳定性研究方案至少包括样品批次、样品数量、试验地点、放置条件、取样时间点、考察指标、分析方法及可接受限度。通常，承诺批次的稳定性试验方案与申报批次的方案相同，若有变化，需提供科学合理的理由。申请人需承诺在产品获得批准后，继续对工艺验证批进行稳定性考察；商业化批量发生变化时，需对最初通过生产验证的 3 批商业化规模生产的产品进行稳定性试验。

七、特殊注射剂一致性评价的基本考虑

特殊注射剂（如脂质体、静脉乳、微球、混悬型注射剂、油溶液、胶束等）一致性评价在按照上述技术要求开展研究的同时，还需根据特殊注射剂的特点，参照 FDA、EMA 发布的特殊制剂相关技术要求，科学设计试验。建议关注以下问题。

（一）处方工艺

处方原则上应与参比制剂一致，建议对辅料的型号及可能影响注射剂体内行为的辅料的 CQA 进行研究。

特殊注射剂的生产工艺可能影响药物体内行为，需深入研究；对于采用无菌工艺生产的特殊注射剂，需特别注意各生产步骤的无菌保证措施和验证。

注册批和商业批的生产工艺及批量原则上应保持一致。

（二）质量研究

考察的关键质量属性可能包括但不限于以下内容：理化性质（如性状、黏度，渗透压摩尔浓度，pH 值/酸碱度等），Zeta 电位，粒子形态，粒径及分布（如 D_{10}、D_{50}、D_{90} 等），体外溶出/释放行为，游离和结合药物，药物晶型和结晶形态。

原则上应提供至少 3 批次参比制剂样品的质量对比考察数据。

（三）BE/临床试验的考虑

应采用商业批量的样品进行 BE 试验和/或临床试验。

对于 FDA 或 EMA 已公布指导原则的特定注射剂品种，建议参照其技术要求开展与参比制剂的对比研究。

八、改规格注射剂的基本考虑

改规格注射剂系指与参比制剂不同规格（包括原料药浓度不同）的注射剂。应结合参比制剂规格的上市情况，充分论证改规格的科学性、合理性和必要性。注射剂规格应在其使用说明书规定的用量范围内，在适应症相同的情况下，不得改变注射剂原批准的用法用量或适用人群，其规格一般不得小于单次最小给药剂量，也不得大于单次最大给药剂量。

九、药品说明书的拟定

申请人需检索并追踪参比制剂说明书的变更情况，参考最新版参比制剂说明书，合理拟定一致性评价药品说明书。

十、药品标准

药品注册标准收载检验项目少于中国药典规定或质量指标低于中国药典要求的，应执行中国药典规定。若与中国药典不一致的，应提供合理充分的依据。

十一、无需开展一致性评价的品种

氯化钠注射液、葡萄糖注射液、葡萄糖氯化钠注射液、注射用水、部分放射性药物（如锝〔^{99m}Tc〕）等品种无需开展一致性评价，需进行质量提升研究，灭菌工艺、滤器与包材选择（含相容性研究）等应符合相关技术要求。

参考文献

1. ICH Steering Committee，Harmonised Tripartite Guideline Q8：Pharmaceutical Development. August，2009

2. ICH Steering Committee. Harmonised Tripartite Guideline Q1A：Stability Testing of New Drug Substances and Products. 2003

3. ICH Steering Committee. Harmonised Tripartite Guideline Q3D：Guideline for Elemental Impurities. 2014

4. ICH Steering Committee. Harmonised Tripartite Guideline M7：Assessment and Control of DNA Reactive（Mutagenic）Impurities in Pharmaceuticals to Limit Potential Carcinogenic Risk. 2017

5. 国家食品药品监督管理总局.《化学药品新注册分类申报资料要求（试行）》（2016 年第 80 号）

6. 化学药品注射剂基本技术要求（试行）（国食药监注〔2008〕7 号）

7. 国家食品药品监督管理总局药品审评中心.《灭菌/无菌工艺验证指导原则》

（征求意见稿）（2013 年 8 月）

8. 国家药品监督管理局 .《除菌过滤技术及应用指南》（2018 年第 85 号）

9. 国家食品药品监督管理总局 .《化学药物（原料药和制剂）稳定性研究技术指导原则（修订）》（2015 年第 3 号）

10. 国家食品药品监督管理总局 .《化学药品注射剂与塑料包装材料相容性研究技术指导原则（试行）》（国食药监注〔2012〕267 号）

11. 国家食品药品监督管理总局 .《化学药品注射剂与药用玻璃包装容器相容性研究技术指导原则（试行）》（2015 年第 40 号）

12. 国家食品药品监督管理总局 .《化学药品与弹性体密封件相容性研究技术指导原则（试行）》（2018 年第 14 号）

13. 国家药品监督管理局药品审评中心 .《化学仿制药注册批生产规模的一般性要求（试行）》（2018 年 6 月）

14. 国家药品监督管理局 .《化学仿制药参比制剂遴选与确定程序》（2019 年第 25 号）

15. 国家食品药品监督管理局 .《关于加强药用玻璃包装注射剂药品监督管理的通知》（食药监办注〔2012〕132 号）

16.Food and Drug Administration, Center for Drug Evaluation and Research（CDER）, Office of Pharmaceutical Quality. Manual of Policies and Procedures（MAPP）, Policy and Procedures, 5040.1, Product Quality Microbiology Information in the Common Technical Document – Quality（CTD–Q）. January 2017

17.Food and Drug Administration, Center for Drug Evaluation and Research（CDER）. Guidance for Industry：ANDA Submissions – Refuse–to–Receive Standards. December, 2016

18.Food and Drug Administration, Center for Drug Evaluation and Research（CDER）. Guidance for Industry：ANDA Submissions – Refuse to Receive for Lack of Justification of Impurity Limits. August 2016

19.Food and Drug Administration, Center for Drug Evaluation and Research（CDER）, and Center for Veterinary Medicine（CVM）. Guidance for Industry for the Submission Documentation for Sterilization Process Validation in Applications for Human and Veterinary Drug Products. November 1994

20.Food and Drug Administration, Center for Drug Evaluation and Research（CDER） and Center for Biologics Evaluation and Research（CBER）. Guidance for Industry：Allowable Excess Volume and Labeled Vial Fill Size in Injectable Drug and Biological Products. June 2015

21.Food and Drug Administration, Center for Biologics Evaluation and Research,

Center for Drug Evaluation and Research, Center for Devices and Radiological Health, and Center for Veterinary Medicine. Guidance for Industry: Container and Closure System Integrity Testing in Lieu of Sterility Testing as a Component of the Stability Protocol for Sterile Products. February 2008

22.Food and Drug Administration, Center for Drug Evaluation and Research(CDER). Guidance for Industry: Changes to an Approved NDA or ANDA. April 2004

23.Food and Drug Administration, Center for Drug Evaluation and Research(CDER). Guidance for Industry: ANDAs: Stability Testing of Drug Substances and Products, Questions and Answers. May 2014

24.USP <1207>、<1207.1>、<1207.2>、<1207.3>

25.European Medicines Agency, Committee for Medicinal Products for Human Use (CHMP). EMA/CHMP/QWP/799402/2011: Reflection Paper on the Pharmaceutical Development of Intravenous Medicinal Products Containing Active Substances Solubilised in Micellar Systems.

26.European Medicines Agency, Committee for Medicinal Products for Human Use (CHMP). Guideline on the Investigation of Bioequivalence. January 2010

27.Health Canada, Health Products and Food Branch. GUIDANCE FOR INDUSTRY: Pharmaceutical Quality of Aqueous Solutions. February 2008

28.Food and Drug Administration, Center for Drug Evaluation andResearch(CDER). Guidances(Drugs): Generics: https://www.fda.gov/Drugs/GuidanceComplianceRegulatoryInformation/Guidances/ucm064995.htm

29.Food and Drug Administration, Center for Drug Evaluation andResearch(CDER). Generic Drug Development: https://www.fda.gov/Drugs/DevelopmentApprovalProcess/HowDrugsareDevelopedandApproved/ApprovalApplications/AbbreviatedNewDrugApplicationANDAGenerics/ucm142112.htm

30.Food and Drug Administration, Center for Drug Evaluation and Research(CDER), Office of Generic Drugs. Filing Review of Abbreviated New Drug Applications, MAPP 5200.14. September 2017.

31.European Medicines Agency, Committee for Proprietary Medicine Products. Note for Guidance on In-use Stability Testing of Human Medicine Products. September 2001.

32.European Medicines Agency, Committee for Proprietary Medicine Products. Note for Guidance on Inclusion of Antioxidants and Antimicrobial Preservatives in Medicine Products. January 1998.

新型冠状病毒预防用 mRNA 疫苗药学研究技术指导原则（试行）

一、前言

mRNA 疫苗是将外源目的基因序列通过转录、合成等工艺制备的 mRNA 通过特定的递送系统导入机体细胞并表达目的蛋白、刺激机体产生特异性免疫学反应，从而使机体获得免疫保护的一种核酸制剂。

mRNA 疫苗具有以下特点：（1）能导入细胞，在体内表达相应的抗原蛋白，避免了体外蛋白表达、纯化过程；（2）能够刺激免疫系统产生体液免疫和 / 或细胞免疫应答，发挥相应的免疫预防和 / 或免疫治疗作用；（3）其递送系统具有类似佐剂的部分特性，能够通过刺激机体免疫系统产生多种细胞因子等方式增强机体免疫反应能力或改变免疫应答类型；（4）由于 mRNA 的降解是通过细胞正常代谢完成，降低了因感染或整合诱发基因突变的潜在风险。

尽管 mRNA 疫苗在巨细胞病毒（CMV）、流感病毒、埃博拉病毒和寨卡病毒等多种传染病临床研究中取得了一定的研究进展，但尚存在待确证的诸多问题，如，mRNA 本身具有的潜在免疫原性，递送系统（如，脂质纳米颗粒）的稳定性、纳米剂型安全性及所使用阳离子聚合物 / 脂质体安全性、递送靶向性及递送效力等诸多问题，影响疫苗的有效性、安全性和质量可控性。

mRNA 疫苗通常需采用较为复杂的制剂系统，其药学研发和生产控制涉及诸多特殊考虑，包括：（1）mRNA 序列的分子设计对 mRNA 稳定性、目的抗原的表达效率、免疫原性均可能产生影响，如加帽结构的选择、非翻译区序列的选择及序列的改构、目的序列的优化、核苷酸的化学修饰等方面；（2）制剂组成、结构和工艺具有特殊性，主要特点是涉及阳离子聚合物或脂质材料、递送系统的结构多样性及纳米级粒径特性、工艺复杂性等，需要通过研究确认主要的考察指标来进行制剂处方组成和工艺的优化以及控制策略的建立；（3）同时可能涉及新免疫调节组分表达及新辅料的使用，必要时，需要单独的安全性研究支持。

本指导原则是根据新型冠状病毒肺炎疫情防控应急工作需要，基于对此类疫苗有限的科学认知水平起草，用于指导应急状态下 mRNA 疫苗研制，明确现阶段对 mRNA 疫苗研发技术的基本要求，相关内容将随着新型冠状病毒及 mRNA 疫苗研究进展和认知的不断深入予以更新。本指导原则并不代表对新型冠状病毒疫苗类型的推荐性意见。

本指导原则主要针对非自我扩增型 mRNA 疫苗，对于自我扩增型 mRNA 疫苗、多组分 mRNA 疫苗在借鉴本指导原则时还需根据产品相关特点和属性开展相应研究。

针对突发公共卫生紧急情况新药研发中药学研究的阶段性、渐进性等特点，研发者需要提前统筹新药整体研发设计考虑，应提交药学研发路线图、阶段性研究方案及各阶段风险控制的策略。在各阶段，若有简化或减免的有关研究，应阐释说明依据和理由，提交资料前建议进行充分的沟通交流。

二、模板设计、转录模板质粒构建和菌种库研究资料

（一）目标抗原选择和 DNA 模板设计

1. 目的抗原选择依据及来源

明确目的抗原来源、氨基酸和基因序列及蛋白结构，并与我国当前流行株的核苷酸和氨基酸同源性进行分析；明确目的抗原选择的依据以及其表达蛋白在预防新型冠状病毒中的作用或作用机理。针对新型冠状病毒，建议结合产品完成的临床前毒理研究同时考虑不同序列选择对疫苗抗体依赖性感染增强（ADE）效应、肺部免疫病理反应等的潜在影响。应提供目的产物的理论序列、分子量、分子式、二硫键（如有）、修饰（如有）等重要结构信息。

2. DNA 转录模板序列设计及结构

（1）对 DNA 转录模板设计进行全面阐述，除目的抗原涉及的 mRNA 序列外，需重点提供其功能性元件的设计及确认研究结果，如，帽子结构设计，转录启动子的选择，5′ UTR 和 3′ UTR 的设计，信号肽的设计，Poly（A）加尾结构 / 长度设计、所用核苷三磷酸（NTP）类型及其修饰信息等。

（2）若对编码目标抗原的 mRNA 序列进行了任何修饰、序列改构或序列优化（如密码子优化等），均应详细提供修饰或序列更改的依据与目的（如提高 mRNA 翻译效率、降低先天免疫原性、增加稳定性等）。应提供结构示意图等，并对基因修饰或序列改构的利弊进行权衡分析，提供确认的支持性研究结果。如可能，应评估构建的 mRNA 疫苗本身的免疫原性。

某些情况下，若构建的基因序列包括除抗原目的基因以外的其它基因序列时，应对额外引入基因序列的作用和选择依据进行分析，如具有利于 S 蛋白三聚体形成的额外插入序列等，并提供相应序列设计及确认研究数据结果。

（二）转录模板质粒的构建和制备

（1）应对转录模板的控制元件和选择标记的序列与来源进行阐述，如：转录启

动子、转录终止序列、抗生素抗性标记等进行分析。抗生素使用应符合《中国药典》的相关要求。

（2）应提供构建和制备转录模板质粒的详细信息和步骤、鉴定及确证方法。

（3）对转录模板质粒应结合工程菌种子库的检定进行全基因序列分析及确认，提供用于生产 mRNA 的转录模板的全长核苷酸序列，尤其对转录模板的控制元件、插入的目的基因序列、选择标记基因有无变异等进行分析。

（三）种子库的建立和检定

如 DNA 转录模板制备涉及质粒构建及工程菌的使用，还应按《中华人民共和国药典》相关规定或与国际通行要求建立种子库系统，并提供国家药品检定机构相应检定报告。

（1）明确宿主菌的来源、基因型、表型以及目标克隆筛选的流程。鼓励对宿主菌开展鉴定研究，鉴定项目可包括：鉴别、抗生素敏感性等。

（2）工程菌的建立及鉴定：经转化条件优化后，将合格的目标质粒转化至适宜的工程菌，经克隆筛选后建立种子库系统。

（3）种子库的检定：应保证种子库无外源因子污染及目的基因序列和其他元件的准确性，包括细菌形态学、培养物纯度、质粒限制酶切图谱、目的基因和其他元件测序等。鼓励对工程菌活性、质粒保有率、鉴别、抗生素抗性等指标进行检定。

（4）传代稳定性研究：开展种子库遗传稳定性分析（序列大小、序列准确性、质粒限制酶切图谱、质粒拷贝数）并明确各级种子库的限定传代代次及依据。

说明各级种子库的制备规模、保存条件、扩增条件、允许的传代次数等信息。

三、生产工艺

（一）一般要求

工艺开发阶段，应进行各步工艺参数对 mRNA 和 / 或制剂质量特性影响的研究。研发阶段应通过工艺参数的研究和优化，确立 mRNA 和 / 或制剂的生产工艺及工艺过程控制策略。

临床样品制备工艺应具备一定规模，并且还应具有一定的生产连续性和放大可行性，临床样品应在符合 GMP 的条件下生产。生产的连续性和可控性可结合开发阶段、平台先期先验工艺经验、工艺成熟度、过程检测充分性等多方面综合评价。产品开发进程中应不断积累数据，持续确认工艺的一致性和可控程度。上市生产开始前应明确关键工艺参数，在此基础上建立充分的生产工艺过程控制策略，包括关键及主要工艺操作参数控制、中间产品性能参数检测以及相应的检测方法等。研究数据应能够支持对工艺稳定性及批间一致性的分析评价。

（二）mRNA 原液生产

1. 原液生产用主要原材料

生产用原材料应符合现行版《中华人民共和国药典》相关规定和 / 或与国际通行要求一致。

提供工程菌以外的生产用其它原材料的来源、质量标准及检定报告。应重点提供以下原材料的相关信息：用于转录的核苷酸和修饰核苷酸、5′- 帽类似物、用于 mRNA 体外合成大量使用的各种酶（如 T7 转录酶、加帽反应过程中添加的酶等）和缓冲液、原液生产过程中使用的反应及纯化介质（层析柱、磁珠、过滤膜）溶剂等。对于采用重组技术或生物 / 化学合成技术自行制备的生产用原材料（如 T7 转录酶、焦磷酸酶、RNA 酶抑制剂等），需提供相应的生产工艺和质量研究资料。对于生产中使用的各种酶的保真度需予以分析。对于 5′- 帽类似物、核苷酸等原材料的质量标准应含有可充分表征产品相关杂质的纯度检测，如，质谱、核磁、HPLC 等方法。原液和制剂生产过程中原则上应避免人或动物来源的成分。如果使用人源或动物源物质，应符合《中华人民共和国药典》相关规定和 / 或参照 ICH Q5A 等技术指南提供外源因子风险评估。

2. 工艺研究及确认

mRNA 原液生产工艺一般分为两个阶段，即 DNA 转录模板的制备和 mRNA 的制备。转录模板制备可采用质粒 DNA 扩增或 PCR 扩增、纯化及线性化等方法；mRNA 制备工艺通常采用转录模板进行 mRNA 体外转录、mRNA 加帽、去磷酸化、DNA 酶处理、mRNA 纯化等步骤获得 mRNA 原液。mRNA 修饰（如修饰核苷的加入）、加 Poly（A）尾通常在转录过程中进行；加帽可在转录过程中同时进行也可作为单独的工艺步骤。

应明确生产工艺流程，提交流程图，说明相应工艺步骤的目的、工艺流程步骤、过程控制描述、物料流转及中间产物等。应提供原液生产工艺各步骤的研究内容，对生产工艺各步骤中各种工艺参数进行探索和优化，建立稳定工艺，并制定相应的过程控制策略。

需提供工艺确认资料，包括工艺过程控制确认（含中间产物关键质量属性是否符合可接受标准及关键工艺参数、重要工艺参数是否在控制范围内等）、批次放行数据结果及必要的杂质清除效果等数据。

2.1 转录模板的制备

如采用转录模板质粒扩增 / 线性化工艺，需考虑研究优化的工艺参数如：质粒浓度、质粒线性化酶浓度、孵育时间、温度等。如采用 PCR 扩增工艺，需考虑研究优化的工艺参数如温度、PCR 扩增体系、循环次数、时间、温度等。需对转录模板制备的关键工艺参数及其控制范围进行确认，并建立相应的过程控制检测标准，如线性化效率、模板浓度、序列准确性、纯度、杂质残留等。

如需储存，应明确储存条件、储存方式并进行相关支持性研究。

2.2　mRNA 合成

应对 mRNA 的体外转录、加 Poly（A）尾、加帽、去磷酸化、DNA 酶处理等工艺步骤的关键工艺参数进行研究与优化，对关键工艺参数及其控制范围进行确认，如：1）体外转录工艺中的反应体系、RNA 聚合酶浓度、NTP 浓度、转录时间、温度、终止反应条件等；2）DNA 酶处理工艺（如有）中的 DNA 酶浓度、处理时间、温度、终止反应条件等；3）加帽步骤应研究 RNA 反应浓度、温度、时间，加帽反应缓冲体系、物料投料比（如 5′-帽类似物、鸟苷三磷酸、核糖核酸酶抑制剂、相关转移酶等）、补料方式、反应温度、时间等，工艺过程中需关注加帽的效率、mRNA 片段的降解情况以及序列的准确性，对加帽类型及不同加帽类型的比例进行研究；4）去磷酸化工艺中（如有）的磷酸酶浓度、反应时间等；5）如涉及修饰核苷酸，应明确被修饰的核苷酸、修饰类型、修饰后的纯化方法和纯度、投料比例等。

应对上述工艺步骤产物进行过程控制检测，如加帽率、加 Poly（A）尾产物长度、mRNA 序列完整性、序列准确性、纯度、mRNA 浓度、副反应产物浓度（不完整 mRNA、双链 RNA、截短 RNA、长链 RNA 等）、残留蛋白、残留 DNA、无菌、内毒素等。

2.3　mRNA 纯化

应明确 mRNA 生产过程中各纯化工艺步骤的目的并建立杂质谱。应对纯化方式、介质选择依据、动态载量、回收率、杂质去除率等进行研究。对 mRNA 纯化工艺的关键工艺参数优化并确认。

需对 mRNA 纯化工艺建立相应的过程控制，包括纯化产物检测，如 mRNA 浓度、mRNA 序列准确性及完整性、产品及工艺相关杂质去除率等。

2.4　工艺确认

除连续批次的生产及放行检验外，应对 mRNA 纯化工艺过程中的潜在杂质进行研究，提供 mRNA 生产潜在产品相关杂质与工艺相关杂质的来源、去除步骤、去除能力等，包括 5′ 非帽化 RNA、双链 RNA（dsRNA）、长链 RNA、截短 RNA、残留模板 DNA、残留酶底物、内毒素等。对残留物安全性进行评估，必要时进行毒理学分析。

（三）制剂处方及生产工艺

提供制剂处方、工艺及其确定依据，辅料的来源、质量标准及检定报告。

应明确制剂处方中每种组分的作用、含量以及选择的依据；可结合前期递送系统平台知识通过不同制剂处方 / 工艺对 mRNA- 佐剂 / 递送系统相互作用、制剂对 mRNA 的保护作用（mRNA 和 mRNA 制剂在血清或外加核酸酶条件下的降解研究）、mRNA 的转染效率（mRNA 入胞及内体逃逸效率）、mRNA 的体外翻译（无细胞提取液、细胞等）、动物药效学研究（免疫原性、保护力研究）、毒理研究、生产工艺可控性、稳定性等方面的影响筛选和确定初步的制剂处方。

提供初步的研究资料（包括研究方法、研究结果和研究结论）以说明制剂工艺关键步骤确定的合理性以及工艺参数控制范围的合理性，包括主要工艺参数研究资料，生产工艺参数对制剂质量属性的影响，如复合率、包封率、粒径及其分布、载药量、脂质组分、氮磷比（可质子化的氮基与 mRNA 的磷酸基团的摩尔比）与目标理论值的一致性等研究资料。

如果冻干则应开展冻干工艺对产品质量、纳米颗粒相关特性、冻干前后效力等影响的研究，并拟定适宜的生产工艺参数。

1. 制剂工艺阶段原辅料（佐剂或呈递物质）的要求

应对纳米颗粒和递送系统制备涉及的关键原材料 / 辅料（脂质、阳离子聚合物等）进行充分的筛选和质控。原则上应提供递送系统各个成分的选择依据、来源（天然或合成，尤其是卵磷脂和高分子等的来源）、生产用原材料、生产工艺、特性鉴定、质量控制和稳定性的研究资料；包括但不限于正电荷脂质材料［DOTAP［（2,3- 二油酰基 – 丙基）– 三甲胺］、DC–Chol（N',N' – 二甲基乙二胺基氨甲酰基胆固醇）和 DLin–MC3–DMA 等］、辅助磷脂 / 脂材（DSPC、DOPE、DPPC 和胆固醇）、PEG 化的脂材（mPEG–DSPE、PEG–c–DMA）、阳离子聚合物材料［聚乙烯亚胺（PEI）、聚氨基酸］以及上述材料的衍生物。

（1）递送系统较多用到阳离子聚合物或正电荷脂质等非传统疫苗辅料组分，且各家制剂组分不尽相同。对于明确使用已商品化的佐剂和递送物质，需提供该类物质的组分、化学组成及规格，国内外使用该类物质的情况及已完成的毒理、安全性研究和人体使用的安全性研究数据。鉴于不同递送系统所用辅料生产商的工艺、杂质谱可能存在差异，建议尽早明确并固定脂质辅料的生产商，在脂质辅料首次选用、供应商变更、生产变更（如生产工艺等）时，建议进行全面的脂质辅料质量特性研究，积累对脂质辅料质量特性的认知，确保变更对产品质量不会产生负面影响。

若国内外均未使用过该类递送物质，则应参照《新药用辅料非临床安全性评价指导原则》对其作用原理、CMC 信息（包括供应商、新辅料合成工艺、质量控制等）、安全性及其功能效应进行详细的研究。如果使用了 PEG 化的脂质，还应重点提供 PEG 化脂质的结构图、合成率、结构分布率及纯度等信息。

（2）建议对递送系统所用辅料制备工艺的稳健性开展研究和优化。由于 mRNA

递送系统的复杂性，建议开展对不同批号的聚合物材料或脂质组分对 mRNA 的复合或包封效果、纳米颗粒结构完整和粒径均一性的研究，以确保 mRNA 纳米颗粒制剂的均一性和质量可控性，并建议根据研究结果拟定阳离子聚合物或特殊脂质材料可以接受的质量标准。建议申请人明确关键原材料 / 辅料中的杂质残余及可能影响制剂质量属性的关键要素，拟定的质量标准应含有可充分表征产品相关杂质的纯度检测，如，质谱、核磁、HPLC 等方法。

（3）佐剂：鉴于 mRNA 递送系统的复杂性及可能存在的佐剂作用、国内外在研 mRNA 递送平台的实际情况，不建议添加单独的佐剂成分。如需添加佐剂，应保证添加的佐剂不会引起不可接受的毒性。临床前须通过明确的功能指标及试验研究证实佐剂发挥的具体的免疫调节作用，同时关注添加该佐剂成分后可能引入的风险，如，对 mRNA 结构、非预期免疫反应及免疫损伤和免疫病理等。使用佐剂所带来的增强免疫应答的潜在获益必须超过其所带来的风险等。应参照佐剂相关研究指南提交全套的佐剂药学研究资料。

2. mRNA 包封 / 装载及纯化

mRNA 的非病毒递送系统主要包括但不限于基于脂质的递送系统［如核酸脂质复合物（lipoplexes）和阳离子脂质体等］、基于聚合物的载送系统（如 polyplexes 等）、基于脂质和聚合物的载体系统（如 lipopolyplexex 等）。mRNA 包封 / 装载的过程一般系以聚阳离子材料或正电荷脂质等材料与 mRNA 复合（complexing）后直接成粒，或成粒后再经包覆形成核壳形结构的过程。制剂制备过程可能还包括后续纯化步骤，以去除未包封 / 装载的 mRNA、游离的聚合物或脂质材料和 / 或包封过程中引入的有害物质。制备递送物质的工艺及其与 mRNA 的复合、颗粒成型等工艺系 mRNA 疫苗的关键工艺步骤，应说明 mRNA 的包封形式及递送系统选择的依据、包封工艺和复合物（如脂质体或纳米颗粒）纯化工艺的研究与优化。

包封工艺可能包括：

（1）mRNA 与阳性聚合物材料的复合阶段；

（2）纳米颗粒制备及纯化阶段。

复合阶段关键工艺参数可能包括投料比（阳离子材料与 mRNA 的比率）、各个复合物料的反应浓度、缓冲体系及浓度、pH 和复合时间等；应对阳离子聚合物材料和复合工艺进行筛选和优化，重点可考察氮磷比对复合率以及 mRNA 稳定性的影响等。应对复合中间体拟定适宜的过程控制及检定标准，如包封均一性等。

纳米颗粒形成阶段的关键工艺参数可能包括 mRNA 浓度、递送材料（尤其是阳离子材料）浓度、混合时的溶剂系统及流速、混合压力、纯化参数和除菌过滤等。建议关注纳米颗粒形成过程中及形成后的工艺过程对纳米颗粒的聚集或解散、mRNA 泄露、mRNA 完整性以及稳定性的影响，建议关注核酸 / 脂质比、电位等与

mRNA 稳定性以及转染效率、表达效率之间的关系。纳米颗粒质控方面应设置适宜的控制标准，如，mRNA 含量、包封率、Zeta 电位、粒度大小及分布和辅料组分含量及试剂残留等项目。

3. 工艺确认

提供连续批次生产工艺的确认和评价资料，应至少包括检验分析和验证在该生产工艺条件下中间产物及成品的质量情况；工艺相关杂质和产品相关杂质去除效果等研究资料。

四、质量特性研究

mRNA 疫苗质量特性研究可参考已上市 siRNA 脂质纳米颗粒及纳米产品的相关技术指南。提供常规放行检验分析和采用先进的分析技术进行的质量研究和特性分析研究数据。特性分析通常包括结构特征（尤其与 mRNA 递送系统功能相关的结构属性）、纯度、杂质分析（工艺相关杂质及产品相关杂质）、体内外效力、免疫学特性等研究。除常规放行检验项目外，mRNA 疫苗质量研究和特性分析研究资料应考虑开展以下研究，并鼓励对影响疫苗效力或安全性的其他结构特征开展研究。

在研发早期，应对样品进行初步结构确证，提交研究数据，完整的结构确证数据可在申报新药上市时提交；疫苗的生物效价研究是反映工艺性能和产品质量的综合指标，建议尽早开展相关研究。

在递送系统的质量特性研究中，应关注取样样品的代表性以及制样过程对样品实际状态的影响。

（一）mRNA 的结构分析和理化性质分析

应对核酸序列正确性（包括影响疫苗稳定性、转录、翻译表达效率的关键元件）、mRNA 浓度（紫外吸收）、mRNA 修饰比例、加帽率、完整性、纯度、物理特性（如外观、pH 值等）、mRNA 体外翻译活性等特性进行分析。如可能，应评估构建的 mRNA 疫苗本身的免疫原性。

（二）纳米颗粒的结构分析和理化性质分析

应基于制剂质量特性对产品功效的影响程度来确定表征的完整度和等级。建议对 mRNA 复合及成核效率、pH、复合率和 / 或包封率、平均粒径和粒径分布、粒子微观形态、Zeta 电位、渗漏 / 释放的评价、mRNA 和免疫增强剂在各磷脂含量 / 比例、成品中药脂比、装载和未装载 mRNA 量（药物在脂质体中的分布情况 / 存在状态）、未形成组装结构的聚合物材料和正电荷脂质材料、氮磷比、辅料杂质（尤其是含有不饱和双键的脂材，如 DOPE、DLin-MC3-DMA 的氧化 / 降解产物、合成聚合物相关杂质等）等进行分析研究。如适用，建议进行成核颗粒聚集度、PEG 密度等表征研究。建议开展脂质纳米颗粒（LNP）质量属性（如粒径、粒径分布、电荷、包埋率）与免疫效果的相关性研究。mRNA 释放性能与有效性密切相关，鼓励开展 mRNA 释放特征研究，如体外模拟释放、溶酶体 pH 环境下的释放性能等，可采用色谱、光谱等方法检测。

对于 mRNA- 递送系统的相互作用：建议结合递送系统与 mRNA 相互作用的结构或特性开展必要的质量研究，理化结构特性如等电点、递送材料的 pK_a 值、粒径及其分布、颗粒形态、mRNA 的包封率及分布、mRNA 的泄露或释放等；生物学活性如佐剂或新的递送系统对 mRNA 递送效果、降低佐剂或抗原毒性和 / 或增强抗原免疫反应的相关研究，mRNA- 递送系统复合物最终表达蛋白及其对免疫原性影响的研究等。

（三）杂质分析

生产工艺、贮存，和 / 或用于保存原液的密封容器中产生的，和 / 或稳定性研究批次中发现的潜在杂质，包括工艺相关杂质和产品相关杂质。对于早期临床试验申请，可根据来源、风险及残留量的安全性水平等，列出潜在的杂质（建议结合毒理试验结果、文献资料、既往积累的认知信息等综合考虑），如 mRNA 相关杂质、DNA 残留、蛋白质残留、递送物质相关杂质、颗粒相关杂质及生产工艺相关杂质等。对主要杂质进行监测与分析，必要时纳入质量标准和进行安全性初步评价。对于开发后期临床试验，除了早期临床试验申请提供的信息之外，还需进一步进行杂质的分离、鉴别等的分析。考虑其在生产和贮存期间是否显著增加及其与疫苗有效性的相关性，确定是否纳入过程控制或放行标准；对于需纳入质控体系的项目应随研究的逐步推进加强标准要求。对于药典收纳的检项，必须符合药典的标准。

mRNA 产品相关杂质建议关注影响 mRNA 功能的截短序列（可能来源于转录不完全或 mRNA 的降解 / 断裂）、可能导致非特异性免疫反应的双链 mRNA 序列、加帽不完全的 mRNA、帽子相关杂质、去磷酸不完全的 mRNA、修饰过度的 mRNA 等；此外，需关注 mRNA 错配序列、mRNA 氧化产物等。

由于 DNA 残留不同于传统疫苗细胞基质的 DNA 残留，系特定 DNA 序列的残留，应结合产物序列、残留量、残留 DNA 片段大小等评价 DNA 底物残留的安全性风险。

制剂相关杂质建议关注：（1）正电荷材料相关杂质，包括材料合成产生的杂质以及 mRNA 复合过程中可能产生的杂质；（2）不饱和脂质的氧化及相关降解产物；（3）纳米颗粒聚集产生的颗粒物；（4）未组装的脂质分子、阳离子物质；未包封的 mRNA；在制剂及贮存过程中可能降解或失活的 mRNA 等。其中，未组装的脂质分子会影响 LNP 的稳定性；游离 mRNA 易降解，影响产品的有效性。

（四）生物学活性研究

体内效力试验：根据 mRNA 疫苗理论的免疫反应原理应评价其体液免疫和 / 或细胞免疫的生物活性。在评价体液免疫效价时，可使用中和抗体和 / 或总抗体检测方法。应尽可能选择与人体免疫效应具有相关性的实验动物。建立检测动物血清中和抗体和 / 或总抗体的方法，包括中和试验毒株、包被抗原、参比品的研究等。如有必要和可能，鼓励建立抗体性质的评价方法，如亚型测定、针对抗原中和位点的分析等。建议建立检测评价细胞免疫的方法（如利用细胞因子 Elispot 检测评价特异性 CTL 反应等方法）进行细胞免疫效价的评价。该类方法应至少具有支持临床期间变更评价的适用性及相应的质量标准。

体外活性检测（体外抗原表达量检测）：通常采用体外转染哺乳动物细胞、检测其表达量的方法。建议建立定量检测表达抗原的方法以及表达抗原的定量标准，并对该检测方法的敏感性以及定量的准确性进行验证；建议检测表达产物抗原谱，其各表达目的抗原的大小应与预计大小相同；鼓励建立相应的方法并经验证后拟定各表达抗原的量和图谱的质量控制标准。鼓励进行体外检测与动物模型中的免疫原性或有效性的相关性研究。

动物保护性试验：系最理想的临床前有效性评价手段之一，可结合药效学研究开展。

共表达基因序列的活性：若构建的基因序列除新型冠状病毒目的抗原序列外，还包括具有调节免疫反应功能的细胞因子序列或包含佐剂效应的序列，则应对这类分子进行详细分析，包括分子大小、表达量及免疫学反应等。若这种因子或佐剂效应序列未批准上市，则应对这类分子进行单独的药理和毒理学研究。

五、质量标准

申报临床时可根据工艺确认资料初步确定质量标准；上市阶段应按照相关指导原则进行风险控制分析并结合工艺验证情况提供完整的质量标准。以下检定项目均为建议的检定项目，早期阶段可作为内控项目积累数据，上市阶段根据研究数据确定是否纳入放行标准；对于一般工艺相关杂质，如经充分验证证明工艺可对其有效、稳定地清除，可结合工艺进行控制，相关残留物检测可不列于检定项目中。

（一）DNA 转录模板

建议考虑以下质控项目：鉴别、DNA 模板浓度 / 含量、测序、纯度、线性效率（如适用）、杂质残留、微生物限度、内毒素等检测。鼓励申请人建立 DNA 转录模板体外转录活性的质控。

转录模板中的杂质残留可能包括宿主菌 DNA、宿主菌 RNA、宿主蛋白残留等。

由于 mRNA 测序准确性不如模板 DNA 测序且受限于其转录长度，因此，为保证 mRNA 序列准确性，转录模板的测序是必需的。

（二）mRNA 原液

建议考虑以下质控项目：mRNA 鉴别、mRNA 序列长度、序列完整性及准确性、mRNA 理化特性（如 pH、外观等）、mRNA 含量、加帽率、纯度、产品相关杂质（如不完整 mRNA、双链 RNA 等）、工艺相关杂质（如残留蛋白酶、DNA 模板残留、有机溶剂、金属离子残留等）、无菌、内毒素等。

（三）制剂中间产物

应基于 mRNA 递送系统制备工艺的实际情况，定义制剂中间产物并建立中间体质量标准，可能包括 mRNA 与阳性聚合物材料复合后产物、纳米颗粒中间产物等。中间产物检测是过程控制的一部分，是否定义为中间产物及对应的检测要求应考虑以下因素：（1）该阶段是否为对应检测项目的最敏感阶段；（2）后续生产工艺、制剂处方对活性组分是否存在影响，如是否进行冻干；（3）后续工艺步骤是否需要该步检测，如活性成分含量用于指导配制。

建议考虑以下质控项目，包括物理特性、鉴别、含量、内毒素和无菌等评估。

（1）物理特性：包括 pH、外观、纳米颗粒大小及分散系数（PDI）、Zeta 电位等。

（2）鉴别：通过适当的方法进行确认，如测序、电泳、高效液相色谱等。

（3）含量检测：包括核酸浓度、mRNA 包封率检测，可采用 A260 法或荧光分析法等适宜方法进行检测。

（4）工艺相关杂质残留。

（5）安全性相关分析：包括内毒素、无菌检查。

（四）成品

建议考虑以下质控项目：产品鉴别与 mRNA 序列确认、含量（mRNA、递送物质及相关辅料）、成品理化特性、纯度及相关杂质残留、生物学活性、安全性指标等。

1. 鉴别

应通过适当方法对 mRNA 及相关递送系统组分进行鉴别。

2. 含量检测

应对 mRNA 含量、mRNA 完整性、mRNA 纯度、递送系统各组分含量、佐剂含量（如适用）、其他特殊辅料含量（如适用）进行检测。

3. 理化特性

包括影响产品安全有效性的关键质控项目，如纳米颗粒粒径及分散系数

（PDI）、Zeta 电位、pH 值等。此外还需包括成品的常规属性检测，如外观、装量 / 装量差异、可见异物、渗透压、不溶性颗粒、残留水分（如适用）等。

4. 纯度及工艺相关杂质残留

包括包封率和工艺相关杂质残留量（如乙醇）等。建议根据贮存过程中脂质组分（如 DOPE 等）氧化 / 降解产物情况及其对疫苗安全有效性的影响探索适宜的纯度指标并建立适宜检测方法。

5. 生物学活性检测

可采用体外或体内生物学活性检测。研发早期阶段建议根据质量研究部分选择适宜的方法建立体内效力质控检测；必要时，根据产品的作用机理建立细胞免疫检测活性的质控检测。由于生物学活性方法存在较大的变异性，建议设立参考疫苗以适宜的比值方法予以拟定标准限度。

6. 安全性指标

通常包括内毒素、异常毒性、无菌检查等。

（五）方法学研究和方法学验证

mRNA 原液及其制剂检测过程中选用的检测方法类型、样品的预处理过程（如逆转录、富集、酶切、裂解等）、试验条件等将影响检测结果的可靠性，应对检测方法进行必要的确认，采取多种方法分析 mRNA 纯度、加帽率、脂质纳米颗粒粒径分布等关键指标，并对不同原理方法的相互佐证，根据方法的灵敏性、准确性、精密性和耐用性等验证结果选择适宜的质控方法。

申报临床时提供的方法学验证资料应能初步证实检测方法的适用性，对重要指标或关键质量属性（如包封率、加帽率、Zeta 电位、粒径及其分布、纯度、体外效价、体内效价等）的检测方法，应提供与研发阶段的控制及重要性相符或适用的验证资料；上市阶段应按照相关指导原则提供全面的方法学验证资料。

（六）标准品

在申报临床阶段应提供建立的参考品或对照品（包括用于核酸含量、纯度和生物活性，包括全序列测定）来源、制备、检定结果、标定过程及稳定性研究（定期复检）等方面的初步研究资料。

六、稳定性研究

mRNA 疫苗稳定性研究与评价应当遵循生物制品稳定性研究的有关指导原则开展研究。

稳定性考察应采用能够反映产品整体质量的敏感指标，应重点考察 mRNA 的理化特性和表达效率：如包封率、活性物质含量、粒径及其分布、Zeta 电位、纳米颗粒的聚集和体内效力，并以 pH 值、外观和微生物负荷 / 无菌作为补充。稳定性考察条件应考虑温度变化、pH 值变化、光稳定性、湿度（用于冻干的 mRNA）或反复冻融（冷冻储存时）、复溶后或使用中稳定性等方面。

疫苗生产过程中各中间产物如需储存，同样应开展稳定性研究或相关验证研究，应明确储存条件、储存方式并进行可用于生产的相关研究。

七、直接接触制品的包装材料和容器的来源、选择依据及质量标准等研究

除成品制剂需按照相关指导原则开展包材相容性研究并在申报时提交相关资料外，原液、制剂生产工艺中使用的所有与产品接触的耗材（如储存袋、硅胶管、微流控芯片、管道等），需提交相关研究资料或其他适用的支持资料，并提供支持包材相容性的研究数据。

八、应急状态下药学研发的阶段性考虑与研发期间的变更

在应急状态下，为加速疫苗研发、更好为申报资料提供指导性意见，建议在应急状态下考虑早期产品开发采用研发数据积累、样品检测与生产过程控制、放行控制协同考虑，在风险识别基础上及时查漏补缺等策略，但仍需在临床期间按照常规疫苗上市要求对药学研究逐步完善。将在临床试验过程中及时跟进沟通，收集现场反馈信息，根据疫情调整审评策略。

对早期临床研究的药学部分生产工艺、质量特性研究及质量标准等各部分提出初步考虑如下。

（一）种子库

重点关注外源因子检测、DNA 序列一致性等问题；同时关注基因序列选择问题，可结合产品毒理、药效学研究结果予以论证。

（二）生产工艺

若申请人具有前期的工艺平台知识，经初步确认后，可用于新型冠状病毒疫苗生产工艺及工艺控制的初步建立，可在临床期间持续放大和优化工艺参数；但需要确保影响产品安全性的生产工艺步骤的充分开发。建议建立尽可能多的过程控制指标以积累产品知识和工艺知识，以对可能存在的工艺放大中可能出现的问题及其可比性研究奠定基础，待积累并验证充分后再考虑减少控制指标。

可结合前期工艺平台知识，并根据新型冠状病毒疫苗临床前药效、毒理学研究

拟定初步的制剂处方及制剂工艺，经初步疫苗稳定性确认后，临床期间开展深入的抗原 - 佐剂 / 递送系统相互作用，逐步优化制剂处方。在脂质纳米颗粒制剂工艺放大过程中可能伴随关键设备的不断改变，应关注工艺参数的不断优化及调整以确保脂质纳米颗粒质量的可比性，并对不同规模生产设备的持续验证（清洁、无菌保证、使用次数等）及与产品的相容性等验证。

生产规模应至少满足早期临床研究。对于生产工艺的连续性、可控性的确认应至少通过连续 3 批次的生产予以确证，连续批次确认应尽可能在开展临床试验前完成。

（三）质量特性研究

在研发早期，应对样品进行初步结构确证，提交研究数据，完整的结构确证数据可在申报新药上市时提交；疫苗的生物效价研究是反映工艺性能和产品质量的综合指标，建议尽早开展相关研究。

（四）质量标准

由于生产批次、生产规模、质控方法均处于开发的初期阶段，应重点考虑检测项目的全面性，如检测项目应尽可能涵盖产品纯度、工艺相关杂质、产品相关杂质、生物学活性等方面，鼓励临床研究期间积累充分、全面的产品质量检测数据；对于方法学适用性开展初步研究，重要指标或关键质量属性（如保护效力等）的检测方法，应提供与研发阶段的控制及重要性相符或适用的验证资料，而产品相关杂质的确认及全面的方法学验证可在临床期间开展；标准限度可综合临床前毒理研究、工艺放大、稳定性研究等方面初步建立或报告结果，在临床期间通过更多生产经验的积累予以确定。对产品安全性相关的质控指标（如微生物污染控制指标、有害物质残留等），建议尽早进行方法学验证，至少对适用性进行确认研究。

mRNA 含量等指标主要反映抗原对成品效力的影响，因此，通常成品应进行体内效力检测。上市后可通过足够批次的体内和体外效力数据及其与临床批次的对比分析，评价体外效力代替体内效力的可行性。

（五）临床申报阶段应提供能够支持临床试验开展的稳定性研究数据

如果有可替代或支持性的其他研究资料（如采用与已上市疫苗同样的包材、辅料、处方等），应提交说明。

（六）研发期间的工艺变更

药品在研发阶段，尤其是研发早期，药学变更往往是不可避免的。鼓励采用临床试验样品的工艺代表性批次开展临床前药理毒理研究。如存在临床前到临床批次的药学变更，需提供变更前后详细的药学对比信息并对变更后工艺进行详细描述、分析和风险评估，应提供相应的可比性研究数据证明变更未对产品质量产生不利影响。

临床期间可能伴随生产规模放大、工艺优化等持续变更，应开展充分的可比性研究评估变更对产品质量的潜在影响。需提前进行可比性研究的设计，对取样批次、步骤、需要开展的检测予以提前布局，尤其需关注各个研发阶段的代表性留样问题。此外，抗原含量、动物效力等关键指标标准品的全面研究有利于保证产品质量及标准品的可溯源性。

如质量可比性分析研究不足以证实变更未对产品产生不利影响时，可能需要补充非临床，甚至临床研究数据，如免疫原性比较和必要的安全性比较等。鉴于 mRNA 疫苗的复杂性及目前的有限认知，对于临床期间的重大变更，建议开展变更前后体液免疫、细胞免疫等全面的效力研究的比较分析。

九、名词解释

mRNA 疫苗：mRNA 疫苗是将外源目的基因序列通过转录、合成等工艺制备的修饰后 mRNA 通过特定的递送系统导入细胞，表达目的蛋白，刺激机体产生特异性免疫学反应从而使机体获得免疫保护的一种核酸制剂。

递送系统：递送系统常常是通过特定的递送材料将核酸药物压缩（condensation）、复合（complexing）和（或）包裹（packaging）后，增加核酸药物在血液、核酸酶或其它条件下的稳定性，并基于递送系统 – 细胞相互作用，运送核酸等穿过细胞膜，并使其能够接触到胞质（对于 siRNAs 和 mRNA）或进入细胞核（对于 DNA），从而使核酸发挥其功能。

多组分疫苗：指分别构建的携带不同新冠病毒抗原目的基因序列的 mRNA，被共同包装在递送系统中。

参考文献

1. 苗鹤凡，郭勇，江新香，等 . mRNA 疫苗研究进展及挑战［J］. 免疫学杂志，2016，32（5）：446–449.

2. 林曼，曾宪成，洪敏，等 . mRNA 疫苗研究进展［J］. 细胞与分子免疫学杂志，2013，29（6）：658–660.

3. Schmid A . Considerations for Producing mRNA Vaccines for Clinical Trials［J］. Methods Mol Biol，2017，1499：237–251.

4. Hinz T , Kallen K , Britten C M , et al. The European Regulatory Environment of RNA–Based Vaccines［J］. Methods Mol Biol，2017，1499：203–222.

5. FDA. Guidance for Industry–Considerations for Plasmid DNA Vaccines for

Infectious Disease Indications. CBER. November 2007.

6. Kauffman K J，Webber M J，Anderson D G．Materials for Non-viral intracellular delivery of messenger RNA therapeutics［J］．J Control Release，2016，240：227-234.

7. FDA. Guidance for Industry-Liposome Drug Products Chemistry，Manufacturing，and Controls；Human Pharmacokinetics and Bioavailability；and Labeling Documentation. CDER. April 2018.

8. FDA. Guidance for Industry-Drug Products，Including Biological Products，that Contain Nanomaterials（draft guidance）．CDER&CBER. December 2017.

中药新药用药材质量控制研究
技术指导原则（试行）

一、概述

药材是中药新药研发和生产的源头，其质量是影响中药新药安全、有效和质量可控的关键因素。为完善中药制剂质量控制体系，加强药品质量的可追溯性，为中药制剂提供安全有效、质量稳定的药材，基于全过程质量控制和风险管控的理念，针对药材生产的关键环节和关键质控点，制定本技术指导原则。

本指导原则主要包括药材基原与药用部位、产地、种植养殖、采收与产地加工、包装与贮藏及质量标准等内容，旨在为中药新药用药材的质量控制研究提供参考。

二、基本原则

（一）尊重中医药传统和特色

药材质量控制研究应遵循中医药理论，尊重中医药传统经验和特色。药材的适宜产地、生产方式、生长年限、采收时间、产地加工方法及药材的质量评价等应尊重传统经验。鼓励传承传统经验和技术，鼓励应用现代科学技术表征传统质量评价经验和指标。

（二）满足中药新药研究设计需要

应基于中药新药研究设计的需要，根据不同药材的特点，研究影响药材及制剂质量稳定的关键因素和风险控制点，满足制剂质量控制的需要。采取必要的措施如固定基原、药用部位、产地等以保证中药新药用药材质量基本稳定。

（三）加强生产全过程质量控制

应加强药材的基原、产地、种植养殖、采收加工、包装贮藏等生产全过程的质量控制研究。鼓励参照中药材生产质量管理规范（GAP）的要求进行药材种植养殖，建立野生药材的采收、产地加工、包装贮藏等相应的质量控制和管理措施。应保证药材来源可追溯，鼓励运用现代信息技术建立药材追溯体系。

（四）关注药材资源可持续利用

应处理好药材合理利用与资源保护的关系，开展资源评估，保证药材资源的可持续利用。使用源自野生动植物的药材，应符合国家关于野生动植物管理的相关法规及要求。中药新药应严格限定使用源自野生动物的药材，原则上不使用源自珍稀濒危野生动植物的药材，如确需使用，应严格要求，尽早开展种植养殖或野生抚育研究，保证资源可持续利用。使用古生物化石类药材的，应符合国家关于古生物化石保护管理的相关法规及要求。

三、主要内容

（一）基原与药用部位

基原准确是保证药材质量的基础。应明确药材的原植／动物中文名、拉丁学名及药用部位。对于多基原药材，一般应固定使用其中一个基原，若需使用多个基原的，应提供充分的依据，并固定使用比例，保证制剂质量的稳定。种植养殖药材有明确选育品种的，一般应说明品种信息。矿物药应明确该矿物的类、族、矿石名或岩石名以及主要成份。

应采取措施保证所用药材基原和药用部位准确。新药材、易混淆药材、难以确定基原的药材，原则上应采集原植／动／矿物的凭证标本，由专家或有资质的机构进行物种鉴定，并保留标本、照片及相关资料。必要时还需与伪品进行对比研究，并结合产地调研等，确认药材基原。新药材应详细描述药材的相关信息，如原植／动物形态特征和药用部位，说明原植／动物的生长环境、习性、产地、分布及资源等。野生药材在相同生长区域、相同采收期有易混淆物种的，应进行基原鉴别及与易混淆品区别的研究。

（二）产地

产地是影响药材质量的重要因素之一，固定产地是保证药材质量相对稳定的重要措施。通过文献研究、产地考察等方法，了解药材的道地产区、主产区、核心分布区及适生区等情况，了解不同产地药材的质量差异，加强不同产地药材质量规律的研究。矿物药产地的地质环境及伴生矿等情况与药材中重金属及其他杂质密切相关，应加强针对性的研究。

应综合考虑药材的生长习性、临床用药经验和传统习惯、药材质量、资源状况及种植养殖条件等合理选择药材产地。鼓励以道地产区作为药材产地，药材种植也可选择适宜生长区内生态环境与道地产区相似的地区。

产地一般为生态环境相似的特定药材生长区域，产地范围应根据所产药材质量变化情况而定，同一产地内所产药材的质量一般应相对稳定。在保证药材质量稳定的前提下，可以选择多个产地。

（三）种植养殖

药材的种植养殖应了解药用植 / 动物的生长发育规律或生活习性。考虑中药特点和中药新药研发规律，尤其在中药新药上市后应关注药材种植养殖各环节的管理，重点关注以下内容。

1. 种子种苗

应明确种子种苗的来源，保证其质量稳定。鼓励选用来源于道地产区种质或优良品种繁育的种子种苗。如变更品种，应进行充分的风险评估和研究，证明其安全、有效和质量可控，保证变更前后药材质量一致。

2. 农业投入品

药用植物种植过程中应加强农药化肥等投入品的管理。应结合药材生长特点、对病虫害的防治效果、残留情况及污染风险等合理确定农药种类、用量和使用方法，尽可能按最低剂量及最少次数使用。农药使用应符合国家有关规定，及时关注国家相关部门发布的农药禁限用名单。药用动物养殖过程中应严格遵守国家相关部门关于动物养殖、兽药安全使用等规定。

应加强种植养殖药材的文件管理。详细记录所用农药、化肥或兽药等农业投入品，内容包括名称、用量、次数、时间、使用安全间隔期等。

3. 种植养殖研究

鼓励开展药材生态种植、野生抚育和仿生栽培技术等种植养殖研究，探索药材质量和产量形成的规律，研究影响药材质量的关键技术，研究建立质量控制方法。应根据种植养殖过程中质量控制及风险管理的需要，对药材质量及农药等有害污染物进行跟踪监测，发现问题应及时查找原因，并采取有效措施整改。药用植 / 动物的长期种植养殖过程中，应有保证种质稳定的措施，防范药材种质变异和退化。

（四）采收与产地加工

采收和产地加工是影响药材质量的重要环节。一般应尊重传统经验，坚持质量优先、兼顾产量的原则。重点关注以下内容。

1. 采收

药材的采收应根据药材的特点和生长物候期，确定生长年限、采收期及采收方法。生长年限和采收期等与传统经验不一致时，应有充分的依据。

野生药材的采收应制定科学合理的采收方案，保证资源可持续利用。采收过程中应避免混采混收、非药用部位或杂质的混入。应加强对采收人员的培训及采收地点、时间、数量等信息的管理。

矿物药的采挖应符合国家相关规定，注意对产地的研究，特别关注地质环境及伴生矿等情况，避免杂质混入。

2. 产地加工

药材的产地加工一般应遵循传统经验，根据药材的特点和制剂需要，研究确定适宜的产地加工方法，明确关键工艺参数。鼓励采用有科学依据并经生产实践证明高效、集约化的产地加工技术。产地加工过程中应避免造成药材的二次污染或质量下降。

（五）包装与贮藏

药材的包装与贮藏对其质量有着重要的影响。药材的包装应能够保护药材的质量并便于流通。

1. 包装及标签

包装材料应符合国家相关规定，有利于保持药材质量稳定、不污染药材。应根据药材特点选择合适的包装材料，关注易挥发、污染、受潮、变质等特殊药材的包装。同一包装内药材的基原、产地、采收期等应一致。包装上应按照规定印有或者贴有标签，标签内容应符合法律、法规的要求。

2. 贮藏条件

药材的贮藏应符合中药养护要求，应结合药材的特点及传统经验，开展贮藏条件（如温度、湿度、光照等）和贮藏时间对药材质量影响的研究，特别是对易虫蛀、霉变、腐烂、走油等药材，应根据研究结果建立合理的质量控制指标，确定合理的贮藏条件，加强质量控制。鼓励有利于保证药材质量的贮藏新技术的研究和应用。

（六）质量研究与质量标准

中药新药用药材的质量标准应根据制剂质量控制需要进行研究完善。药材质量标准应符合中药特点，反映药材的质量状况，体现整体质量控制理念，有利于保证药材质量稳定。应注重科学性和实用性相结合，传统方法和新技术、新方法相结合，并探索传统质量评价经验与现代检测指标之间的相关性。重点关注以下内容。

1. 保证基原准确

应建立药材的专属性鉴别方法，保证药材来源准确，避免出现易混淆品、掺杂使假等问题。可选择适宜的对照药材、对照提取物、标准图谱等作为对照，必要时还需与伪品进行对比研究，说明方法的专属性。注意加强传统鉴别中有效方法的使用。鼓励根据基础科学研究进展和国家药品抽检探索性研究结果研究建立有效的基原鉴别方法。

2. 控制安全风险

对于传统认识为大毒（剧毒）、有毒的药材，以及现代研究发现的毒性药材（如马兜铃科药材等），应加强毒性成份的基础研究，结合制剂安全性及风险评估结果确定合理的质控指标及限度要求。对含有与已发现有毒成份同科属的药材应注意进行相关研究。

外购药材存在染色增重、掺杂使假等常见问题的，应加强研究，根据风险管理的需要，参照国家相关补充检验方法或研究增加针对性的检测项目，必要时列入内控标准。

应加强药材外源性污染物的研究。根据药材生产过程中农药、兽药、熏蒸剂等的使用情况，以及可能被重金属及有害元素、真菌毒素等污染的风险，结合炮制及相应制剂的生产工艺进行综合评估，必要时在质量标准中建立相关外源性污染物的检测项目，并根据研究结果，分区域、分品种制定外源性污染物控制标准。矿物药应关注矿床地质环境、采收和加工方法的规范性，加强伴生重金属及有害元素的控制。动物类药材应关注携带病原微生物等问题，防范生物安全风险，尤其是源自野生动物的药材。

3. 质量稳定可控

质量标准应能反映药材的整体质量属性，应关注检测项目和指标与制剂关键质量属性的相关性。应根据药材质量状况和中药新药研究设计要求，研究确定合理的质量要求。鼓励研究建立多指标检验检测方法，如浸出物测定、指纹/特征图谱、大类成份含量测定、多指标成份含量测定，以整体控制药材质量，保证制剂质量稳定。

参考文献

1. 国家食品药品监督管理局．《中药、天然药物原料的前处理技术指导原则》，2005 年．

2. 国家食品药品监督管理局．《天然药物新药研究技术要求》，2013 年．

中药新药用饮片炮制研究技术指导原则（试行）

一、概述

中药新药用饮片炮制与新药制剂的质量控制和临床疗效密切相关，需要在新药研制阶段遵循中医药理论，围绕新药特点和研究设计需要开展研究。为指导中药新药用饮片炮制研究，为中药制剂生产提供安全、有效和质量稳定的饮片，制定本指导原则。

本指导原则主要包括炮制工艺、炮制用辅料、饮片标准、包装与贮藏等内容，旨在为中药新药用饮片炮制的研究提供参考。

二、一般原则

（一）遵循中医药理论

饮片炮制研究应遵循中医药理论，继承传统炮制经验和技术，守正创新。饮片炮制方法、工艺参数、炮制程度、贮藏条件及养护管理等应尊重传统炮制经验和技术。鼓励采用传统经验与现代科学技术相结合的方式开展饮片炮制研究。

（二）满足中药新药研究设计的需要

饮片炮制研究应满足中药新药研究设计的需要，根据药材的关键质量属性、生产设备能力等研究确定炮制工艺参数及质量要求。中药新药用饮片，如确需采用其他炮制方法的，应进行充分的研究。中药新药用饮片与临床调剂用饮片的规格可不同，应在遵循传统炮制方法基础上，根据药材特点及制剂生产规模、提取工艺特点、质量控制要求等确定合适的饮片规格和质量要求。饮片炮制应符合药品生产质量管理规范的要求。

（三）建立完善质量标准

根据中药新药研究设计的需要，药材、饮片及中药制剂质量标准关联性的研究结果，建立完善相应的饮片标准，其检测项目的设立应关注与安全性、有效性的关联。炮制用药材及辅料均应符合相关标准。无标准的饮片、炮制用辅料，应研究建立相应的标准。已有标准但尚不能满足质量控制需要的，应研究完善相应的标准。

（四）加强全过程质量控制

饮片炮制应进行全过程质量控制，对炮制过程中导致中药制剂质量波动的关键环节和风险控制点加强研究和控制，规范饮片炮制的文件管理。鼓励运用现代信息技术建立饮片追溯体系，实现来源可查、去向可追。

三、基本内容

（一）炮制工艺

根据中医药理论、临床用药及中药新药研究设计需要，在继承传统工艺的基础上，对药材进行净制、切制、炮炙等炮制具体工艺研究，确定工艺参数、生产设备等，并进行工艺验证。炮制所用的生产设备应与炮制工艺、生产规模及饮片质量要求相适应。

1. 净制

常用的方法有挑选、风选、水选、筛选、剪切、刮、削、剔除、刷、擦、碾、撞等。应根据药材情况及中药制剂生产要求进行净制，通过研究选择合适的净制方法，达到规定的净度要求。

饮片粉碎后以药粉直接入药的口服制剂，应在水洗等净制环节对药材（饮片）中微生物污染种类及污染水平进行研究，在保证饮片质量的前提下，采用合理的方法、设备、条件等，有效降低微生物污染水平。

2. 切制

除少数药材鲜切、干切外，一般需经过软化处理，使药材利于切制。常用的软化方法包括喷淋、淘洗、泡、漂、润等，应研究选择合适的软化方法，避免有效成份损失或破坏，明确软化的具体方法、设备、吸水量、温度、时间等工艺参数。

鼓励开展新型切制技术研究，应以尊重传统加工炮制经验和保证饮片质量为前提，并符合药品生产质量管理规范的有关要求，研究制定工艺参数和质量标准。产地趁鲜切制品种未收载于国家药品标准或省、自治区、直辖市的药材（饮片）标准或炮制规范的，应与传统方法进行充分的对比研究。药材采用破碎等技术加工成适合提取的饮片形式的，应研究说明方法的合理性，并根据药材特性选择合适的方法及参数，使破碎后饮片的大小分布在合适的范围内。

3. 炮炙

常用的方法有炒、炙、煅、蒸、煮、复制、煨等。炮炙应充分考虑温度、时间、所用辅料的种类和用量等对饮片质量的影响，结合饮片特点及规格、生产设备及规模等，研究确定炮炙关键工艺参数。如炒制，一般应明确炒药设备（如型号、工作原理及关键技术参数等）、饮片规格、投料量、炒制温度（应结合设备情况明确炒制温度的测试点）、转速、炒制时间等工艺参数。如需加辅料，应明确辅料种类、用量、加入方式等内容。炮炙程度（即终点控制）鼓励采用传统经验与现代技术相结合的方法进行判断，如可采用智能识别、图像对比等方法，根据性状对饮片炮炙程度进行判断，规定合理范围，保证批间质量的稳定。

对于发酵法、发芽法、水飞法、制霜法等特殊炮炙方法，应充分尊重传统炮制工艺，明确关键工艺参数、生产设备等。

4. 干燥

炮制过程中需干燥的饮片应及时处理，避免因干燥不及时而引起微生物污染及变质、腐败等。常用的干燥方法包括晒干或阴干、烘干等。应根据具体饮片性质选择适宜的干燥方法和条件，应对干燥设备、温度、时间、物料厚度等进行研究，明确方法及工艺参数。在干燥过程中应采取有效措施防止饮片被污染和交叉污染，鼓励采用新型低温干燥技术。

（二）炮制用辅料

1. 炮制用辅料制备

炮制用辅料需外购的，一般应选用以传统工艺制备的产品。如醋，应为米、麦、高粱等酿制而成，不得添加着色剂、调味剂等。

炮制用辅料需自行制备的，一般应按饮片炮制规范、药材/饮片标准收载的制备方法制备，加强过程控制，保证炮制用辅料质量稳定，必要时应进行制备方法的研究，明确制备方法及工艺参数。如甘草汁、姜汁等临用前配制的，应按炮制规范规定的方法制备，并研究细化工艺参数（如加水量、提取次数、煎煮时间等）。

辅料制备方法未收载于国家药品标准或省、自治区、直辖市的药材/饮片标准或炮制规范的，应尊重传统经验，进行制备方法研究，明确适宜的制备方法及工艺参数。

来源于动物的辅料，应对可能引发人畜共患病的病原微生物进行灭活研究和验证。

2. 炮制用辅料标准

炮制用辅料已有药用或食用标准的，一般可沿用原标准，必要时根据传统经验及炮制要求进行完善。无标准的，应结合其质量特点，研究建立符合药用要求的质量标准。

特殊来源的辅料，应加强针对性研究。如来源于矿物的辅料，应对重金属及有害元素等进行研究，必要时在辅料标准中建立相应检测项；来源于动物的辅料，应对可能引发人畜共患病的病原微生物等进行研究，必要时建立相应检测方法。

制备炮制用辅料所用原材料也应符合相关产品的质量要求。

3. 炮制用辅料的包装及贮藏

应根据辅料特点选择合适的包装材料 / 容器，必要时应进行辅料与包材的相容性研究。根据稳定性研究结果确定炮制用辅料的贮藏条件。

（三）饮片标准

饮片标准应突出中药炮制特色，注重对传统炮制经验进行总结，反映饮片的质量特点，体现饮片与药材、中药制剂质量标准的关联性，体现中药复杂体系整体质量控制的要求。制定合理的饮片标准，并对饮片炮制进行全过程质量控制，有利于保证饮片质量的稳定。采用特殊方法炮制或具有"生熟异治"特点的饮片应建立区别于对应生品的专属性质控方法。

饮片标准的内容一般包括：名称、基原、产地、炮制、性状、鉴别、检查、浸出物、含量测定、性味与归经、功能与主治、用法与用量、注意、贮藏等。另外，鼓励针对饮片特点和染色、增重、掺杂使假、易霉烂变质等常见问题加强研究，根据风险管理的需要，参照国家相关补充检验方法或研究增加针对性的检测项目，建立相应的检测方法，必要时列入标准。

以下就饮片标准中部分项目的主要研究内容及一般要求进行简要说明。

【炮制】明确饮片的炮制方法、关键工艺参数、辅料种类及用量、炮制程度的要求等。

【性状】根据实际生产用饮片的特点描述其形状、大小、色泽、味道、气味、质地等；必要时附饮片彩色图片。

【鉴别】采用传统经验方法、显微鉴别法、化学反应法、色谱法、光谱法等手段建立饮片的专属性鉴别方法，尤其是存在伪品、易混淆品的饮片，应进行充分的对比研究说明其专属性。在鉴别方法的研究过程中，鼓励采用对照药材（饮片）、对照提取物、标准图谱等为对照，提高鉴别方法的专属性。为提高薄层色谱鉴别方法的专属性，应根据研究结果完善鉴别斑点个数、颜色、位置等内容的描述。

【检查】应对饮片中水分、总灰分、酸不溶性灰分、二氧化硫残留量等项目进行研究，必要时列入标准，并制定合理的限度。对于重金属及有害元素、农药残留、真菌毒素等安全性检查项目，应结合药材来源、生产加工过程等研究，必要时列入标准。毒性饮片或现代研究公认有毒性的饮片，标准中应建立毒性成份的限量检查项。饮片直接粉碎入药的，应根据中药制剂工艺情况，在质量标准中增加微生物检查项。动物类、矿物类、发酵类、树脂类等饮片，应根据其特点建立针对性的检查项。

【浸出物】应结合饮片中成份、中药制剂提取工艺等因素，选择合适的溶剂建立浸出物检测方法，并考察与药材、中药制剂的相关性，制定合理的限度。

【含量测定】根据饮片及中药制剂的质量特点，研究建立与安全性、有效性相关联的有效成份、指标成份或大类成份等的含量测定方法，考察与药材、中药制剂的相关性，并规定合理的含量限度。饮片中既是毒性成份又是有效成份的，应建立其含量测定方法，并规定合理的含量限度。

中药制剂质量标准中建立的质控项目与饮片质量相关的，应在饮片标准中建立相应质控项目，并根据研究结果确定合理的质量要求。

（四）包装与贮藏

饮片的包装、贮藏应便于保存和使用，根据饮片的特性，结合实际生产加工经验，确定合适的包装材料（容器）和贮藏条件。

1. 包装

应根据饮片特点、保存及使用要求，结合实际生产经验，选择合适的包装材料（容器）及包装规格。饮片的包装应不影响饮片的质量，且方便储存、运输、使用。直接接触饮片的包装材料和容器应符合国家药品、食品包装质量标准。关注易挥发、易污染、受潮易变质等特殊饮片的包装。饮片包装上应有明显的包装标识，并应符合国家相关规定。

2. 贮藏

结合传统经验及饮片特点，根据饮片的稳定性考察结果确定合适的贮藏条件和适宜的养护技术。贮藏期间需进行必要的养护管理，如需采取防虫防蛀等处理的，应对所用方法、参数等进行研究，养护处理应不影响饮片质量，并详细记录。

主要参考文献

1. 国家食品药品监督管理局.《中药、天然药物原料的前处理技术指导原则》.2005 年.

2. 卫生部.《药品生产质量管理规范（2010 年修订）》.2011 年.

中药新药质量标准研究技术指导原则（试行）

一、概述

中药质量标准是中药新药研究的重要内容。中药质量标准研究应遵循中医药发展规律，坚持继承和创新相结合，体现药品质量全生命周期管理的理念；在深入研究的基础上，运用现代科学技术，建立科学、合理、可行的质量标准，保障药品质量可控。

研究者应根据中药新药的处方组成、制备工艺、药用物质的理化性质、制剂的特性和稳定性的特点，有针对性地选择并确定质量标准控制指标，还应结合相关科学技术的发展，不断完善质量标准的内容，提高中药新药的质量控制水平，保证药品的安全性和有效性。

本指导原则旨在为我国中药新药质量标准研究提供技术指导，重点阐述中药新药质量标准研究及质量标准制定的基本要求，天然药物的质量标准研究也可参照本指导原则。

二、基本原则

（一）质量标准应能反映中药质量

质量标准应根据中药的特点反映中药制剂的质量，并与药物的安全性、有效性相关联。鼓励采用多种形式开展中药活性成份的探索性研究，对处方中所有药味均应建立相应的鉴别方法；通常应选择所含有效（活性）成份、毒性成份和其他指标特征明显的化学成份等作为检测指标。建立质量标准应对检验项目及其标准设置的科学性及合理性、检验方法的适用性和可行性进行评估。在质量标准研究过程中，鼓励探索临床试验及非临床研究结果与试验样品中各指标成份的相关性，开展与中药安全性、有效性相关的质量研究，为质量标准中各项指标确定的合理性提供充分的依据。

（二）质量标准研究的关联性

中药饮片或提取物、中间产物、制剂等质量标准构成了中药制剂的质量标准体系，完善的质量标准体系是药品质量可追溯的基础；反映了中药制剂生产过程中，定量或质量可控的药用物质从饮片或提取物、中间体到制剂的传递过程，这种量质传递过程符合中药制剂的质量控制特点，也体现了中药制剂质量标准与工艺设计、质量研究、稳定性研究等的关系。

（三）质量标准研究应反映制剂特点

质量标准应结合制剂的处方组成、有效成份或指标成份、辅料以及剂型的特点开展针对性研究。不同药物制剂的药用物质基础各不相同，其质量标准的各项检测指标、方法及相关要求等也应分别体现各自不同的特点。中药质量控制方法选择应因药制宜，鼓励多种方法融合。中药复方制剂所含成份与其处方、工艺密切相关，应在其质量标准中建立多种指标的检验检测项目。质量标准各项指标限度及其范围应根据临床试验用样品等的研究数据来确定。

（四）质量标准应科学、规范、可行

中药新药质量标准应符合《中国药典》凡例、制剂通则和各检验检测方法等的要求。质量标准研究应参照《国家药品标准工作手册》的规范，按照《中国药典》中的《药品质量标准分析方法验证指导原则》的要求进行系统研究和验证，以证明分析方法的合理性、可行性。质量标准研究用样品应具有代表性，各检验检测方法应简便、可行。应根据检验检测的需要，合理地选择标准物质，鼓励选择对照提取物用于多指标成份的含量测定方法的研究。新增的标准物质应按照《药品标准物质研究技术指导原则》的要求，进行结构确证、纯度分析等标定相关研究，并按《药品标准物质原料申报备案办法》的要求送中国食品药品检定研究院对标准物质进行备案。

（五）质量标准研究的阶段性

中药新药质量标准研究是随着新药研究的不断推进而逐步完善的过程。在临床试验前的研究阶段，应着重研究建立包括毒性成份在内的主要指标的检验检测方法，质量标准涉及安全性的指标应尽可能全面。在临床试验期间，应研究建立全面反映制剂质量的指标、方法，提高药品质量的可控性。新药上市前的研究阶段，应重点考虑制剂质量标准的各项指标与确证性临床试验样品质量标准相应指标的一致性。基于风险评估的考虑，合理选择纳入质量标准的检验检测项目，并根据临床试验用样品的检验检测数据制定合理的限度、含量范围等。药品上市后，还应积累生产数据，继续修订完善质量标准。

（六）质量标准应具有先进性

质量标准采用的方法应具有科学性、先进性和实用性，并符合简便、灵敏、准

确和可靠的要求。现代科学技术的发展为中药新药的质量标准研究提供了更多的新技术、新方法。若现代科学技术发展的成果符合中药质量标准研究及检验检测实际需要，鼓励在质量标准中合理利用有关的新技术、新方法，以利于更好地反映中药的内在质量。对于提高和完善质量标准的研究，若有采用新方法替换标准中的原方法的情况，则应开展二者的对比研究，合理确定相关指标的质量控制要求。

三、主要内容

中药新药质量标准的内容一般包括：药品名称、处方、制法、性状、鉴别、检查、浸出物、指纹/特征图谱、含量测定、功能与主治、用法与用量、注意、规格、贮藏等。以下就中药新药质量标准中部分项目的主要研究内容及一般要求进行简要说明。

（一）药品名称

包括药品正名与汉语拼音名，名称应符合国家药品监督管理部门的有关规定。

（二）处方

处方包括组方饮片和提取物等药味的名称与用量，复方制剂的处方药味排序一般应按君、臣、佐、使的顺序排列。固体药味的用量单位为克（g），液体药味的用量单位为克（g）或毫升（ml）。处方中各药味量一般以 1000 个制剂单位（片、粒、g、ml 等）的制成量折算；除特殊情况外，各药味量的数值一般采用整数位。

处方药味的名称应使用国家药品标准或药品注册标准中的名称，避免使用别名或异名，详细要求参照《中国药典》的有关规范。如含有无国家药品标准且不具有药品注册标准的中药饮片、提取物，应单独建立该药味的质量标准，并附于制剂标准中，提取物的质量标准应包括其制备工艺。

（三）制法

制法为生产工艺的简要描述，一般包含前处理、提取、纯化、浓缩、干燥和成型等工艺过程及主要工艺参数。制法描述的格式和用语可参照《中国药典》和《国家药品标准工作手册》的格式和用语进行规范，要求用词准确、语言简练、逻辑严谨，避免使用易产生误解或歧义的语句。

（四）性状

性状在一定程度上反映药品的质量特性，应按制剂本身或内容物的实际状态描述其外观、形态、嗅、味、溶解度及物理常数等。通常描述外观颜色的色差范围不宜过宽。复合色的描述应为辅色在前，主色在后，如黄棕色，以棕色为主。性状项的其他内容要求应参照《中国药典》凡例。

（五）鉴别

鉴别的常用方法有显微鉴别法、化学反应法、色谱法、光谱法和生物学方法等。鉴别检验一般应采用专属性强、灵敏度高、重现性好、快速和操作便捷的方法，鼓励研究建立一次试验同时鉴别多个药味的方法。

制剂中若有直接入药的生药粉，一般应建立显微鉴别方法；若制剂中含有多种直接入药的生药粉，在显微鉴别方法中应分别描述各药味的专属性特征。化学反应鉴别法一般适用于制剂中含有矿物类药味以及有类似结构特征的大类化学成份的鉴别。色谱法主要包括薄层色谱法（TLC/HPTLC）、气相色谱法（GC）和高效液相色谱法（HPLC/UPLC）等。TLC 法可采用比移值和显色特征等进行鉴别，对特征斑点的个数、比移值、斑点颜色、紫外吸收 / 荧光特征等与标准物质的一致性予以详细描述；HPLC 法、GC 法可采用保留时间等色谱特征进行鉴别。若处方中含有动物来源的药味并且在制剂中仅其蛋白质、多肽等生物大分子成份具备识别特征，应研究建立相应的特异性检验检测方法。

（六）检查

1. 与剂型相关的检查项目

应根据剂型特点及临床用药需要，参照《中国药典》制剂通则的相应规定，建立反映制剂特性的检查方法。若《中国药典》通则中与剂型相关的检查项目有两种或两种以上的方法作为可选项，应根据制剂特点进行合理选择，并说明原因。

2. 与安全性相关的检查项目

处方含易被重金属及有害元素污染的药味，或其生产过程中使用的设备、辅料、分离材料等有可能引入有害元素，应建立相应的重金属及有害元素的限量检查方法，应在充分研究和风险评估的基础上制定合理的限度，并符合《中国药典》等标准的相关规定。

制剂工艺中若使用有机溶剂（乙醇除外）进行提取加工，在质量标准中应建立有机溶剂残留检查法；若使用大孔吸附树脂进行分离纯化，应根据树脂的类型、树脂的可能降解产物和使用溶剂等情况，研究建立提取物中可能的树脂有机物残留的限量检查方法，如苯乙烯型大孔吸附树脂可能的降解产物主要包括但不限于苯、正己烷、甲苯、二甲苯、苯乙烯、二乙基苯等。上述溶剂残留限度或树脂有机物残留限度应符合《中国药典》的规定，或参照国际人用药品注册技术协调会（ICH）的相关要求制订。

若处方中的药味含有某一种或一类毒性成份而非药效成份，应针对该药味建立有关毒性成份的限量检查方法，其限度可根据相应的毒理学或文献研究资料合理制定。

3. 与药品特性相关的检查项目

应根据药品的特点建立有针对性的检查项目，如提取的天然单一成份口服固体制剂应建立有关物质、溶出度等的检查方法；含难溶性提取物的口服固体制剂，应进行溶出度的检查研究。主要指标成份为多糖类物质的制剂，应研究建立多糖分子量分布等反映大分子物质结构特征的专属性检查方法。

4. 检查限度的确定

质量标准中应详细说明各项检查的检验方法及其限度。一般列入质量标准的检查项目，应从安全性方面及生产实际充分论证该检验方法及其限度的合理性。设定的检查限度尤其是有害物质检查限度应在安全性数据所能支持的水平范围以内。

（七）浸出物

浸出物检查可用作控制提取物总量一致性的指标。浸出物的检测方法可根据制剂所含主要成份的理化性质选择适宜的溶剂（不限于一种），基于不同的溶剂可将浸出物分为水溶性浸出物、醇溶性浸出物、乙酸乙酯浸出物及醚浸出物等。应系统研究考察各种影响因素对浸出物检测的影响，如辅料的影响等。浸出物的检测方法中应注明溶剂的种类及用量、测定方法及温度参数等，并规定合理的浸出物限度范围。

（八）指纹 / 特征图谱

中药新药制剂（提取的天然单一成份制剂除外）一般应进行指纹 / 特征图谱研究并建立相应的标准。内容一般包括建立分析方法、色谱峰的指认、建立对照图谱、数据分析与评价等过程。

指纹 / 特征图谱一般采用各种色谱方法，如 HPLC/UPLC 法、HPTLC 法、GC 法等。应根据所含主要成份的性质研究建立合适的供试品制备方法。若药品中含多种理化性质差异较大的不同类型成份，可考虑针对不同类型成份分别制备供试品，并建立多个指纹 / 特征图谱以分别反映不同类型成份的信息。若一种方法不能完整体现供试品所含成份特征，可采用两种或两种以上的方法获取不同的指纹 / 特征图谱进行分析。

指纹 / 特征图谱的检测方法、参数等的选择，应以反映制剂所含成份信息最大化为原则。一般选取容易获取的一个或多个主要活性成份或指标成份作为参照物；

若无合适的参照物，也可选择图谱中稳定的色谱峰作为参照峰，并应尽可能对其进行指认。

通过对代表性样品指纹/特征图谱的分析，选择各批样品中均出现的色谱峰作为共有峰。可选择其中含量高、专属性强的色谱峰（优先选择已知有效/活性成份、含量测定指标成份及其他已知成份）作为特征峰。指纹/特征图谱研究过程中，应尽可能对图谱中主要色谱峰进行指认。

指纹/特征图谱一般以相似度或特征峰相对保留时间、峰面积比值等为检测指标。可根据多批样品的检测结果，采用指纹图谱相似度评价系统计算机软件获取共有峰的模式，建立对照指纹图谱，采用上述软件对供试品指纹图谱与对照指纹图谱进行相似度分析比较，并关注非共有峰的特征。特征图谱需确定各特征峰的相对保留时间及其范围。应在样品检测数据的基础上进行评价，制定指纹/特征图谱相似度或相对保留时间、峰面积比值及其范围。

（九）含量测定

1. 含量测定指标的选择

制剂的处方组成不同，其含量测定指标选择也不相同。提取的天然单一成份制剂选择该成份进行含量测定。组成基本明确的提取物制剂应建立一个或多个主要指标成份的含量测定方法，应研究建立大类成份的含量测定方法。

复方制剂应尽可能研究建立处方中多个药味的含量测定方法，根据其功能主治，应首选与药品安全性、有效性相关联的化学成份，一般优先选择有效/活性成份、毒性成份、君药所含指标成份等为含量测定指标。此外，需考虑含量测定指标与工艺、稳定性的相关性，并尽可能建立多成份或多组分的含量测定方法。若制法中包含多种工艺路线，应针对各种工艺路线研究建立相关有效/活性成份或指标成份的含量测定方法；若有提取挥发油的工艺，应进行挥发油总量或相应指标成份的含量测定方法研究，视情况列入标准；若含有明确的热敏感成份，应进行可反映生产过程中物料的受热程度及稳定性的含量测定方法研究，视情况列入标准。

2. 含量测定方法

含量测定方法包括容量（滴定）法、色谱法、光谱法等，其中色谱方法包括GC法和HPLC/UPLC法等，挥发性成份可优先考虑GC法或GC-MS法，非挥发性成份可优先考虑HPLC/UPLC法。矿物类药味的无机成份可采用容量法、原子吸收光谱法（AAS）、电感耦合等离子体原子发射光谱法（ICP-AES）、电感耦合等离子体质谱法（ICP-MS）等方法进行含量测定。

含量测定所采用的方法应通过方法学验证。

3. 含量范围

提取的天然单一成份及其制剂一般应规定主成份的含量范围；应根据其含量情况和制剂的要求，规定单位制剂中该成份相当于标示量的百分比范围。

提取物质量标准中应规定所含大类成份及主要指标成份的含量范围，大类成份及主要指标成份可以是一种或数种成份；制剂应根据提取物的含量情况和制剂的要求，规定大类成份和主要指标成份的含量范围。

复方制剂鼓励建立多个含量测定指标，并对各含量测定指标规定含量范围。处方若含有可能既为有效成份又为有毒成份的药味，应对其进行含量测定并规定含量范围。

（十）生物活性测定

生物活性测定方法一般包括生物效价测定法和生物活性限值测定法。由于现有的常规物理化学方法在控制药品质量方面具有一定的局限性，鼓励探索开展生物活性测定研究，建立生物活性测定方法以作为常规物理化学方法的替代或补充。

采用生物活性测定方法应符合药理学研究的随机、对照、重复的基本原则，建立的方法应具备简单、精确、可行、可控的特点，并有明确的判断标准。试验系统的选择与实验原理和制定指标密切相关，应选择背景资料清楚、影响因素少、检测指标灵敏和性价比高的试验系统。表征药物的生物活性强度的含量（效价）测定方法，应按生物活性测定方法的要求进行验证。不同药物的生物活性测定方法的详细要求，可参照相关指导原则。

（十一）规格

制剂规格表述应参照《中成药规格表述技术指导原则》的相关要求。

（十二）贮藏

贮藏项目表述的内容系对药品贮藏与保管的基本要求。药品的稳定性不仅与其自身的性质有关，还受到许多外界因素的干扰，应通过对直接接触药材（饮片）、提取物、制剂的包装材料和贮藏条件进行系统考察，根据稳定性影响因素和药品稳定性考察的试验结果，确定贮藏条件。

主要参考文献

1. 国家药品监督管理局.《中药新药研究的技术要求》, 1999 年.

2. 国家食品药品监督管理局.《天然药物新药研究技术要求》, 2013 年.

3. 国家药典委员会.《国家药品标准工作手册》, 2012 年.

化学药品注射剂包装系统密封性研究技术指南（试行）

一、概述

包装系统是指容纳和保护药品的所有包装组件的总和，包括直接接触药品的包装组件和次级包装组件。本技术指南主要适用于化学药品注射剂包装系统。注射剂的包装系统应能保持产品内容物完整，同时防止微生物侵入。

包装系统密封性（package integrity），又称容器密封完整性（container–closure integrity），是指包装系统防止内容物损失、微生物侵入以及气体（氧气、空气、水蒸气等）或其他物质进入，保证药品持续符合安全与质量要求的能力。包装系统密封性检查（package integrity test），或称为容器密封完整性检查（container–closure integrity test，CCIT），是指检测任何破裂或缝隙的包装泄漏检测（包括理化或微生物检测方法），一些检测可以确定泄漏的尺寸和 / 或位置。

本技术指南主要参考国内外相关技术指导原则和标准起草制订，重点对注射剂包装系统密封性检查方法的选择和验证进行阐述，旨在促进现阶段化学药品注射剂的研究和评价工作的开展。

本技术指南的起草是基于对该问题的当前认知，随着相关法规的不断完善以及药物研究技术要求的提高，本技术指南将不断修订并完善。

二、总体考虑

注射剂包装系统的泄漏类型主要包括：1）微生物的侵入；2）药品逸出或外部液体 / 固体的侵入；3）顶空气体含量改变，例如，顶空惰性气体损失、真空破坏和 / 或外部气体进入。

注射剂包装系统密封性质量要求可分为：1）需维持无菌和产品组分含量，无需维持顶空气体；2）需维持无菌、产品组分含量和顶空气体；3）要求维持无菌的多剂量包装，即包装被打开后，防止药品使用过程中微生物侵入和药品的泄漏。应根据产品特点开展注射剂包装系统密封性的相关研究。

注射剂包装系统密封性符合要求，通常是指包装系统已经通过或能够通过微生物挑战测试。广泛意义指不存在任何影响药品质量的泄漏。基于科学研究和风险评估，应考虑包装组成和装配、产品内容物以及产品在其生命周期中可能暴露的环境等确定最大允许泄漏限度。如果一个包装系统的泄漏不超过其最大允许泄漏限度（Maximum allowable leakage limit，MALL；附件），则认为该包装系统密封性良好。

包装系统密封性研究开始于产品的开发阶段，并持续贯穿整个产品生命周期。

（1）在产品开发初期应进行包装密封系统设计选择和质量控制，包括包装组件系统来源、物理指标、部件尺寸、匹配性等；（2）产品工艺的开发，注意对与密封性相关的关键工艺步骤和关键工艺参数进行研究和控制；（3）密封性检查方法的开发和验证，关注方法选择及灵敏度，方法需进行合理验证；（4）稳定性初期和末期外其他时间点可采用包装系统密封性测试作为无菌检查的替代；（5）商业化生产中建立包装系统密封性的检查和控制措施，注意收集和积累泄漏和密封性测试数据，有益于发现和规避损害包装密封性的操作偏离；（6）药品上市后变更可能影响包装密封性时，应考虑对其包装系统密封性进行再评估和再验证。

三、包装系统密封性研究验证及生命周期的管理

1. 包装密封系统的设计选择

产品包装的设计选择应基于注射剂的质量需求（如产品的无菌性和顶空气体的维持），考虑产品内容物、生产工艺、稳定性需求、储存和分发环境、产品最终使用方式等。确定包装形式，选择包装组件，并建立严格的物理指标，部件尺寸及偏差、匹配性要求等的控制标准。

2. 产品工艺开发及验证

产品工艺开发阶段需关注影响包装密封性的关键因素，如关键步骤、工艺条件、生产线及该包装系统的历史经验。

注射剂包装系统的密封性应当经过验证，为提供在最严格条件下密封完整性的证据，验证样品通常模拟工艺最差条件进行生产。检测样品应包括模拟最差工艺条件下生产的样品，还要考虑产品的储运、使用等对包装系统密封性的影响。包装开发和后续验证的目的是保证采用可靠的工艺，在规定的运行参数下，持续生产出质量可靠、包装符合要求的产品。

3. 包装密封性检查方法的选择

包装密封性检查应考虑包装的类型、预期控制要求，根据药品自身特点、生产工艺和药品生命周期的不同阶段，结合检查方法的灵敏度和适用性等，基于风险评估，选择适宜的密封性检查方法。

密封性检查方法分为确定性方法和概率性方法两大类。下表列举了常用的密封性检查方法供参考。

类别	检测方法	一般适用范围	文献报道检测限级别[a]	定量/定性
概率性方法	微生物挑战法（浸入或气溶胶法）	包装必须能够承受浸没条件，可能需要工具限制软包膨胀或移动，且可用于培养基灌装；常用于包装密封性验证	4 级	定性
	色水法	必须能承受浸没，可能需要工具限制软包膨胀或移动。主要适用于液体制剂	4 级	定性或定量
	气泡释放法	具有顶空气，必须能够承受浸没，体积较小，小于几升的包装	4 级	定性

续表

类别	检测方法	一般适用范围	文献报道检测限级别[a]	定量/定性
确定性方法	高压放电法	产品具有一定导电性，而包装组件相对不导电，且产品不易燃	3级	定量
	激光顶空分析法	透明包装：需要低氧或低二氧化碳顶空含量的产品；需要低水汽含量的产品；内部包装压力低的产品	1级	定量
	质量提取法	具有顶空气或充有液体的包装	3级	定量
	压力衰减法	具有顶空气包装	3级	定量
	真空衰减法	具有顶空气或充有液体的包装	3级	定量

[a] 参考国内外相关指导原则给出了气体泄漏率和相对应的泄漏孔径尺寸的数据，对应关系在理论上是大致相当，而非绝对。具体数值会随产品包装、检测仪器、检测方法参数和测试样品制备等不同而变化。

气体泄漏率与泄漏孔径尺寸关系

文献报道检测限级别	气体泄漏率（std·cm³/s）	泄漏孔径尺寸（μm）
1级	$<1.4 \times 10^{-6}$	< 0.1
2级	$1.4 \times 10^{-6} \sim 1.4 \times 10^{-4}$	$0.1 \sim 1.0$
3级	$>1.4 \times 10^{-4} \sim 3.6 \times 10^{-3}$	$> 1.0 \sim 5.0$
4级	$>3.6 \times 10^{-3} \sim 1.4 \times 10^{-2}$	$> 5.0 \sim 10.0$
5级	$>1.4 \times 10^{-2} \sim 0.36$	$> 10.0 \sim 50.0$
6级	> 0.36	> 50.0

密封性检查方法优选能检测出产品最大允许泄漏限度的确定性方法，并对方法的灵敏度等进行验证。如方法灵敏度无法达到产品最大允许泄漏限度水平或产品最大允许泄漏限度不明确，建议至少采用两种方法（其中一种推荐微生物挑战法）进行密封性研究，对两种方法的灵敏度进行比较研究。微生物挑战法建立时需关注微生物的种类、菌液浓度、培养基种类和暴露时间等。

4. 包装密封性检查方法验证

密封性检查方法需进行适当的方法学验证。重点关注方法灵敏度的考察，灵敏度是指方法能够可靠检测的最小泄漏率或泄漏尺寸，目的在于找出微生物侵入或其它泄漏风险与泄漏孔隙类型/尺寸之间的关系，进而明确检测方法的检出能力。通过挑战性重复测试存在和不存在泄漏缺陷的包装确认方法灵敏度。

方法验证需设立阴性及阳性对照样品。阴性对照系指不存在已知泄漏孔隙的包装容器，而阳性对照系指采用激光打孔、微管/毛细管刺入等方法制造已知泄漏孔隙的包装容器。概率性检测方法（如微生物挑战法、色水法等）验证时，采用多个不同孔隙尺寸的阳性对照样品，对明确检出概率与泄漏孔隙尺寸间的关系尤为重要。阴性和阳性对照品可采用正常工艺处理的组件，按待测产品的典型方式进行组装。

用于验证的包装样品批次和数量主要基于包装产品的复杂性、产品的质量需求和生产商之前的经验积累，根据风险评估结果制定。

5. 稳定性考察的密封性要求

注射剂稳定性考察初期和末期进行无菌检查，其他时间点可采用包装系统密封性检查替代。采用的密封性检查方法应进行方法学验证。

6. 拟定生产阶段的密封性检查

拟定生产阶段的密封性检查应采用经过验证的测试方法。

保证包装系统密封性主要取决于良好的产品设计（包装的选择）及产品生产过程的控制，而不仅仅依靠在线性能测试或最终产品的检验，因为并非所有的包装系统密封性缺陷都能够被轻易检测到。

基于风险评估，以及产品开发、验证、生产阶段积累的包装密封性数据，开展商业化生产密封性检查。熔封的产品（如玻璃或塑料安瓿等）应当作 100% 的密封性检测，其他包装容器的密封性应当根据操作规程进行抽样检查。对于大容量软袋包装等风险较高的产品，建议在工艺验证中增加一定样品量的密封性检查，确认拟定的包装材料、生产工艺的可行性；在商业化生产中科学制定取样计划，增加取样数量和频次；具备条件的进行 100% 密封性检查。

7. 药品上市后的变更研究

当包装设计、包装材料和 / 或生产工艺条件等变更可能影响包装密封性时，应考虑对产品包装系统密封性进行再评估和再验证。

四、附件

最大允许泄漏限度

最大允许泄漏限度（Maximum allowable leakage limit，MALL）是指产品允许的最大泄漏率或泄漏尺寸，即在这个泄漏率或泄漏尺寸下，不存在任何影响产品安全性和质量的泄漏风险，可保证产品在货架期内及使用过程中符合相应的理化及微生物质量要求。

确定包装系统的最大允许泄漏限度通常基于科学和风险，应综合考虑包装组成和装配、产品内容物以及产品在其生命周期中可能暴露的环境。有研究表明，刚性包装上直径约为 0.1μm 的孔隙，液体泄漏的风险很小；而直径约为 0.3μm 的孔隙存在微生物侵入的风险。对于无需维持顶空气体的刚性包装，可采用 6×10^{-6} mbar·L/s 的最大允许泄漏限度值，相当于直径介于 0.1~0.3μm 的孔隙，选择这个保守的最大允许泄漏限度可确保较低风险的微生物侵入或液体泄漏，可不进行用于表征漏洞尺寸的额外的微生物或液体侵入挑战研究。

参考文献

1. 国家药品监督管理局药品审评中心.《化学药品注射剂仿制药质量和疗效一致性评价技术要求》（2020 年第 2 号）

2. 药品生产质量管理规范（2010 年修订）（卫生部令第 79 号）

3.《药品 GMP 指南 无菌药品》中国医药科技出版社，2011.

4.《药品生产验证指南》化学工业出版社，2003.

5. USP <1207> Package integrity evaluation–sterile products.

6. USP <1207.1> Package integrity testing in the product life cycle–test method selection and validation.

7. USP <1207.2> Package Integrity Leak Test Technologies.

8. USP<1207.3> Package Seal Quality Test Technologies.

9. PDA Journal of Pharmaceutical Science and Technology，Technical Report No. 27. Pharmaceutical package integrity. 1998.

10. FDA. Guidance for Industry：Container and Closure SystemIntegrity Testing in Lieu of Sterility Testing as a Component of the Stability Protocol for Sterile Products. 2008.

11. Guazzo DM，Singer DC，Stevens–Riley M，et al. Proposed revisions to general chapter sterile product packaging—integrity evaluation <1207>. Stimuli to the revision process. Pharmacopeial Forum. 2014，40（5）.

12. FDA. Guidance for Industry – Container Closure Systems for Packaging Human Drugs and Biologics（Chemistry，Manufacturing，and Controls Documentation）. 1999.

化学药品注射剂生产所用的塑料组件系统相容性研究技术指南（试行）

化学药品注射剂生产过程使用的塑料组件系统，可能与液体接触并发生相互作用，导致相关浸出物的产生和积累。浸出物在液体中持续存在并最终传递至终产品中，可能影响产品质量和 / 或患者安全。

为科学选择化学药品注射剂生产过程中使用的塑料组件系统，确保塑料组件系统符合其预期用途，根据化学药品注射剂研发技术要求，借鉴国内外相关指导原则及标准，起草本技术指南，旨在阐述一种基于科学和风险的研究思路来开展注射剂生产过程中使用的塑料组件系统的相容性研究。制剂申请人作为第一责任主体，对确保生产使用的塑料组件系统符合预期用途负有最终责任。

本技术指南适用于化学药品注射剂生产过程中直接接触液体的管路类、滤器类、密封件类、配液袋类等塑料组件系统。考虑到接触时间短、相容性风险低，用于称量、转移、配料的辅助类塑料组件系统通常不在本指南范围内，但若经分析存在风险，亦可参照本指南进行研究。

本技术指南的起草是基于对该问题的当前认知，也可采用经证明科学合理的其他替代方法。随着相关法规的不断完善以及药物研究技术要求的提高，本指南将不断修订完善。

一、总体考虑

化学药品注射剂生产过程使用的塑料组件系统的相容性风险通常来源于与液体接触后产生的相关浸出物。在化学药品注射剂研究工作中，制剂申请人作为责任主体，应基于风险评估及必要的相容性研究，确认化学药品注射剂生产中使用的塑料组件系统的适用性。

制剂申请人 / 药品生产企业在选择组件系统时，应全面了解所用组件系统的材质及其表征、牌号 / 型号、生产过程中使用步骤、使用前预处理方式、与液体的接触条件（如接触时间、温度、面积等）等信息，对组件系统类型、液体特点、生产工艺等可能引入终产品浸出物的多个维度进行科学评估，基于风险评估结果开展相应的相容性研究工作。申请人也需关注塑料组件系统可能对药液组分产生吸附，注意进行研究。

二、组件系统的选择原则

材料表征是组件系统选择使用的前提。塑料材料一般应满足鉴别、生物反应性、物理化学特性、添加剂、可提取元素（如有必要）等方面的相关要求。

组件系统生产商应对所选材料的质量充分把关，避免使用有毒有害的添加剂，做到从源头控制风险。

制剂申请人 / 药品生产企业在选择组件系统时，应加强生产商审计，对组件系统的质量及其生产商的质量保证体系进行全面评估，关注材料法规符合性声明、特殊关注物质的声明或承诺（如添加剂种类、用量限度符合性等）、检验报告或质量符合声明等。

三、风险评估

风险评估是进行相容性研究的前提和基础，有利于指导后续相容性研究方案的科学设计。

考虑到组件的相容性风险通常来源于组件与生产液体接触后产生的相关浸出物，风险评估应充分考虑浸出物在生产过程中产生并且能够持续保留至终产品这两大要素。风险评估的具体过程及方法由申请人建立，并在申报资料中详细说明风险评估具体方法及依据。在确定具体评估方法时，申请人应考虑到影响浸出可能性和持续存在的可能性的众多因素。风险评估维度建议关注以下方面：（1）接触材料或组件系统的化学和物理性质，体现材料或组件系统的浸出倾向；（2）接触液体的化学性质，体现液体的浸出能力；（3）接触条件，体现浸出的驱动力；（4）浸出物被制剂工艺消除或稀释的能力；（5）与产品有关的固有风险，如剂型、临床使用剂量、临床治疗时间等。可通过对每个维度建立分值，确定高、中、低风险级别。

申请人也可结合自身产品和工艺特点，及既有经验，自行建立风险评估方法。

对于不同规格的注射剂产品，申请人可以通过提交相关依据来支持该组件系统在不同规格产品之间的适用性，包括但不限于：组件系统的组成材料和加工工艺、发挥的功能、生产过程中使用条件和预处理方式、产品临床使用等相同。

四、提取研究

根据风险评估开展相应的提取研究工作。原则上，风险级别越高，所需的研究工作越深入全面。对于低风险级别，仅需开展部分简化的化学测试，如不挥发物（NVR）、紫外吸光度（UV）等，而高风险级别则需要全面严格的化学测试（包括有机提取物测试），以获取完整的有机提取物概况，必要时，进行元素杂质测试。

根据自身产品特点，下表中的研究工作可供参照。

开展提取试验时，申请人应对提取方式、溶剂、提取比例、温度、时间等进行合理选择和设计。提取方式建议采用动态方式（如搅拌或者循环），模拟实际生产工艺且强度不低于实际生产的情况，或采用其他科学合理的方法并说明选择依据；提取溶液可选择 pH 3 的酸性提取液、pH 10 的碱性提取液、50% 乙醇水，同时根据液体特点，考虑极性、pH、离子强度等因素，适当对提取溶液进行替换或者调

风险级别	生物反应性[8]	提取试验	
		提取溶剂	提取物测试
低	无需测试	50% 乙醇水	· NVR · UV 吸收
中	细胞毒性测试[1]	50% 乙醇水	· 低风险测试 · 有机提取物测试
高	细胞毒性测试 体内测试	pH 3 的酸性提取液 pH 10 的碱性提取液 50% 乙醇水[2]	· 低风险测试 · 有机提取物测试 · 元素测试（如果需要）[3]

[1] 若不符合细胞毒性测试要求，则该组件系统不适用，无需再开展体内测试。

[2] pH 3 的酸性提取液：取 14.9g 氯化钾溶解于 1L 纯化水中，配制成 0.2mol/L 的氯化钾溶液。用 0.2mol/L 盐酸调节 pH 至 3±0.1。另也可采用 0.1mol/L 的磷酸或其他酸调节 pH 值。

pH 10 的碱性提取液：取 14.2g 磷酸氢二钠溶解于 1L 纯化水中，并用 0.1mol/L 的盐酸溶液或氢氧化钠溶液调节 pH 至 10±0.1。

50% 乙醇水：如 500ml 纯化水和 500ml 乙醇。

[3] 是否开展提取元素的测试应由组件系统使用者评估。

整；提取溶液的用量应保证组件系统表面积与溶液体积比在合适范围内；提取温度和时间通常不低于实际生产过程中组件系统和液体之间的接触温度和时间；提取过程中组件系统的处理方式一般应与实际使用时的处理方式保持一致。

提取试验完成后需对试验结果进行分析和评估。NVR、UV 等测试结果可提示提取物的相关特征信息。有机提取物检测结果的分析及评估可参考《化学药品注射剂与塑料包装材料相容性研究技术指导原则（试行）》《化学药品与弹性体密封件相容性研究技术指导原则（试行）》等相关指南，需注意选择适当的分析方法，设置合理的报告限度，关注提取物概况的全面分析。元素测试结果分析和评估可参考 ICH Q3D。

对于硅胶管，需要关注有机溶剂的耐受性（尤其是含醇类的处方），除可能的抗氧剂和增塑剂外，尤其关注硅橡胶低聚物成分（如 D3D4D5D6 环硅氧烷类）。对于过滤器，应对其结构组件、滤膜、支撑层和密封圈进行整体考虑，重点关注抗氧剂和增塑剂、聚合物单体和寡聚物、硅橡胶低聚物（如环硅氧烷物质）、多环（多核）芳烃类物质。除以上关注物质外，还需关注对未知提取物质的分析和研究。

考虑到拟评估的提取物是基于提取试验得到的，提取条件可能无法充分有效的模拟实际使用条件，评估主要目的是为组件系统的选择提供支持信息。如提取研究结果提示存在风险，需慎重评估，根据风险程度决定是继续使用或是更换。

五、浸出研究

根据提取研究结果，如需要进一步开展浸出试验，可参照相关包材相容性研究指南的思路开展研究，合理设计试验，基于可提取物信息分析预测潜在目标浸出物，重点关注提取研究检出量较大的、检测灵敏度低的或毒性高的物质，应证明在实际生产接触方式和条件下浸出物不会带来安全性风险或对产品质量产生不良影响。

参考文献

1. 化学药品注射剂仿制药质量和疗效一致性评价技术要求（国家药品监督管理局药品审评中心 2020 年 2 号）

2. 化学药品与弹性体密封件相容性研究技术指导原则（试行）（国家药品监督管理局通告 2018 年第 14 号）

3. 化学药品注射剂与塑料包装材料相容性研究技术指导原则（试行）（国食药监注〔2012〕267 号）

4.《药品与包装相容性理论与实践》化学工业出版社，2019.

5. YBB00012003-2015 细胞毒性检查法.

6. USP PF<665>Plastic Materials，Components，and Systems Used in the Manufacturing of Pharmaceutical Drug Products and Biopharmaceutical Drug Substances and Products.

7. USP PF<1665>Characterization of Plastic Materials，Components，and Systems Used in the Manufacturing of Pharmaceutical Drug Products and Biopharmaceutical Drug Substances and Products.

8. USP<87、88> Biological Reactivity Tests.

9. USP<381、661、1661、1663、1664>.

10. EP 3.1.9. Silicone Elastomer for Closures and Tubing.

11. Sterilization Filtration of Liquids. PDA Technical Report 26. Journal of Pharmaceutical Science and Technology 2008，62.

12. ICH Q3D Guideline for Elemental Impurities.

13. Perspectives on the PQRI Extractables and Leachables "Safety Thresholds and Best Practices" Recommendations for Inhalation Drug Products. PDA Journal of Pharmaceutical Science and Technology 2013，67：413-429.

14. The Product Quality Research Institute（PQRI）Leachables and Extractables Working Group Initiatives for Parenteral and Ophthalmic Drug Product（PODP）.PDA Journal of Pharmaceutical Science and Technology 2013，67：430-447.

化学仿制药口服片剂功能性刻痕设计和研究技术指导原则（试行）

一、概述

本原则适用于带有可分割功能性刻痕的化学仿制药口服片剂。可分割的刻痕片是指带有一道或多道刻痕，以便于进行剂量分割的片剂。研究显示刻痕线的存在与否及其形状、深度，刻痕片的形状、大小、厚薄、曲率均可能影响片剂分剂量的准确性，进而影响患者临床使用时的安全性和便利性。

为了完善化学仿制药研究和申报的技术要求，现参考各国监管机构相关的技术要求并结合中国药典及国内仿制药研发与生产现状，制定了化学仿制药口服片剂功能性刻痕设计和研究技术指导原则。

二、化学仿制药口服片剂功能性刻痕的设计

仿制药应与原研药具有相同的活性成份、剂型、规格、适应症、给药途径和用法用量。相同的可分割功能性刻痕特征可以保证患者使用仿制片剂时能够采用与原研药品（参比制剂）相同的方式进行片剂的分割，因此为了充分保证临床使用中的可替换性，仿制片剂的具有可分割特性的功能性刻痕应该与参比制剂保持一致。

三、刻痕片的体外研究

（一）基本要求

1. 分割方式的选择

必须进行手工分割方式的考察，同时采用一种机械的分割方式进行考察，如切片器、刀等，以保证不同原理的分割条件下产品均能够符合要求。

2. 研究用样品

应选择开发过程中中试及以上规模批次样品（至少一批）进行研究。多规格的品种对于带有功能性刻痕的各个规格均应进行研究。

3. 质量要求

分割后部分的质量应能符合整片的关键质量属性要求。

（二）速释片剂

1. 重量差异

随机取 30 整片，分别掰开，取每个片子中一个分割后部分进行称重，其他部分不用，计算平均重量。分割后部分重量超出平均重量的 85%~115% 的不能多于一个，如果有一个以上分割后部分重量超过平均重量 85%~115%，或者有一个分割后部分重量超过平均重量的 75%~125%，则判定为不合格。

2. 含量均匀度

若分割后部分理论剂量小于 25mg 或制剂主药含量占比小于 25%，应进行分割后部分的含量均匀度的检查，并符合《中国药典》"含量均匀度检查法"的要求。

3. 分割重量损失

取 15 整片，在整片片剂拟定硬度范围的上限和下限处分别检测，分割后部分总重与 15 整片相比，重量损失应控制在 15 片总重的 3.0% 以内，掰片过程中的药片碎屑不应参与计算重量损失。

4. 脆碎度

在整片片剂拟定硬度范围的上限和下限处分别取分割后部分进行脆碎度检查，结果应符合《中国药典》"片剂脆碎度检查法"的要求。

5. 溶出度

分割后部分应进行溶出测试，溶出结果应符合成品放行质量标准，测试样品量应不少于 12 个分割后的单位。

（三）缓控释片剂

1. 使用骨架缓释技术的片剂

除应满足上述速释制剂的相关要求外，还应在整片片剂拟定硬度范围的上限和下限处分别取分割后部分与整片检测溶出曲线，比较相似因子（f2），应符合要求。

2. 使用包衣后压片技术的片剂（即微丸压片的产品）

除满足上述速释制剂的相关要求外，还应检测分割后部分的溶出曲线，与压片前的微丸、压片后的整片比较相似因子（f2），应符合要求。

3. 一般而言，溶出曲线测定应在质量标准规定的介质中进行，测试样品量应不少于 12 个分割后的单位。

（四）使用中稳定性研究

应根据产品的贮藏条件、包装形式、临床使用情况，参考《化学药物（原料药和制剂）稳定性研究技术指导原则》，拟定合理的稳定性考察条件和时限，考察分割后部分的在实际使用过程中的稳定性。

参考文献

1. FDA Tablet Scoring：Nomenclature，Labeling，and Data for Evaluation.

2. FDA ANDA Submissions：Refuse–to–Receive Standards.

3. USP <705> quality attributes of tablets labeled as having a functional score.

4. EP Subdivision of tablets.

5. WHO Pharmaceutical development of multisource（generic）pharmaceutical products – point to consider.

中药新药研究各阶段药学研究技术
指导原则（试行）

一、概述

中药新药研究是一项涉及药学、药理毒理、临床等多学科研究的系统工程。药学研究主要包括处方药味及其质量、剂型、生产工艺、质量研究及质量标准、稳定性等研究内容。中药新药研究应在中医药理论指导下，根据中药特点、新药研发的一般规律及不同研究阶段的主要目的，开展针对性研究，落实药品全生命周期管理，促进中药传承与创新，保证药品安全、有效、质量可控。

本指导原则主要针对中药新药申请临床试验、Ⅲ期临床试验前、申请上市许可及上市后研究各阶段需要完成的药学主要研究内容提出基本要求，为中药新药研究提供参考。对于具体产品不必拘泥于本指导原则提出的分阶段要求，应根据产品特点，科学合理安排研究内容。

二、一般原则

（一）遵循中医药理论指导

中药新药药学研究应在中医药理论指导下，尊重传统经验和临床实践，鼓励采用现代科学技术进行研究创新。

（二）符合中药特点及研发规律

应根据中药的特点及新药研发的一般规律，充分认识中药的复杂性、新药研发的渐进性及不同阶段的主要研究目的，分阶段开展相应的研究工作，体现质量源于设计理念，注重研究的整体性和系统性，提高新药的研发质量和效率，促进中药传承和创新发展。

（三）践行全生命周期管理

中药新药药学研究应体现全生命周期管理，加强药材、饮片、中间体、制剂等全过程的质量控制研究，建立和完善符合中药特点的全过程质量控制体系，并随着对产品认知的提高和科学技术的不断进步，持续改进药品生产工艺、质量控制方法和手段，促进药品质量不断提升。

三、基本内容

（一）申请临床试验

应完成下列药学研究工作，为临床试验提供质量基本稳定的样品，满足临床试验的需求。研究内容包括固定处方药味和给药途径；明确药材基原及药用部位、饮片炮制方法、制备工艺；建立质量标准，基本完成安全性相关的质量控制研究，达到质量基本可控；保证临床试验用样品质量稳定。

1. 处方药味及其质量

中药新药的处方药味（包括中药饮片、提取物等）应固定。明确药材的基原、药用部位、质量要求、饮片的炮制方法及质量标准等。关注药材的产地、采收期（包括采收年限和采收时间，下同）等。

为保证中药新药质量稳定，应关注所用药材的质量及其资源可持续利用，对野生药材应按照相关要求开展资源评估研究。对于确需使用珍稀濒危野生药材的，应符合相关法规要求，并重点考虑种植养殖的可行性。

2. 剂型及制备工艺

在中医药理论指导下，结合人用经验、各药味所含化学成份的理化性质和药理作用等，开展中药新药制备工艺研究。

应进行剂型选择、工艺路线及主要工艺参数研究，明确剂型和制备工艺，说明其选择的合理性。明确前处理、提取、纯化、浓缩、干燥等方法及主要工艺参数，基本明确中间体（如浸膏等）的得率／得量等关键工艺指标。进行制剂处方设计及成型工艺研究，明确所用辅料、成型工艺及其主要工艺参数。

制备工艺应经中试放大研究确定，明确主要工艺参数。考虑商业规模生产设备的可行性和适应性。

非临床安全性试验用样品应采用中试及以上生产规模的样品。

3. 质量研究及质量标准

对中药新药用药材／饮片、中间体、制剂及辅料开展质量控制研究，建立质量标准。应围绕药品的安全性、有效性开展质量研究，重点对影响安全性的质控项目进行研究，如毒性成份及其控制，建立质量控制方法。随着研究的不断深入，质量研究及质量标准应逐步完善。

4. 稳定性研究

进行初步稳定性研究，选择适宜的直接接触药品的包装材料／容器，研究确定贮藏条件，保证临床试验用样品的质量稳定。

（二）Ⅲ期临床试验前

临床试验所用样品一般应采用生产规模制备的样品，生产应符合药品生产质量管理规范的要求。

1. 处方药味及其质量

在前期固定药材基原及药用部位、饮片炮制方法等研究基础上，通过对处方中药材的产地、采收期及产地加工、生产方式（野生、种植养殖、其他方式）、贮藏方法和条件等对药材质量影响的系统研究（包括文献研究），完善并确定药材相关信息，保证药材质量稳定。并应对药材、饮片等的质量标准进行不断研究完善。对于确需使用珍稀濒危野生药材的，应开展种植养殖技术研究。

2. 生产工艺

根据前期临床试验情况和研究结果，完成规模化生产研究，固定生产工艺并明确详细的工艺参数，确保Ⅲ期临床试验用样品质量稳定。在工艺路线及关键工艺参数不变的前提下，若需要对工艺参数、成型工艺、辅料、规格等进行变更的，应根据实际发生变更情况，参照相关技术指导原则开展研究工作，说明其合理性、必要性，必要时提出补充申请。

3. 质量研究及质量标准

继续开展质量研究和质量标准完善工作，如增加专属性鉴别药味、多指标的含量测定等。根据产品具体情况开展安全性相关指标（如重金属及有害元素、农药残留、真菌毒素）的研究，视结果列入标准，以更好地控制产品质量。

4. 稳定性研究

继续进行稳定性研究，保证确证性临床试验用样品的质量稳定。

（三）申请上市许可

应完成全部药学研究工作，明确生产工艺及关键工艺参数的合理范围，建立基本完善的质量控制方法，保证上市后药品与确证性临床试验用样品质量一致。

1. 处方药味及其质量

根据非临床安全性试验用样品、临床试验用样品所用药材／饮片情况，结合药材／饮片相关研究结果，固定药材基原、药用部位、产地、采收期、加工方法及饮片炮制工艺参数等。结合临床试验情况及制剂需要，完善药材、饮片等质量标准。

为保证药材质量及资源可持续利用，应按照相关要求完成药材资源评估；对于使用的珍稀濒危野生药材，应满足上市后生产的需要。

2. 生产工艺

根据确证性临床试验用样品的制备工艺，建立生产过程的控制指标，完成商业规模的生产工艺验证，确定申请上市的生产工艺及工艺参数，确定中间体（如浸膏等）的得率 / 得量范围等，更好地控制产品质量的一致性。生产工艺应稳定可行，生产条件应符合药品生产质量管理规范的要求。所用辅料应符合关联审评审批相关要求。

3. 质量研究及质量标准

应加强药材 / 饮片、中间体、制剂及辅料、直接接触药品的包装材料 / 容器的质量研究，关注生产过程的质量变化，构建完善的质量标准体系，实现药品全过程质量控制。

制剂质量标准的制定应根据确证性临床试验用样品的检测结果，反映临床试验用样品的质量状况，含量测定等检测指标应制定合理的范围，确保制剂质量稳定。根据产品特点，探索建立指纹或特征图谱、生物活性检测等项目。

4. 稳定性研究

根据生产规模样品的稳定性考察结果，确定有效期及贮藏条件。

明确直接接触样品的包装材料 / 容器及其质量控制要求。所用直接接触样品的包装材料 / 容器应符合关联审评审批相关要求。

（四）上市后研究

继续加强质量控制研究，对野生药材开展规模化种植养殖研究，建立药材种植养殖基地，保障药材质量稳定和资源可持续利用。随着科学技术的进步、生产设备的更新以及对产品认识的不断深入等，开展相关研究；结合生产实际和临床使用情况，不断积累相关数据，关注药品有效性、安全性及质量可控性，建立完善全过程质量控制体系，推动药品质量不断提升。

参考文献

1.《中华人民共和国药品管理法》，2019 年.

2. 国家市场监督管理总局.《药品注册管理办法》，2020 年.

3.《中共中央 国务院关于促进中医药传承创新发展的意见》，2019 年.

4. 国家药品监督管理局药品审评中心.《中药新药用药材质量控制研究技术指导原则（试行）》，2020 年.

5. 国家药品监督管理局药品审评中心.《中药新药质量标准研究技术指导原则（试行）》，2020 年.

6. 国家药品监督管理局药品审评中心.《中药新药用饮片炮制研究技术指导原则（试行）》，2020 年.

7. 国家食品药品监督管理局.《中药、天然药物提取纯化研究技术指导原则》，2005 年.

8. 国家食品药品监督管理局.《中药、天然药物制剂研究技术指导原则》，2005 年.

中药均一化研究技术指导原则（试行）

一、概述

中药制剂的处方药味源自中药材。在中药制剂的生产过程中，中药材的质量差异会传递至处方药味、中间体及成品，直接影响中药制剂批间质量的稳定。为减少此类原因导致的质量波动，提高中药制剂批间质量一致性，推动中药产业高质量发展，制定本指导原则。

本指导原则中的"均一化"是指：为减少中药制剂批间质量波动并达到预期质量目标，在不改变投料量的前提下，对不同批次的具有一定质量波动的合格处方药味，采用适当方法投料的措施。

本指导原则旨在为中药制剂的均一化研究提供参考，其方法应根据具体情况研究确定。均一化不是中药制剂生产必须采用的措施。

二、基本原则

（一）以制剂批间质量稳定为目标

中药制剂批间质量稳定是保证其临床用药安全有效的基础，也是均一化研究的目标。均一化研究应尽可能选择反映药品安全性、有效性及整体质量状况的评价指标。根据中药制剂的质量目标、安全性及有效性研究数据、药品研发及生产获得的相关知识，结合具体产品的特点和工艺研究数据，确定合理的均一化要求，保证中药制剂批间质量相对稳定。

（二）符合药品生产质量管理规范要求

均一化过程应符合药品生产质量管理规范的要求。采用均一化处理的，应将均一化纳入质量管理体系。均一化方法应经充分研究及验证，加强质量风险管理，主动识别、科学评估和有效控制潜在的质量风险。应建立均一化操作规程，有效防止均一化过程中可能的污染、差错等风险。均一化操作应有完整记录，内容真实、准确、可靠。根据记录可追溯药材、饮片、中间体及相关制剂的来源、去向及质量信息。

（三）根据品种特点开展针对性研究

饮片、提取物等处方药味的投料形式不同，质量差异有别，应根据中药制剂品种的特点开展均一化研究。对于处方含有源自毒性药材的处方药味，应特别关注安全性方面的要求。

三、主要内容

（一）均一化对象

从中药制剂处方药味及生产工艺的特点考虑，均一化对象为中药制剂质量标准【处方】项下的药味，包括饮片、提取物等。

（二）均一化前的准备

1. 质量合格

均一化用处方药味应符合国家药品标准或药品注册标准的要求，同时也需符合内控质量标准的要求。如处方药味含有无国家药品标准且不具有药品注册标准的中药饮片、提取物，应单独建立该药味的质量标准，并附于制剂标准中，提取物的质量标准应包括其制备工艺。

2. 药材相关研究

应加强均一化对象与药材之间的质量相关性研究。鼓励建立药材基地，建立药材质量追溯体系，保证药材质量及来源的相对稳定。

3. 取样的代表性

应采用合理的取样方法，使检验数据较好反映均一化对象的实际质量状况。

4. 数据的时效性

应关注均一化对象质量检验数据的时效性，结合稳定性考察结果，确定相关检验数据合理使用的期限，必要时在均一化前重新检验。

（三）均一化指标选择

应根据均一化对象的特点开展充分研究，选择满足制剂质量目标及风险管理要求的均一化指标。均一化指标主要是与中药制剂关键质量属性相关的指标，如有效成份、指标成份、大类成份的含量；浸出物量；指纹图谱；生物活性等。鼓励采用同时测定多个成份的方法及反映药品质量的新技术、新方法。

（四）均一化质量要求

应以均一化后制成的制剂批间质量稳定为目标，根据品种特点开展针对性研究，合理确定均一化要求（如均一化指标的限度范围或多个指标构成的设计空间），以完善制剂指标的限度范围。随着研发、生产和使用数据的积累，该设计空间可不断优化。

确定均一化要求的一般考虑：

1. 药品临床试验用多批次样品（主要包括 II、III、IV 期临床试验、生物等效性试验及真实世界研究等所用样品）的检验数据，对于确定限度范围具有重要价值。

2. 在临床研究数据不足的情况下，非临床药效学、毒理学和药代动力学研究数据等也具有一定参考价值。

3. 处方药味、中间体、制剂之间的化学成份转移规律，以及相应制剂的质量目标。

4. 药品研发、技术转移、商业规模生产等环节获得的相关知识，包括对多批工艺研究和生产数据的统计分析结果。

（五）均一化计算方法

均一化计算是根据不同批次均一化对象的质量检验数据，计算出达到均一化要求所需的均一化对象的批次及比例。均一化不应改变投料量。原则上，能够满足均一化要求的计算方法都可以使用。建议关注相关数据是否具加和性，如在指纹图谱数据计算时，不宜直接对相似度进行计算，可改用单位质量峰面积（A/W）等为指标。

（六）其他

1. 可根据需要对一个或多个批间质量差异较大的处方药味等进行均一化处理，也可根据品种情况对全部药味进行均一化处理。

2. 如处方药味来源于不同基原的药材／饮片，应固定基原。如难以固定为一个基原，应确定不同基原的饮片投料比例，再分别对同基原的饮片进行均一化处理。

3. 用指纹图谱对均一化前后样品质量进行评价的，除相似度外，建议根据情况增加主要色谱峰峰面积的波动范围、共有峰个数、非共有峰个数及峰面积和、指纹图谱峰形特征（如主要色谱峰的峰面积大小排序或主要色谱峰的峰面积比例）等指标。

中药新药研究过程中沟通交流会的药学资料要求（试行）

一、概述

沟通交流会是药品注册申请人（以下简称申请人）与国家药品监督管理局药品审评中心解决中药新药研究及审评中有关问题的有效方式，有利于加快新药研发进程，促进中药传承创新。为规范沟通交流会的药学资料，提高沟通交流的质量和效率，根据中药特点、中药新药研发规律及沟通交流制度的相关规定，制定《中药新药研究过程中沟通交流会的药学资料要求（试行）》（以下简称《资料要求》）。

本《资料要求》旨在为申请人准备中药新药研究过程中沟通交流会的药学资料提供指导。其他沟通交流会可参照执行。

沟通交流会的程序等参照相关会议要求。中药新药药学研究内容可参考相关指导原则和技术要求。

二、基本要求

坚持以问题为导向的基本原则，明确拟讨论问题，提供相关药学资料。申请人应根据药物情况、相关指导原则和技术要求等进行充分研究，围绕提出的问题提供相关的背景信息、详实的研究资料（和／或文献资料）及初步解决方案等，以便提高沟通交流的质量和效率，达到沟通交流会的预期目的。

申请人应基于不同研发阶段的特点和要求，提供客观、准确的药学资料，以利于对相关问题展开讨论，评估已有药学研究数据是否支持拟开展的各期临床试验、临床试验受试者安全风险是否可控、是否支持药品上市许可等。

三、沟通交流会药学资料要求

（一）药物临床试验申请前会议

1. 药物研究概况

提供药物整体研究概况，包括药物名称、处方、处方来源、前期人用经验、临床定位、功能主治、规格、用法用量、疗程、药学研究总结、药理毒理研究总结、研发计划及目前研发状态等。重点说明现有研究数据是否支持拟开展的临床试验、临床试验受试者风险是否可控等。

2. 药学研究资料

根据《中药注册分类及申报资料要求》，参考《中药新药研究各阶段药学研究技术指导原则（试行）》等要求，提供完整的申请药物临床试验药学研究资料。特别是注意围绕拟讨论问题提供相关资料。

3. 拟讨论问题

明确拟讨论的问题。拟讨论问题可包括但不限于以下内容：现有药学研究数据是否支持拟开展的临床试验及临床试验风险是否可控；处方涉及毒性药材或含有现代研究公认有毒性的药味、外源性污染物等安全性风险因素的质量控制研究；关于药材、饮片/提取物、工艺、剂型、质量标准、稳定性、辅料和包材等方面问题。

分条目列出拟讨论药学问题清单。针对问题分别提供相关资料，包括相应的研发背景、详实的研究数据（和/或文献资料）及初步解决方案等。

（二）药物Ⅱ期临床试验结束/Ⅲ期临床试验启动前会议

1. 药物研究概况

提供药物整体研究概况。简述Ⅰ期和/或Ⅱ期临床试验结果、新增的药理毒理研究结果（如适用）、临床研究期间补充完善的药学研究内容及结果。说明临床试验批件/临床试验通知书中要求的研究工作的完成情况，以及其他新增研究内容及结果。简述临床试验用样品制备及变更情况。重点说明现有研究数据是否支持拟开展的Ⅲ期临床试验、临床试验受试者风险是否可控等。

2. 药学研究资料

根据《中药注册分类及申报资料要求》，参考《中药新药研究各阶段药学研究技术指导原则（试行）》等要求，提供已完成的药学研究资料（若期间发生变更应包括变更研究资料）。特别是注意应围绕拟讨论问题提供相关资料。

3. 拟讨论问题

明确拟讨论的问题。拟讨论问题可包括但不限于以下内容：现有药学研究数据是否支持拟开展的Ⅲ期临床试验及临床试验风险是否可控；临床试验批件/临床试验通知书中要求的研究工作相关内容；Ⅰ期和/或Ⅱ期临床试验期间，若工艺参数、辅料、包材、剂型、规格等发生变更，其研究数据是否支持其变更；临床试验用样品和安慰剂的制备及其质量控制；质量研究及质量标准等。

分条目列出拟讨论药学问题清单。针对问题分别提供相关资料，包括相应的研发背景、详实的研究数据（和/或文献资料）及初步解决方案等。

（三）药品上市许可申请前会议

1. 药物研究概况

提供药物整体研究概况。简述各期临床试验结果和临床研究期间积累的药理毒理研究结果（如适用）。说明临床试验批件／临床试验通知书中要求的研究工作的完成情况，以及其他新增研究内容及结果。简述各期临床试验用样品、申报上市生产样品（商业规模）的制备及变更情况，说明上市生产样品与Ⅲ期临床试验用样品工艺和质量的一致性。重点说明现有研究数据是否支持药品上市许可。

2. 药学研究资料

根据《中药注册分类及申报资料要求》，参考《中药新药研究各阶段药学研究技术指导原则（试行）》等要求，提供完整的申请药品上市许可药学研究资料。特别是注意围绕拟讨论问题提供相关资料。

3. 拟讨论问题

明确拟讨论的问题。拟讨论问题可包括但不限于以下内容：现有药学研究数据是否支持新药上市许可；药材的资源可持续性和质量一致性；拟上市药品的工艺参数、批量／设备等变更的可行性；药品生产工艺文件（商业规模）；质量标准中质量控制指标及其含量范围／限度范围的合理性等；质量可控性；辅料和包材等。

分条目列出拟讨论药学问题清单。针对问题分别提供相关资料，包括相应的研发背景、详实的研究数据（和／或文献资料）及初步解决方案等。

（四）其他会议

除上述会议外，对于中药研究过程中其他沟通交流会，应明确会议主题和拟讨论问题，提供药学问题清单及相关研究资料。

参考文献

1. 国家市场监督管理总局 .《药品注册管理办法》（市场监管总局令第 27 号）.2020 年 .

2. 国家药品监督管理局 .《国家药品监督管理局关于调整药物临床试验审评审批程序的公告》（2018 年第 50 号）.2018 年 .

3. 国家药品监督管理局 .《国家药品监督管理局关于发布药物研发与技术审评沟通交流管理办法的公告》（2018 年第 74 号）.2018 年 .

化学药品创新药 I 期临床试验申请药学
共性问题相关技术要求

为鼓励创新，加快新药创制，满足公众用药需求，国家局发布了《关于调整药物临床试验审评审批程序的公告》（2018 年第 50 号，以下简称 50 号公告），实行临床试验默许制以及 pre-IND 沟通流制度。自 50 号公告实施以来，符合要求的创新药 I 期临床试验申请均得到了快速审评。

对于 I 期临床试验申请，为了保障受试者的安全，药学审评通常重点关注与安全性相关的问题，例如杂质、稳定性、无菌制剂生产条件和除菌/灭菌方法，以及临床前动物安全性评价试验与后续人体临床试验所用样品的质量可比性等。国家局发布的《新药 I 期临床试验申请技术指南》（2018 年第 16 号）对相关药学研究内容和资料提交要求已经进行了阐述，但是审评中发现部分创新药 I 期临床试验申请仍然存在一些与上述安全性内容相关的药学问题。为了更好地实施国家局 50 号公告，促进创新药的研究和开发，本技术要求对创新药 I 期临床试验申请药学共性问题进行总结，以供申请人参考。

一、关于样品试制

共性问题：提供的样品试制信息非常有限，处方工艺信息（特别是涉及复杂原料药或者复杂制剂时）过于简单。

一般性要求：参照《新药 I 期临床试验申请技术指南》相关要求提供原料药和制剂的生产商、生产地址和处方工艺信息，汇总关键研究批次［包括用于安全性研究、稳定性研究、临床研究（如已制备）等批次］的试制信息、关键项目的批分析数据等。

对于复杂原料药（例如多肽、小分子核酸、聚合物产品，含多个手性中心、含发酵工艺或者天然来源等药物）、复杂制剂（例如微球/微乳/脂质体、胶束、透皮制剂、吸入制剂等）、复杂给药途径（例如制备成混悬液、乳液或者凝胶通过皮科、眼科和耳用等局部给药）以及复杂药械组合产品，应注意对重要的生产步骤、设备和工艺参数等进行较为详细的描述。对于无菌制剂，应对无菌生产条件和除菌/灭菌方法等进行较为详细的描述，并且提供无菌保障措施。

鉴于国内目前临床试验申请为 60 天默许制，I 期临床试验申请如果研究资料符合要求通常可快速开展临床试验，建议申报 I 期临床试验时（特别是涉及复杂原料药和制剂、复杂给药途径、药械组合产品时）在拟定的临床样品制备地点至少完成 1 批样品的制备，并且提供相关的试制信息、检验报告。如果拟定的临床样品制备地点与申报Ⅰ期临床试验注册批次样品制备地点不同，注意对生产地址、设备、批量等不同可能影响产品质量桥接的风险进行评估，并且必要时在申请 pre-IND 沟通交流时提前与监管机构进行相关沟通。

二、关于质量标准和分析方法

共性问题： 仅简单提供质量标准，缺少提供部分关键项目的分析方法、未提供关键项目分析方法必要的验证信息。

一般性要求： 参照《新药Ⅰ期临床试验申请技术指南》相关要求研究并制定临床试验样品质量标准，以表格形式提供相关检测项目和可接受限度要求。注意提供关键项目（例如有关物质、残留溶剂、金属催化剂残留、致突变杂质、溶出度/释放度、含量等）的具体分析方法，以及必要的方法学验证信息（例如至少包括专属性、灵敏度等）。

提供关键研究批次［包括用于安全性研究、稳定性研究、临床研究（如已制备）等批次］的检验报告。

三、关于杂质研究和控制

共性问题： 未进行杂质谱分析或者分析过于简单，缺少对生产过程中用到的有毒有害试剂、金属催化剂等残留杂质的汇总分析。样品中的杂质记录不够详细，提供的检验信息中仅简单说明合格、未提供具体检测数据。未分析说明杂质限度拟定的初步依据。

一般性要求： 参照《新药Ⅰ期临床试验申请技术指南》相关要求进行杂质研究并提供杂质谱分析信息。注意对产品中的工艺杂质、降解杂质、无机杂质/金属催化剂杂质、残留溶剂等进行汇总分析。同时，如果申报的原料药合成步骤较短，应注意加强对起始物料中可能引入杂质的研究和分析。

杂质记录方式可参照 ICH Q3A/Q3B，对于已鉴定结构的杂质按照单个已知杂质分别列出检验结果，未鉴定结构但固定出现的杂质按照相对保留时间列出检验结果，以便于样品之间杂质水平的桥接。提供的样品检验信息中应明确给出杂质的具体检测数据。

对于样品中实测值较高的杂质，应进行相关的安全性分析，并且在申报资料的药学及药理毒理部分中同时分别提交杂质限度拟定的安全性分析资料，包括安全限度的计算方式及确定依据。临床研究样品的杂质水平不得超出动物安全性试验数据所支持的相应的杂质水平。

四、关于致突变杂质^{（*）}研究

共性问题： 未进行致突变杂质分析，或者对于潜在的致突变杂质仅凭经验简单分析和界定为不具有致突变性。仅说明致突变杂质含量符合要求，未提供具体的分析方法以及必要的方法学验证信息、检测数据等。

一般性要求： 参照 ICH M7 指导原则对药品（包含起始物料制备）中的相关工艺杂质（例如起始物料、中间体、副产物）、降解产物和有毒有害试剂等的潜在致突变性进行初步分析和研究。建议参照 ICH M7 采用（Q）SAR 方法对结构已知的全部杂质进行预测和筛查。对于 ICH M7 中 1 类、2 类杂质，应结合临床试验方案控制其不超过特定的可接受限度或者 TTC 值。临床试验样品中的致突变杂质水平需符合要求，保证临床试验阶段受试者的安全。

以表格的形式汇总提供潜在致突变杂质研究分析信息、检测结果或者相关的控制策略。同时，提供致突变杂质检测的分析方法以及必要的方法学验证资料。

* 注：《新药 I 期临床试验申请技术指南》中描述为"遗传毒性杂质"，本技术要求中根据 ICH M7 指导原则相关中文译稿修订描述为"致突变杂质"（Mutagenic Impurities）。

五、关于稳定性试验

共性问题： 提供的稳定性试验信息非常有限，不足以支持药品质量在计划的临床试验研究期间符合要求。对于注射剂以及一些具有特殊使用要求的制剂，未提供临床配伍稳定性的研究资料。

一般性要求： 参照《新药 I 期临床试验申请技术指南》相关要求开展药品稳定性试验并提供相关研究资料。应提供至少 1 批代表性批次（例如安全性研究批次、临床样品制备地点制备的样品），以及支持性研究批次（例如开发批次）的稳定性研究数据，同时提供后续的稳定性试验研究方案；对于不稳定的产品一般应尽可能提供多批次样品的稳定性研究数据。提供的稳定性研究数据以及后续的稳定性试验方案应能够支持药品质量在计划的临床试验研究期间符合要求。另外，需明确临床样品拟定的贮藏条件。

对于临床试验中需要进行配伍使用（例如注射剂）或者有特殊使用要求的制剂，一般应提供相关配伍稳定性试验或者使用中稳定性试验的初步研究结果，试验中注意关注配伍过程中新产生杂质的安全性以及注射剂不溶性微粒等情况。

六、关于安慰剂

共性问题： 未说明临床试验中安慰剂的拟使用情况。

一般性要求： 参照《新药 I 期临床试验申请技术指南》中相关要求，如临床试验方案中需使用安慰剂，应提供安慰剂的生产厂、处方工艺信息（如适用）、质

量控制等研究资料。同时，安慰剂需进行必要的稳定性试验考察（如微生物限度、无菌）。

七、关于辅料和包材

共性问题：使用到全新的辅料和包材，但未提供相关的资料。

一般性要求：参照《新药 I 期临床试验申请技术指南》中相关要求，I 期临床试验申请时，对于国内外制剂中尚未使用过的全新辅料，以及新材料、新结构、新用途的包材，需按照相关文件要求进行关联申报或者将辅料、包材的研究资料随制剂一并提交。

上述问题为创新药 I 期临床试验申请中药学常见问题，建议申请人在研发和申报注册过程中予以关注。此外，根据国家局 50 号公告，申报 I 期临床试验之前需进行 pre-IND 沟通交流，在此也建议申请人，如果新药研制过程中存在与上述安全性内容相关的问题或者疑问，可充分利用 pre-IND 沟通交流平台，提前与监管机构进行针对性的沟通交流。

参考文献

1.《国家药品监督管理局关于调整药物临床试验审评审批程序的公告》（2018 年第 50 号）.

2.《药物研发与技术审评沟通交流管理办法》（2018 年第 74 号）.

3.《新药 I 期临床试验申请技术指南》及《化学药品 I 期临床试验申请药学研究信息汇总表》（国家局 2018 年第 16 号）.

4. 创新药药学研究的阶段性考虑.张宁，王亚敏，陈震.《中国药学杂志》（2014 年 9 月第 49 卷第 17 期）.

5. Guideline on the requirements for the chemical and pharmaceutical quality documentation concerning investigational medicinal products in clinical trials.（EMA）

6. Guidance for Industry Content and Format of Investigational New Drug Applications（INDs）for Phase 1 Studies of Drugs，Including Well-Characterized，Therapeutic，Biotechnology-derived Products.（FDA）

7. Formal Meetings Between FDA and ANDA Applicants of Complex Products Under GDUFA Guidance for Industry.（FDA）

8. ICH Q3A（R2）-Impurities in new drug substances.

9. ICH Q3B（R2）-Impurities in new drug Products.

10. ICH M7（R1）-Assessment and control of DNA reactive（mutagenic）impurities in pharmaceuticals to limit potential carcinogenic risk.

化学药品 I 期临床试验申请药学研究信息汇总表
（修订版）

1. 基本信息

受理号	原料药受理号 / 登记号： 制剂受理号：
申请人	
化合物名称	申请名称（中、英文）或实验室代号 现名称是否经药典委员会核定：是□ 否□
结构式	明晰化合物的立体构型
分子式	
分子量	
剂型及给药途径	备注：用于 I 期临床研究的暂定剂型
规格	备注：用于 I 期临床研究的暂定规格
临床研究信息	拟定的适应症。拟开展的临床研究项目，受试者人数和研究周期等

2. 原料药信息

原料药合成化学反应式、精制方法及现有试制规模	化学反应式中需标明反应条件、所用溶剂、试剂、催化剂等 提供关键物料的生产商、合成工艺和质量控制信息等 说明拟定的临床批次制备地点		
原料药结构确证	列出结构确证使用的方法及简要的结构解析总结。		
原料药关键理化特性	列出可能与制剂性能相关的原料药的晶型、溶解性、渗透性、粒度等理化特性 如可能，请列明不同介质（如不同 pH）中的具体溶解度数据		
原料药 质量控制	项目	方法	限度
		简述方法，如 HPLC	
	对于涉及安全性的关键项目需列出具体的检查方法和方法学验证总结，例如有关物质、残留溶剂、金属催化剂和金属试剂残留检查等		
关键批 分析数据	以附件 1-1 形式提交关键研究批次［包括用于安全性研究、稳定性研究、临床研究（如已制备）等］的批分析数据 另结合制剂的相关研究信息，以附件 1-3 形式提交杂质谱分析结果		
原料药 稳定性总结	提供稳定性研究概述，列明稳定性研究的批次、批号、考察条件、（已完成）考察时间、考察项目变化趋势以及初步结论。列明初步的包装贮存条件。并且提供后续的稳定性研究方案		

3. 制剂信息

制剂处方组成、工艺描述及现有试制规模	列明制剂的处方组成，提供简要的工艺描述，对于无菌制剂需提供详细的灭菌 / 除菌工艺条件，非常规工艺制剂需要提供较详细的工艺描述 说明拟定的临床批次制备地点		
制剂质量控制	项目	方法	限度
		简述分析方法，例如 HPLC	
	对于涉及安全性以及制剂学特性的关键项目需列出具体的检查方法和方法学验证总结，比如有关物质检查、溶出度 / 释放度检查等		
关键批分析数据	需以附件 1-2 形式提交关键研究批次［包括用于安全性研究、稳定性研究、临床研究（如已制备）等］的批分析数据 另结合原料药的相关研究信息，以附件 1-3 形式提交杂质谱分析结果		
制剂稳定性总结	提供稳定性研究概述，列明稳定性研究的批次、批号、考察条件、（已完成）考察时间、考察项目变化趋势以及初步结论。并且提供后续的稳定性研究方案 临床需要进行配伍使用及有特殊使用要求的制剂需提供相关稳定性实验结果 列明拟定的包装和贮存条件		

附 1-1

原料药批分析数据

批号	试制时间	试制地点	试制规模	采用工艺 *	主要设备 *	用途	关键质量数据（比如有关物质 *、含量、粒度、晶型等）

附 1-2

制剂批分析数据

批号	试制时间	试制地点	试制规模	采用处方、工艺*	主要设备	用途	关键质量数据（比如有关物质*、含量、溶出度等）

　* 如研究进程中，处方工艺发生变更，请依次编号，表格中填写编号，表格下方列明各编号代表的具体处方工艺

　* 对于有关物质数据的提供，已鉴定结构的杂质按单个已知杂质分别列出检测结果，未鉴定结构但固定出现的杂质按相对保留时间分别列出检测结果。

　* 对于复杂原料药，需列出主要生产设备。

请对临床批样品予以标注。

附 1-3

杂质谱分析

　　以表格形式列出已鉴定的杂质结构，说明其来源及相对保留时间，并结合工艺说明是否存在潜在的致突变杂质。

杂质名称或代号	杂质结构	杂质来源	相对保留时间

　　对于潜在的致突变杂质，应提供初步的控制策略。

致突变杂质名称或代号	杂质结构	杂质来源	按照 ICH M7 归属杂质类别	控制策略

中药复方制剂生产工艺研究技术指导原则
（试行）

一、概述

本指导原则主要用于指导申请人开展以中药饮片为原料的中药复方制剂生产工艺研究。申请人应在中医药理论指导下，根据临床用药需求、处方组成、药物性质及剂型特点，尊重传统用药经验，结合现代技术与生产实际进行必要的研究，以明确工艺路线和具体工艺参数，做到工艺合理、可行、药品质量均一稳定可控，保障药品的安全、有效。

本指导原则涉及以下内容：前处理研究、提取纯化与浓缩干燥研究、成型研究、包装选择研究、中试研究、商业规模生产研究、工艺验证等。

由于中药复方组成复杂、化学成份众多以及存在多靶点作用等特点；不同处方药味组成不同，相同的药味针对不同的适应症和临床需求，可能需要采用不同的处理工艺；制剂制备工艺、技术与方法繁多，新技术与新方法不断涌现；不同的制备工艺、方法与技术所应考虑的重点，需进行研究的难点，要确定的技术参数，均有可能不同。因此中药复方制剂生产工艺的研究既要遵循中医药理论，尊重传统用药经验，又要遵循药品研究的一般规律，利用现代研究成果，在分析处方组成和各药味之间的关系、各药味所含成份的理化性质和药理作用的基础上，结合制剂工艺和生产实际、环保节能等要求，综合应用相关学科的知识，采用合理的试验设计和评价指标，开展相关研究。鼓励采用符合产品特点的新技术、新方法、新辅料。

二、基本原则及要求

（一）尊重传统用药经验

中药复方制剂的研究是基于中医药对生命、健康、疾病的认识，是以既往古籍及现代文献记载以及实际临床应用过程中的研究探索和数据积累为基础的。中药复方制剂工艺研究应遵循中医药理论，尊重传统用药经验。因此前期的文献研究工作越系统、深入，临床应用中积累的数据越充分，越能更好地把握研究的核心和重点。

（二）质量源于设计

中药复方制剂研究应基于"质量源于设计"的理念。中药复方制剂工艺研究初期就应以临床价值为导向，在了解药物配伍、临床应用等情况的基础上，设计工艺路线和药物剂型，通过试验研究，理解产品的关键质量属性和量质传递，确定关键工艺参数；根据物料性质、工艺条件等，建立能满足产品质量设计要求且工艺稳健的设计空间，如确定工艺参数控制范围等，并根据设计空间，开展质量风险管理，确立质量控制策略和药品质量标准体系。

（三）整体质量评价

中药复方制剂生产工艺研究中的评价应体现复方整体质量特性。应结合复方中药的特点，从临床应用情况、组方配伍、所含的化学成份、药理药效等方面选择适宜的评价指标。关注与药品安全性及有效性的相关性。

工艺研究选择的指标应该是全面、科学、客观，并尽可能是可量化的，能够客观反映相关工艺过程的变化，能够反映药物质量的整体性、一致性和药效物质的转移规律，保证工艺过程可控。应建立中间体/中间产物和工艺动态过程控制评价指标及判断标准。应建立环境友好、成本适宜的生产工艺，并作为质量评价指标。

生产工艺与生产设备密切相关，应树立生产设备是为药品质量服务的理念，生产设备的选择应符合生产工艺的要求。

（四）工艺持续改进

为保证产品质量的均一稳定，中药复方制剂工艺持续改进具有重要意义。各研究阶段确定的工艺路线和工艺参数，由于工艺条件、批量规模等因素的影响，会有一定的局限性。因此一般需要通过扩大生产规模进行验证和改进，上市前应进行商业规模的生产条件验证，确定生产工艺和工艺参数。

中药复方制剂新药生产工艺研究中，工艺路线、关键工艺参数不变的前提下，工艺优化研究工作可在确证性临床试验前进行。上市前各研究阶段及上市后的工艺改进研究，可参照相关指导原则。

三、主要内容

（一）前处理研究

药材前处理方法包括：净制、切制、炮炙、粉碎、灭菌等。饮片炮制研究应尊重临床应用的饮片炮制工艺，符合中药复方制剂研究设计的需要，符合相关技术要求。根据具体药物特点、剂型和制剂设计等要求，如需对饮片进行粉碎、灭菌等前处理，应选择合适的方法、设备、工艺条件和参数，确定相关质量控制要求。

（二）提取纯化、浓缩干燥研究

中药复方制剂成份复杂，为尽可能保留药效物质、降低服用量、便于制剂等，一般需要经过提取、纯化处理。提取、纯化技术的合理、正确运用与否直接关系到药物疗效的发挥和药材资源的利用。中药复方制剂提取纯化、浓缩干燥研究过程中应围绕药物有效性和安全性，注重中医组方配伍理论和临床传统应用经验（如合煎、分煎、先煎、后下等），关注组方药味相互作用以及饮片、中间体/中间产物和制剂的量质传递，并考虑规模化生产的可行性，安全、节能、降耗、环保等要求。

1. 工艺路线

不同的提取纯化、浓缩干燥方法均有其特点与使用范围，应根据工艺设计目的，并结合与治疗作用及安全性相关的药物成份的理化性质，药效、安全性研究结果，已有的文献报道，选择适宜工艺路线、方法和评价指标。

工艺路线筛选研究需要关注：

与有效性相关的工艺路线筛选研究。对来源于临床有效方剂的中药复方，一般可以但不限于从以下方面考虑：1）临床用药经验。应考虑采用的工艺路线与临床用药（如医疗机构制剂等）工艺路线的异同，如采用与临床用药不同的生产工艺，一般宜与临床用药的工艺进行比较。2）药效学试验依据或文献依据。药效学试验可以以临床用药形式（如汤剂）等为对照，选择适宜的药效模型和主要药效学指标，进行工艺路线的对比研究。3）药效物质基础的比较。如与临床用药形式（如汤剂）对照，从物质基础等方面进行比较。

与安全性相关的工艺路线筛选研究。应在有效性筛选的同时考察药物的安全性。一般可以但不限于以下方面考虑：前期临床用药时产生的不良反应、文献报道，采用药效试验对比不同工艺路线时动物的安全性指标，有毒、有害成份，单次给药毒性试验结果。

工艺合理性研究是中药复方制剂工艺研究的基础性工作，支持工艺路线合理性的证据越多，为后期研究提供更多保障。应注意工艺不合理可能引发的研发风险。

1.1 提取与纯化工艺

中药复方制剂的提取应在充分理解传统应用方式的基础上，考虑饮片特点、有效成份性质以及剂型的要求，关注有效成份、有毒成份、浸出物的性质和其他质量属性的量质传递。提取溶剂应尽量避免选择使用一、二类有机溶剂。

中药复方制剂的纯化可依据中药传统用药经验或根据药物中已确认的一些有效成份的存在状态、极性、溶解性等设计科学、合理、稳定、可行的工艺。但由于中药复方制剂中成份的复杂性，应考虑纯化的必要性和适宜性。

1.2 浓缩与干燥工艺

依据物料的理化性质、制剂的要求，影响浓缩、干燥效果的因素，选择相应工艺，使所得产物达到要求的相对密度、含水量等，以便于制剂成型。需确定主要工艺环节及工艺条件与考察因素。应考察主要成份，关注不稳定成份。

2. 工艺条件

工艺路线初步确定后，对采用的工艺技术与方法，应进行科学、合理的试验设计和优化。工艺的优选应采用准确、简便、具有代表性、可量化的综合性评价指标与合理的方法，在预试验的基础上对多因素、多水平进行考察。鼓励新技术新方法的应用，但对于新建立的方法，应进行方法的合理性、可行性研究。

应根据具体品种的情况选择适宜的工艺及设备，固定工艺流程及其所用设备。

工艺条件研究中应关注物料性质、工艺参数与产品质量的关系，确定关键工艺参数及范围。

2.1 提取与纯化工艺条件的优化

采用的提取方法不同，影响提取效果的因素有别，因此应根据所采用的提取方法与设备，考虑影响因素的选择和提取参数的确定。一般需对溶媒、提取次数、提取时间等影响因素及生产设备、工艺条件进行选择，优化提取工艺。通常采用成熟公认的优选方法，如果使用新方法应考虑其适用性。

应根据纯化的目的、拟采用方法的原理和影响因素选择纯化工艺。一般应考虑拟保留的药效物质与去除物质的理化性质、拟制成的剂型与成型工艺的需要以及与生产条件的桥接。

工艺参数的确定应有试验依据，说明试验方法、考察指标、验证试验等。工艺参数范围的确定也应有相关研究数据支持。

2.2 浓缩与干燥工艺条件的优化

浓缩与干燥的方法和程度、设备和工艺参数等因素都直接影响物料中成份的稳定，应结合制剂的要求对工艺条件进行研究和优化。

应研究浓缩干燥工艺方法、主要工艺参数，工艺参数范围的确定应有相关研究数据支持。

（三）成型研究

中药复方制剂成型研究应根据制剂成型所用原料的性质和用量，结合用药经验、适应症等，选择适宜的剂型、辅料、生产工艺及设备。

成型工艺的优化，应重点描述工艺研究的主要变化（包括批量、设备、工艺参数等）及相关的支持性验证研究。

1. 剂型选择

药物剂型的不同，可能导致药物作用效果的差异，从而关系到药物的临床疗效及不良反应。

剂型选择应借鉴前期用药经验，以满足临床医疗需要为宗旨，在对药物理化性质、生物学特性、剂型特点等方面综合分析的基础上进行。应提供具有说服力的文献依据、试验资料，充分阐述剂型选择的科学性、合理性、必要性。

剂型的选择应主要考虑以下方面。

1.1　临床需要及用药对象

应考虑不同剂型可能适用于不同的临床病证需要，以及用药对象的顺应性和生理情况等。

1.2　制剂成型所用原料的性质和用量

中药有效成份复杂，各成份溶解性、稳定性，在体内的吸收、分布、代谢、排泄过程各不相同，应根据药物的性质选择适宜的剂型。

选择剂型时应考虑处方量、制剂成型所用原料的量及性质、临床用药剂量，以及不同剂型的载药量等。

1.3　安全性

选择剂型时需充分考虑药物安全性。应关注剂型因素和给药途径可能产生的安全隐患（包括毒性和副作用）。

另外，需要重视药物制剂处方设计前研究工作。在认识药物的基本性质、剂型特点以及制剂要求的基础上，进行相关研究。在剂型选择和设计中注意借鉴相关学科的理论、方法和技术。

2. 制剂处方研究

制剂处方研究是根据制剂成型所用原料性质、剂型特点、临床用药要求等，筛选适宜的辅料，确定制剂处方的过程。制剂处方研究是制剂研究的重要内容。

2.1　制剂处方前研究

制剂处方研究是制剂成型研究的基础，其目的是使制剂处方和制剂工艺适应工业化生产的要求，保证生产时的合理性、可行性及批间一致性。

中药复方制剂处方前研究中，应研究制剂成型所用原料的性质。例如，制备固体制剂应主要研究制剂成型所用原料的溶解特性、吸湿性、流动性、稳定性、可压性等；制备口服液体制剂应主要研究制剂成型所用原料的溶解特性、酸碱性、稳定性以及嗅、味等。

2.2　辅料的选择

制剂成型工艺的研究中，应对辅料的选用进行研究。所用辅料应符合药用要求，新辅料还应符合相关要求。

辅料选择一般应考虑以下原则：满足制剂成型、稳定、作用特点的要求，不与药物发生不良相互作用，避免影响药品的检测。考虑到中药复方制剂的特点，减少服用量及提高用药顺应性，制剂处方应能在尽可能少的辅料用量下获得良好的制剂成型性。

2.3　制剂处方筛选研究

制剂处方筛选研究应考虑以下因素：临床用药的要求、制剂成型所用原料和辅料的性质、剂型特点等。通过处方筛选研究，初步确定制剂处方组成，明确所用辅料的种类、型号、规格、用量等。

3. 制剂成型工艺研究

通过制剂成型研究进一步改进和完善处方设计，最终确定制剂处方、工艺和设备，并关注制剂的稳定性。

3.1 制剂成型工艺要求

制剂成型工艺研究一般应考虑成型工艺路线和制备技术的选择，应注意实验室条件与中试和生产的桥接，考虑大生产制剂设备的可行性、适应性。

对单元操作或关键工艺，应进行考察，以保证质量的稳定。应研究各工序技术条件，确定详细的制剂成型工艺流程。在制剂过程中，对于含有毒药物以及用量小而活性强的药物，应特别注意其均匀性。

3.2 制剂技术、制剂设备

在制剂研究过程中，特定的制剂技术和设备往往可能对成型工艺，以及所使用辅料的种类、用量产生很大影响，应正确选用。

在制剂研究过程中，应重点考察设备类型、工艺参数对制剂关键质量属性的影响，可采用多样化的数学建模方法开展制剂成型所用原料性质、工艺参数、关键质量属性评价指标之间的相关性研究，建立关键物料属性、关键工艺参数、制剂成型所用原料关键评价指标的设计空间，并探索相应的过程控制技术，以减少批间质量差异，保证药品质量的稳定，进而保障药品的安全、有效。先进的制剂技术以及相应的制剂设备，是提高制剂水平和产品质量的重要方面，也应予以关注。

（四）包装选择研究

中药复方制剂的包装选择研究主要指制剂成品、中间体/中间产物（如适用）直接接触药品的包装材料（容器）的选择研究，也包括次级包装材料（容器）的选择研究。

应根据产品的影响因素及稳定性研究结果，选择直接接触药品的包装材料（容器）。直接接触药品的包装材料（容器）的选择，应符合直接接触药品的包装材料（容器）、药品包装标签管理等相关要求。

在某些特殊情况或文献资料不充分的情况下，应加强药品与直接接触药品的包装材料（容器）的相容性考察。特别是含有有机溶剂的液体制剂或半固体制剂，一方面可以根据迁移试验结果，考察包装材料中的成份（尤其是包材的添加剂成份）是否会渗出至药品中，引起产品质量的变化；另一方面可以根据吸附试验结果，考察是否会由于包材的吸附/渗出而导致药品浓度的改变、产生沉淀等，从而引起安全性担忧。采用新的直接接触药品的包装材料（容器）或特定剂型直接接触药品的包装材料（容器），在包装材料（容器）的选择研究中除应进行稳定性试验需要进行的项目外，还应增加适宜的考察项目。

（五）中试研究

中试研究是对实验室工艺合理性的验证与完善，是保证工艺达到生产稳定性、可操作性的必经环节。完成中药复方制剂生产工艺系列研究后，应采用与生产基本相符的条件进行工艺放大研究，为实现商业规模的生产工艺验证提供基础。中试研究应考虑与商业规模生产的桥接。中试研究过程要制定详细的工艺规程，并做好记录。

通过中试研究，探索关键步骤、关键工艺参数控制范围和中间体／中间产物（如浸膏等）的得率范围等，发现工艺可行性、劳动保护、环保、生产成本等方面存在的问题，为实现商业规模的生产提供依据。

中试研究设备与生产设备的工作原理一般应一致，主要技术参数应基本相符。中试样品如用于临床试验，应当在符合药品生产质量管理规范条件的车间制备。

由于药品剂型不同，所用生产工艺、设备、生产车间条件、辅料、包装等有很大差异，因此在中试研究中要结合剂型，特别要考虑如何适应生产的特点开展工作。

中试研究的投料量应考虑与商业规模生产研究的桥接，为商业规模生产提供依据。投料量、中间体／中间产物得率、成品率是衡量中试研究可行性、稳定性的重要指标。中试研究的投料量应达到中试研究的目的。中间体／中间产物得率、成品率应相对稳定。

中试研究一般需经过多批次试验，以达到工艺稳定的目的。

（六）商业规模生产研究

商业规模生产重点考察在规模化条件下，产品质量的均一性、稳定性，特别是与临床试验用样品质量的一致性，并进行对比与评估。通过研究，明确适于商业规模生产的所有工艺步骤及其工艺参数控制范围，明确饮片、中间体／中间产物、质量风险点，保障工艺稳健、环保、经济。

商业规模生产应关注与设备的匹配性、生产各环节的流畅与便捷。产品质量的均一稳定及生产效率是衡量规模化生产的重要指标。

商业规模生产的稳定，一般需经过多批次试验。试验中注意工艺参数、质量属性关联性，关注质量的波动性。相关记录应完善、规范、可追溯。

（七）工艺验证

应在开展临床试验前完成关键环节、关键工艺参数的验证，在申请上市许可前完成完整的工艺验证。工艺验证的生产环境要符合药品生产质量管理规范的要求，生产设备要与拟定的生产规模相匹配。

　　进行工艺验证时，应进行工艺验证方案的设计，按验证方案进行验证。验证结束后应形成工艺验证报告。应针对中试工艺或商业生产规模，选择适宜的指标，设计工艺验证方案，考察在拟定的生产规模以及工艺条件和参数下，人员、设备、材料、生产环境、管控措施等各方面对产品质量带来的影响。若拟定了设计空间或工艺参数范围，工艺验证中应对拟定设计空间或工艺参数范围的极值进行考察，验证工艺的可行性和产品质量的一致性。

中药生物效应检测研究技术指导原则
（试行）

一、概述

生物效应检测是利用药物对试验系所产生的生物效应，运用特定的实验设计，反映药物有效性、安全性的一种方法，从而达到评价和控制药品质量的目的。

中药在中医药理论指导下使用，具有多成份、多靶点，发挥整体作用等特点。当以理化检测方法等质量控制手段难以充分反映中药质量时，有必要研究探索生物效应检测方法，以弥补现行质量控制方法的不足。

为鼓励探索研究中药生物效应检测方法，完善中药质量控制体系，制定本技术指导原则。随着科学技术的进步和中医药研究的不断深入，相关内容将不断完善。

二、基本原则

（一）体现中医药特点，反映中药有效性和安全性

生物效应检测研究应尽可能体现中药多成份、多靶点及整体作用等特点，反映中药的有效性、安全性和质量一致性。应结合中医药特点，尽可能选择多个指标进行生物效应检测研究，并与中药的功能主治相关。

（二）与现行质量检测方法相互补充，提高中药质量可控性

中药成份复杂、药效物质基础研究薄弱，现行以化学成份检测为主的质量控制方法虽简单易行，但难以很好地反映中药的有效性、安全性；生物效应检测方法相对复杂，但可以较好地弥补现行质量控制方法的不足，有利于提高中药质量的可控性。鼓励开展中药生物效应检测研究，将成熟可行的方法列入标准。

（三）方法应科学可行

应对试验条件、操作规范等建立严格的控制措施，并进行详细的方法学考察和验证，保证方法专属、准确、可重复，客观真实地反映中药临床有效性和安全性。方法应简便、可行。

三、基本内容

考虑到生物效应检测方法建立的难度、研究对象的复杂性及应用的局限性，可

优先考虑将生物效应检测用于常规理化检测方法难以充分评价的中药进行探索研究，包括但不限于以下情形：（1）药理作用清楚、活性明显、量效关系明确，但有效成份不清楚的；（2）涉及毒性药味和 / 或现代研究表明对人体具有较强的毒性反应，但产生毒性反应的成份尚不明确的；（3）检测的化学成份与临床疗效和安全性关联性不强的。

中药生物效应检测研究主要包括检测方法的选择、供试品的选择和制备、参照物的选择和标定、试验系的选择、检测指标的选择、判定标准、方法学验证、结果统计与分析评价等。本指导原则主要包括以下内容。

（一）检测方法的选择

在用于中药质量评价时，生物效应检测应围绕有效性、安全性开展研究，尽可能选择与临床的有效性、安全性关联较强（存在一定量效关系）的、研究较成熟（业界认可度较高）的方法。一般可分为体内检测、体外检测；定量、半定量及定性检测；特异性检测、非特异性检测等。根据评价的目的和需求，可选择多种生物效应检测方法进行综合评价。

生物效应的强度，一般可以采用生物效价的方法测定。生物效价是指在特定的试验条件下，通过对比供试品与参照物对试验系的特定生物效应，按生物统计学方法计算出供试品相当于参照物的生物效应强度单位。以评价毒性为目的的生物效价，又称为生物毒价。

在难以选择合适参照物的情况下，也可以采用通过产生一定生物效应（包括毒性反应）的供试品剂量测定，并以此为指标判定供试品是否符合规定的一种质量控制方法。

鼓励针对中药的特点，结合现代生物技术的发展，研究建立新技术和新方法。

（二）供试品的制备

用于制备供试品的样品应具有代表性。综合考虑中药整体作用、临床用药特点、生产工艺及选择的试验系等研究制备供试品。如采用体外试验系时，应充分关注供试品中的鞣质等物质对测定结果的干扰。必要时，可采用人工胃液、人工肠液等仿生提取制备供试品，或采用含药血清等作为供试品。

（三）参照物的选择和标定

中药生物效应检测的参照物，一般应与供试品在化学组成和 / 或生物效应方面具有同质性，选择与验证性临床试验用样品质量一致的样品。对成份复杂的中药，化学同质性好的参照物一般难以获得，基于中药生物效应检测的目的和需要，也可根据以下条件选择药材 / 饮片、提取物、中成药或化学药品作为参照物：（1）在选定的生物试验系上，与供试品具有相同或相近的生物效应；（2）生物效价/毒价可标定，稳定性好；（3）质量均一稳定，可溯源。

中药参照物的标定方法一般选择与该供试品质量控制相同或相近的方法，包括生物效应测定和理化测定。应对参照物制备方法、质量鉴定、标定方法、贮存条件、稳定性和生物效应测定结果等进行研究。列入注册标准的参照物应经过生物效应的标定。

（四）试验系的选择

在能够保证评价结果与临床疗效和安全性相关联的前提下，优先选择相对简便、经济、可操作性强的试验系。

生物效应检测可选择的试验系包括整体动物、离体组织、器官、细胞、亚细胞器、受体、离子通道、酶和微生物等。整体动物试验结果一般与临床效应更接近，体外试验适用于效应明显且有良好量效关系的情况。当体外试验和体内试验的生物效应相关性较好时，从动物伦理、经济学及操作简便性方面考虑，可优先选择体外试验。

应对试验系进行标准化研究。实验动物、离体器官或细胞等试验系的选择应与实验原理及测定指标密切相关，并有良好的可重复性。

（五）检测指标的选择

生物效应检测指标应反映或关联中药的药效和/或毒性，选取已知或预期药理作用的评价指标，也可考虑采用替代的生物效应检测指标。生物效应指标的选择原则上应具有专属性、准确性、可重复性和一定的量效关系。

中药的某一功效一般与多种药理作用相关，采用单一指标通常难以反映其临床主要疗效或毒性情况，可在同一试验系中观察多个生物效应指标，也可通过多项试验考察相同或不同的生物效应指标，综合考察其疗效或毒性。鼓励探索采用生物标志物、生物效应表达谱等作为生物效应检测指标。

（六）其他

中药生物效应检测研究涉及的供试品的选择、实验设计、结果统计、判定标准、方法学验证等内容可参考中国药典相关内容。

化学仿制药透皮贴剂药学研究技术指导原则
（试行）

一、概述

透皮贴剂（Transdermal Patch）系指用于完整皮肤表面能将药物输送透过皮肤进入血液循环系统起全身作用的贴剂。透皮贴剂通过扩散而起作用，其释放速度受到药物浓度影响。本指导原则主要针对透皮贴剂化学仿制药。

透皮贴剂按照含有活性物质的支撑层的结构特点通常可分为骨架型（Matrix Type）和储库型（Reservoir Type）。骨架型贴剂通常由背衬层（Backing Membrane）、含有活性物质的支撑层（Drug-in-Adhesive Matrix）、黏合层（Contact Adhesive）、保护层（Release Liner）等组成。储库型贴剂通常由含药液态或半固态凝胶用热封区域截留在背衬层和控释材料之间制成[1-3]。

本指导原则仅为化学仿制药透皮贴剂的药学方面相关研发研究工作提供参考，重点讨论透皮贴剂在药学方面的特殊性问题，对其他药学一般性问题可参照已发布的相关指导原则执行。本指导原则仅代表药品监管部门目前对于该剂型的观点和认识。在符合现行法规的要求下，可采用替代的研究方法，但应提供详细的研究资料或与监管机构沟通。

二、透皮贴剂仿制药药学研究的整体思路与要求

研究者应当按照国家局发布的《化学仿制药参比制剂遴选与确定程序》[4]选择参比制剂。仿制药的产品规格应当与参比制剂相同，关键质量特性也应不低于参比制剂。

目前国内已上市透皮贴剂的规格有载药量、载药量/贴剂面积、递送速率等多种表达方式，而在欧美国家目前通常以递送速率，即递送量/释放时间（例如，××mg/天或××mg/h或××mg/24h）表示，该递送速率可源于 PK 数据或残留药物分析数据。

仿制药与参比制剂相比，载药量和贴剂面积可能有所不同，但通常应具有相同或更高的贴剂面积活性（Patch Area Activity），且应确保在相同时间内递送的剂量相同，并应尽可能减少贴剂中的药物残留[2]。

三、处方与制备工艺研究

（一）处方

应以透皮贴剂的关键质量属性及特性为指标，结合工艺开发研究结果，必要时

辅以体内研究，以考察处方工艺的合理性。

1. 原料药

应对可能影响透皮贴剂性能及生产可行性的原料药的理化及生物特性进行研究，特别是影响递送速率的性质，如分子量、熔点、分配系数、pKa、溶解性能和 pH 值等。原料药的其他特性，如粒度分布、晶型与晶型稳定性等，应根据产品性能进行评估和论证，选择其特征指标进行研究。

2. 辅料与材料（Excipients and Components）

透皮贴剂所使用的辅料与材料可能包括各种黏合剂、透皮促进剂、增溶剂、增塑剂、增黏剂、抗氧剂、稳定剂、交联剂、结晶抑制剂、控释膜、背衬材料、保护层等。研究者应根据辅料与材料的特性以及在制剂中的用途，对辅料与材料（特别是可能影响透皮贴剂黏附性能、透皮性能及生物利用度的辅料与材料）的功能性相关指标进行研究，并在物料内控标准中予以体现。重点研究辅料与材料的功能性是否可以满足制剂需求。

对于黏合剂，研究者应根据其用途考虑以下属性[3]。

分子量、多分散性、光谱特性、热力学特性、特性或复合黏度、残余单体与二聚体、残留杂质（如催化剂和引发剂）、残留溶剂、重金属等。

其它需要考虑的属性包括黏弹性能，如弹性模量 G'、黏性模量 G''，蠕变柔量 J 等。

此外，应对黏合剂可能影响终产品质量（如体外释放、体外透皮和体外黏附性能等）的功能性相关指标进行研究。

对于膜性材料，应根据其不同用途进行相关研究。如控释膜、背衬材料、保护层等应对外观、柔韧性、抗拉强度、孔隙率、密封性、化学惰性等特性进行研究。而对于控释膜型透皮贴剂，还应研究控释膜的适用性与性能。必要时，还应对膜性材料的提取物和浸出物进行研究。

对生产过程中使用但最终去除的物料（如临时膜材、溶剂等）进行必要的研究，评估上述物料组分转移并残留至终产品中所导致的质量及安全性风险。

3. 标识

标签标识一般印在透皮贴剂的背衬层上，至少应包括产品名称和规格。对于管制类药物，应根据监管要求，确保在贴剂的全生命周期均具有足够的对比度和辨识度，可采用机械模拟试验（如摩擦等）与化学模拟试验（如喷淋、洗涤剂清洗等）来考察标识持久性。应对标签标识的印刷材料与透皮贴剂之间的相互作用进行研究，以评估其对透皮贴剂的质量及安全性的影响。

（二）工艺

1. 典型工艺步骤

透皮贴剂典型的生产步骤 / 单元操作通常包括但不限于：混合、涂布干燥、复合层压、分切、印刷、裁切和装袋。

2. 工艺研究[3]

透皮贴剂工艺较复杂，应加强中间体的研究和控制，应对可能影响产品关键质量属性的物料特性、工艺步骤及工艺参数进行研究。

混合工艺可能影响产品的含量、原辅料稳定性、含量均匀度、微观形貌和黏合剂的物理性能等。需考察的工艺参数通常有物料加入顺序、混合速度和时间、温度、再分散或再循环条件、脱气条件等，需考察的物料属性通常有原料药粒度、晶型、物料的流变特性、溶剂型物料中固形物含量百分比等。

涂布干燥工艺可能影响产品的含量、含量均匀度、微观形貌、药物释放、稳定性、残留溶剂、残留的黏合剂杂质以及黏合剂基质的物理性质等。需考察的工艺参数通常有生产线速度、泵或螺杆速度、区域温度、空气流速、干燥空气的温湿度等。需考察的物料属性通常有涂布混合物的流变性、均匀性以及涂布混合物中的溶剂和黏合剂杂质含量等。此外，还应对为补偿干燥期间的挥发而导致的原辅料过量投料进行研究。

以上示例仅供参考，研究者应当根据所开发产品的特性，基于质量源于设计（QbD）的理念，选择适用的考察项目对工艺进行全面的研究和验证。

应当对单元操作之间任何中间体的存放时间及条件进行考察。

3. 批量

注册批的生产规模应按照《化学仿制药注册批生产规模的一般性要求》[5]的相关要求执行。

四、质量与特性研究

（一）一般要求

应对仿制药与参比制剂进行全面的质量对比研究，仿制药质量应不低于参比制剂。

透皮贴剂的质量研究一般应包括但不限于以下研究[6]：性状、鉴别、含量、单位剂量均匀性、有关物质、剥离强度、保护层剥离力、初黏力、持黏力、冷流、体外释放、原料药析晶、包装完整性、残留溶剂、微生物限度（如适用）、透皮促进剂含量/抗氧剂含量/含水量（如适用）等。对于控释膜型透皮贴剂，应关注药品的倾泄风险。

应根据产品特点制订质量控制项目，除通用质量控制项目（如性状、鉴别、含量、单位剂量均匀性、有关物质）外，还应至少包括体外释放及黏附性相关的检查项。相关项目的可接受标准应结合参比制剂测定结果，依据自制品临床代表性批次质量研究数据与稳定性数据制定。

透皮贴剂的体外释放与黏附性能可能易受放大效应的影响，建议采用商业化规模的样品对上述质量属性的控制策略进行确认。

（二）特性质量研究

以下着重讨论透皮贴剂的特性质量研究。

1. 体外释放[7-10]

体外释放试验（IVRT）是评估药物从透皮贴剂释放的速率和程度，是质量研究及稳定性考察中的重要指标。体外释放度可以载药量百分比表示，也可以（单位时间内）单位面积的药物释放量表示。

透皮贴剂体外释放度研究方法主要有桨碟法和转筒法，在中国药典、美国药典（USP）和欧洲药典（EP）中均有收载。此外，《美国药典》（USP）还收载了往复支架法，日本药局方（JP）收载了纵向扩散池法。

在建立体外释放度考察方法时，应对介质、pH值、装置、转速等测定装置和测定条件进行筛选和优化，最终选择区分力适宜的测试条件，释放度方法需进行充分的方法学验证。

为了解产品的释放特性，通常应选取足够多的取样测试点，以绘制完整的释放曲线（包括上升曲线及达到平台的阶段）。前期取样点的时间间隔应较短，后期取样点时间间隔可相对延长，直至80%以上的药物释放或达到平台期（每2小时取样1次，连续三个时间点药物释放无增加），整体考察时间可视制剂释放时间长短而定，一般不宜短于药物作用时间。

在释放曲线研究的基础上，释放度取样点应选取初始、中间和最终阶段每个阶段至少一个点，以载药量百分比表示为例，在任何时间点所允许的释放变化量应不超过限度平均值 ±10%，除非有临床批次证明其合理性。各点的释放度限度平均值应基于自制品的临床批次、注册/申报批和商业批（如有）数据的统计评估。放行和货架期的限度值应相同，除非有临床批次证明其合理性。

仿制药应与参比制剂进行体外释放行为对比研究。

2. 体外透皮[2,3]

体外透皮试验（IVPT）是为了模拟药品在生理条件下的透皮过程，以部分地反映药品的质量与临床治疗的有效性。应在体外透皮试验方法系统的研究及验证基础上，对仿制药与参比制剂进行皮肤透过率的对比研究。

体外透皮试验目前主流方法为 Franz 扩散池法（Diffusion cells），也可采用流通池法（Flow Through Cell）或其他经过方法学研究证明可行的体外透皮试验方法。

在建立体外透皮试验方法时，应对接受介质、温度和转速、皮肤种类与部位以及皮肤完整性进行研究，选择具有适宜区分力的试验条件开展体外透皮试验研究。

3. 体外黏附性能[2, 3, 6, 11]

剥离强度：将透皮贴剂在规定压力下施用于标准基板，在指定的温度和时间下进行平衡，然后使用仪器将透皮贴剂从基材上剥离并记录相应的力。

保护层剥离力：用成品样品进行，在指定的温度和时间下进行平衡，然后使用仪器将保护层从透皮贴剂上剥离并记录相应的力。

初黏力：可采用滚球法、探针法或其他替代方法测定。

持黏力：可进行动态和静态测试。在动态测试期间，可将透皮贴剂以恒定的速率从测试面板上拉出。进行静态测试时，可通过悬挂砝码来测试透皮贴剂的承受剪切力。

冷流：冷流是透皮贴剂固有的特性，大小通常取决于药品处方、包装设计、贮存条件和时间。应重视处方的流变学研究，并采用定量和定性相结合的方法评估冷流。

黏附性能的限度范围应根据产品开发、稳定性考察及临床试验等多个产品批次的统计评估，确保各批次之间的黏附性能一致。

4. 药物残留[2, 3, 12, 13]

透皮贴剂中药物的含量通常高于使用过程中的递送剂量以达到临床有效给药率。由于活性成分的浓度可能接近于其饱和极限，产品在贮存过程中存在药物结晶的风险，并对产品的质量和疗效产生潜在不良作用。此外，给药后透皮贴剂中残留的药物对患者、他人和环境都存在风险。

应对透皮贴剂的药物残留特性进行研究，并在临床阶段对残留量进行实际研究，而不应仅根据理论计算或文献数据评估。仿制药的药物残留量不应超过参比制剂，否则应对其合理性进行说明。

5. 制剂中原料药热力学稳定性[3, 14]

应确认原料药的热力学稳定性，评估生产和储存过程中析晶、沉淀或成盐的风险，以及对产品性能的影响。析晶研究可选用显微镜和光度法，以及 DSC、XRD 等分析手段。

6. 黏合剂杂质[3]

黏合剂可能包含残留的单体、引发剂副产物、醛等。应评估这些化合物的安全性，对于任何具有毒理学意义的杂质应制定控制策略。

7. 热效应[3]

应考虑各种因素导致的体温升高对药物（特别是治疗窗较窄的药物）释放速率

及透皮性能的影响，必要时进行相关研究，以评估仿制药与参比制剂的变化趋势是否一致。

8. 基质结构的微观评估[3]

由于许多透皮贴剂配方复杂，黏合剂基质通常无法形成均相体系。非均相体系常属于热力学非稳态体系，分子排列和聚集态随时间发生变化，可能导致黏附性降低或药物递送和释放发生变化。因此，建议使用适当的工具研究透皮贴剂中的各组分在基质中的存在形式以及相容性，以及在效期内随时间的变化趋势。

五、稳定性研究

稳定性考察用样品应符合《化学仿制药注册批生产规模的一般性要求》[5]。

稳定性考察指标除应包括常规的质量属性如性状、有关物质、微生物限度、含量等之外，还应包括透皮贴剂的特性指标如体外释放、体外透皮和体外黏附性能等。此外还应对可能影响产品质量的其它因素进行考察，如原辅料挥发或迁移引起的处方变化，原料药析晶或热力学活性的其它变化，辅料性质的变化。研究者应进行充分的风险评估，并在关键时间点开展相关检查。

除常规稳定性考察，研究者可根据品种特点进行挑战试验，包括温度偏移、冻融循环等。此外，可进行使用中光稳定性试验，具体取决于背衬膜的不透明性、贴附时间以及使用时预期的光线暴露[3]。

稳定性研究中应对整个效期内容器密闭系统的适用性进行评估，包括材料的选择、防潮、避光、安全性及与药品的相容性。

六、名词解释

贴剂面积活性（Patch Area Activity）：以 %/cm² 表示，衡量透皮贴剂向体内递送药物的内在能力，可作为其热力学活性的替代指标。该指标通过建立透皮贴剂两个主要性能参数贴剂面积和载药量的相关性，使之作为判断仿制药处方工艺是否合适的间接手段。

示例：透皮贴剂规格 25μg/h，作用时间 72h，面积 15cm²，载药量 4.8mg：

72h × 25μg/h = 1.8mg；1.8mg 为载药量 4.8mg 的 37.5%；

37.5% / 15cm²=2.5%/cm²（贴剂面积活性）。

剥离强度（Peel Adhesion）：透皮贴剂与皮肤的剥离抵抗力。

保护层剥离力（Release Liner Peel）：从透皮贴剂黏合层上分离保护层所需的力。

初黏力（Tack）：透皮贴剂黏性表面与皮肤在轻微压力接触时对皮肤的黏附力，即轻微压力接触情况下产生的剥离抵抗力。

持黏力（Shear）：模拟透皮贴剂从皮肤上滑移或脱落的情况，可反映贴剂膏体抵抗持久性外力所引起变形或断裂的能力。

冷流（Cold Flow）：压敏胶基质在背衬层边缘或离型膜缝隙产生蠕变或渗出的现象，可能发生在药品生产和储存过程中。压敏胶发生冷流的原因是自身内聚力不足或由于药物和其他添加剂的加入导致的内聚力减弱引起，主要表现为在储存过程中压敏胶溢出贴剂的切割边缘，或在给药过程中贴剂发生褶皱、位移，或移除贴剂后给药部位留下压敏胶残留，典型现象为黑圈等现象。

参考文献

1. 中国药典 2020 年版四部：通则 0121 贴剂

2. EMA：Guideline on quality of transdermal patches. October 2014

3. FDA：Transdermal and Topical Delivery Systems–Product Development and Quality Considerations. November 2019

4. 国家药品监督管理局药品审评中心《化学仿制药参比制剂遴选与确定程序》（2019 年 11 月）

5. 国家药品监督管理局药品审评中心《化学仿制药注册批生产规模的一般性要求》（2018 年 11 月）

6. 美国药典（USP42）：通则 <3>TOPICAL AND TRANSDERMAL DRUG PRODUCTS—PRODUCT QUALITY TESTS。

7. 中国药典 2020 年版四部：通则 0931 溶出度与释放度测定法

8. 美国药典（USP42）：通则 <724>DRUG RELEASE

9. 欧洲药典（EP9.0）：通则 2.9.4 Dissolution test for transdermal patches

10. 国家药品监督管理局药品审评中心《化学药物口服缓释制剂药学研究技术指导原则》（2007 年 9 月）

11. 中国药典 2020 年版四部：通则 0952 黏附力测定法

12. FDA：Assessing Adhesion With Transdermal and Topical Delivery Systems for ANDAs Guidance for Industry. October 2018

13. FDA：Residual Drug in Transdermal and Related Drug Delivery Systems Guidance for Industry. August 2011

14. 中国药典 2020 年版四部：通则 0981 结晶性检查法

化学药品注射剂灭菌和无菌工艺研究及验证指导原则（试行）

一、概述

无菌药品是指法定药品标准中列有无菌检查项目的制剂和原料药，一般包括注射剂、无菌原料药及滴眼剂等。从严格意义上讲，无菌药品应不含任何活的微生物，但由于目前检验手段的局限性，绝对无菌的概念不能适用于对整批产品的无菌性评价，因此目前所使用的"无菌"概念，是概率意义上的"无菌"。特定批次药品的无菌特性只能通过该批药品中活微生物存在的概率低至某个可接受的水平，即无菌保证水平（Sterility Assurance Level，SAL）来表征，而这种概率意义上的无菌需通过合理设计和全面验证的灭菌/除菌工艺过程、良好的无菌保证体系以及在生产过程中严格执行药品生产质量管理规范（GMP）予以保证。

本指导原则主要参考国内外相关技术指导原则和标准起草制订，重点对注射剂常用的灭菌/无菌工艺，即湿热灭菌为主的最终灭菌工艺（Terminal Sterilization Process）和无菌生产工艺（Aseptic Process）的研究和验证进行阐述，旨在促进现阶段化学药品注射剂的研究和评价工作的开展。本指导原则主要适用于注射剂申请上市以及上市后变更等注册申报过程中对灭菌/无菌工艺进行的研究和验证工作，相关仪器设备等的验证及常规再验证不包括在本指导原则的范围内。

本指导原则的起草是基于对该问题的当前认知，随着相关法规的不断完善以及药物研究技术要求的提高，本技术指南将不断修订并完善。

二、注射剂湿热灭菌工艺

（一）湿热灭菌工艺的研究

1. 湿热灭菌工艺的确定依据

灭菌工艺的选择一般按照灭菌工艺选择的决策树（详见附件1）进行，湿热灭菌工艺是决策树中首先考虑的灭菌方法。湿热灭菌法系指将物品置于灭菌设备内利用饱和蒸汽、蒸汽–空气混合物、蒸汽–空气–水混合物、过热水等手段使微生物菌体中的蛋白质、核酸发生变性而杀灭微生物的方法。

注射剂的湿热灭菌工艺应首选过度杀灭法，即 F_0（标准灭菌时间）值大于等于12分钟的灭菌工艺；对热不稳定的药物，可以选择残存概率法，即 F_0 值大于等于 8 分钟的灭菌工艺。如果 F_0 值不能达到 8 分钟，提示选择湿热灭菌工艺不合适，需要考虑无菌生产工艺。

以上两种湿热灭菌工艺都可以在实际生产中使用，具体选择哪种灭菌工艺，在很大程度上取决于产品的热稳定性。药物是否能耐受湿热灭菌工艺，除了与药物活性成分的化学性质相关外，还与制剂的处方、工艺、包装容器等密切相关，所以在初期的工艺设计过程中需要通过对药物热稳定性的综合分析来确定湿热灭菌工艺的可行性。

一般而言，需要通过各个方面的研究，使药物尽可能地可以采用湿热灭菌工艺。只有在理论和实践均证明即使采用了各种可行的技术方法之后，药物活性成分依然无法耐受湿热灭菌工艺时，才能选择无菌生产工艺。任何商业上的考虑均不能作为不采用具有最高无菌保证水平的最终灭菌工艺的理由。

1.1 药物活性成分的化学结构特点与稳定性

通过对药物活性成分的化学结构进行分析，可以初步判断药物活性成分的稳定性，如果其结构中含有一些对热不稳定的化学基团，则提示该药物活性成分的热稳定性可能较差。在此基础之上，还应该通过设计一系列的强制降解试验对药物活性成分的稳定性做进一步研究确认，了解在各种条件下可能发生的降解反应，以便在处方工艺研究中采取针对性的措施，保障产品能够采用湿热灭菌工艺。对于一般降解杂质，不应仅仅因为其含量超过 ICH Q3A、Q3B 指导原则规定的限度，就排除湿热灭菌工艺而不进行论证，如果一般降解杂质确证为代谢产物或其含量水平已经过确认在可接受的范围内，仍推荐采用湿热灭菌工艺。

1.2 处方工艺

在对药物活性成分的化学结构特点与稳定性进行研究的基础上，可以有针对性地进行处方工艺的优化研究。例如采用充氮工艺或在处方中加入适宜的抗氧化剂来减少氧化杂质的产生；选择利于药物活性成分稳定的 pH 值范围、溶剂系统、辅料等；通过灭菌时间和灭菌温度的调整来筛选药物活性成分可以耐受的湿热灭菌工艺条件等。

1.3 包装系统

注射剂包装系统的选择和设计也是可能影响湿热灭菌工艺条件选择和最终无菌保证水平的重要因素。研究中需要结合产品特性、包装系统的相容性，以及灭菌器的灭菌原理等，对包装系统的种类、性状、尺寸进行筛选，保证所选的灭菌工艺条件不会对包装系统的密封性和相容性产生不利的影响，如包装系统的变形、破裂，或者浸出物超过可接受的水平等。应该注意的是，使用热不稳定的包装系统不能作为选择无菌工艺的理由。

1.4 注射剂的稳定性研究

无论使用何种设计方法，都需要进行最终灭菌产品的稳定性研究。考察最终灭菌工艺对产品稳定性影响的指标可包括有关物质、含量、pH 值、颜色以及产品的其它关键质量属性。

灭菌时，微生物的杀灭效果和药物活性成分的降解程度都是温度和时间累积作用的结果。这意味着加热和冷却过程的变化也可能影响微生物的杀灭效果和产品的稳定性。因此，稳定性研究用样品最好选取处于最苛刻灭菌条件下的产品，如可选取在热穿透试验中 F_0 最大或灭菌参数值（最高允许灭菌温度和 / 或最长灭菌时间）最大位置处的灭菌产品进行稳定性考察，以确保产品的质量在有效期内仍能符合要求。

1.5 仿制注射剂灭菌工艺的选择

仿制注射剂选择的灭菌 / 除菌工艺，应能保证其无菌保证水平不低于参比制剂。如果参比制剂采用了无菌生产工艺，若仿制注射剂对其处方组成合理性、灭菌工艺产生的降解杂质等风险因素进行了全面的论证之后，也应按照灭菌工艺选择的决策树（详见附件 1）进行灭菌工艺的选择。

2. 微生物污染的监控

湿热灭菌工艺的灭菌温度和时间通常会对微生物，尤其耐受性较大的微生物的杀灭效果产生影响。过度杀灭法假设的微生物负荷和耐受性都高于实际情况，理论上能完全杀灭微生物，足以满足无菌保证水平的要求，故没有必要对每一批次产品进行灭菌前微生物污染水平的监控。从控制热原的角度，建议按照药品 GMP 管理，以适当的频次对微生物污染水平进行监测。

与过度杀灭法相比，残存概率法的热能较低，为不降低产品的无菌保证水平，除了需要对灭菌过程本身进行严格的控制以外，还需要通过合理的工艺设计来降低微生物污染，并采用适当的方法对微生物污染水平和耐受性进行监测。

2.1 降低灭菌前微生物污染的工艺设计

在生产工艺各环节引入微生物的风险评估基础上，通常考虑采用药液过滤、药液存放时限控制等方法来降低注射剂灭菌前的微生物污染。虽然药液过滤在最终灭菌产品的生产中仅仅作为辅助的控制手段，但是在工艺研究过程中，也应该对滤膜的孔径、材质、使用周期等基本性质进行必要的筛选和验证，并在工艺操作中进行相应的规定。药液在制备、分装过程中易引起微生物繁殖，尤其一些营养型的注射剂，因此应通过必要的考察和验证来确定药液配制至过滤前，以及过滤、灌装后至灭菌前能够放置的最长时限，并相应确定产品的批量和生产周期。

2.2 灭菌前微生物污染的监测

灭菌前微生物污染水平监测的取样应覆盖正常生产的整个过程，应基于风险评估选取最有代表性的样品，且要充分考虑到产品从灌装到灭菌前的放置时间。如果灌装需要持续一段时间，通常从每批产品灌装开始、中间及结束时分别取样，也可根据风险评估结果选取合适的取样点进行取样。灭菌前微生物污染水平的监测方法应经过验证，具体操作可参照《中国药典》2020 年版四部通则 1105 "非无菌微生物限度检查：微生物计数法"和 1106 "控制菌检查法"。

对于残存概率法灭菌前微生物污染水平监测中发现有污染菌的产品，应采用合适的方法进行污染菌的耐受性检查。一般来说，生物指示剂的耐受性用 D_T 值（耐热参数）来表示。耐受性检查中任何幸存下来或生长的微生物都可以被假定为耐热菌，一般采用定时煮沸法将其与已知的生物指示剂的耐受性加以比较，必要时，可进一步测试耐热污染菌的 D_T 值，D_T 值的测定可以参考《中国药典》2020 年版四部通则 9208 "生物指示剂耐受性检查法指导原则"进行，然后根据灭菌的 F_0 值、污染菌的数量与耐受性对产品的无菌性做出评价。当产品微生物污染水平超过限度时，应对污染菌进行鉴别，调查污染菌的来源并采用相应的纠正措施。

（二）湿热灭菌工艺的验证

湿热灭菌工艺的验证一般分为物理确认和生物学确认两部分，物理确认包括热分布试验、热穿透试验等，生物学确认主要是微生物挑战试验。物理确认和生物学确认结果应一致，两者不能相互替代。

1. 物理确认

1.1　物理确认的前提

物理确认所用的温度测试系统应在验证和 / 或试验前、后进行校准，校准的频次应根据仪器设备的性能、验证持续的时间长短来确定。物理确认所涉及的灭菌设备，应该在灭菌工艺验证前已通过设备确认。

1.2　空载热分布试验

如果在实施灭菌工艺验证前已经在包含拟验证工艺条件下完成了空载热分布试验，且在验证合格期限内，原则上可以引用相关数据和结论。

1.3　装载热分布试验

装载热分布试验的目的是在拟采用的装载方式下，考察产品装载区内实际获得的灭菌条件与设计的灭菌周期工艺参数的符合性。了解装载区内的温度分布状况，包括高温点（热点）、低温点（冷点）的位置，为后续的评估和验证提供科学依据。装载热分布一般在空载热分布的基础上进行。温度探头的个数和安装位置应综合灭菌器的几何形状、空腔尺寸、产品排列方式以及空载热分布确认的结果等要素确定，且至少应涵盖空载热分布测试获得的高温点、低温点，灭菌器自身温度测试探头部位等特殊位置。温度探头在该阶段测试中应固定，且安放在待灭菌容器的周围，注意不能接触待灭菌容器或非常接近灭菌器内壁。

装载热分布试验需要考虑最大、最小和生产过程中典型装载量情况，试验时应尽可能使用待灭菌产品。如果采用类似物，应结合产品的热力学性质等进行适当的风险评估。待灭菌产品的装载方式和灭菌工艺等各项参数的设定应与正常生产时一致，应采用适宜的方式（图表或照片）描述产品的装载方式，并评估探头放置是否合理。每一装载方式的热分布试验需要至少连续进行三次。

1.4　热穿透试验

热穿透试验用于考察灭菌器和灭菌程序对待灭菌产品的适用性，目的是确认产品内部也能达到预定的灭菌温度、灭菌时间或 F_0 值。一个好的灭菌器和灭菌程序，既要使所有待灭菌产品达到一定的 F_0 值，以保障产品的 SAL $\leqslant 10^{-6}$，同时又不能使部分产品受热过度而造成产品中活性成分的降解，导致同一灭菌批次的产品出现质量不均一。

热穿透试验的温度探头的个数和安装位置可参考装载热分布设置，安装位置的确定应基于风险评估的原则，包括热分布试验确定的和其他可能的高温点和低温点、灭菌器温度探头附近、产品温度记录探头处等。除要求采用足够数量的温度探头外，还应将热穿透温度探头置于药液中最难或最迟达到灭菌温度的点，或 F_0 值最低的点，即整个包装中最难灭菌的位置。对于小容量注射液，如果有数据支持或有证据表明将探头放在产品包装之外也能够反映出产品的灭菌程度，风险能够充分得到控制，也可以考虑将探头放在容器之外。

热穿透试验的步骤及要求与装载热分布试验基本相同，每一装载方式的热穿透试验也需要至少进行三次。通过热穿透试验可以确定在设定的灭菌程序下，灭菌器内各个位置的待灭菌产品是否能够到达设定的灭菌温度、灭菌时间或 F_0 值。再结合灭菌前微生物污染水平的检测，可以确定灭菌器内各个位置的待灭菌产品是否能够达到预期的无菌保证水平。

对于 F_0 值最大点位置的样品，由于其受热情况最为强烈，因此应评估该位置产品的稳定性情况，以进一步确认灭菌对于产品的稳定性没有影响。

1.5　热分布和热穿透试验数据的分析处理

在物理确认试验中，应确认关键和重要的运行参数并有相应的文件和记录。需要关注的主要参数可能包括：

- 保温阶段每个探头所测得温度的变化范围；
- 保温阶段不同探头之间测得的温度差值；
- 保温阶段探头测得的温度与设定温度之间的差值；
- 升温阶段探头测得达到设定温度的最短及最长时间；
- F_0 的最大值及最小值；
- 灭菌结束时的最低 F_0 值；
- 保温阶段腔室的最低和最高温度；
- 热穿透温度探头之间的最大温差或 F_0 的变化范围；

- 最长平衡时间；
- 正常运行的探头数。

以上参数的合格标准应结合灭菌条件、灭菌设备的特点以及产品的实际情况制定。通常情况下，热分布试验的保温阶段内温度波动应在 ±1.0℃ 之内，升、降温过程的温度波动可通过总体 F_0 值来反映。如果温度或 F_0 值差别超过可接受范围（需要根据设备、产品等实际情况，依据风险评估拟定科学合理的接受范围），提示灭菌器的性能不符合要求、装载方式选择不当等，需要寻找原因并进行改进，重新进行验证。另外对于热敏感的药物，还应该控制灭菌器的升温和降温时间，以保证输入的热能控制在合理的范围内，不会对产品的热稳定性造成影响。

2. 生物学确认

湿热灭菌工艺的微生物挑战试验是指将一定量已知 D_T 值的耐热芽孢（生物指示剂）在设定的湿热灭菌条件下进行灭菌，以验证设定的灭菌工艺是否确实能使产品达到预定的无菌保证水平。生物指示剂被杀灭的程度，是评价一个灭菌程序有效性的直观指标。

2.1　生物指示剂选用的一般原则

生物指示剂的选用参照《中国药典》2020 年版四部通则 9207 "灭菌用生物指示剂指导原则"。针对具体的灭菌工艺和具体的产品，还应注意所用的生物指示剂的耐受性应强于待灭菌产品中的污染菌。

湿热灭菌工艺常用的生物指示剂有以下几种，嗜热脂肪地芽孢杆菌，生孢梭菌、枯草芽孢杆菌等。对于采用过度杀灭法的灭菌程序，生物指示剂系统主要是嗜热脂肪地芽孢杆菌的芽孢，或其他 $D_{121℃}$ 值大于 1 分钟的芽孢。残存概率法由于其热输入量比较低，因此在验证中使用的生物指示剂的耐受性可以小于嗜热脂肪地芽孢杆菌。

2.2　生物指示剂的使用和放置

实际验证过程中可以将生物指示剂接种到待灭菌产品中或直接使用市售的生物指示剂成品。由于生物指示剂在不同介质或环境中的耐受性会有所不同，所以无论是将生物指示剂接种到待灭菌产品的方法，或直接使用市售的生物指示剂成品，均应考虑待灭菌产品对细菌芽孢耐受性的影响，如果待灭菌产品会使芽孢的耐受性增加，应采用直接接种到待灭菌产品的方法。如果生物指示剂与产品不相容，可以用与产品相似的溶液来代替产品。使用市售生物指示剂时，应确保生物指示剂的 D_T 值和总芽孢数等主要质量参数的准确性。

生物指示剂的接种量（即初始芽孢数）需要根据生物指示剂在待灭菌样品中的耐受性和灭菌工艺条件来确定，应符合挑战性试验的要求。生物指示剂的接种量可用附件 2 的方法计算。

生物指示剂的数量和放置位置应综合灭菌器的几何形状、空腔尺寸、产品的装载方式以及热分布确认的结果等要素确定，且在灭菌设备的冷点处必须放置生物指示剂。装有生物指示剂的容器应紧邻于装有测温探头的容器，直接接种供试品宜放置在热穿透试验产品的紧邻位置，灭菌器的其他部位应装载产品或者类似物，以尽可能的模仿实际生产时的状况。

2.3　灭菌

生物指示剂挑战试验应该按照产品设定的灭菌工艺进行灭菌。每个产品的每一灭菌程序，至少需要连续进行三次生物指示剂挑战试验。

2.4　检查和培养

可以根据生物指示剂的生长特性以及验证时的接种方式，采用适当的方法进行检查和培养。完成灭菌后，尽快将挑战指示剂放入培养基中进行培养。需要注意不同的生物指示剂所需要的培养条件也各不相同，建议参照所用生物指示剂的特性和供应商的说明书来选择培养条件，同时应放置阳性对照品和阴性对照品。

2.5　试验结果的评价

根据生物指示剂的 D_T 值、接种量以及挑战试验验证结果，结合产品灭菌前微生物的污染水平（耐受性及微生物污染数量）来评价产品在验证的灭菌条件下实际达到的 SAL 值。如果验证结果出现不合格，需要分析原因，采取相应的改进措施后重新进行验证工作。

3. 基于风险评估的验证方案设计

湿热灭菌工艺验证时，如存在不同灭菌器（一般指相同工作和设计原理的灭菌器）、处方组成、容器规格、装量、装载方式等情况。在不牺牲无菌保证水平的前提下，为减少验证试验数量，降低验证成本，可综合各方面因素考虑，在风险评估的基础上，通过充分的合理性论证，选用具有代表性的灭菌器、待灭菌产品和装载方式等进行灭菌工艺验证，可不必对所有情况进行验证。

三、注射剂无菌生产工艺

注射剂应首选终端灭菌工艺。如经充分的研究（包括处方工艺研究、质量控制研究等）证实产品无法耐受终端灭菌工艺，则可考虑能否通过除菌过滤工艺进行过滤除菌，如果可以，可采用包含除菌过滤的无菌工艺；如果不可以，则可考虑采用无菌分装的全无菌工艺。

（一）无菌生产工艺的研究

1. 除菌过滤工艺的研究

除菌过滤是指采用物理截留的方法去除液体中的微生物，以达到无菌药品相关质量要求的过程。采用除菌过滤工艺时，工艺研究和生产过程控制的重点是影响无菌保证水平的工艺步骤和工艺参数，主要包括物料（如原料药、辅料、内包装材料等）的质量控制、除菌过滤系统的设计及选择、除菌过滤工艺参数的研究、除菌过滤生产过程的控制等。

通常，除菌级过滤器在工艺条件下每平方厘米有效过滤面积可以截留 $\geq 10^7$CFU（colony forming unit，集落 / 菌落形成单位）的缺陷短波单胞菌（*Brevundimonas diminuta*，曾用名：缺陷假单胞菌）。除菌过滤工艺通常选用 0.22μm（更小孔径或相同过滤效力）的除菌级过滤器。

应尽可能采取措施降低除菌过滤的风险，例如：①宜安装第二只已灭菌的除菌过滤器，最终的除菌过滤器应当尽可能接近灌装点；②由于微生物通过除菌过滤器的概率随着待过滤药液中微生物数量的增加而增加，最终除菌过滤前，待过滤药液的微生物负荷一般小于等于 10cfu/100ml；③应通过研究确定药液配制后至过滤前的存放时间、药液过滤操作的时间、过滤后至灌装前放置的时间等工艺时限。

除菌过滤器的除菌过滤效能是评价除菌过滤工艺的重要参数，需要进行相应的研究和验证。通常，影响除菌过滤器的除菌过滤效能的因素包括：①药液的性质，如药液的黏度、表面张力、pH 值、渗透压等；②过滤步骤的工艺参数，如过滤的压力、流速、时间、温度等；③除菌过滤器与所过滤的药液的相互作用，如除菌过滤器与药液的相容性；④除菌过滤器预处理、过滤总量和使用周期等。除菌过滤器的过滤效能可因产品和操作条件不同而不同，滤器的选择及工艺参数的研究应考虑上述因素。

2. 无菌分装工艺的研究

无菌分装工艺是指灭菌 / 除菌工艺处理后的原料药或者原料药和辅料，用无菌操作的方法分装到灭菌后的容器中再进行密封的生产工艺。无菌分装工艺的工艺研究和生产过程控制的重点同样是影响无菌保证水平的工艺步骤，主要包括物料（原料药、辅料、内包装材料等）的质量控制、物料暴露于环境中可能再污染的操作步骤等。

关于物料的质量控制，采用无菌分装工艺的制剂所涉及的所有物料，都必须采用适当的灭菌 / 除菌工艺处理后方可使用。各物料的灭菌 / 除菌工艺，都应经过验证、进行监测，并受到良好的控制。同时需要对各物料的无菌性、细菌内毒素水平等进行严格控制，通过研究确定相应的质控标准。

原料药或者原料药和辅料的分装步骤是影响产品质量和无菌保证水平的关键生产步骤，应结合生产设备和产品特点进行工艺参数（如分装速度和分装时间等）的研究，并确定相应的工艺控制标准。

（二）无菌生产工艺的验证

无菌生产工艺验证主要包括除菌过滤工艺验证及无菌工艺模拟试验。采用除菌过滤工艺的产品应进行除菌过滤工艺验证及无菌工艺模拟试验，采用无菌分装工艺的产品应进行无菌工艺模拟试验。

1. 除菌过滤工艺验证

除菌过滤工艺验证一般包括细菌截留试验、化学兼容性试验、可提取物或浸出物试验、安全性评估和吸附评估等内容。应结合产品特点及实际过滤工艺中的最差条件，对相关验证试验进行合理设计，具体验证操作（如细菌截留试验中挑战用微生物的选择、滤膜的要求，可提取物和浸出物试验中的风险评估、提取方式、检测方法及安全性评估，化学兼容性试验中应重点考察的指标，吸附试验的试验条件等）可参照《除菌过滤技术及应用指南》及《化学药品注射剂生产所用的塑料组件系统相容性研究技术指南》相关内容进行。其中，结合产品特点，还应关注的内容如下。

1.1　细菌截留试验中挑战溶液的选择

药品和/或工艺条件本身可能会影响挑战微生物的存活力，因此在进行细菌截留试验之前，需要确认挑战微生物于工艺条件下在药品中的存活情况（生存性实验/活度实验），以确定合理的细菌挑战方法。对于非杀菌性/非抑菌性的药液，直接在药液中接种测试微生物是测试除菌级过滤器（滤膜）细菌截留能力的首选方法；对于抑菌的/杀菌的药液，可采用修改工艺（如调整温度）、修改测试液配方（调整 pH 值、去除杀菌成分或使用产品的替代溶液）等方法对过滤器（滤膜）进行预处理后再进行细菌挑战试验。如果使用替代溶液进行试验，需要提供合理的数据和解释。对于同一族产品，即具有相同组分而不同浓度的产品，可以用挑战极限浓度的方法进行验证，替代性地接受中间的浓度。

1.2　细菌截留试验条件的合理性

过滤温度、过滤时间、过滤批量和压差或流速等会影响细菌截留试验的结果。建议对实际生产的过滤工艺进行一次彻底评估，包括溶剂性质（例如水性的、酸、碱、有机的）、过滤时间、工艺压差、工艺流速、工艺温度、过滤批量和过滤系统设计规范，以便合理设计微生物截留试验条件。如果细菌截留验证研究中，在过滤器的下游检测到测试用微生物，则应进行调查。如果调查确认测试用微生物能穿透完整性检测达标的过滤器，那么就应重新考虑此种过滤器在这些工作条件下的适用性。

1.3　关于除菌过滤系统的完整性测试

完整性测试贯穿于细菌截留试验以及化学兼容性试验，除此之外，在药品连续三批生产工艺验证及常规生产过程中也涉及完整性测试。应明确过滤器使用后完整性测试的润湿介质（包括水、醇类溶液等标准介质或药液），如果采用的润湿介质为药液，则应进行产品相关完整性标准的验证以支持该标准的确定。对于冗余过滤，使用后应先对主过滤器进行完整性测试，如果主过滤器完整性测试通过，则冗余过滤器不需要进行完整性测试；如果主过滤器完整性测试失败，则需要对冗余过滤器进行完整性测试。对于经过验证需要一系列（两个或以上）的除菌级过滤器的除菌单元，在使用后必须全部通过完整性测试。

1.4 关于滤器重复使用时的验证考虑

过滤器的重复使用对于制药过程来说是不被推荐的，如在实际工作中存在重复使用的情况，应进行充分的风险评估，包括细菌的穿透、过滤器完整性缺陷、可提取物的变化、清洗方法对产品内各组分清洗的适用性、产品存在的残留（或组分经灭菌后的衍生物）对下一批次产品质量风险的影响、过滤器过早堵塞、过滤器组件老化引起的性能改变等，并提供充分的验证和数据支持。

1.5 关于采用减菌过滤工艺时应进行的验证

减菌过滤通常设计在终端灭菌工艺生产的无菌制剂的灌装前端，或非最终灭菌工艺生产的无菌制剂的除菌过滤工序前端。通常采用 0.45μm 或 0.22μm（及以下）孔径的过滤器。针对减菌过滤应进行的验证包括化学兼容性、可提取物 / 浸出物及吸附试验等。

2. 无菌工艺模拟试验

无菌工艺模拟试验是指采用适当的培养基或其他介质，模拟制剂生产中无菌操作的全过程，评价该工艺无菌保障水平的一系列活动。应结合产品特点及实际工艺中的最差条件，对相关验证试验进行合理设计，具体验证操作，包括模拟介质的选择与评价（培养基、其他介质）、灌装数量及容器的装量、最差条件的选择、培养方式、结果评价等，可参照《无菌工艺模拟试验指南（无菌制剂）》相关内容进行。同时，应重点关注以下内容。

2.1 最差条件及干预操作的代表性

应结合产品实际生产工艺，评估模拟试验设计的最差条件及干预操作是否能够涵盖实际生产过程中可能产生的情况。

最差条件并不是指人为创造的超出允许范围的生产状况和环境。为了确认无菌工艺风险控制的有效性，应通过风险评估并结合无菌生产工艺、设备装备水平、人员数量和干预等因素来设计模拟试验最差条件。包括但不限于以下方面：1）人员：应充分考虑人员及其活动对无菌生产工艺带来的风险。如模拟生产过程的最多人数，当操作人员数量减少可能导致其他方面污染风险增加时，则此类条件也视为最差条件之一。参与人员应包括日常参与到无菌生产的全部人员，如生产操作、取样、环境监测和设备设施维护人员，同时应考虑以上人员交叉作业、班次轮换、更衣、夜班疲劳状态等因素。2）时限：在条件允许的情况下，适当考虑模拟实际生产操作过程中房间、设备、物料消毒或灭菌后放置的最长时间及最长的工艺保留时限等，如设备设施、分装容器、无菌器具灭菌后最长的放置时间等。3）灌装速度 / 分装速度：模拟试验应涵盖产品实际灌装速度范围，基于无菌风险的角度分析评价灌装速度对工艺过程及其他方面的影响程度。例如采用最慢的灌装速度、最大的容器用以模拟最长暴露时间；或采用最快的灌装速度、最小的容器时，用以模拟最大操作强度/难度。4）环境：无菌工艺模拟试验期间环境的消毒处理应依据正常生产期间的消毒方法进行，避免过度消毒及消毒剂的过度使用。

干预是指由操作人员按照相关规定参与无菌工艺生产的所有操作活动。干预可分为固有干预和纠正性干预。固有干预是指常规和有计划的无菌操作，如装载胶塞、环境监控、设备安装等；纠正性干预是指对无菌生产过程的纠正或调整，如生产过程中更换部件、设备故障排除等。

2.2 不同形式注射剂无菌工艺模拟试验

2.2.1 注射液

注射液通常采用培养基溶液进行常规的无菌工艺模拟试验。

2.2.2 注射用冻干粉末

注射用冻干粉末的无菌工艺模拟试验还包括冻干过程的进箱、冻干、出箱操作（冷冻可能会抑制微生物生长，通常不模拟冷冻过程），通常情况下可采用缩短维持时间模式，即培养基灌装到容器中，半压塞后将容器转移至冻干机内部分抽真空，维持时间短于实际冻干周期，然后箱体破空（可依据产品特性设计破空次数）后进行压塞。

2.2.3 注射用无菌粉末

注射用无菌粉末其分装所用的生产线与常规液体灌装线不同，进行无菌工艺模拟试验时需要将培养基及模拟介质均灌装入容器中，模拟方法通常包括：使用无菌粉末分装设备将液体培养基和模拟介质进行一步灌装；加装特殊设备灌装液体培养基；先在线灌装无菌液体培养基到容器中，然后再在生产线上进行无菌粉末的分装模拟；先在生产线上进行无菌粉末的分装，然后再灌装无菌液体培养基到容器中；或其他方式。应根据具体情况设计培养基灌装工艺，并充分说明设计的合理性。

四、附件

附件1：注射剂灭菌工艺选择的决策树

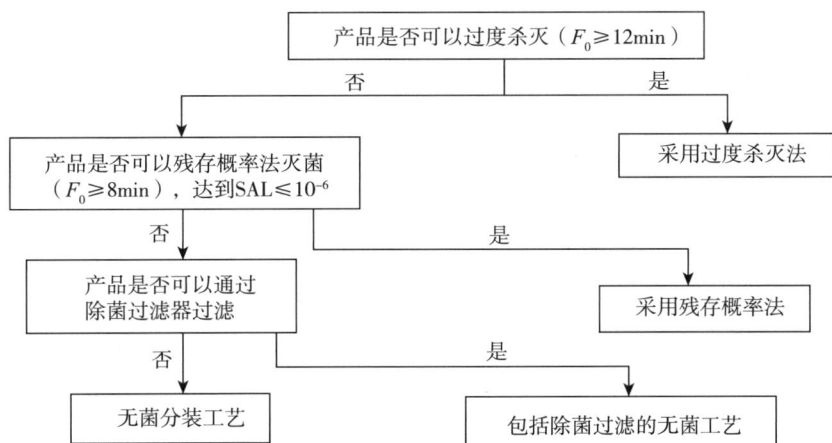

附件 2：生物指示剂的接种量（即初始芽孢数）的计算方法

根据公式：$\lg N_0 = F_{(T,z)} / D_T + \lg N_T$

公式中，$F_{(T,z)}$——在规定的温度系数（z 值）下，灭菌工艺期望获得的温度 T/℃下的等效灭菌时间，min；

D_T——生物指示剂在温度 T/℃下的耐热参数，min；

N_0——灭菌前生物指示剂的初始芽孢数；

N_T——灭菌后生物指示剂的存活芽孢数。

一般在灭菌验证时，要求灭菌后所有生物指示剂为阴性结果（即全部杀灭），则 N_T 实际能够达到 $10^{-1} \sim 10^{-2}$，甚至更低。但是，为了增加灭菌保障的安全边际，一般取 $N_T = 1$，即 $\lg N_T = 0$。以上公式中，当生物指示剂确定后，其 D_T 可确定，灭菌工艺确定后，所期望的灭菌值 $F_{(T,z)}$ 可确定，$\lg N_T$ 取 0，则可计算 N_0。特殊情况下，若选取 $N_T < 1$ 计算 N_0，应提供合理性说明。

参考文献

1.《中国药典》（2020 年版）中国医药科技出版社，2020.

2. 国家药品监督管理局. 关于发布除菌过滤技术及应用指南等 3 个指南的通告（2018 年第 85 号）

3. 药品生产质量管理规范（2010 年修订）（卫生部令第 79 号）

4.《药品生产验证指南》化学工业出版社，2003.

5. EU.GMP Annex 1：Manufacture of Sterile Products（2020）.

6. EMA. Guideline on the sterilisation of the medicinal product, active substance, excipient and primary container（2019）.

7. FDA Guidance for Industry Sterile Drug Products Produced by Aseptic Processing – Current Good Manufacturing Practice.

8. PDA Validation of Moist Heat Sterilization Pr0cesses：Cycle Design, Development Qualification and Ongoing Control Technical Report No. 1（2007 Revision）of PDA.

9. PDA Process Simulation Testing for Aseptically Filled Products echnical Report No. 22（2011 Revision）of PDA

10. PDA technical Report No. 44 Quality risk management for aseptic processes（2008）.

11. PDA Sterilizing Filtration of Liquids Report No. 26（2008 Revision）of PDA.

12. WHO good manufacturing practices for pharmaceutical products：main principles.

13. ISO 11138-1 Sterilization of health care products– Biological indicators– Part 1：General requirements.

14. ISO 11138-3 Sterilization of health care products– Biological indicators– Part 3：Biological indicator for moist heat sterilization processes.

儿童用药（化学药品）药学开发指导原则（试行）

一、引言

儿童用药开发的基本原则和成人用药基本一致，应该为儿童患者提供经过评价并且确认适用的药物，同时应该避免儿童接受非必要的临床试验。考虑到儿童用药临床研究的复杂性，药物开发时需尽早考虑适用于儿童用药的相关研究。

儿童人群的生理和心理特点与成人存在一定差异，因此，成人剂型不一定适用于儿童人群。如果将成人制剂处理后给儿童使用，可能会导致剂量不准确、药物稳定性和生物利用度改变、患者可接受性差等药物相关的风险升高，其中还涉及辅料可能导致儿童人群出现成人没有出现或者程度不同的不良反应等。因此，儿童用药药学开发的关键在于确保目标年龄段的儿童获得积极的获益－风险比以及质量稳定的药品，同时充分保证儿童患者的依从性。此外，特定年龄段儿童用药可能还有其他特殊要求，如对于新生儿用药，需关注药物对电解质、体液或营养平衡的影响。

本指导原则重点从给药途径和剂型的选择、原料药、辅料、包装系统和给药装置、患者可接受性等方面阐述儿童用药药学开发的特点，旨在为儿童用药的药学开发提供研发思路和技术指导。

本指导原则适用于儿童用化学药品药学开发。儿童用医院制剂也可参照其中的适用内容。

本指导原则不具有强制性的法律约束力，仅代表药品监管部门当前的观点和认知，根据科学研究的进展将不断完善本指导原则中的相关内容。鼓励注册申请人针对儿童药物开发中的技术问题与药品监管部门积极沟通和讨论，促进我国儿童药物的研发，满足儿童用药需求。

二、总体考虑

总体而言，儿童用药的药学开发应在遵循常规药物开发的方法基础上重点考虑儿童人群的生理和病理特征，合理选择给药途径和剂型，确保制剂产品的计量准确性、给药便利性、患者可接受性等。一般的开发流程和关注点包括：

1. 信息收集与分析

根据一般药物临床研究规律，最初研究通常在成人中开展。儿童用药开发时，应首先收集关于该药物的已有研究信息，例如成人的药代动力学和部分药效学数据、非临床研究数据、原料药的关键理化特性、原料药和成人用制剂的质量属性和稳定性等。结合目标产品已有数据和既有开发经验，综合考虑目标年龄段儿童人群的特点，如儿童生理发育和年龄特征、治疗状况和疾病特征、临界剂量和给药方案、年龄相关活动及使用环境等，来初步评估儿童用药的目标产品质量概况。

2. 初步选择适宜的给药途径和剂型

在前期信息收集和初步确定目标产品质量概况的基础上，初步选择适宜的给药途径和剂型。不同年龄段儿童人群可接受的部分给药途径和剂型可参见示例（附件 1）。鼓励申请人基于儿童人群特点和临床需求，开发适宜儿童使用的新剂型。一般需评估的因素包括疾病情况、治疗持续时间、原料药特性、辅料特性及安全性、稳定性、剂量要求、计量和给药装置、计量误差的风险和使用者因素（例如患者可接受性和使用便利性）等。同时应关注药物的其他方面，如处方组成、规格、初级和次级包装等。

新生儿由于其生理发育的特殊性，需要特别关注新生儿给药途径和制剂的选择，例如应考虑制剂对电解质、体液或营养平衡的影响；环境（如温度、光线）和装置（如鼻胃肠管）对给药和生物利用度的影响等。应尽量避免肌肉给药，因为引起疼痛、过度渗透的风险（比如骨骼、血管）和无法预测的药物吸收等风险较高。同时，选择皮下和静脉给药时，也需要评估制剂的耐受性。当开发用于早产儿的直肠制剂时应特别谨慎，因为该类制剂可能损伤直肠组织导致感染。

3. 拟定剂型、确定目标产品质量概况

进一步确认拟用儿童人群中每一个目标年龄组儿童用药的合理性，进而确定目标产品质量概况。注意应对药物安全性、有效性和患者可接受性等方面进行重点评估。

4. 产品开发的实施

参考常规药品的药学相关技术指导原则进行产品开发的具体实施。在药品开发的不同阶段可采用不同的控制策略，需结合儿童用药人群的安全耐受特点，制定合理的质控要求，如针对潜在儿童致敏成分的控制等。

对于儿童用药中的仿制药开发，与普通仿制药要求一致，建议特别关注儿童患者的可接受性，包括包装系统、给药装置和量取装置的适用性和合理性等。

三、药学开发考虑要点

1. 原料药

在药物开发早期应综合考虑目标年龄段儿童的情况、拟开发药物剂型、原料

药关键理化特性（包括如 BCS 分类等）和稳定性等，选择适合的原料药形式（游离酸 / 碱、盐、晶型、溶剂化物等），以提高药物的可接受性。同一种原料药可开发不同的给药途径和 / 或剂型，以满足不同健康状况、疾病发展情况或行为特点的各年龄段儿童的治疗需求。例如，口服溶液剂的原料药可选择具有更高溶解性的盐型；而口服混悬剂则可选择溶解性较差的游离碱形式，以改善药物的口味等。需特别注意，改变原料药形式可能因改变药物体内暴露量而引入安全性风险。

2. 给药途径和剂型

2.1　口服制剂

口服给药可以选择不同类型的剂型，通常主要选择液体和固体剂型。当选择一种特定的剂型时，应评估所用剂型针对目标年龄段儿童的优点和缺点。口服制剂应满足目标人群容易吞服并且适口性可接受的要求。口服给药剂型的选择可参考附件 2 的决策树。

单剂量口服固体剂型可提供一种稳定和简便的服药方式。但是，当不同目标年龄患者给药剂量需进行个体化调整时，药物的规格也会相应增加。对于片剂，为提高给药剂量的灵活性，可在片剂中加入刻痕以便使用更低剂量，但需充分评估分割片剂的易操作性和准确性；或者制备小剂量的片剂，通过多片给药以达到所需剂量。

尽管单剂量口服固体剂型也可设计成临用前分散、混悬或溶解的制剂，从制得的液体中取用一部分可以达到灵活调整剂量的目的，但是这种做法不应作为一种常规方式。当采用这种方式进行剂量调整时，操作过程应经过适当的验证，验证内容应包括制备液体制剂的简易性、最终得到液体的均一性和准确量取体积的便利性等。通常应避免多步骤操作以免增加分剂量错误的风险。这类剂型不适用需采用精确剂量给药的药物。

此外，即使拟开发制剂（包括处方、剂型等）适合目标年龄段儿童的使用，可能依然有儿童无法或不愿意吞服药物。因此，建议申请人对不同制剂进行上市的可行性（如口服溶液和片剂）进行评估。如果不可行，应对备用的给药策略进行探讨。

为了提高依从性，有时需将口服制剂与食物、饮料或乳汁等混合使用，此时应关注混合使用物对制剂生物利用度的潜在影响。如果说明书中推荐此类混合给药时，建议关注对味道的影响，因为令人不悦的药物味道会导致儿童对食物、饮料或乳汁等本身产生厌恶感。同时也应关注药物与混合使用物的相容性及稳定性。

2.1.1 口服固体制剂

散剂和颗粒剂：能复溶制成液体的散剂和颗粒剂可用于包括新生儿在内的儿童。当其以固体形式给药时，通常和半固体食物一同使用。一般在婴儿能够食用半固体食物时（约 6 月龄）可采取与半固体食物共同服用这种给药方式。

应结合目标年龄段儿童，根据粉末或颗粒的大小、形状和数量（体积）等制剂特性，讨论粉末和颗粒服用时相关的误吸和窒息风险。

散剂和颗粒剂给药时需配备量取装置，单剂量包装（如袋装）除外。

当服用部分剂量的药物时，制剂粒度分布可能对剂量准确度产生明显影响，故需确保对目标年龄段儿童给药的准确性。

片剂：片剂的大小和形状会影响儿童能否顺利吞咽药片，由于目前各年龄段儿童对片剂的大小、形状和数量可接受性的相关研究数据有限，故药物开发中应确认目标年龄段儿童对片剂大小和性状的可接受性，注意提供适当的研究或临床证据支持片剂大小和形状的选择。慢性疾病儿童患者可以通过适当的训练改善其对特定大小和形状药片的可接受性。

除了大小和形状，儿童对片剂的可接受性还应考虑健康状况或疾病进展情况，以及剂量不足或过量、窒息、误吸和咀嚼等引入的风险。普通速释片剂通常应整片吞服，对于必须直接吞服且不能咀嚼的片剂，应在说明书和标签中标明相关警告；对于可咀嚼服用的片剂，应评估咀嚼对药效和适口性的影响。片剂包衣通常可以提高儿童的适口性，但应注意药物与甜品或糖果包装的区分，以避免儿童误服。

刻痕片可实现低于单剂量的精确给药，应证明各分割部分片剂的重量或含量均匀度及使用中稳定性。应结合原料药的安全性和用药剂量进行风险分析，以评估制备刻痕片的可行性。给药前若需压碎药片，则需关注对药物生物利用度的影响，并应在说明书和标签中明确说明，否则不应压碎使用。

通过服用一个或多个小的片剂（有时指"微片"①）可实现不同目标年龄段儿童的灵活给药。需要服用多个小的片剂时，应针对目标年龄段患者论证片剂数量的可接受性。小的片剂可能需要特殊的量取装置，注意应在说明书中对其使用方法提供具体描述。

胶囊：无论是整粒吞服胶囊或服用胶囊内容物，均应通过使用研究来论证目标年龄段人群的适用性。说明书中应提供胶囊的正确使用方法，例如是否可将胶囊内容物与食物混合服用，或胶囊是否必须整粒吞服。

与片剂相似，儿童对胶囊大小、形状和数量可接受性的研究数据有限。若需整粒吞服胶囊，应参考片剂的相关要求，对胶囊尺寸的可接受性以及所有相关的风险进行考察。

口崩片和咀嚼片：为了方便儿童特别是低龄儿童服用，有时会将口崩片溶于水后服用。应充分考虑到由于儿童不愿意或无法按照说明书服用口崩片和咀嚼片导致的窒息风险，此类制剂的最大片径和口感也需特别关注。另外，还应考虑口崩片可

---

① 根据 WHO *Development of Paediatric Medicines：Points to Considerin Formulation*，mini-tablet：A tablet of no more than 4mm diameter. 微片系指直径不大于 4mm 的片剂。

能在口腔和 / 或咽喉部发生局部吸收给儿童带来的给药风险。

直接吞服此类制剂时，若存在未分散完全导致的风险，应在说明书中进行说明。同样，该类制剂如果可以咀嚼、压碎、整片吞服或与食物、饮料或乳汁等混合使用，也应在说明书中说明。

2.1.2 口服液体制剂

口服液体制剂的优点是给药剂量更加灵活，更适用于无法吞咽固体制剂的儿童。给药体积对口服液体制剂的可接受性有很大影响，儿童可接受的给药体积与口感相关，除非证明进一步稀释能有更好的掩味效果，否则口感不好的制剂更适合小体积给药。大体积给药可能会引起摄入不完全，导致给药剂量不正确，从而导致药物暴露量减少和疗效降低。对于新生儿，由于其肾功能发育不成熟，目标体积和电解质含量非常关键。

由于口服液体制剂具有潜在的化学不稳定性，可能会需要特定的贮藏条件。口服液体制剂可选择多剂量或单剂量包装，水溶性液体制剂需进行系统的研究，以确定是否需加入稳定剂（如抑菌剂），同时应关注稳定剂或其他辅料在儿童人群中使用的安全性。多剂量包装制剂还应关注使用中稳定性，包括微生物特性、理化性质等。对于多剂量包装的制剂，可使用市售量取装置，也可在制剂包装中配备。如使用市售装置，应在说明书中指明装置的类型（包括所有适配器）；如配备量取装置，申请人应验证给药装置刻度的准确性和度量体积的精确性，并在说明书中明确该装置的正确使用方法。量取装置无论为市售还是在包装中配备，均应适用于量取所有的推荐剂量。由于液体的物理性质特别是黏度和泡沫会影响量取装置度量和转移液体体积的精确度，因此需验证量取装置与实际的液体制剂之间的适用性。应关注因量取装置使用不当导致的剂量不足或过量的风险，当不正确的给药剂量可能给儿童带来潜在的严重风险时，应采取必要的措施，如采用专用的量取装置、单剂量包装（如预填充的口服注射器）或选择其他剂型等。

口服混悬剂：关键产品质量属性包括混悬剂的理化性质如黏度、起泡性、空气滞留、沉降，以及混悬的药物对内包装容器和量取装置的黏附性等。口服混悬剂放置后若有沉淀物，经振摇应易再混悬，以减少因振摇不充分、药物分布不均匀而导致给药剂量错误的风险。

在不正确振摇可能会导致给药过量或不足并给儿童健康带来潜在的风险时，应在说明书中明确提出警告，同时采取适当措施，如采用单剂量包装或选择其他剂型等。

口服滴剂：一般只有治疗窗宽的药物才适合制成用于儿童的口服滴剂。应结合药物剂量的关键程度，讨论滴数计数错误和滴量在准确度、精密度方面的风险。为避免计数错误，当剂量大于 10 滴时应考虑可替代的量取装置。药物量取装置的使用性能是口服滴剂的关键因素，说明书中应包含关于滴管正确使用的明确指导。

由固体制剂复溶或重悬得到的液体制剂：当液体制剂由于不稳定性因素（化学、物理或微生物方面）导致货架期较短时，可考虑制成可复溶为溶液或重悬为混悬液的固体制剂。这些固体制剂应易于润湿并能在加入溶剂后短时间内溶解或分散，如分散片。

应关注用于溶解或分散液体以及冲洗液的最小体积和可接受体积，评估对于目标年龄段儿童是否适宜。说明书应明确溶液或分散液的配制方法，包括溶解或分散的最小体积、配制溶剂的温度范围、所需的冲洗液体积以及搅拌或混合方面的具体要求。应关注未完全溶解 / 分散而直接给药的潜在风险。

对于通过复溶或重悬固体制剂制备的液体制剂，应将溶剂（水除外）作为药品的一部分提供。

2.1.3 饲管给药

部分儿童患者由于受到自身情况及年龄限制（如早产儿）不能吞咽但可以接受肠内喂养，此时可以通过饲管进行口服制剂给药。

评估饲管给药可行性时，应考虑给药的粒度、黏度、剂量、冲洗体积、饲管口径、药物与管材之间的相容性以及饲管堵塞的风险。给药（如推出）后的实际剂量需要结合相应目标年龄段的饲管与冲洗体积进行评估，注意冲洗液体积应该不超过目标人群可接受的液体摄入量。

当口服药物很有可能需要通过饲管给药时，应在说明书中指明药品是否可以通过饲管给药，必要时应说明正确的操作步骤。同时应考虑人为因素研究。

2.1.4 口腔黏膜制剂

口腔黏膜制剂的正确使用和可接受性取决于儿童患者的年龄以及在规定的时间内维持制剂处于口腔特定部位的能力。应结合药物的使用位置进行口腔黏膜制剂的黏附性研究。对于儿童药物而言，味道是决定黏膜接触时间的重要因素之一。这种给药途径主要受限于儿童配合能力的缺乏、协调性的不足以及窒息和误吸的风险。剂量的准确性也是一个关键问题，需考虑到在药物充分吸收之前，有可能会被儿童吞下或吐出。推荐使用给药器以防止口腔黏膜制剂被吞咽。

2.2 鼻腔制剂

一般而言，鼻腔制剂适用于各个年龄段的儿童。

在开发儿童用鼻腔制剂时，更要关注所用原料药或辅料对鼻黏膜的刺激性或引起疼痛的可能性。同时，还需论证鼻腔制剂的适口性和用药体验对儿童患者可接受性的影响。

儿童用鼻腔给药装置不仅应满足定量给药的要求，还应适用于目标年龄段儿童人群的鼻部生理特点。

2.3 吸入制剂

儿童的呼吸道直径小于成人，因而儿童中上游呼吸道的肺总沉积量相对更高，因此研究递送装置对于儿童用吸入制剂的开发尤为重要。

开发儿童用吸入制剂需考虑到不同年龄段儿童的生理特点和使用吸入装置的能力。一般而言，加压定量吸入剂联合使用储雾装置和面罩可用于包括新生儿在内的儿童，干粉吸入剂需要儿童有吸入动作才能启动装置，因此更适用于年龄较大的儿童。雾化吸入液适合无法使用定量吸入剂和干粉吸入剂的儿童，注意需要配备适宜的雾化装置。申请人应论证所推荐设备适用于目标年龄人群。

2.4 直肠制剂

在所有年龄段儿童中，直肠给药均是一种重要的给药方式，可以产生局部或全身作用。当直肠制剂用于早产儿时应特别谨慎，因为直肠剂可能会划伤非常纤弱的组织，进而导致感染。还应注意的是，在某些情况下，液体制剂经直肠给药可立即产生全身作用，但是很多药物的吸收和生物利用度是有限的。由于直肠中排泄物影响，可能导致不可预期的吸收延迟。另外，当儿童患者使用栓剂时会有提前排出的风险，尤其是当制剂成分有刺激作用时。

2.4.1 栓剂

栓剂的尺寸（长度和直径）应考虑到儿童的年龄和身体大小。由于栓剂可能存在活性成分不均匀分布和分割重现性差导致的剂量错误风险，通常不应对栓剂进行切割来减小剂量。当栓剂设计成可切割型时，应在说明书中标明有关信息。由于吸收不稳定，一般不推荐栓剂用于新生儿和早产儿。如果考虑使用，除了适当的生物利用度研究外，还必须对其安全性和有效性进行全面评估。

2.4.2 液体直肠制剂

灌肠剂所用直肠给药管的长度和给药体积应考虑到儿童的年龄和身体状况。如需要，可使用有刻度的计量装置（配有直肠给药管的预填充注射器）。在全身治疗中，在保证精确递送、良好吸收和避免刺激的前提下，给药体积应该尽量小。液体直肠制剂中稳定剂（包括表面活性剂和抑菌剂）的使用与其他水溶性液体制剂类似。应在说明书中明确提供儿童用液体直肠制剂的剂量以及使用方式和方法。

2.5 外用制剂和透皮制剂

儿童皮肤在真皮层厚度、表皮的水合作用和灌流以及体表面积与体重比上与成人不同，在开发皮肤和透皮儿童制剂时需充分考虑儿童皮肤的上述生理特点，合理控制活性成分在体内的暴露量，降低皮肤用药的潜在风险。应考虑透皮性好的活性成分，并评估基于不同人体因素（如皮肤位置和皮肤情况）的生物利用度的差异。

因在透皮制剂中会使用到一些表面活性剂和黏合剂等辅料，需关注可能引起刺激性、过敏性等安全性问题并进行充分评估。使用不透水或其它类型材料作为药物涂层时，需阐明依据。同时应对皮肤阻塞、受损、发热而导致的药物渗透性变化以及引入的药物过量风险进行充分的考虑和验证。

对于贴剂和药用膏剂，应结合儿童身体特点合理设计制剂的尺寸、形状和使用部位，避免妨碍日常生活以及防止儿童将贴剂或药用膏剂撕掉。如果应用部位为儿童可触碰的位置，需考察贴剂或药用膏剂被故意撕掉对治疗效果的影响。

贴剂和药用膏剂优选开发无需切割的、适用目标年龄段儿童的尺寸或规格。如果需要通过切割来减小剂量，需要对切割后药物递送的剂量均匀性和含量一致性进行充分的验证。应在说明书中明确是否允许切割使用，需要切割使用时，须明确切割方法以及切割后剩余贴剂的处理方式（继续使用或废弃）。

2.6 眼用和耳用制剂

对于儿童而言，眼用和耳用制剂或多或少存在可接受性差的问题，但在缺乏其他更好的疗法时，仍需针对不同年龄段儿童开发眼用和耳用制剂。

为避免抑菌剂对儿童角膜或黏膜产生潜在的局部毒性，应尽量开发单剂量制剂或无需添加抑菌剂的多剂量制剂。当制剂中必须添加抑菌剂时，应对抑菌剂的选择充分论证，抑菌剂的浓度应该保持在满足抑菌功能的最低水平。这对新生儿或需长期用药的人群尤为重要。

2.7 注射剂

对于患病严重的儿童和身体功能状态较不稳定的新生儿及早产儿而言，注射给药是最常用的给药途径。根据原料药的理化特征、儿童可接受性（疼痛）和预期的临床效果，可以选择静脉、皮下或肌肉注射等途径给药。对于无法使用上述给药途径的紧急情况（例如复苏和重症监护），应论证其他注射途径（如骨内注射）的适用性，并在说明书中提供相关信息。

应结合儿童的年龄和体重、每天最多注射次数以及每次治疗持续时间等，考察静脉给药途径（中枢或外周）、注射部位、注射体积、注射角度、给药速率、黏度、pH、缓冲作用、渗透压摩尔浓度以及针头直径和长度（必要时）。皮下给药后药液的稀释和吸收过程较缓慢，因此患者对药液 pH 和渗透压摩尔浓度非常敏感，高渗注射剂和极端 pH 的注射剂可引起疼痛并刺激外周静脉。应避免反复对儿童进行注射给药，必要时可使用留置针给药。对于要求频繁或长期治疗的药物，可考虑使用微针或无针注射器，但目前这些方法在儿童群体，特别是在低龄儿童中的使用经验有限。

应根据儿童的年龄和体重相应调整注射体积。通常，皮下和肌肉注射体积不应超过 1ml，新生儿和婴儿则需更小的给药体积。输液的药液浓度也不能过高。新生儿患者常用的制剂通常为水性溶液，需关注给药体积和（或）电解质含量会对儿童体液和电解质平衡产生影响。在只能接受极少量药物时，使用标准泵设备可能无法满足给药速率的要求，需着重关注新生儿用药中需持续静脉滴注的情况。

2.8 固定剂量复方制剂

复方制剂对于正在进行慢性病治疗（如艾滋病或结核病）患者而言，具有简化治疗和改善依从性的益处。申请人应考虑临床需求，为全部或部分目标年龄段开发与其年龄相适应的复方制剂，但是当剂量需求较为复杂或者剂量调整缺乏灵活性时，复方制剂的开发难度较大。

2.9 调制口服固体制剂

当儿童服用口服固体制剂时，即便剂型设计已考虑了年龄因素，有些儿童仍可能无法或不愿意按要求服用药物。若尚无与年龄相适应的剂型上市，申请人应研究其它给药策略，例如分散或碾碎药片，直接服用胶囊内容物或将药物与食物或饮料混合后服用。

对制剂成品的调制使用很可能会改变制剂的药学特性。因此，对任何调制使用，均应验证其对药品安全性和有效性的潜在影响。验证内容可能包括患者的可接受性、剂量准确性、与食物和饮料的相容性（例如使用中稳定性研究）、体积、数量、温度（如有特殊限制）、混合后放置时间、调制前后制剂的生物利用度或生物等效性研究，以及进行药剂调制的人员面临的安全性风险等。对于带刻痕的制剂如果在说明书中推荐使用刻痕方法分割剂量，则需对分割方法的适用性进行说明（包括分割的便利性）。

对于整片吞咽有困难的儿童而言，可将药片碾碎或将胶囊打开服用内容物，也可将药片或胶囊的内容物分散或溶解在液体中给药。注意并非所有的片剂都适合碾碎使用，例如肠溶片、控释片、包衣片，碾碎可能会影响吸收和药效，可能会导致局部刺激/不耐受，且很可能会导致口感不适。如果仅取部分碾碎的药片或胶囊内容物给药以减小给药剂量，则应对准确量取的简便性、给药的均一性等方面进行验证。

当原料药或剂型特性不适宜经调制后给药（例如：高毒性原料药、治疗窗窄药物），应在说明书中说明不能经调制给药。如果申请人提供了经验证备选给药策略，应在说明书中提供实施这种调制方法的操作说明，必要时需明确何种食物或饮料已经证明适合与儿童制剂混合。如果没有备选的给药策略，应在说明书中标明适当的警告和解释。

2.10 缓控释制剂

必要时，缓控释制剂应考虑儿童用药的需求。与普通剂型相比，缓控释制剂可以显著降低给药频率，从而提高儿童患者用药的依从性。

在儿童口服缓控释制剂开发过程中，需要特别注意与儿童年龄有关的生理状况及其变异性，例如胃部 pH 和胃肠道动力（胃排空、肠道转运时间），这些特性可能对药物吸收产生影响。同时还应考虑药物被儿童咀嚼的风险，因此需探讨咀嚼对制剂有效性和安全性的影响。特别是包衣缓释片和骨架缓释片，不能进行分割或咀嚼，有些还不能与食物或饮料混合，因此需要在说明书中规定药品正确的服用方法。

缓控释制剂的开发不应该受限于口服给药途径，可根据药物特性选择其他给药途径，例如经皮给药和注射给药等。

3. 辅料

选择合适的辅料是儿童药品药学开发中的关键要素之一。选择辅料时应充分考虑儿童的年龄、体重、发育程度、给药频率、计划的疗程、常用合并用药等可能导致的辅料暴露量增加等。在降低风险以及确保产品的功效、稳定性、适口性、微生物控制和剂量均匀性的前提下，应尽可能使用最少种类和最低用量的辅料。应关注潜在致敏或过敏性的辅料。注意评估辅料对原料药的吸收和生物利用度的潜在影响。由于儿童人群的特殊性，辅料可能会对正在发育的器官产生不同程度的影响，且成人与儿童之间、不同年龄的儿童之间可能具有不同的暴露量，导致毒性反应可能不同。因此，即使是已常规用于成人药品或在已获批儿童药品中使用的辅料，仍然需要评估现有资料是否支持在拟定儿童人群中使用。应结合辅料的已有信息，并参照相关指南进行儿童药品中辅料的安全性评估。评估时应考虑目标年龄段人群、适应症、给药途径及剂型类型、治疗持续时间、辅料日最大摄入量和暴露量等因素。如果支持该辅料用于拟定的儿童人群的资料不充足，则需要进一步的安全性试验。一般情况下，应结合安全性信息选择适用于目标年龄段儿童人群的辅料（可考虑参考附件 3）。

同时也必须认识到辅料的安全性问题可能只有在较大规模使用时才可能显现出来。因此，在特定的儿童药品中使用已知风险的辅料或者新辅料的额外获益应与使用其他已有安全性数据的辅料及其他剂型或给药途径进行充分权衡对比。应结合风险获益比对可能的备选方案进行研究，对药物开发的合理性进行综合说明。

本指导原则列举了部分辅料的信息，旨在提示儿童用药使用该辅料时潜在的安全性相关问题。同时汇总了一部分辅料可能存在的安全性风险示例，详见附件 4。

3.1 着色剂

在儿童制剂中使用任何着色剂均应针对目标年龄段儿童说明其潜在致敏性、目标年龄人群中最小毒理学影响、患者依从性以及避免给药剂量错误的需求。在考虑使用着色剂来区分相似的制剂时，应优先考虑是否可采用其它策略，例如形状、尺寸和印字等。应对制剂着色的必要性和所选着色剂进行合理性说明。

通常不建议在儿童药物中使用着色剂，特别是婴儿和幼儿使用的药物。儿童药物中不应使用含偶氮染料，并且应特别关注由天然着色剂引起的过敏风险。

3.2 矫味剂

应论证儿童制剂中使用特定矫味剂的合理性。尽可能提供矫味剂所有组分的定性和定量组成。还应讨论包括过敏性和致敏性风险在内的安全性问题。矫味剂的选择应基于需要调节或掩盖的味道的特征，同时也可能需要考虑目标市场的文化差异。建议使用非致龋的矫味剂。

3.3 糖类和甜味剂

良好的患者可接受性对儿童口服制剂至关重要，甜味剂在其中具有重要的作用。甜味剂的选择和浓度取决于原料药的性质和所使用的矫味剂。应论证儿童制剂中甜味剂使用的依据。还应探讨相关安全性问题，包括应限制使用某些特定糖或甜味剂的情况（例如糖尿病患者、严重肾功能不全患者、果糖不耐受患者、苯丙酮尿症患者等）。

在需要长期服用的儿童制剂中，最好避免频繁、高剂量使用甜味剂。应慎用易致龋齿的糖。应考虑多元醇（例如：山梨醇、甘露醇）可能的致泻效应，以及对渗透性和生物利用度的潜在影响等。需要说明的是多元醇在儿童中相关的阈值数据有限。

在某些情况下，还应该考虑改善口感的可替代方法（包衣、形成复合物、载体选择、黏度的调节等）。

3.4　抑菌剂

在多剂量制剂中使用抑菌剂的必要性需要有充分证明。但是对于很多抑菌剂而言，不同年龄段儿童的安全暴露水平数据仍然有限。儿童制剂的贮藏需要和最低抑菌浓度的选择应当通过风险获益平衡来进行说明。

应探讨用于目标年龄人群抑菌体系的适用性。如果无法获得与儿童有关的安全性数据，则申请人应基于成人的可接受阈值评估其在儿童中暴露水平的合理性，并且考虑其他可替代剂型。

鼓励申请人针对儿童药品开发时探索不含抑菌剂的开发策略。

不建议儿童用眼科制剂中添加抑菌剂，尤其是新生儿用药。眼科制剂如需要添加抑菌剂，应考虑不含汞的抑菌剂。

3.5　增溶剂

应关注增溶剂和处方的安全性，例如，高渗透性或其他局部毒性对婴儿肠道组织造成刺激和损伤的风险。非肠道制剂中增溶剂的风险高于口服制剂。

4. 包装系统、给药装置、量取装置

包装系统、给药装置和量取装置的选择应充分考虑不同年龄段儿童的特点，并特别关注给药剂量的准确性、给药便捷性和儿童的可接受性，尽量降低给药错误的风险。还需考虑开展必要的包装系统、给药装置和量取装置等与药物的相容性研究。

4.1　包装系统

包装系统应能区别药品与糖果、玩具，降低药品对儿童的吸引力；必须考虑将药物包装在防儿童开启的容器内，如儿童防护封闭设备/儿童安全盖，以避免误服。

目标人群是学龄儿童和青少年的儿童制剂，为方便携带可考虑按每日剂量独立包装。

4.2　给药装置和/或量取装置

应特别关注儿童制剂给药的便捷性和剂量的准确性，特别是治疗窗窄的药物。

液体制剂的物理特性（特别是黏度）对量取的准确性具有关键影响，为保证给药剂量的准确性，应对儿童制剂和量取装置的联合使用进行研究。一般情况下，儿童用液体制剂应提供量取装置。如经论证使用普通量取装置也能准确给药，如量勺或量杯，则可不必提供量取装置，但应在说明书中明确所推荐的量取装置类型。

量取装置的标称容积和刻度应根据药物推荐剂量、剂量过量或不足的风险，以及多剂量给药的特点确定。量取装置须有清晰的刻度。此外，有些量取装置（如口腔注射器）可能存在死体积，死体积对量取准确性的影响随着量取体积的减少而增加，因此对此类量取装置应进行相应的研究以保证量取最小给药体积时的准确性。

多数情况下，口服制剂的量取装置经过充分清洗可重复使用，此时应在说明书和包装标签中列出清洗方法。某些情况下，量取装置不正确的清洗会导致给药剂量误差，应评估这种误差对儿童健康带来的风险并应在包装标签中给予适当警告。

4.3 其他装置

对于需使用特殊给药装置（如面罩、雾化器）的药物，应证明装置对于目标年龄人群的适用性、给药的便利性以及日常使用时装置的耐用性等。如果尚无商业化供应，则制剂中应配备给药装置。

5. 患者可接受性

患者的可接受性可能对患者依从性产生显著影响，从而对药物的安全性和有效性产生影响。患者可接受性取决于多种因素，其中药物特性相关的因素包括：适口性、易吞咽性（例如：口味、大小、质地）；外观（例如：颜色、形状、刻字、刻痕）；给药的复杂性；给药剂量（例如：给药体积、片剂服用数量等）；给药频率和疗程；给药装置；初级和次级包装系统；儿童实际给药方式以及相关的疼痛或不适。其他因素还包括：特定年龄组的剂型适用性、标签信息的清晰度和准确度、说明书等。

评估儿童制剂的患者可接受性是药学和临床开发中必不可少的一部分。应优先以儿童为研究对象进行患者可接受性的临床研究，在不进行儿童临床研究或者儿童临床研究不包括患者可接受性研究的情况下，应通过其它方式证明拟上市的药物具有良好的患者可接受性，例如：参考文献或者通过专门的成人组研究。已上市药品的可接受性可通过其在药物开发阶段的试验和上市后经验进行确认，当发生可能对患者可接受性产生影响的变更时，如改变已获批的处方组成、包装或者说明书，应探讨和研究变更的影响，并对儿童患者可接受性进行再确认，确保在药品的整个生命周期中都具有充分的患者可接受性。

目前可接受性研究尚无国际统一的试验方法，申请人应基于获益 - 风险的考虑，探讨和论证所选择的患者可接受性试验方法的适用性和应用范围的合理性，如群体水平引入的风险（例如抗菌药物的患者可接受性较差，可导致微生物产生耐药性），还应该考虑目标年龄段儿童人群的特征、儿童药物相关情况、单剂量或多剂量使用、人为因素接受度研究、治疗周期以及联合用药情况。

5.1　适口性

适口性是指对一种药物（通常是口服制剂）的总体评价，包括气味、味道、余味和质地的总体感受。儿童药物具有合适的适口性才能保证剂量的可接受性和给药方案的依从性。适口性取决于原料药的特性、处方工艺以及辅料的特性。应该在药物开发的早期阶段考察原料药的适口性信息（除非另有说明，是指原料药自身的性质，即不与食物、饮料或乳汁等混合时的情况），有助于剂型和给药途径的选择。通常，应考虑开发具有温和味道的药品，尤其是用于治疗慢性疾病的药物，长期重复给药会使强烈的味道变得不适口。在产品开发中应论证具有预期目标适口性（中性或特定味道）的处方开发的合理性。

可采取一些改善儿童制剂适口性的措施，包括：适宜的辅料选择（包括掩味剂、甜味剂和矫味剂）、改变原辅料粒度、选择原料药不同盐型、原料药包衣、制剂包衣、使用络合剂（例如环糊精）或改变液体制剂的规格以降低溶液中游离活性成分的含量。

5.2　与食物、饮料或乳汁等混合

有些情况下，为了改善给药的难易程度和患者可接受性，可能需将药物与食物、饮料或乳汁等混合。应考虑混合使用物对制剂特性的实际影响，例如可接受性、相容性和稳定性，并在说明书中明确说明何种食物、饮料或乳汁等可与儿童制剂混合，及其混合方式。对于不适合此类混合给药的情况以及应避免同服的食物，应在说明书中提供适当的警告和解释。如果尚未进行研究，也应在说明书中说明。同时说明书中需声明，如医护人员或使用者采用说明书规定以外的方式混合，则应对此承担责任。

应考察药物对儿童的吸引力，权衡患者可接受性较差和误食之间的风险［应注意，儿童制剂不能对儿童有太强的吸引力（糖果样），以避免增加意外中毒的风险］，并在药学开发各个方面予以充分讨论，例如：剂型、处方、规格以及内外包装。在确定最终上市剂型前，应从患者和看护者的角度对儿童人群替代给药方法的适宜性进行调查，比如口味/适口性、调制的便利性和准确性、多种因素引起生物利用度改变的可能性。

6. 给药频率

综合考虑原料药的特性、剂型、药动学、药效学、适应症、儿童用药依从性和看护者给药便捷性等选择适合的给药频率。一般对于每日给药频率超过两次的儿童用药，应特别关注儿童用药的依从性和看护者的便利性。

7. 说明书

在产品开发期间，注意应在药品说明书中提供全面的已有药物信息并指导如何正确给药，可选择用图示或图像标明给药时间、给药方式和给药途径等信息，以同时满足看护者和儿童的阅读需求。若有特殊给药方案则需在说明书中说明，例如与食物、饮料或乳汁等混合使用，给药装置重复使用时的清洗等。

参考文献

1. ICH E11（R1）：Addendum to ICH E11：Clinical Investigation of Medicinal Products in The Pediatric Population. July，2017.

2. WHO Technical Report Series，No. 970，2012. Annex 5. Development of Paediatric Medicines：Points to Consider in Formulation.

3. EMA（2014），Guideline on Pharmaceutical Development of Medicines for Paediatric Use.

4. EMA（2008），Concept Paper on The Development of A Quality Guideline on Pharmaceutical Development of Medicines for Paediatric Use.

5. EMA（2019），Annex to the European Commission Guideline on 'Excipients in The Labelling and Package Leaflet of Medicinal Products for Human Use'（SANTE-2017-11668）.

6. STEP database［DB/OL］. https：//step-db.ucl.ac.uk/eupfi.

7. D. Bar-Shalom and K. Rose（eds.），Pediatric Formulations：A Roadmap，AAPS Advances in the Pharmaceutical Sciences Series 11，DOI 10.1007/978-1-4899-8011-3，American Association of Pharmaceutical Scientists 2014.

8. Robert G. Strickley. Pediatric Oral Formulations：An Updated Review of Commercially Available Pediatric Oral Formulations Since 2007. Journal of Pharmaceutical Sciences. 108（2019）1335-1365.

附件 1　给药途径 / 剂型与年龄的关系示例

基于生理特点、药代动力学和药效学的不同，可参照人用药品注册技术要求国际协调会（ICH）E11（R1）的建议将儿童人群划分为以下年龄组：

- ·早产新生儿；
- ·足月新生儿（0~27 天）；
- ·婴幼儿（28 天~23 个月）；
- ·儿童（2~11 周岁）；
- ·青少年（12 至 16~18 周岁 < 取决于不同地区 >）。

基于已有文献和技术指导原则的相关信息，表 1 列举了不同年龄段儿童对于部分给药途径和剂型的可接受性调研结果。需说明的是，下表数据来源有限，且不同儿童患者对某些剂型的接受性很大程度上取决于孩子的情绪、疾病、照顾者的影响、文化和 / 或地区习惯等，因此仅供申请人进行初步的参考。

表 1　给药途径 / 剂型与年龄的关系示例

给药途径 剂型	早产儿	新生儿	婴幼儿	儿童 * 2~5 岁	儿童 * 6~11 岁	青少年
口服						
溶液剂 / 滴剂	2	4	5	5	4	4
乳剂 / 混悬剂	2	3	4	5	4	4
散剂 / 颗粒剂	1	2	2	4	4	5
片剂	1	1	1	3	4	5
胶囊剂	1	1	1	2	4	5
口崩片	1	2	3	4	5	5
咀嚼片	1	1	1	3	5	5
经鼻						
鼻喷剂	3	4	4	4	4	4
半固体鼻腔制剂	2	3	3	4	4	4
直肠						
栓剂	4	5	5	4	3	3
灌肠剂	5	4	4	3	3	2
直肠胶囊	2	3	4	4	4	3

给药途径 剂型	早产儿	新生儿	婴幼儿	儿童 * 2~5 岁	儿童 * 6~11 岁	青少年
经皮 / 透皮						
乳膏剂、凝胶剂	4	4	4	5	5	5
溶液剂	4	4	4	5	4	4
透皮贴剂	1	2	2	4	4	5
注射						
静脉溶液	5	4	4	4	4	3
肌肉注射	3	3	3	4	4	3
皮下注射	4	4	4	4	4	3
泵系统	5	4	4	4	4	3
吸入						
喷雾器	2	3	4	5	4	3
定量吸入剂	1	3	4	5	4	4
干粉吸入剂	1	1	3	4	5	5
眼用						
滴眼剂	3	4	4	4	5	5
半固体眼用制剂	2	3	4	4	4	4

上表中的数字可按以下情况理解：

（1）对于低龄儿童主要说明给药途径和剂型的适宜性：1 为不适宜、2 为适用但存在问题、3 为适用但不优选、4 为适用性良好、5 为最适宜和优选剂型；

（2）对于更高年龄的儿童上述剂型也许都可使用，但是随着年龄增长儿童对剂型的喜好可能更为重要：1 为不接受、2 为有保留的可接受、3 为可接受、4 为优选可接受、5 为最优选剂型。

＊依据 2 到 11 岁之间的儿童处理某些剂型方面能力的不同，上表将'儿童'划分为学龄前儿童（2~5 岁）和学生（6~11 岁）。

附件 2 口服给药剂型的选择决策树

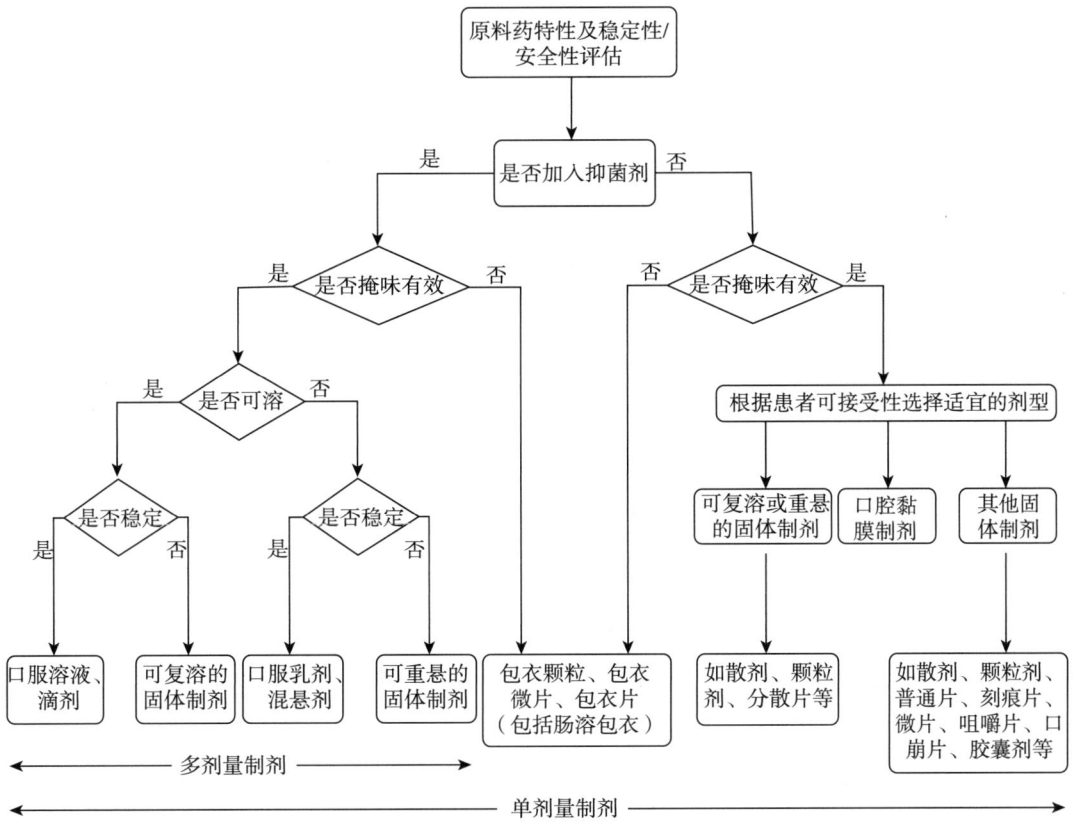

附件 3 基于安全性评估选择辅料

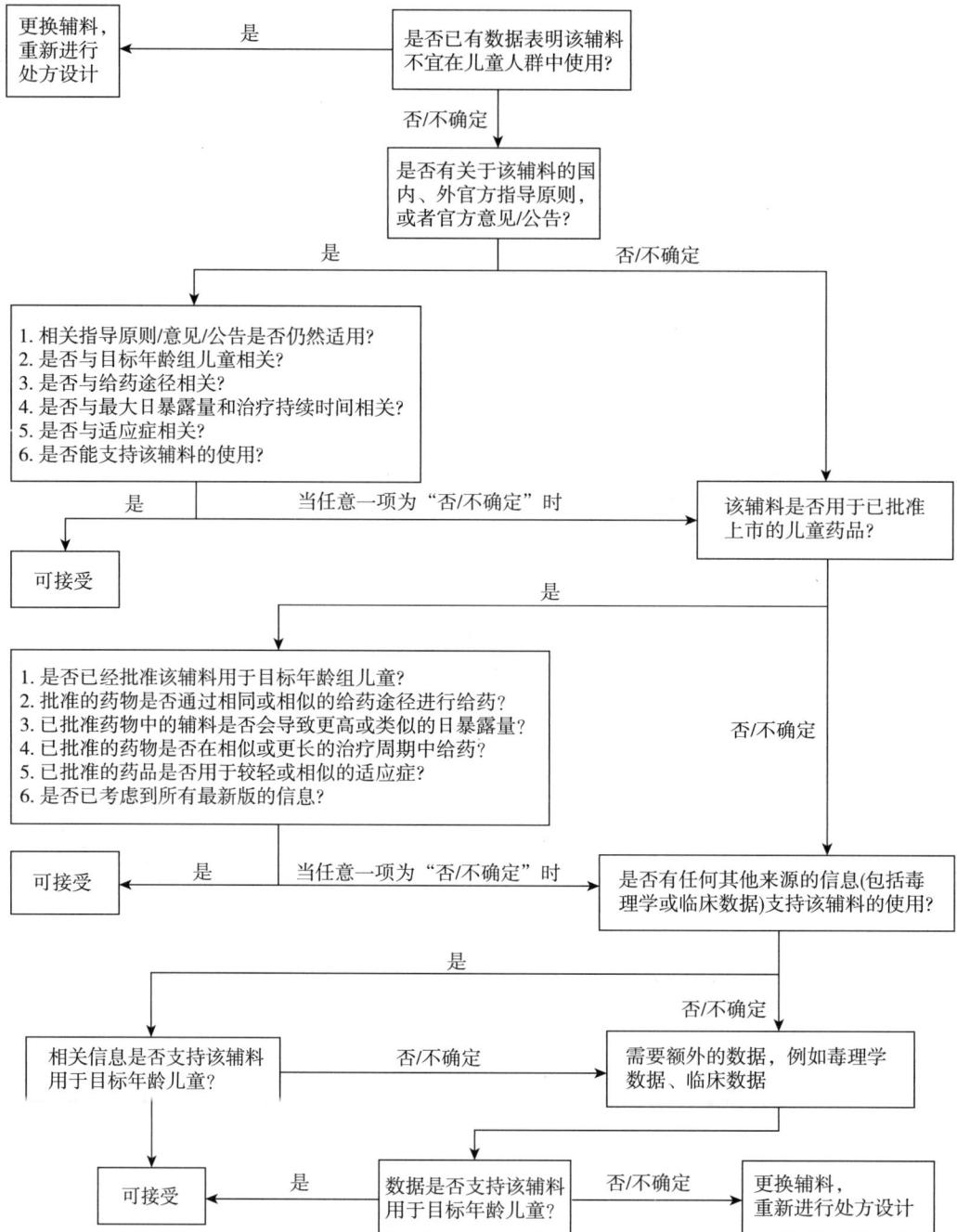

```
┌──────────┐              是        ┌────────────────────┐
│更换辅料，  │◄──────────────────── │是否已有数据表明该辅料│
│重新进行    │                      │不宜在儿童人群中使用？│
│处方设计    │                      └────────────────────┘
└──────────┘                                │
                                       否/不确定
                                            ▼
                              ┌────────────────────┐
                              │是否有关于该辅料的国  │
                              │内、外官方指导原则，  │
                              │或者官方意见/公告？   │
                              └────────────────────┘
                    是                          否/不确定
```

```
┌──────────────────────────────────────┐
│1. 相关指导原则/意见/公告是否仍然适用？   │
│2. 是否与目标年龄组儿童相关？            │
│3. 是否与给药途径相关？                 │
│4. 是否与最大日暴露量和治疗持续时间相关？ │
│5. 是否与适应症相关？                   │
│6. 是否能支持该辅料的使用？             │
└──────────────────────────────────────┘
       是          当任意一项为"否/不确定"时
       ▼                                    ┌────────────────────┐
┌──────────┐                                │该辅料是否用于已批准  │
│可接受    │                                │上市的儿童药品？     │
└──────────┘                                └────────────────────┘
                          是
```

```
┌──────────────────────────────────────────────┐
│1. 是否已经批准该辅料用于目标年龄组儿童？         │
│2. 批准的药物是否通过相同或相似的给药途径进行给药？│
│3. 已批准药物中的辅料是否会导致更高或类似的日暴露量？│
│4. 已批准的药物是否在相似或更长的治疗周期中给药？  │
│5. 已批准的药品是否用于较轻或相似的适应症？       │
│6. 是否已考虑到所有最新版的信息？                │
└──────────────────────────────────────────────┘
                                          否/不确定
       是          当任意一项为"否/不确定"时
┌──────────┐                        ┌────────────────────┐
│可接受    │◄──────────────────────│是否有任何其他来源的信息(包括毒│
└──────────┘                        │理学或临床数据)支持该辅料的使用？│
                                    └────────────────────┘
       是                                    否/不确定
```

```
┌────────────────────┐     否/不确定    ┌────────────────────┐
│相关信息是否支持该辅料│────────────────►│需要额外的数据，例如毒理学│
│用于目标年龄儿童？   │                 │数据、临床数据       │
└────────────────────┘                 └────────────────────┘
       是                                        │
       ▼                                         ▼
┌──────────┐      是      ┌────────────────────┐  否/不确定  ┌──────────┐
│可接受    │◄────────────│数据是否支持该辅料    │───────────►│更换辅料，  │
└──────────┘             │用于目标年龄儿童？   │            │重新进行处方设计│
                         └────────────────────┘            └──────────┘
```

附件 4　辅料安全性风险示例

辅料名称	给药途径	潜在安全性风险提示
偶氮染料、喹啉染料、三苯甲烷染料、氧杂蒽染料	口服给药	可能导致儿童患者人群产生过敏反应等副作用
苯甲酸和苯甲酸盐	注射给药	在注射剂中使用苯甲酸、苯甲酸钠和苯甲酸钾可能增加新生儿黄疸的风险
	局部给药	可能会导致局部刺激反应，关注对新生儿未成熟皮肤的相关影响
苯甲醇	口服给药和注射给药	可能与幼儿严重的不良反应及呼吸系统问题相关。除非医生建议，否则不应给早产儿、新生儿使用。除非医生或药师建议，否则不要在幼儿（小于 3 岁）中使用超过一周。本品在幼儿体内会蓄积而引起风险。含有苯甲醇的产品肌肉注射时可引起儿童臀肌挛缩症。苯甲醇可能会引起注射疼痛
	局部给药	苯甲醇可能导致局部刺激
硼酸（和硼酸盐）	所有给药途径	不建议给 18 岁以下的儿童人群使用，因为可能会影响生育能力
环糊精	所有给药途径	关于环糊精对 2 岁以下儿童影响的信息不足，因此应该根据风险获益比对每个案例进行专门判断
	口服给药	环糊精可能会引起消化问题如腹泻等
	注射给药	如果患有肾脏疾病，在接受含环糊精的药品之前应咨询医生。在小于 2 岁的儿童中，肾小球功能较低可能有助于防止肾毒性，但可导致血液中环糊精水平升高。对于中度至重度肾功能不全的患者，可能会出现环糊精积聚
乙醇	口服给药；注射给药；吸入给药	在儿童患者中使用含有乙醇的药品具有严重的急性毒性和慢性毒性风险。如果没有确切的疗效，不建议给儿童服用乙醇，特别是大量乙醇。若必须使用乙醇，则建议乙醇使用量应尽可能小，应提供关于乙醇用量的充分支持数据
有机汞（如硫柳汞、苯汞硝酸/醋酸/硼酸盐）	眼部给药	可能会导致过敏反应 眼科制剂应考虑不含汞的抑菌剂，儿童用的眼科制剂中不建议添加抑菌剂，尤其是新生儿用药
	注射给药	可能会出现过敏反应 如果曾经在使用疫苗后出现过敏，应予以关注
	局部给药	可能引起局部刺激（如接触性皮炎）或者皮肤变色

辅料名称	给药途径	潜在安全性风险提示
丙二醇和丙二醇酯	口服给药；注射给药	由于 4 岁以下的儿童患者代谢途径有限，因此可能造成丙二醇在体内蓄积，可能的副作用包括中枢神经系统毒性、高渗透压引起的腹泻等
	黏膜给药	丙二醇可引起皮肤刺激，应关注 4 岁以下幼儿有开放性伤口或皮肤破损的情形
山梨醇 / 果糖	静脉给药	婴儿和幼儿（2 岁以下）可能尚未确认是否患有遗传性果糖不耐受（HFI），因此静脉注射含有山梨醇 / 果糖的药物可能会危及生命
PEG	注射给药	早产儿、新生儿或小于 6 个月婴儿注射时可能出现代谢酸中毒
聚山梨酯 20/40/60/65/80	注射给药	早产儿、新生儿或小于 6 个月婴儿注射时可能出现肝肾衰竭

注：本附件中所述辅料的风险提示信息来源于国内外既有指导原则和相关文献，建议申请人参考使用时关注最新版本。

非临床

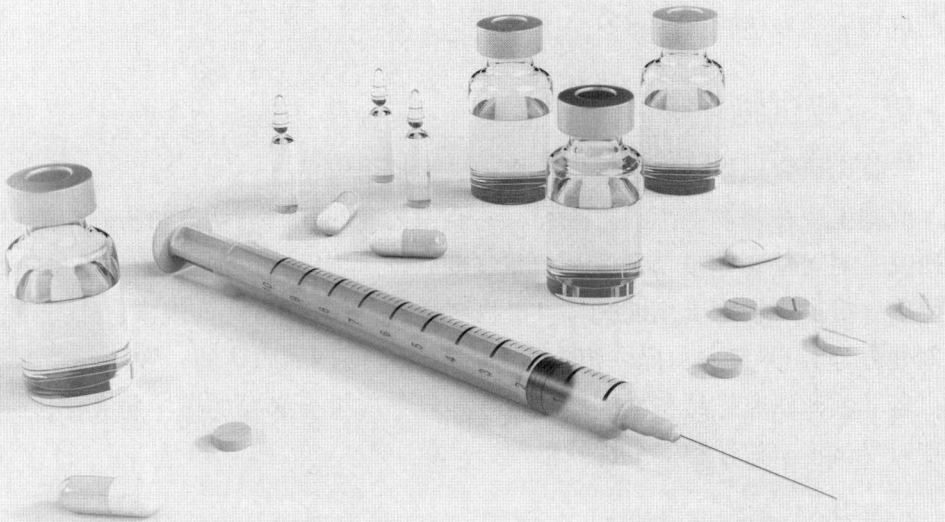

新型冠状病毒预防用疫苗非临床有效性研究与评价技术要点（试行）

一、前言

新型冠状病毒预防用疫苗（简称新冠疫苗）是预防和控制新冠病毒感染所致疾病（COVID-19）的创新型疫苗。为了积极应对新冠肺炎的疫情，加快相关疫苗的研发，结合近期疫苗研发中出现的新问题、疫苗研发工作的新需要，特制定本技术要点，供研究与评价参考。

目前，新冠疫苗的研发主要包括病毒灭活疫苗、基因工程重组疫苗、病毒载体类疫苗、核酸类疫苗（DNA、mRNA）等。应根据各类疫苗特性开展相关药效学研究。

本技术要点是根据预防用疫苗相关非临床研究技术指导原则，同时考虑当前COVID-19 病毒疫情的紧急状态，经过多次专家会议讨论，基于现有科学认知水平形成的共识，用于指导应急状态下新冠疫苗药效学的评价。鉴于生物医学新技术和基础免疫学的迅速发展，本技术要点将随着对新冠病毒生物学特性和新冠肺炎病理病程认知程度的深入、模型建立的进展、相关研究数据的积累和疫情形势的变化，不断进行完善和适时更新。

二、受试物

非临床研究用受试物应能代表临床试验拟用样品。

原则上应在基本生产工艺流程、主要工艺参数及制剂处方初步确定后进行药效学研究，对可能影响疫苗质量属性的关键工艺（如制剂处方等）应尽量不做变更。应明确并提供非临床研究批次与申报临床样品的药学差异（如规模、生产工艺参数、制剂处方等），并考虑和提供相应的考察指标证明产品质量的一致性。

若非临床研究样品与临床样品存在差异，应进行必要的桥接研究，以评估药学改变对受试物有效性和安全性的影响。

三、药效学研究

开展临床试验前，需提供疫苗免疫原性、体内保护力等药效学研究数据。

（一）免疫原性

应建立适当的试验方法评价疫苗的免疫原性。

临床前动物免疫原性试验不仅可以为疫苗进入临床试验提供支持，而且可以为安全性评价的试验方案设计（如实验动物选择、免疫途径、剂量、频率等）和临床试验方案的制订提供参考[1]。

1. 试验设计

应根据疫苗类别及作用机理，开展免疫原性研究。考虑到新冠疫苗的有效性机制尚不清楚，建议在多种动物种属中评价疫苗的免疫原性，探索不同免疫剂量、免疫途径、免疫程序与免疫应答水平及持续时间的关系，并根据试验结果优化免疫程序，确定最低有效剂量。

对于含佐剂疫苗，需对添加佐剂的必要性及剂量的合理性进行探索。对于铝佐剂，可参照 2019 年国家药品监督管理局发布的《预防用含铝佐剂疫苗技术指导原则》[2]进行相关研究。

2. 评价指标

免疫原性试验考察疫苗在动物体内引起的与人体相关的免疫应答。体液免疫主要测定动物血清结合抗体和中和抗体效价，对于可同时诱导其他免疫应答（细胞免疫、黏膜免疫等）的疫苗，如核酸疫苗、鼻喷疫苗等，还需对疫苗诱导相应反应的类型和 / 或程度进行研究。必要时，疫苗在临床前还应进行其它与免疫应答有关的研究。

（二）动物保护力

应采用新冠病毒攻击试验评价疫苗的保护效果，建立免疫剂量与生物效价的关系。

1. 动物种属选择

应至少采用一种相关动物评价疫苗的保护力，病毒感染动物模型的临床病理特征及进展程度应与人相似。应探讨动物模型合理的攻毒时间、攻毒途径、攻毒剂量及攻毒后观察时间。

目前可用的动物种属包括恒河猴 / 食蟹猴、hACE2 转基因小鼠等，攻毒方式有滴鼻或气管插管，一般以动物形成中度及以上间质性肺炎和一定程度的病毒载量升高为模型建立成功标准。不同实验室和动物种属的组织损伤和病毒载量升高程度可能存在差异。

采用动物免疫血清进行的攻毒试验不能替代疫苗免疫攻毒试验用于说明疫苗的保护作用。

2. 试验设计

应采用可进行统计学分析的动物数量开展试验。应根据疫苗自身特点和免疫原性试验结果，选择最佳免疫途径及免疫程序进行免疫，免疫途径应与临床免疫途径一致，所用免疫程序应能支持临床拟定试验方案的有效性。应根据疫苗免疫应答特征选择最佳攻毒时间，并采用临床分离病毒株进行攻毒。攻毒后观察时间应涵盖病毒载量达峰和 / 或疫苗最佳免疫应答时间，一般认为攻毒后 7 天达到病毒复制和组织损伤高峰，可根据疫苗免疫应答特点和动物毒性表现等具体情况适当调整观察时间。

3. 评价指标

一般包括体重、体温、肺组织病理学检查和病毒载量的测定，以肺部病毒载量下降（≥ 2 个 log）和肺部病理改善为有效性评价的基本要求。根据不同实验室的条件和能力可进行其他指标检测，如咽拭子、鼻拭子、肛拭子、肺泡灌洗液病毒载量及肺部影像学等。建议测定中和抗体水平，探索抗体水平与病毒载量及肺部病理改变的相关性。

建议攻毒试验中观察抗体介导的感染增强作用（antibody dependent enhancement, ADE）、疫苗增强性疾病（vaccine-enhanced disease, VED）相关指标，结合疫苗诱导细胞免疫应答类型 / 程度，初步评价疫苗潜在的 ADE、VED 风险。

四、其他

新冠疫苗有效性研究除参照本技术要点的建议外，同时参考已发布的预防用疫苗研究的相关指导原则和技术规范等相关技术要求，兼顾科学认知的深入，不断完善和适时更新有效性研究与评价技术要点。

参考文献

1. CDE.《预防用生物制品临床前安全性评价技术审评一般原则》［EB/OL］.［2008-09-04］（2020-04-14）

http：//www.cde.org.cn/zdyz.do?method=largePage&id=55

2. NMPA.《预防用含铝佐剂疫苗技术指导原则》［EB/OL］.［2019-12-09］（2020-04-14）

http：//www.nmpa.gov.cn/WS04/CL2138/372062.html

临 床

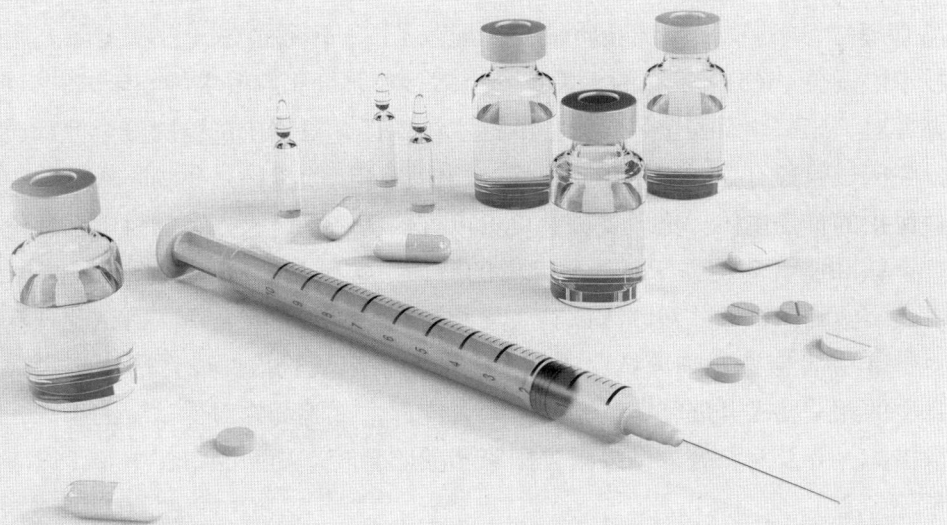

新冠肺炎疫情期间药物临床试验管理指导原则（试行）

新冠肺炎疫情期间的药物临床试验面临诸多困难和挑战。药物临床试验从启动、实施到完成研究报告均需要一些特殊考虑。为保护受试者安全，落实临床试验申办者（以下简称申办者）主体责任，保证临床试验质量和数据真实、准确、完整和可追溯，药品监督管理部门与申办者、研究者共同讨论制定相关措施以完善特殊时期的药物临床试验管理工作。

该指导原则对疫情期间应急批准的新冠肺炎药物（包括疫苗）临床试验和其他在研药物临床试验提出建议，供申办者和研究者参考。

一、基本原则

（一）受试者保护原则

药物临床试验应优先保护受试者的权利和利益，应严格遵守《中华人民共和国药品管理法》《药物临床试验质量管理规范》（以下简称 GCP）和国际人用药品注册技术协调会（ICH）发布的相关技术指南，在符合相应要求的临床试验机构实施。申办者对临床试验及安全风险管控承担主体责任，对临床试验的安全性和质量负总责，临床试验各有关方承担相应责任。药物临床试验机构是药物临床试验中受试者权益保护的责任主体。伦理委员会负责审查药物临床试验方案的科学性和伦理合理性，审核和监督药物临床试验研究者的资质、监督药物临床试验开展情况[1]。研究者是实施临床试验并对临床试验质量及受试者权益和安全负责的试验现场的负责人[2]。申办者应按照临床试验通知书、药物临床试验批件或者药物临床试验备案信息中的相关要求开展临床试验。申办者应评估试验药物对受试者的影响，必要时采取措施，并及时将处理结果报告国家药品监督管理局药品审评中心（以下简称药品审评中心）。

疫情期间，参加临床试验的所有人员应按照国家发布的新冠肺炎疫情防控工作要求采取个人防护措施，特别是应加强受试者个人防护管理，切实保护受试者。

（二）药物警戒与风险管理

申办者应加强临床试验期间药物警戒体系建设。应严格按照药物警戒工作要求开展安全信号监测、风险识别、风险评估和风险控制，按要求及时上报可疑且非预期严重不良反应（SUSAR）、其它潜在的严重安全性风险信息，实施有效的风险控制措施。

应针对已知和潜在风险制定完善的风险管理计划，制定科学严谨的临床试验方案和知情同意书，并根据疫情和研究进展不断进行更新和完善。

申办者应制定明确的停药标准，若发现存在安全性问题或者其他风险，应及时调整临床试验方案、暂停或者终止临床试验，并及时报告研究者、临床试验机构和药品审评中心。建议针对安全性风险及时向药品审评中心提出沟通交流。

申办者应考虑建立数据与安全监查委员会（DSMB），定期对临床试验的进展、安全性数据和重要的有效性终点进行评估。

（三）遵循药物临床试验质量管理规范

参与临床试验的各方应严格遵循药物临床试验质量管理规范的各项要求，确保试验数据真实、完整、可靠。各方应认真履行临床试验中的相关职责，确保任何一方在疫情期间履职到位。申办者和研究者因疫情等直接或间接原因导致的方案偏离，应及时评估风险，并根据相关要求如实记录，涉及受试者安全的应及时报告伦理委员会。伦理委员会应及时对接收到的各类报告依据标准操作规程进行审查并作出结论，尽到保护受试者权益的责任，不应因审查不及时而延误受试者得到及时的治疗、检查和评估。

疫情期间会面临涉及临床试验方案变更、试验场所改变、新研究者加入、各方计划外沟通交流等，这些均应如实记录并存档备查。对于应报伦理委员会审查的临床试验方案、知情同意书以及伦理委员会履行其职责所需要的其他文件的变更，应当及时报伦理委员会审查。临床试验期间记录的原始文件应完整保存，除正常记录受试者的各类试验相关信息外，因疫情原因导致受试者的任何与试验相关的方案偏离、退出或终止试验、安全性信息等均应按照 GCP 中原始文件的要求进行记录、修改和报告。

二、新冠肺炎药物的临床试验管理

（一）强化药物临床试验信息及时报告和风险评估

对于经《国家食品药品监督管理局药品特别审批程序》（局令第 21 号）批准开展的新冠肺炎药物临床试验[3]，药品审评中心组织制定每日简要研究信息报告模板。申办者应按照相关要求，向药品审评中心每日报告临床试验进展及安全性汇总信息，并主动开展风险评估，制定相应风险控制措施。若当日无进展或新的信息，也需简单说明。药品审评中心对申办者每日报告的临床试验进展、安全性信息以及风险控制措施开展风险识别和评估，可以根据审查情况，要求申办者调整报告周期，及时递交研发期间安全性更新报告[4]，必要时提出风险控制建议或者风险沟通交流。

申办者在临床试验启动前应完善并向药品审评中心报送临床试验方案、研究者手册、知情同意书、伦理委员会批件等重要技术及合规性文件。若临床试验过程中对相关文件进行了更新，应报伦理委员会审查后，及时报送药品审评中心。

（二）临床试验方案设计和实施的考虑

在临床试验设计和实施过程中，申办者应充分考虑紧急状态下临床试验开展可能面临的问题，结合对疾病认知的进展和科学评价的需要，对临床试验设计中受试者入组、评价指标和评价方法、随访策略等进行详细说明，以确保受试者安全和试验顺利开展。必要时可与药品审评中心进行沟通交流。

（三）临床试验实施地点的管理

未进行药物临床试验机构备案的新冠肺炎救治定点医院，应按照《药物临床试验机构管理规定》完成备案。对于方舱医院、医疗救治队等特殊情况，必要时可事前与相关管理部门进行沟通确认。

（四）临床试验监查和稽查的特殊考虑

在临床试验监查和稽查方面，如果现场监查可以运行，其监查范围应当充分考虑相关法规的限制、监查的紧迫性以及临床试验机构工作人员的可行性，并且应在临床试验机构同意的情况下进行。临时替代措施可能包括取消或推迟现场监查访视、延长监查访视的间隔、进行电话和视频访问、采取中心化监查和远程监查[5, 6]。中心化监查可通过电子化系统（如：电子数据采集系统等）进行，动态监测临床试验实施情况，以确保数据质量。远程监查主要关注原始数据溯源，因可能涉及受试者隐私，应在保证受试者隐私安全的前提下慎重选择。采取任何替代措施时应考虑不给临床试验机构工作人员和设备带来额外负担。申办者应仔细记录无法或不得不延迟对临床试验机构进行监查的情况、监查结果及相关措施，并制定措施，待情况恢复正常后，加强后续监查。

稽查通常应该推迟或者取消。对于稽查被认为是必不可少的关键试验，在与研究者及临床试验机构达成一致后可考虑进行现场或远程稽查。

三、其它在研药物的临床试验管理

受疫情影响，目前正在开展临床试验或者即将开展临床试验的实施进程可能会面临诸多实际困难。如果临床试验机构人员或者受试者感染新冠肺炎病毒（2019-nCoV），这将会面临可能来自人员隔离、临床试验机构关闭、试验药物无法发送和使用、受试者脱落、相关检验检查不能按要求完成等各方面的挑战，这些挑战会导致不可避免的试验方案偏离。因此，应加强从受试者招募开始到临床试验结束的全过程的风险和质量管理。所有应对疫情所采取的措施，目的均应是最大程度地保护受试者安全，尽可能保证试验数据的质量，将疫情对临床试验完整性的影响降至最低。根据近期国内临床试验机构、研究者和申办者正在尝试采用的一些改进措施，可考虑采取如下临床试验安全管理措施。

（一）重新评估临床试验的启动和进行

1. 启动新临床试验和招募新受试者

申办者应严格评估启动新临床试验或招募新受试者的可行性，需重点关注对受试者安全的影响，综合考虑试验药物的特点、临床试验各相关方安全监测的能力、疫情对试验药物供应链的潜在影响、所涉及疾病的性质以及临床试验机构所在地区采取的疫情防控措施等。鼓励申办者建立 DSMB，充分发挥 DSMB 在评估受试者安全（如疫情对临床试验按方案实施的影响是否给受试者带来了新的安全风险、临床试验实施的变更给受试者安全带来的影响等）中的作用，最大程度保护受试者安全。

2. 关闭临床试验机构和启动新临床试验机构

如果某个机构因为疫情无法继续参与临床研究，则申办者应考虑是否将其关闭，以及如何在不损害已入组受试者安全和数据质量的前提下进行。如果必须关闭试验机构，则应在征得受试者同意的情况下，将受试者转移到可开展试验的临床试验机构，例如远离风险区或离家较近的试验机构、已经开展试验的试验机构或者可能产生的新试验机构。

在应急情况下，除非没有其他解决方案，通常不建议启动新临床试验机构。如果需要紧急启动新临床试验机构进行关键性试验访视，可以先作为紧急安全措施实施，在药品审评中心药物临床试验登记与信息公示平台进行信息更新并提交公示。若涉及重大方案变更，应提交补充申请。

如需要转移受试者，受试者、申办者、研究者（接收机构和转出机构）及临床试验机构应就转移相关事项达成一致，明确双方机构的研究者责任。受试者转移的情况应经双方的伦理委员会同意，必要时，可重新签署知情同意书。转出机构应提供转移之前的信息和数据，以确保接收机构在保证受试者安全的条件下继续进行试验，接收机构负责提供转移之后的信息和数据。应考虑转移过程对于受试者的影响并作出合理安排。

3. 暂停或终止治疗

申办者应与研究者协商，决定是否暂停或者终止治疗，并及时报告伦理委员会，以确保受试者安全。应考虑受试者是否可能从试验药物治疗中获益、是否有合适的替代治疗、所治疗疾病或状态的严重程度、更换其他治疗所涉及的风险等。某些情况下，即使只是暂停试验药物，也有可能损害受试者安全，应考虑采取措施予以避免。

由于缺乏试验药物供应、无法管理或者确保试验药物的安全使用，可能有必要停止试验药物的使用。对个别受试者而言，如研究者认为试验药物对其有临床益处，停止试验药物可能会带来重大风险，申办者应就此与监督管理部门及时沟通，确认后考虑修改方案，使试验药物仅用于那些有明显获益的受试者，而对其他受试者停止治疗。受试者被终止试验药物治疗后，应给予其适当的管理，以确保其安全[5]。

（二）改进临床试验安全管理的可能措施

新冠肺炎疫情会导致交通受限和临床试验机构限制。当临床试验面临试验药物发送、用药后检查、随访等实际困难时，建议申办者提出可行的替代方法，应保证受试者安全和权益，确保能够获得研究数据，并保证其质量和可溯源性。

1. 加强对受试者的关注

临床试验期间应加强对受试者的关注，可通过电话、微信等多种途径密切了解受试者健康状况，确认受试者是否有疫情高发区域居住史或旅行史、是否有确诊或疑似感染人群接触史、发热门诊就诊史等，一旦出现安全性问题应及时处理。

2. 受试者的访视

若申办者或者临床试验机构有对受试者进行 COVID-19 筛查的要求，除非申办者将收集的数据作为新的研究目标，否则即使在临床研究访视期间进行，也无需作为方案变更进行报告，但应做好相关记录。如受试者确诊为新型冠状病毒肺炎，则需要对受试者的预期风险和获益进行权衡，决定是否中断试验药物直到感染治愈或者感染排除。

对于安全性评估指标，申办者应确定是否有必要现场访视，以充分确保受试者安全。在进行风险评估后确定是否实施替代性安全评估方法，如：将现场访视转换为电话或视频访视、推迟或取消访视，确保极其必要的访视才在临床试验机构内进行；当现场访视减少或推迟时，研究者应继续通过替代方式收集不良事件；在替代的评估机构（有资质的当地实验室或影像学中心）中完成常规检查[6]。研究者应尽早对检测结果进行审阅、评估和处理，并做记录。这些替代方法应足以确保试验受试者安全。在方案未变更之前，应做好相应方案偏离的记录和说明。

对于有效性终点收集的方案修改，建议与监督管理部门进行沟通。对于未收集有效性终点的个别情况，应记录未能获得有效性评估的原因。

鉴于调整随访场点为疫情期间的临时性措施，试验的主要研究者仍然对受试者试验期间的全部试验数据的真实性、完整性和可溯源性负责，应采取措施确保场点调整后，及时收集受试者的试验记录并进行评估，必要时可与受试者所在医疗机构的收治医生沟通确认受试者情况，并如实记录。试验记录包括但不限于检验报告单、病历记录、评估报告、挂号凭证、缴费记录、医嘱单等。

3. 试验药物的发放

如果经过评估受试者仍需继续临床试验，但定期现场访视受到影响或者为了减少可避免的访视时，可能有必要变更试验药物的发放，需要考虑试验药物是否适合在受试者家中管理和一般存放、在运输过程中如何保证试验药物的稳定性不受影响、如何确保安全保管试验药物、如何对试验药物清点和治疗依从性评估进行管理等。对于试验药物发放的变更，首要目标是根据试验方案给受试者提供试验药物，以确保受试者安全和临床试验完整性。

对于通常可以自行使用的试验药物，可调整成替代的安全运送方法。可在受试者家中交付不会增加任何新的安全风险的试验药物，从而避免受试者往返临床试验现场取药。在方案变更前，应通过方案偏离记录试验药物发放方式的变化。对于通常在医疗机构才能使用的试验药物，建议与监督管理部门沟通替代性用药计划。如无合适的替代方案，在确定停止试验药物治疗时，根据获益风险评估，继续参与研究（尽管可能延迟评估）可能是一个合适的选择。

变更运输和存储安排不应违背治疗盲法设计。研究者应关注并持续与受试者沟通，并做好试验药物清点、储存条件等相关记录。

4. 知情同意的变更

已经参与临床试验的受试者可能对方案的变更等需要重新知情同意，应避免受试者仅为了重新知情同意而特意前往临床试验机构，可考虑用替代手段获得重新知情同意。例如在获得重新知情同意之前，通过邮件或者快递、电子邮件等方式将最新患者信息表和知情同意书提供给受试者。通过电话或者视频电话与受试者联系，获得口头同意并附上电子邮件等形式的确认。对于以此种方式获得的知情同意应记录在案，当受试者可以返回临床试验机构时，应该尽早通过常规知情同意程序进行确认。

（三）临床试验相关各方沟通交流

1. 申办者与监督管理部门的沟通

申办者可就疫情防控措施对临床试验计划的影响和后果、方案变更对临床试验数据解读的影响、方案变更将导致数据管理和 / 或统计分析计划的修改等问题与监督管理部门进行沟通讨论。在锁定数据库之前，申办者应在统计分析计划中说明如何处理因 COVID-19 疫情导致的方案偏离，以完成预定的统计分析。

如果新事件可能对试验的获益 / 风险平衡产生严重影响，申办者和研究者可能需要立即采取行动，以保护受试者免于急性危害，可在没有事先通知的情况下采取紧急的安全措施，但是必须尽快将信息提供给监督管理部门。如果是可能会影响受试者的安全和 / 或试验的科学价值的变更，但并不需要申办者或者研究者立即采取行动，则应将其作为重大修订提交申请。即使由于与受试者安全性无关的原因而暂停临床试验，例如为避免对医疗人员造成不必要的压力，申办者应通知监督管理部门。正在进行临床试验的医疗机构可能强制执行 COVID-19 筛查程序，如果申办者将收集的数据作为新的研究目标，需作为方案修改进行申报。

2. 申办者与研究者、临床试验机构的沟通

申办者应就试验实施的相关变更，与研究者、临床试验机构进行商定。

3. 研究者与受试者的沟通

任何情况下，让受试者及时了解可能影响他们的研究和监测计划的变化至关重要。

（四）监查和稽查

与新冠肺炎药物临床试验的监查和稽查建议一致。

（五）临床试验报告的撰写

申办者应在临床研究报告（或单独的研究特定文件）中描述针对疫情实施的应急措施、受影响的所有受试者及其参与方式的变化、应急措施对安全性和有效性结果影响的分析和讨论、方案偏离及原因、监查结果和处理等。

此外，应记录申办者、研究者及临床试验机构和伦理委员会为维护受试者安全性和研究数据完整性而开展的相关工作内容，按照 GCP 的要求妥善保存相关书面记录、文件以及往来记录等。

四、疫情期间临床试验数字化技术的应用

受疫情影响，传统临床试验面临着许多实际困难，可尝试选择远程智能临床试验方法，借助智能化临床试验管理平台及远程通讯技术，以受试者为中心开展临床试验。包括采用受试者远程访视、中心化监查、电子问卷和电子文件来实现受试者安全信息的实时监测；采用电子化患者招募，如在社交媒体或者招募平台发布试验信息进行患者招募；进行远程知情，受试者注册成功后完成电子知情同意书并获得受试者 ID；受试者通过具备药品第三方物流资质的企业在家接收试验药物以及所

需的试验室试剂盒；应用智联沟通平台保证受试者与研究者及时沟通；利用验证过的传感器与医疗器械，并通过确定新型终点进行身体指标采集；选择上门护士及就近医疗机构参与远程临床试验；建立整合技术平台等各个业务和技术模块。

随着临床试验电子化系统中远程监查和数据管理系统建设的逐渐成熟，疫情期间可采用中心化监查和远程监查相结合的数字化技术来开展药物临床试验。

参考文献

1. 国家药品监督管理局 . 国家药监局 国家卫生健康委关于发布药物临床试验机构管理规定的公告（2019 年第 101 号）[EB/OL]. http：//www.nmpa.gov.cn/ WS04 / CL2138/371670.html.2020-11-29.

2. 国家药品监督管理局 . 国家药监局 国家卫生健康委关于发布药物临床试验质量管理规范的公告（2020 年第 57 号）[EB/OL]. http：//www.nmpa.gov.cn/WS04/ CL2138/376852.html.2020-04-26.

3. 国家药品监督管理局 .《国家食品药品监督管理局药品特别审批程序》（局令第 21 号）[EB/OL]. http：//www.nmpa.gov. cn /WS04 /CL2077/300621.html. 2005-11-18.

4. 国家市场监督管理总局 .《药品注册管理办法》（国家市场监督管理总局令第 27 号）[EB/OL]. http：//gkml.samr.gov.cn/nsjg/fgs/202003/t20200330_ 3136 7 0. html.2020-03-30.

5. FDA. FDA Guidance on Conduct of Clinical Trials of Medical Products during COVID-19 Pandemic [EB/OL]. https：//www.fda.gov/regulatory-information/search-fda-guidance-documents/fda-guidance-conduct-clinical-trials-medical-products-during-covid-19-pandemic. 2020-4-16.

6. EMA. Guidance on the Management of Clinical Trials during the COVID-19（Coronavirus）pandemic [EB/OL]. https：//ec.europa.eu/health/sites/health/files/files / eudralex/vol-10/guidancecl inicaltrials_covid19_en.pdf.2020-3-27.

新型冠状病毒预防用疫苗临床研究技术指导原则（试行）

一、前言

新型冠状病毒预防用疫苗（简称新冠疫苗）是预防和控制新冠病毒感染所致疾病（COVID-19）的创新型疫苗。目前，新冠疫苗的研发包括病毒灭活疫苗、基因工程重组蛋白疫苗、病毒载体类疫苗、核酸类疫苗（质粒 DNA、mRNA）等主要技术路线和类别。

新冠疫苗临床试验应遵守疫苗临床试验相关法规、疫苗临床试验管理规范和疫苗临床试验通用技术指导原则。为了积极应对新冠肺炎的疫情，加快新冠疫苗的研发，特制定本技术指导原则。

本技术指导原则旨在满足注册法规基本原则的基础上，着重提出在新冠肺炎疫情应急情况下的相关考量和临床试验特殊考虑。

鉴于生物医学新技术的迅速发展，同时也受限于对新冠病毒的生物学特性认知，本技术指导原则还有一定的局限性，将随着认识的不断深入和相关研究数据的积累，不断进行完善和适时更新。

二、总体研究思路

（一）临床前研究的作用

新冠疫苗作为创新型疫苗，除借鉴相同技术路线 / 研发平台的其它疫苗研发和应用经验外，临床试验设计还应充分利用本疫苗非临床研究结果。如动物免疫原性、攻毒保护性研究及安全性结果是早期临床试验阶段相应免疫剂量和程序探索的依据；临床方案的任何"加速"设计均需得到临床前研究结果的支持；因研发周期限制留待临床阶段开展或完善的部分临床前研究仍可能对临床研究进度造成影响。

（二）临床试验的目标人群

基于目前已有的认识，全年龄人群均对新冠病毒易感，但考虑到目前疫情形势和各年龄人群的临床需求，结合安全性考量，应分步开展不同年龄人群的试验。首先在成年人中获得初步安全性数据，在保持合理间隔后启动老年人临床试验；未成年人需基于成年人、老年人的安全有效性结果独立开展临床试验；6 岁以下儿童应基于其他人群的研究结果综合考虑。

（三）研究的加速与限速

通常创新型疫苗的临床研发应体现阶段性、渐进性，本技术指导原则推荐逐步开展各项临床研究，当基于疫情形势、研发周期等客观情况，需加快研发进度时，可考虑采取合理设计（如适应性设计、无缝衔接设计等）缩短临床试验的总体时间。除上述成年人与老年人试验的序贯开展，也包括Ⅰ期与Ⅱ期试验的快速衔接。

尽管临床试验设计可以采用上述"加速"的设计方式，但始终应控制早期暴露于疫苗的受试者数量，最大限度减少安全性风险集中出现的可能。任何加速设计均须在试验开始前经充分评估并制定完备的临床风险控制计划，同时根据临床试验安全性数据进行调整，必要时放慢研究速度。

（四）ADE/VED 的特殊考虑

借鉴既往其它种类病毒疫苗以及其它冠状病毒疫苗研究结果，新冠疫苗尚不能排除存在抗体介导（感染）增强作用（Antibody dependence enhancement，ADE）或疫苗增强性疾病（Vaccine enhanced disease，VED）的可能，建议有针对性地制定科学、完备的风险控制计划。

（五）不同类型疫苗试验设计的区别

不同技术路线新冠疫苗的临床研究设计既具有共同点，也存在不同。例如，总体来说同等考虑 AED/VED 风险的基础上，核酸类（DNA、mRNA）疫苗、病毒载体疫苗较之灭活疫苗、重组蛋白疫苗需考虑的安全性风险因素更多，因此应采取更为常规和保守的试验设计，上述的"加速"设计可能会受到限制。

三、具体研究设计与评价

（一）早期临床试验（Ⅰ～Ⅱ期）

早期临床试验的研究重点是考察疫苗的安全性和耐受性，同时尽可能确定免疫原性指标并探索免疫程序和剂量。

1. 受试人群

在疫苗的首次人体试验（FIH）中，建议首选健康易感成年人。在疫苗安全性未知的情况下，原则上不推荐高风险人群（包括暴露高风险、预后不良高风险人群）作为受试者。

1.1　受试者基线筛查

早期临床试验应建立明确的受试者入选和排除标准，受试者应符合年龄要求，住地固定以确保安全性监测质量。鉴于目前对新冠肺炎以及新冠病毒了解的局限性，以及早期临床试验开始前对新冠疫苗体内免疫反应的不确定性，应最大程度减少早期临床试验中新冠无症状感染者、新冠感染潜伏期患者、新冠肺炎康复者入组，除一般入选排除标准外，建议关注受试者疫区生活史、密切接触史、疫苗接种史、基线感染状态和抗体水平等可能的影响因素。受试者入组前应进行充分的流行病学史排查，同时进行血清新冠病毒抗体（IgM、IgG 或中和抗体）的筛查；推荐进行能够即时获得结果的鼻 / 咽拭子核酸检测、肺部 CT 等筛查，尤其是处于疫情高发区、存在输入风险的地区或流行病学史不明的受试者。同时考虑到既往感染 SARS 者是否会增加 ADE 的风险或产生交叉免疫尚不确定，因此建议在早期临床试验中也排除 SARS 既往感染者（如必要时进行 SARS 的抗体检测）。

对于核酸类新冠疫苗，还需严格排除妊娠期女性或 12 个月内有妊娠计划的女性或其伴侣以及哺乳期妇女。

1.2 受试者入组顺序

临床试验应首先在成年人群开展。若还拟包括未成年和老年人群，则应按照成年人、老年人、未成年人的顺序逐步开展。原则上应在成年人和老年人群中获得初步的安全有效性数据后再启动未成年人群的试验。

各年龄组人群间隔应充分考虑候选疫苗的特性和非临床试验的安全性结果。

对于开展未成年人群临床试验，可考虑分为不同的年龄亚组（例如 12~17 岁、6~11 岁）序贯入组。

关于 3~5 岁人群，应视 ≥ 6 岁人群的安全有效性研究结果，并结合疫情形势发展和临床需求等进一步综合评价确定。该人群若需开展临床试验，应充分借鉴 ≥ 6 岁人群的研究结果，减少无效剂量和程序的探索。

关于 3 岁以下人群，该人群新冠病毒的暴露风险相对较低且临床表现轻，且可依赖全人群建立的免疫屏障进行预防，同时考虑到新冠疫苗的创新性和风险未知，综合考虑目前的风险 / 获益及伦理等因素，暂不建议入组 3 岁以下人群开展临床试验。

2. 试验基本设计

新冠疫苗作为创新型疫苗，Ⅰ期临床试验的重点是考察疫苗的安全性和耐受性，因此应首先考虑保证受试者的安全。各受试人群间、各期试验间都应设立充足的安全性观察期。如引进新的佐剂或佐剂系统，则应充分探索佐剂或佐剂系统的安全性。Ⅱ期临床试验则应考虑进行充分的免疫剂量、免疫程序(剂次、间隔)探索。

对于临床试验拟采用剂次、间隔和剂量的探索，除了平台数据的支持，还应有候选疫苗非临床研究数据的充分支持。

2.1 试验分期

常规情况下，建议优先考虑采用Ⅰ、Ⅱ期单独开展的设计。根据不同疫苗类型，应待 I 期临床试验获得所有剂量组全程免后至少 7 天（灭活疫苗）或更长时间的安全性结果并评估后，再启动 II 期试验。

在疫情暴发需加快研发速度的情况下，可考虑采取 I / II 期临床试验相互衔接的方式开展，但应在保证受试者安全的前提下，设立合理的间隔时间。

创新型疫苗的 FIH 应控制受试者入组速度，可考虑通过设立哨兵受试者和保持剂量组间隔（至少 7 天）等方式确保受试者的安全。

2.2 免疫剂量和程序

临床试验中，应进行多个免疫剂量的探索，起始剂量可基于临床前研究的结果和提示进行设计。I 期临床试验中应按照由低剂量到高剂量的顺序开展，各剂量组之间安全性观察间隔应基于不同类型的疫苗特点设立，但不应少于 7 天；II 期临床试验可基于前期数据分析，选择适宜的剂量探索免疫原性和安全性。

免疫程序包括免疫剂次和间隔。根据既往类似产品研发和使用经验，并基于世卫组织和国家卫生部门的疫苗需求，在非临床研究重复给药毒性试验支持的情况下，进行免疫剂次的探索。依据人体免疫应答机理和既往疫苗使用的临床经验，以及新冠肺炎疫情防控的需求，对免疫间隔进行探索。

对免疫程序和剂量的探索，建议主要在成年人群中进行，其余年龄人群可充分借鉴成年人临床试验的结果，如有必要，也可单独进行免疫剂量和程序的探索。

同一年龄人群和相同剂量下，不同接种程序可同时开始，无需间隔。

2.3 对照设置

为了充分评价疫苗的安全性，基于各类新冠疫苗的特性和临床试验的目的，在充分考虑符合伦理的情况下，可选择设置安慰剂对照、阴性对照、佐剂 / 新辅料 / 载体系统对照等。

对于 FIH，建议在剂量递增试验中设立组内安慰剂对照。II 期临床试验中，也应设立对照组，以探索免疫剂量和免疫程序。也可考虑增加已上市疫苗（如有）作为阳性对照，以初步比较免疫原性。如 I / II 期临床试验采用相互衔接的设计方式，则 II 期各试验组均需设置一定数量的对照同时入组。

2.4 不同类型疫苗的特殊考虑

2.4.1 病毒载体类疫苗

基于非临床研究的结果和提示，并充分考虑病毒载体预存抗体的影响，鼓励申请人在临床试验中进行多个免疫剂量的充分探索及多剂次免疫的必要性。

出于安全性考虑，病毒载体类疫苗应采用 I 期、II 期分别开展的方式进行。I 期各剂量组之间安全性观察间隔应至少 14 天。

2.4.2 核酸类疫苗

鉴于预防用核酸类疫苗尚无上市产品和可借鉴的成熟临床研究和实际使用经验，因此，建议在 I 期临床试验各剂量组至少设立 3 名哨兵受试者。哨兵受试者的入组时间应不少于 3 天，首日入组不超过 1 人。待最后 1 名哨兵受试者完成至少 4 天的安全性观察并获得临床实验室指标检测结果，经评估后入组剩余受试者。第 1 剂最后一名受试者至少完成免后 7 天的安全性随访（含临床指标检测）并经评估后，方可开始该组哨兵受试者第 2 剂的接种，并可开始下一剂量组的哨兵受试者入组。

关于未成年人临床试验，考虑到核酸类疫苗的特性，建议未成年人临床试验应待获得成年人 II 期试验免疫原性和安全性观察结果，结合所需的非临床研究结果，与药品审评机构沟通后开展。

对于核酸类疫苗，鼓励增设载体 / 递送系统对照，可直接使用最高剂量，也可随着核酸剂量实施递送系统剂量爬坡设计。

3. 初步安全性评价

应根据疫苗自身特性、非临床研究结果提示的安全性风险和受试人群特点，以及同类 / 相近产品临床试验或上市后监测的安全性风险信息，确定早期临床试验的征集性观察指标，包括常规观察指标和特异性观察指标。

3.1　安全性观察指标

3.1.1 常规安全性观察指标

疫苗临床试验中常规安全性观察指标及分级标准可参考《预防用疫苗临床试验不良事件分级标准指导原则》，如接种部位不良事件、全身不良事件、临床实验室检查指标等。

3.1.2 特殊安全性观察指标

新冠疫苗作为创新型疫苗，除常规观察指标外，还应关注疫苗生产工艺相关以及免疫病理反应相关的特异性指标。在此基础上，至少还应包含同种技术路线疫苗的临床试验中已知的不良反应、临床应用或文献中报告的常见不良反应、预期偶见和非预期不良反应。

（1）与疫苗工艺相关的指标

除常规安全性评价指标外，应根据疫苗特点增加如血糖、凝血功能等其它临床实验室检测指标。还应包括新佐剂 / 新辅料、载体等相关的安全性观察指标。任何疫苗若添加铝佐剂，应按相关指导原则进行研究；如引入国内外均未使用的新佐剂，应充分评价新佐剂的安全性风险。病毒载体类新冠疫苗还应关注载体病毒对人体的影响，同时考虑受试者体内预存抗体、是否再复制等；核酸类新冠疫苗应关注脂质体递送系统对人体安全性的影响，参考非临床研究的体内分布研究数据确定临床特异性的安全性观察指标。

（2）与免疫病理反应相关的指标

早期试验期间受试者亦存在暴露于新冠病毒和发生 ADE/VED 的潜在可能。应针对性制定风险控制计划对新冠病毒感染早期疑似症状进行监测；并相应开展与 ADE/VED 发生机制相关的体液免疫和 / 或细胞免疫指标监测，尽可能对体液免疫应答（如中和抗体在总抗体中的占比、抗体亚型 / 亚类、亲和力等）和细胞免疫功能评价指标（特异性 T 细胞）及相关的细胞因子进行分析，同时也可考虑增加 N 蛋白抗体（如适用）的检测，有助于深入理解 ADE/VED 的发生机制。

3.2 安全性观察方式和时限

基于疫苗的特点和类型合理确定系统安全性观察和长期安全性观察的随访时限，以及其间主动监测、被动监测的实施频率等。

3.2.1 系统安全性观察

按照一般原则，疫苗接种后需现场留观 30 分钟，灭活和重组疫苗不良事件主动监测应不少于 7 天，病毒载体类和核酸类疫苗不少于 14 天。8（或 15）~30 天不良事件的监测采取主动监测和被动监测相结合的模式，必要时延长系统安全性观察期并确保足够的主动监测频次。

临床实验室检测通常在每剂接种后早期（第 3 或 4 天）即开始，如出现异常，应加大检测频率并延长检测时间直至恢复正常。

3.2.2 长期安全性观察

由于目前无法排除新冠疫苗发生非预期不良反应的可能性，尤其核酸类疫苗还可能存在潜在的致瘤性和遗传毒性等生物安全性风险，因此建议新冠疫苗的安全性随访监测期至少持续至全程免后 12 个月。

应收集研究期间发生的所有妊娠事件和妊娠结局。对新生儿的随访应至少持续至出生后 12 个月；建议根据非临床试验和前期安全性随访结果，决定是否继续延长随访时间。

4. 免疫原性评价

早期临床试验在安全性评价的同时，建议及早关注受试者的免疫原性指标评价，适时开展免疫剂量和程序的探索，并关注不同目标人群由于生理 / 病理状态不同而造成的免疫应答差异。

4.1 免疫原性评价指标

4.1.1 体液免疫

建议申请人尽早建立免疫原性检测方法，包括功能性抗体（例如活病毒中和抗体或假病毒中和抗体）的检测方法，并合理区分新冠病毒抗原、载体 / 佐剂组分以及其他冠状病毒的影响；同时建议自行建立抗体内控品用于方法学质控。

若采用假病毒中和法测定抗体滴度，应有与传统方法或动物攻毒试验的比较验证结果，确立两者之间的相关性；并在后续确证性临床试验中进一步验证。同时建议早期试验中疫苗免疫血清分别采用假病毒中和试验与活病毒中和试验检测结果的相关性。

除检测中和抗体外，还需同时通过 ELISA 检测总 IgG 抗体，分析总抗体中中和抗体的占比。同时探索抗体亚型 / 亚类（如 IgG2a、IgG1 及比值）、抗体亲和力等。这些既有助于免疫应答有效性的辅助分析，也有助于对 AED 的发生风险进行分析。同时也可考虑增加 N 蛋白抗体（如适用）的检测，为后续临床试验中 ADE/VED 观察积累研究数据。

建议尽可能开展疫情流行期间不同人群的流行病学研究，测定抗体基线水平，并对以上免疫原性检测的方法进行验证。

4.1.2 细胞免疫

对于细胞免疫功能评价，建议检测抗原特异性 T 细胞反应及相关的细胞因子等。建议考虑的检测指标：

特异性 T 细胞：CD4+、CD8+、Th1、Th2、Th17、Treg 细胞亚群；CD3+T 细胞、CD20+B 细胞和 CD16+NK 细胞的比例。

细胞因子：IL-2、IL-4、IL-5、IL-6、IFN-γ、TNF-α 水平。

若细胞免疫对于评价疫苗（如病毒载体疫苗、核酸疫苗）的免疫原性具有重要意义，则细胞免疫应作为必需的免疫原性研究内容。

4.2 免疫原性终点

免疫原性终点应根据不同类型疫苗特点予以确定。体液免疫可参照既往疫苗的研发经验，暂以末次免后 28 天作为免疫原性探索的主要评价终点。同时，建议在早期临床试验设计时一并考虑对免疫持久性进行探索，至少为全程免后 1 年。病毒载体疫苗、核酸疫苗建议进行细胞免疫的持久性观察。

5. 风险控制计划

为充分保障受试者的安全，应在临床试验开始前制定科学和完备的风险控制计划，包含对已知风险、预期风险、潜在风险的风险来源、风险信号识别、风险控制等进行详细说明。风险控制并不限于仅依靠研究者实施，也应充分发挥受试者的积极性。

临床试验现场的选择应考虑是否具备支持性条件，包括充足的研究者人力资源以保证安全性监测工作质量，同时具备所需的临床检测检查、鉴别诊断以及临床救治（含急救、新冠肺炎救治）能力等。需强调的是新冠感染的早期表现与疫苗常见不良反应具有一定的相似性（例如发热、乏力、腹泻等），需科学制定具备实操性的判别标准和程序，及时启动鉴别诊断工作。除了研究者实施的监测，应加强对受试者的自我防护和主动报告的培训。

除新冠病毒感染外，也需常规制定较大的潜在安全性风险的判断标准与后续处置流程，合理设定试验的暂停标准和终止标准。

6. 试验质量控制

为最大程度减少受试者安全性风险，应自早期试验开始即建立数据和安全监查委员会（Data And Safety Monitoring Board，DSMB）或数据监查委员会（Data monitoring committee，DMC）。在临床试验中既要关注疫苗通常可以早期识别与检测并可及时实施干预措施的安全性风险，还需关注长期生物安全性风险。

由于新冠疫苗的临床研究包括了加速设计，可能涉及到在临床试验过程中需进行安全有效性分析的情形，此时 DSMB/DMC 在分析者揭盲和对研究者盲态继续保持方面也应发挥重要作用。

（二）关键性注册临床试验（Ⅱ/Ⅲ期）

依据临床试验的目的和性质，关键性注册临床试验是在临床研发的后期用于确证产品安全有效性的试验，可在Ⅱb或Ⅲ期临床试验（或Ⅱb、Ⅲ期无缝衔接的试验）中进行。鉴于该项临床试验为大规模、确证性试验，因此在开展试验前，应完成相关的药学和非临床研究并与监管机构进行充分的沟通交流。

1. 进入关键性注册临床试验的条件

1.1　药学研究的基本要求

应在早期临床研究期间，基本确定候选疫苗的生产工艺流程、主要工艺参数及制剂处方，并确认工艺放大的可行性及放大后产品的质量可比性，对影响产品安全性/有效性的结构特征及杂质进行初步的分析和确证；需建立初步的工艺过程控制，应特别关注安全性相关过程控制，并建立行动限或初步的可接受标准。建立关键质控方法及质量标准，包括但不限于含量、纯度、鉴别、效价。稳定性研究结果支持产品初步的临床应用等。具备符合 GMP 条件下的生产能力，具备一定（足够）规模的生产能力，并能防止污染和交叉污染，保证可追溯。Ⅲ期临床研究期间能够完成上市规模的生产工艺验证；完成后能如期、保质保量供应市场。鼓励提交对于Ⅲ期临床研究后的工艺变更计划及可比性研究方案。应对生产原材料进行足够的控制，特别关注生物来源的原材料。

1.2　非临床研究的基本要求

通过非临床动物攻毒试验提示疫苗对新冠病毒感染的保护作用，并可支持Ⅲ期临床拟采用的程序、剂量、人群等。进入Ⅲ期临床试验前需完成临床批件中要求的非临床研究，并按照 ICH M3《支持药物进行临床试验和上市的非临床安全性研究指导原则》和 S6《生物制品的临床前安全性评价技术指导原则》要求提供生殖毒性研究资料。

1.3　已有临床研究的基本要求

应已初步完成目标人群的早期临床试验，获得安全性数据，并初步确定了免疫程序和剂量。

根据不同类型疫苗的安全性特征和免疫原性指标动态变化情况，至少完成Ⅱ期试验全程免后 14 天的系统性安全性观察，且早期人体试验的安全性总体可接受，若出现 SUSAR 或与疫苗相关的 SAE，需开展全面的风险 / 获益评估。早期人体试验中应未提示存在 ADE/VED 的风险信号。

在早期临床试验中，对疫苗的免疫原性进行了初步研究，并对免疫剂量、程序与免疫原性的关系进行了探索。免疫原性指标如 4.1 所述。在开展Ⅲ期临床试验前，应对免疫原性数据进行充分的分析和评估，推荐开展Ⅲ期临床试验的免疫剂量和免疫程序。

建议对早期临床试验中的受试者进行持续随访，进行保护效力和安全性观察。

2. 试验的总体考虑

关键性注册临床试验的目的是评价候选疫苗的有效性和安全性，有效性评价的金标准则是疫苗的保护效力，这是评价疫苗有效性的直接证据。

应采用随机对照（Randomized Controlled Trail，RCT）设计，将可能对临床试验结果产生影响的已知和未知因素均衡的分配至临床试验的各组，降低偏倚。如采用多中心试验（MRCT），应遵循同一个试验方案在统一的组织领导下完成整个试验；各中心试验组和对照组病例数的比例应与总样本的比例大致相同；多中心试验要求试验前对人员统一培训，并进行一致性评估。

2.1　个体随机化设计

个体随机化设计是基于个体层面随机分组，能够最大限度确保试验组与对照组的均衡可比性，包括基线的均衡性和新冠病毒暴露风险的可比性。可全面、充分的评价疫苗在目标人群的有效性，并观察其安全性，为疫苗的上市注册提供可靠的证据。但该试验的缺点为入组时间相对较长、随访工作质量要求较高，故总体实施速度相对较慢，适用于新冠病毒保持一定时间流行且研究资源较为充分地区。

2.2　群随机化设计

群随机化试验（Cluster Randomized Trials，CRT），基于群体层面随机分组，例如楼栋、小区、街道、班级或医院，无法保证试验组与对照组的完全均衡可比性，尤其是暴露风险的可比性；但具有入组和接种较快，随访工作相对较为容易，可快速实施的优点。获得的保护性结果具有一定的支持性，适用于新冠病毒流行预期不会持久或研究资源较为匮乏的地区。

2.3　主方案设计

为在更短时间内筛选出安全有效的新冠疫苗，可考虑采用主方案（Master Protocol）设计同时开展多个疫苗的临床试验，可视为多个 RCT 的合并设计。即多个候选疫苗按照统一方案共用一个对照组同步开展保护效力试验。其突出优势在于高效，能够采用同一标准同时验证多个候选疫苗的有效性，并有利于疫苗间的比较。劣势在于主方案设计与单个 RCT 相比设计更为复杂，因此应采用适当的统计方法对该试验进行充分设计。可参考世卫组织基于主方案设计的团结试验。

2.4　适应性设计

适应性设计是指按照预先设定的计划，在期中分析时根据试验期间累积的数据对试验做出相应修改的临床试验设计，这种修改又称为适应性修改。适应性修改计划必须在临床试验开始前的试验方案和统计分析计划中预先设定。

新冠疫苗作为创新型疫苗，随着疫情和临床研究资源可及性的变化，其确证性临床试验可能受到诸多不可预期因素影响。临床研究可采用具有一定灵活性的适应性设计。适应性设计详见相关指导原则。

3. 临床试验设计与结果评价

3.1　试验基本设计

以经典的个体随机双盲对照试验为例，其它类型试验可参照进行设计。

3.1.1 受试人群

关键性注册临床试验应根据 COVID-19 疫情的变化，基于临床需求选择合理的目标人群，基本同早期试验。但出于确证性试验的特殊要求以及新冠病毒的广泛易感性，需合理考虑入排标准，例如：以预防重症病例为次要目的时，需纳入一定的老年人和 / 或合并有基础疾病患者；出于接种的实践需要，是否有必要排除既往新冠肺炎的患者，如不排除，是否需要单独分析；根据早期试验的结果具体评价和考虑是否纳入未成年人（尤其是 6 岁以下儿童）受试者。

3.1.2 对照设置

对照的选择应遵循 ICH E10（临床试验中对照组的选择）、《预防用含铝佐剂疫苗技术指导原则》等基本要求。

基于各类新冠疫苗的特性和临床试验的目的，在充分考虑符合伦理的情况下，可选择设置安慰剂对照、阴性对照、佐剂/新辅料/载体系统对照、阳性对照（如有）等，也可同时设立多个对照组。

一般情况下选择安慰剂 / 空白对照，以利于观察候选疫苗的绝对保护效力。若已有安全有效的新冠疫苗获批上市，出于伦理考虑，相同技术路线的候选疫苗可选择该已上市疫苗作为阳性对照。

3.1.3 样本量的估算

临床试验样本量主要由受试人群的发病率以及疫苗的预期效力水平决定，同时应兼顾安全性评价的需求。基于临床试验的主要终点指标和可接受的有效性标准、疫苗可能的保护效力水平、统计学把握度等进行估算。可参考相关技术指南或指导原则。

新冠疫苗的Ⅲ期临床试验以保护效力为主要终点指标，因此应首先估算评价疫苗具有可接受的保护效力所需要获得的病例数，再按照临床试验现场新冠的自然感染率计算临床试验所需的样本量。

从统计学的角度，在 RCT 的设计下，推荐候选疫苗与对照疫苗的样本量按照 1∶1 的比例设计，以获得最大的统计学效能。

3.1.4 批间一致性研究

新冠疫苗作为创新型疫苗，应结合产品研发的整体进度，适时对批间一致性进行考察。在疫苗加速研发的预期下，可考虑将批间一致性研究纳入Ⅲ期临床试验的设计中，而不需要开展单独的研究。批间一致性的主要评价指标通常可选择免疫原性指标。

3.1.5 长期保护性研究

在临床试验设计中，应事先考虑对免疫持久性和保护持久性的研究或观察，即使试验地区本阶段新冠病毒流行基本结束或虽仍处于流行期但疫苗已获批准上市，仍应继续进行长期的保护性研究。

3.2 有效性评价

3.2.1 有效性评价的终点指标

新冠疫苗的关键注册临床试验应以保护效力为有效性评价的主要终点指标。应在临床试验设计阶段对保护效力以及纳入保护效力分析的有效病例进行定义。

基于疫苗的特点和临床试验的目的，可以选择预防新冠病毒感染、预防新冠肺炎或预防重症病例／死亡作为评价保护效力的指标。建议选择预防新冠肺炎作为主要评价指标，将其他指标纳入次要指标。降低排毒人群比例也可间接预测疫苗对病毒传播的预防作用，故也可进行探索性研究。

3.2.2 新冠肺炎病例的诊断

在境内开展试验时，新冠肺炎的确诊应参考我国最新版《新型冠状病毒肺炎诊疗方案》；在境外开展试验时，需参考试验所在国以及世卫组织的相关要求，制定可行的新冠肺炎诊断标准。

基于目前对新冠肺炎的认识，病例的诊断除典型临床表现外，至少应纳入病原学检测（如病毒核酸检测）；方案中应制定严格的病原学样本采样方法及流程，建议采用公认且经过验证的检测方法进行病原学检测。由于疫苗接种后预期抗体水平可能增高，在无特异性检测方法区别疫苗接种产生抗体与自然感染产生抗体的条件下，不建议将新冠病毒抗体纳入诊断标准。

同常规的保护效力试验，应合理设定疑似病例定义，制定触发疑似感染新冠病毒的就诊／诊断／处置程序的标准。建议视当地的疾病流行强度、病例监测资源、预期的研究周期等，适当放宽疑似病例的定义，尤其是临床症状、体征及严重程度的范围。

建议设立终点判定委员会（Endpoint Assessment or Adjudication Committee，EAC），统一进行主要指标的独立评价和判断。EAC 应由相关临床及实验室专业人员组成，各成员应独立于研究者和申请人，避免利益冲突；临床方案中应事先明确各成员职责及工作流程；EAC 在盲态下对相关结果进行判断，并依据方案中对有效病例的定义进行确诊。尽管均有终点事件复核的职能，但 EAC 成员与 DSMB 成员不应有重叠。

如涉及多中心临床试验，则需考虑设立中心实验室，对各中心判定的新冠肺炎病例按照统一方法进行复核和确认，确保各中心病例定义的一致性。

3.2.3 保护效力评价

应依据疫苗的特点，科学选择纳入有效性分析的病例收集的起始时间，并合理进行保护效力计算。一般情况下，在完成疫苗全部免疫程序预计产生保护作用后（例如全程免后 14 或 28 天）发生的新冠肺炎病例将被纳入保护效力的评价。保护效力分析时，可考虑对不同年龄人群、疾病严重程度进行分层分析。

为确保上市广泛应用的新冠疫苗能产生预期的效果，以安慰剂为对照的试验，保护效力点估计值应至少为 50%，95% 置信区间下限不低于 30%。

3.2.4 替代终点的探索

替代终点是指用于间接反映临床获益的终点指标，其本身并不能衡量临床获益，但可以预测临床获益。新冠疫苗作为创新疫苗，要验证某项指标是否能（或很可能）预测临床获益，进而作为替代终点指标，需要有充分的数据支持。以新冠病毒中和抗体为例，如果要认定新冠病毒中和抗体为替代终点，这些数据和证据至少应包括（但不限于）：（1）新冠病毒的致病机理、机体对病毒产生免疫应答机理；（2）新冠病毒感染产生的血清抗体水平与疾病发生、发展、预后之间的关系；（3）血清抗体水平与保护效力的关系及其预测价值；（4）新冠疫苗接种后机体的免疫反应、是否产生中和抗体以及中和抗体的水平；（5）新冠疫苗具有保护效力情况下的中和抗体水平以及相关性。

鼓励在新冠疫苗临床研发的整个过程中，对新冠疫苗免疫原性与保护力的相关性进行研究，以便探索合理的免疫学替代指标（包括体液免疫和细胞免疫指标）。

3.3　安全性评价

3.3.1 常规考虑

基本要求同早期临床试验。作为创新型疫苗，Ⅲ期试验仍应注意保持安全性主动监测的频次。若早期试验临床实验室指标未发现异常，确证性试验可不再继续监测实验室指标。但对妊娠事件的监测和随访仍应同早期试验，随访时间至少持续至妊娠结局或胎儿出生后 12 个月。同时，如早期试验的受试者在长期安全性观察中发现迟发性安全性问题（如自身免疫性疾病），则应在确证性临床试验中相应增加受试者的安全性监测。

3.3.2 ADE/VED 的识别

ADE/VED 是目前对新冠疫苗安全性方面的关注点。现尚无在个体水平科学判断 ADE/VED 的实践和标准。早期试验可以对所有受试者开展诸如特异性 T 细胞、细胞因子等检测，从而辅助分析 ADE/VDE 的可能；Ⅲ期临床试验可通过群体水平（试验组与对照组）的比较进行分析和识别。因此，应全面搜集临床试验受试者发病情况、预后和临床诊疗信息，例如通过重症、死亡的进一步比较进行 ADE/VED 潜在风险的识别。

4. 风险控制计划

Ⅲ期临床试验的现场一般设在疫情流行地区，应结合当地疫情变化情况，以及关键性注册临床试验规模大（如多中心）、接种人群集中、罕见不良反应最可能暴露等特点，在试验开始前制定科学、可行的风险控制计划，为应对研究期间可能出现的风险制定相应的预案。

除早期临床试验风险控制计划中的内容外，还应关注大样本量所带来的管理风险以及已知和潜在风险信号识别难度的增加。

5. 质量控制

质量控制措施参见早期试验的要求。在此基础上，需考虑到Ⅲ期临床试验受试者规模激增后，盲态维持、受试者依从性、安全性观察与随访、病例搜集和判断等各方面工作激增后的质量保障。再次强调Ⅲ期试验中设立独立的 DSMB/ DMC 和 EAC，并确保具有恰当的工作程序和章程，尤其是在大量的确诊病例判定需要复核以及可能存在期中分析情况下，DSMB 应能良好履行职能。

四、获益 / 风险评估

创新型疫苗的获益 / 风险评估，应结合疫苗所针对疾病现有防治手段的效果，以及候选疫苗的保护效力与不良反应（包括潜在的安全性风险），进行风险与获益的比较和权衡，以体现研发新型疫苗的临床价值。

对于新冠肺炎，基于现有的非药物预防措施和药物治疗手段，其疾病负担 / 公共卫生危害以及社会学影响是巨大的，具有保护效力的疫苗是获益的有力证据。

新冠疫苗的风险评估包括疫苗产品自身的安全性风险和接种带来的风险。新冠疫苗作为创新疫苗，对其安全性特征的认识将逐步深入，对其风险的评估应该是动态的，不能仅限于注册上市时所掌握的情况。

参考文献

1. 疫苗临床试验技术指导原则（2004）

2. 疫苗临床试验质量管理指导原则（试行）（2013）

3. 预防用疫苗临床试验不良反应分级标准指导原则（2019）

4. 药物临床试验生物样本分析实验室管理指南（试行）（2011）

5.ICH-M3《支持药物进行临床试验和上市的非临床安全性研究指导原则》

6.ICH-S6《生物制品的临床前安全性评价》

7.ICH-E10《临床试验中对照组的选择和相关问题》

8. 药物临床试验的生物统计学指导原则（2016）

9. 药物临床试验适应性设计指导原则（征求意见稿）（2020）

10. 世卫组织 Target Product Profiles for COVID-19 vaccines

新型冠状病毒预防用疫苗临床评价指导原则（试行）

一、目的

自 2020 年 1 月 31 日，新型冠状病毒（SARS-CoV-2）感染所致的疾病（COVID-19）被世界卫生组织（简称"世卫组织"）列为"国际关注的突发公共卫生事件"以来，国际社会和世界各国都在采取积极的政策和激励措施，鼓励新型冠状病毒预防用疫苗（简称新冠疫苗）的研发。为加强对新冠疫苗临床评价的指导，推动新冠疫苗尽快上市，参考世卫组织发布的目标产品特性（TPP），形成本指导原则。

本指导原则代表了现阶段的观点和认知，随着相关研究和认识的深入、数据的积累，将不断修订和完善。

二、疫苗上市的评价标准

（一）临床需求

目前对于 SARS-CoV-2 感染所致的 COVID-19 尚无可用的预防用疫苗。

新冠疫苗作为创新型疫苗，在考虑批准上市临床评价标准时，需要结合当时的疾病流行状况、传播能力、预防和治疗手段、公共卫生需求等综合考虑。

临床上所需要的新冠疫苗应可用于所有易感人群的主动免疫，可以预防 COVID-19 的发生或减轻疾病的严重程度，最好可以预防 SARS-CoV-2 的感染，并具有长期的保护性。在 COVID-19 疫情暴发时，新冠疫苗可与其他防控措施一同使用，遏制或终止疫情暴发。

目前资料显示，所有年龄段人群均对 SARS-CoV-2 病毒易感，需要大规模接种以形成群体免疫屏障和阻断传播。因此候选新冠疫苗最好能适用于所有年龄段，包括孕妇及哺乳期女性；至少应适用于成年人，包括老年人。

（二）安全性

疫苗是用于健康人群预防疾病的特殊药品，因此疫苗本身的安全性应该是最基本的底线，通常需要在大规模的临床试验中进行观察。疫苗的安全性风险主要来源于以下几个方面：（1）疫苗主要活性成分的安全性；（2）工艺相关的安全性：如载体/递送系统、佐剂、辅料等；（3）人体免疫反应带来的安全性问题：如抗体依赖增强效应（Antibody dependence enhancement，ADE）/ 疫苗增强性疾病（Vaccine enhanced disease，VED）。

疫苗接种可能带来的风险，除来源于上述疫苗本身的安全性外，还会因接种疫苗而导致受种者在疫情中行为模式发生改变，使之置于高暴露风险之中。无效的疫苗则会加大这一风险。

在已观察到保护效力的前提下，疫苗的安全性结果应足够支持其具有较高的获益风险比，即疫苗的不良反应较轻、持续时间较短，无严重不良反应或发生率极低。新冠疫苗不应具有 ADE 风险。

（三）有效性

1. 保护效力

为确保上市广泛应用的新冠疫苗能产生预期的效果，有效性评价的主要终点应为预防 COVID-19 发病。以安慰剂为对照的试验，目标人群的保护效力最好能达到 70% 以上（点估计值），至少应达到 50%（点估计值），95% 置信区间下限不低于 30%。

建议同时评价疫苗预防重症疾病的保护效力，也可从减少患者排毒或病毒传播能力的角度进行评价。

2. 保护持久性

疫苗最好能提供 1 年及以上的保护，至少提供 6 个月的保护。保护持久性研究可通过上市后持续的人体试验或动物研究积累数据。

3. 免疫程序和接种途径

免疫程序应经过充分研究（包括非临床研究、早期临床试验、确证性临床试验等）予以确认。为加快新冠疫苗研发和上市进程，允许在确定最适宜的免疫程序和剂量前进入Ⅲ期临床试验，可以考虑在Ⅲ期临床试验过程中变更免疫程序（如增加接种剂次），或在上市后再行优化。

为了获得长期保护性，各种免疫程序及接种途径均可接受。接种剂次少、接种间隔短即可快速发挥保护作用的疫苗以及给药途径便捷的疫苗，在疫情暴发期间更具有优势。对于需多剂次接种的疫苗，建议自首次免疫后即可开始观察终点事件，用于第一剂免疫后保护性的分析。

考虑到世卫组织的预认证要求，鼓励申请人及早开展多人份规格的研究。

（四）上市评价

新冠疫苗的保护效力应通过Ⅲ期临床保护效力试验进行评价。同时，还应对疫苗产品自身的安全性风险和接种带来的风险进行评估。如果疫苗有足够的保护效力，且具有可以接受的安全性，则具备获准上市的条件。

如Ⅲ期临床试验期中分析结果显示出试验疫苗相对于安慰剂在预防 COVID-19 发病（或 SARS-CoV-2 病毒感染，或重症 / 死亡）具有明确可接受的保护效力，但由于临床试验并未结束，结果并不稳健，尚未达到可提前终止试验的标准时，经获益风险评估，可将数据用于申请附条件批准上市，同时继续完成临床试验。

（五）关于境外临床试验数据

按照《药品注册管理办法》《接受药品境外临床试验数据的技术指导原则》等相关要求，用于疫苗评价的数据无论来源于境内还是境外临床试验，经评估数据来源、数据质量和试验结果均符合要求的，可考虑作为支持疫苗在境内上市的重要依据。

三、上市后要求

疫苗上市后，应继续观察在大范围接种情况下的安全性和临床保护效果，并对保护持久性继续进行研究。

对于附条件批准上市的疫苗，上市后还应开展如下工作：

1. 对于使用临床试验期中分析数据的情形，上市后需继续完成Ⅲ期临床试验；

2. 对于使用境外临床试验数据的情形，需在上市后按照相关要求开展必要的境内临床研究。

真实世界研究支持儿童药物研发与审评的技术指导原则（试行）

一、概述

通常，药物研发需要在目标治疗人群中开展设计科学和良好控制的研究，用以评价药物的有效性和安全性。儿童药物研发遵循同样的原则，也需要通过适当的研究数据支持药物在目标年龄段儿童患者中的合理使用。然而，在实际操作中，按照传统临床试验的设计和研究方法，以儿童为受试者的试验与成人试验相比，面临更多困难与挑战。儿童临床试验常常难以开展或进展缓慢，导致药物在儿童中使用的有效性和安全性评价证据不足，从而影响儿科临床中药品的可及性和使用规范性。因此，如何利用新的研究方法获得药物在儿童中合理使用的证据，是各国药品监管机构、制药工业界和学术界深入交流与探讨的问题。真实世界研究（Real-World Research/Study，RWR/RWS）作为新研究方法中的一种，已逐步用于支持儿童药物的研发与审评，为新药注册、扩展儿童适应症、完善儿童剂量方案等提供支持。

人用药品技术要求国际协调理事会（International Council for Harmonisation of Technical Requirements for Pharmaceuticals for Human Use，ICH）于 2017 年 8 月 18 日发布了 ICH E11 补充文件：用于儿科人群的医学产品的临床研究［*Clinical Investigation of Medicinal Products in the Pediatric Population E11（R1）*］，文中介绍了真实世界研究在儿童药物研发中的应用。国家药品监督管理局于 2020 年 1 月 7 日发布了《真实世界证据支持药物研发与审评的指导原则（试行）》，文中明确指出，利用真实世界证据是儿童药物研发的一种策略。

鉴于上述，考虑到我国儿童药物研发中的实际需要，及时传递药品监管机构对于新研究方法的考虑，配合 ICH E11（R1）指南在我国落地实施，帮助药物研发者和临床研究者更好的理解《真实世界证据支持药物研发与审评的指导原则（试行）》在儿童药物研发中的应用，特制定本指导原则。

本指导原则着重介绍现阶段真实世界研究支持我国儿童药物研发时的常见情形及关注点，有关真实世界研究的基础概念、基本原则、研究设计及统计方法学等内容，请参考《真实世界证据支持药物研发与审评的指导原则（试行）》。本指导原则适用于各类别儿童用药，包括化学药品、中药及生物制品。

本指导原则仅代表药品监管机构当前的观点和认识，供药物研发者和临床研究者参考，不具有强制性的法律约束力，随着科学研究的进展及实践经验的积累，将不断完善本指导原则的内容。应用本指导原则时，请同时参考 ICH E11（R1）指南、《真实世界证据支持药物研发与审评的指导原则（试行）》及其他境内外相关技术指导原则。

二、真实世界研究与传统的随机对照临床试验的区别及合理整合

随机对照临床试验（Randomized Controlled Trial，RCT）是一种采用随机化分组方法并选择合适对照设计的临床试验，在药物临床试验中被普遍采用，作为评价药物有效性的"金标准"。

真实世界研究是通过收集真实世界环境中与患者有关的数据（真实世界数据），通过分析，获得医疗产品的使用价值及潜在获益或风险的临床证据（真实世界证据）。

在儿童中开展真实世界研究或开展传统的随机对照临床试验都具备一定的合理性和可行性，选择哪种或兼而有之，以及各自应用的时机，取决于对具体疾病特征、目标治疗人群特点、药物性质、试验条件等的深入了解与整体把握。应以确保满足药物有效性和安全性的评价要求为原则，尽可能节约儿童研究资源，兼顾数据质量与研究效率。基于目前认识，在儿童药物研发中，真实世界研究与传统的随机对照临床试验的合理整合是较为适宜的策略，二者互为补充和支撑。

例如，虽然严格控制试验条件的随机对照临床试验具有更高的研究效率，但是，在某些治疗领域，儿童参与的随机对照临床试验面临入组困难、退出率高等实际问题，导致研究效率下降或无法提供充分研究信息。采用合理设计的真实世界研究，或者在传统的随机对照临床试验中纳入真实世界研究的设计元素，是提高研究效率或扩充研究证据的可选方式。需要注意的是，在缺乏合理依据的情况下，真实世界研究不能完全替代传统的随机对照临床试验。

三、真实世界研究用于我国儿童药物研发中的常见情形

真实世界研究并非简单的数据采集，而是在真实医疗环境中获得质量可靠的数据，对药物相关的具体问题进行解答。目前，在我国儿童药物研发中，真实世界研究较常应用于以下几种情形。

（一）批准用于我国儿童的新活性成分药品的上市后临床安全有效性研究

获得上市后的临床安全有效性信息是药品全生命周期管理的重要内容，也是新活性成分药品上市后的常规研究任务。对于批准用于我国儿童的新活性成分药品，特别是需要长期使用的慢性病维持治疗药品，开展上市后临床安全有效性研究是重

要的监管要求。

上市后临床安全有效性研究的目的主要是观察药物长期疗效和对儿童生长发育的影响，并收集其他罕见或远期不良反应，也包括根据上市前临床研究中关注到的其他与疗效或安全性相关的问题，在上市后研究中予以解答。

根据药品的药理机制特点、治疗人群特征、临床用药方法等选择合适的真实世界研究设计。可以采用实用临床试验（Pragmatic Clinical Trial，PCT），特别是在需要进行疗效相关的证据收集时，或者是用于针对某个年龄段人群或某些特定器官的观察，以及收集某种特殊不良反应的数据时。在设计对照组的实用临床试验中，如不进行随机化分组，需注意组间与预后因素相关的基线特征、疾病进展、给药方案等方面的匹配度。对于罕见或远期不良反应的收集，由于观察时间长，也可考虑采用观察性研究。

（二）境外已批准用于成人和儿童、我国已批准用于成人的药品，采用数据外推策略申报用于我国儿童

主要涉及以下两种情况：进口原研药（或原研地产化产品），在境外已批准成人和儿童应用，在我国已批准用于成人，申请扩展适应症至我国儿童；国内仿制药（或进口仿制药），已批准用于与原研药相同的成人应用，申请增加原研药在境外已批准的儿童应用。

按照《成人用药数据外推至儿科人群的技术指导原则》所建议的方法获得外推结论，对于符合豁免儿童临床试验标准的情况，通常要求在上市后开展真实世界研究，以验证基于外推的我国儿童剂量合理性，收集用药安全性数据，以及为可能涉及的针对我国儿童的剂量优化提供依据，特别是在适应症涵盖低龄儿童或其他需关注的特殊患儿，或者涉及制剂、剂型、给药方式、医疗行为等方面的特殊问题时。可根据外推结论的不确定性程度考虑采用不同的真实世界研究设计。

（三）我国上市的临床常用药品，使用超说明书用药数据支持适应症扩展至儿童应用

目前我国儿童专用药品有限，多数儿科疾病的治疗在使用成人与儿童共用药。然而，药品适应症由成人向儿童的扩展往往是滞后的，导致一些在我国上市多年的临床常用药品，长期处于儿科超说明书使用中。

如果已有大量较为规范的、满足数据质量及统计分析要求的临床实际处方数据，或具备开展前瞻性临床实际处方数据收集条件的药品，可以应用真实世界研究的方法支持适应症扩展至儿童应用。

在确保既往所采集的数据符合真实世界数据的质量与统计分析要求的前提下，可以考虑进行回顾性研究，在研究开始时确定目标人群，基于历史数据（研究开始

前生成的数据），分析待评价药品的疗效和安全性，同时，尽可能提供待评价药品与临床标准治疗（若没有临床标准治疗，则选择公认的临床常用治疗方法）在疗效和安全性方面的比较分析。如果已有的临床处方数据无法满足真实世界研究的数据质量及统计分析要求，则需要考虑开展前瞻性的真实世界研究。

（四）罕见病

针对罕见病，或一些缺乏有效治疗手段的儿科危重症、早产儿或新生儿疾病的药物研发，可能存在着由于科学、伦理或实施等方面的原因而无法开展传统的随机对照临床试验的情况，真实世界数据可以作为单臂研究的历史或外部对照。

（五）其他情形

真实世界研究还可以应用于扩展（如向低龄儿童扩展）或精准化适用人群、优化给药剂量或频次（如根据体重或体表面积细化剂量）、完善或修改给药操作或流程（如与不同类型果汁、果酱等同服）、药品卫生经济学或生活质量研究等。此类情形通常涉及已批准用于我国儿童的药品，从我国儿科临床实际需要出发，在已知的药物安全有效性研究证据基础上，进一步完善药物的治疗学效应和扩充儿童合理用药信息。建议根据研究目的选择适合的真实世界研究设计。

四、真实世界研究用于我国儿童药物研发中的案例

（一）案例 1

布洛芬注射液是非甾体类解热镇痛药物，剂型为注射液，静脉滴注给药，仿制境外上市的原研药开发。该品种首先批准用于中国成人，在上市一段时间之后，申请通过豁免中国儿童临床研究的方式增加原研药已批准的儿童适应症。该品种参考《成人用药数据外推在儿科人群药物临床试验及相关信息使用的技术指导原则》建议，提供了较为完整的资料证据，最终通过实施上市前的临床研究豁免，获得了儿童适应症的批准。

该品种为仿制药，使用原研药完成的儿童临床研究为数据基础，采用儿科外推建模模拟推测出我国儿童剂量。虽然，数据来源清晰、质量可靠、分析科学，提供了支持我国儿童用药方案的证据，但考虑到缺乏我国患儿直接参与研究的资料，仍需在上市后开展我国患儿剂量合理性的验证。通过咨询儿科临床专家获悉，在我国临床实践中，静脉用解热镇痛药的主要应用人群为急症低龄患儿，即病情紧急且无法配合口服的人群，此类人群既是该品种最主要的获益人群，同时也是用药风险最高的人群。因此，该品种的批件中要求上市后开展低龄患儿的真实世界研究，在获益最大且风险最高年龄段人群（低龄患儿）中完成剂量合理性验证。研究结果用于

巩固外推结论，以及评价是否需要调整现行说明书信息。

（二）案例2

丙酸氟替卡松吸入气雾剂是 GlaxoSmithKline 公司开发的吸入用糖皮质激素，已进口我国十余年用于儿童和成人哮喘。该品种利用境外 ≥ 1 岁儿童临床研究证据申请扩展中国适用人群范围，从我国已批准的"≥ 4 岁儿童"扩展至与境外批准一致的"≥ 1 岁儿童"。参考《成人用药数据外推在儿科人群药物临床试验及相关信息使用的技术指导原则》建议，该品种药理机制明确，具备可靠的境外儿童临床研究证据和国内儿科临床应用基础，用于儿科人群的临床疗效明确，经过获益风险评估，实施中国儿童临床研究豁免，批准扩展中国适用人群范围至 ≥ 1 岁儿童。同时，批件要求开展上市后 1~4 岁中国哮喘患儿用药安全性研究，即在疗效及总体安全性无担忧的前提下，进一步充实中国更低年龄段人群扩展应用的安全性证据。

该品种按照批件要求完成了一项以监测 1~4 岁患儿用药安全性为目的的真实世界研究，在指定医疗单位收集患儿的临床用药数据并纳入分析。严格按照该品种说明书中推荐的 1~4 岁患儿用药剂量及给药方法给药。除了设计一般性安全性观察指标外，还针对该品种说明书中用药风险信息，有针对性的设计了重点安全性观察指标。研究结果用于充实安全性证据，以及评价是否需要调整现行说明书信息。

五、需要注意的问题

作为临床研究的一种形式，真实世界研究同样需要遵循临床研究的一般原则，以及儿童临床研究的特殊考虑，经过良好的设计、高质量的数据和可靠的统计方法支持药品注册与监管决策。

相比成人群体，针对儿童的基础研究与临床研究相对有限，在应用真实世界研究时，需特别关注儿童相关的发育生理学、病理生理学、药理学、治疗学知识与信息的掌握。

真实世界研究在儿童药物研发中的应用面临可行性问题，包括儿科临床信息资源与网络化建设能否满足数据采集与分析的要求，以及研究单位是否具备信息采集的条件等。此类问题可能对证据质量造成影响，应在儿童药物研发计划中予以考虑。

采用真实世界研究支持儿童药物研发正处于逐步建设与完善阶段，鼓励药物研发者与临床研究者就真实世界研究在儿童药物研发中的应用问题与药品监管机构保持良好沟通，以建立更广泛的共识。

参考文献

1. Corrigan-Curay Jacqueline，Sacks Leonard，Woodcock Janet. Real-World

Evidence and Real-World Data for Evaluating Drug Safety and Effectiveness［J］. JAMA，2018，320（9）.

2. Crisafulli Salvatore，Sultana Janet，Ingrasciotta Ylenia，Addis Antonio，Cananzi Pasquale，Cavagna Lorenzo，Conter Valentino，D'Angelo Gabriella，Ferrajolo Carmen，Mantovani Lorenzo，Pastorello Maurizio，Scondotto Salvatore，Trifirò Gianluca. Role of Healthcare Databases and Registries for Surveillance of Orphan Drugs in the Real-world Setting：the Italian Case Study［J］. Expert Opinion on Drug Safety，2019，18（6）.

3. EMA. Draft Scientific Guidance on Post-authorization Efficacy Studies［EB/OL］.（2015-11-30）https：//www.ema.europa.eu/en/news/supporting-better-use-medicines.

4. FDA. Framework For FDA's Real-world Evidence Program［EB/OL］. https：//www.fda.gov/downloads/ScienceResearch/SpecialTopics/RealWorldEvidence/UCM627769.pdf.

5. FDA. Use of Real World Evidence to Support Regulatory Decision Making for Medical Devices.［S］. 2017.

6. Geva Alon，Abman Steven H，Manzi Shannon F，Ivy Dunbar D，Mullen Mary P，Griffin John，Lin Chen，Savova Guergana K，Mandl Kenneth D. Adverse drug event rates in pediatric pulmonary hypertension：a comparison of real-world data sources.［J］. Journal of the American Medical Informatics Association：JAMIA，2020，27（2）.

7. Lasky Tamar，Carleton Bruce，Horton Daniel B，Kelly Lauren E，Bennett Dimitri，Czaja Angela S，Gifkins Dina，Osokogu Osemeke U，McMahon Ann W. Real-World Evidence to Assess Medication Safety or Effectiveness in Children：Systematic Review.［J］. Drugs – real world outcomes，2020.

8. NMPA. 成人用药数据外推至儿科人群的技术指导原则.2017 年 5 月

9. NMPA. 真实世界证据支持药物研发与审评的指导原则（试行）.2020 年 1 月

10. 贾露露，尉耘翠，刘亦韦，孟瑶，郭志刚，彭晓霞，王晓玲. 探索中国儿童用药临床综合评价体系的建立方法和路径［J］. 国际药学研究杂志，2016，43（04）：585-590.

11. 史源，陈妍如，陈龙. 真实世界研究在新生儿医学中的应用［J］. 中国当代儿科杂志，2018，20（03）：169-173.

急性淋巴细胞白血病药物临床试验中
检测微小残留病的技术指导原则

一、概述

急性淋巴细胞白血病（Acute lymphoblastic leukemia，ALL）是常见的血液系统恶性肿瘤。随着联合化疗方案的不断优化和医疗条件的整体改善，新诊断的ALL患者完全缓解（Complete remission，CR）率可达到70%~95%，被认为是一种可治愈性恶性疾病。传统的治疗反应判断基于形态学检测，骨髓原始细胞比例<5%，外周血无原始细胞可被判断为形态学CR，这种方法检测骨髓中白血病细胞的敏感性通常在10^{-2}。采用敏感性更高的多参数流式细胞术（Multiparameter flow cytometry，MFC）或定量聚合酶链式反应（Quantitative polymerase chain reaction，qPCR）进行检测，发现获得形态学CR的患者中30%~50%的患者白血病细胞持续存在。这些在形态学CR患者中仍然可以被检测到的白血病细胞即被称为微小残留病（Minimal residual disease，MRD），也被称为可检测残留病（Measurable residual disease）。在ALL的治疗过程中对MRD进行有计划的监测，其临床价值已有共识。MRD状态可以反映治疗后的肿瘤细胞对化疗药物的敏感程度和白血病细胞负荷，也可以成为复发风险的预测因子，是决定患者的危险分层、预后判断、后续治疗选择的关键因素之一，也因此成为临床治疗中进行疾病监测的良好指标。

虽然对ALL患者进行MRD检测已经成为临床实践中的常规手段，但在新药研发临床试验中合理应用MRD却依然面临诸多挑战。首先，MRD检测的方法学并不统一，各临床单位和实验室的操作流程存在差异，对检测结果的解读可能受操作人员技术水平的影响。其次，MRD阳性/阴性的判断界值也未获得完全共识，不同临床试验对标本的要求和标本采集的时间也并不完全一致。此外，国内尚无技术要求或行业标准对临床试验中进行MRD检测的方法、界值、数据/信息采集计划提出要求，或对MRD检测用于新药注册的实际价值予以明确。这些因素都直接影响ALL新药临床研发的推进和对临床研究结果的理解。

本技术指导原则针对在我国研发的ALL新药，对临床研究尤其关键性注册临床研究中进行MRD检测提出观点和建议，适用于在成人和儿童ALL人群中开展的临床研究，供药物研发的申请人和研究者参考。有关ALL新药临床研究计划和具体设计、MRD检测的方法学细节、伴随诊断研发的具体要求等内容，未被涵盖于本技术指导原则的范畴。本文所指的急性淋巴细胞白血病不包括成熟 B 细胞白血病 / 淋巴瘤。

应用本技术指导原则时，还请同时参考国际人用药品注册技术协调会（The International Conference for Harmonisation of Technical Requirements for Registration of Pharmaceuticals for Human Use，ICH）和其他国内外已发布的相关技术指导原则。

二、ALL 的 MRD 检测

2.1　MRD 检测的方法选择

临床上用于检测 ALL MRD 水平的常用方法包括多参数流式细胞术（MFC）和定量聚合酶链式反应（qPCR）。近年来，针对免疫球蛋白 /T 细胞受体基因重排（IG/TR）的二代 DNA 测序技术（Next generation sequencing，NGS）在临床中的应用日益广泛。在中国，MFC（目前多为 4~6 色）是应用最广泛的 ALL MRD 检测手段，技术相对成熟，多数三级甲等医院都具备 MFC 检测能力，但各实验室所采用的仪器、操作流程和对结果的分析解读能力存在差异。具有特定融合基因（如 BCR-ABL1）的 ALL 通常选择逆转录（Reverse transcript）qPCR 进行 MRD 检测，结果一致性较高。NGS 在国内的应用时间短，通常由第三方检测机构完成，各实验室之间并没有统一的操作标准，无法保证结果的一致性。

表 1　对微小残留病检测方法的评价

方法	优势	局限性	敏感性
多参数流式细胞术 ✓　基线和缓解时白血病相关免疫表型比较法 ✓　不同于正常细胞表型法（DfN 法）	◇ 快速 ◇ 可定量抗原表达水平 ◇ DfN 法不需要获得治疗前标本	◇ 缺少统一标准 ◇ 对操作人员的专业性要求高 ◇ 需要新鲜活细胞 ◇ 发生免疫表型转化时有假阴性风险 ◇ 可能不能将恶性淋巴母细胞从正常的造血祖细胞中区分出来	10^{-4}（0.01%）
针对免疫球蛋白 /T 细胞受体重排的等位基因特异性 PCR（ASO PCR）	◇ 相对统一的操作和解读标准	◇ 耗时耗力 ◇ 需要治疗前标本 ◇ 前体 T 细胞 ALL 结果准确性欠佳	10^{-4}~10^{-5}（0.01%~0.001%）
针对特有融合基因的定量 PCR	◇ 操作简单	◇ 只适用于不到 50% 的 ALL 患者	10^{-5}（0.001%）
针对免疫球蛋白 /T 细胞受体重排的 NGS	◇ 敏感性高 ◇ 高效 ◇ 可同时检测多种克隆并追踪克隆演变	◇ 缺少统一标准 ◇ 需要治疗前标本 ◇ 临床数据有限，检测结果的临床意义未得到充分验证	10^{-6}（0.0001%）

注：ALL，急性淋巴细胞白血病；NGS，二代基因测序；PCR，聚合酶链式反应。

对上述细胞学（MFC）和分子学（qPCR、NGS）方法当前在临床应用中的优势和局限性总结见表1，可见这些方法用于 ALL MRD 检测各有优劣，监管机构并不对临床试验中的检测方法行特别规定。申请人应该根据目标人群选用适用性强、敏感性和特异性高、可重复性良好，且有充分的数据证明其检测结果临床意义的检测方法，方法的敏感性应不高于 MRD 临界值的 1/10（若临界值为 0.01%/10^{-4} 时，敏感性 ≤ 0.001%/10^{-5}）。在某一项临床试验中，应该采用统一的方法对所有受试者进行 MRD 检测，并在研究方案中预先明确。如果计划在一项临床研究中同时采用多种方法进行 MRD 检测，应该提前说明以哪种方法的检测结果进行主要分析。

2.2 MRD 检测的方法学要求

针对具体的检测方法，在临床试验方案的制定过程中应针对该检测方法的特征和局限性拟定标准或解决方案。

2.2.1 细胞学检测方法

申请人如果计划在临床试验中采用细胞学方法即 MFC 进行 MRD 检测，至少应该说明或考虑以下问题：

• 预先规定标本采集时需要获得的细胞数下限。

• 预先考虑可能影响样本及细胞稳定性的因素（例如标本稀释、运输耗时过长、保存条件等），提出预防措施和 / 或解决方案。

• 使用一致的抗体和荧光组合、分析模板（如设门策略）。

• 提前分析治疗是否会影响某一抗原的可检测性。

• 评估化疗后正常的骨髓细胞被误读为肿瘤细胞的可能性。

2.2.2 分子学检测方法

申请人如果计划在临床试验中采用分子学方法进行 MRD 检测，至少应该说明或考虑以下问题：

• 提出针对核酸质量和数量的要求。

• 通过计算核酸含量获得细胞数量时，应该考虑设立内部对照，以避免因核酸质量问题导致的假阴性。

• 明确是否需要获得 / 保存诊断时的样本，用于确定克隆型。

• 关注因克隆型转变、改变分析方法或其他原因导致的检测失败，对相关情形进行跟踪总结，并分析检测失败率对终点计算的影响。

2.2.3 样本

对于 ALL 患者 MRD 状态的检测和监测，最佳的检测样本为骨髓，并且建议采用骨髓穿刺成功后第一次抽吸或最初抽吸获得的标本。如果计划采用外周血作为分析样本，应该说明理由并提供依据。

三、ALL 新药研发中的 MRD 应用

3.1　临界值的选择

在 ALL 新药的临床试验中所选择的 MRD 临界值取决于使用 MRD 的目的。现阶段，MRD 阴性（或不可测）意味着骨髓中每 10000 个有核细胞中的白血病细胞少于 1 个（即 MRD 水平 $<10^{-4}$）。MRD 反应则被定义为：采用足够敏感的检测方法，骨髓 MRD 水平降低至 10^{-4} 以下。采用 MRD 水平作为人群复发风险预测指标时，达到首次或二次 CR 但 MRD 水平持续 $\geqslant 0.1\%$（10^{-3}）被认为具有更高的复发风险。随着检测技术的发展和治疗手段的更新，具体的 MRD 临界值可能会发生变化。申请人应该为具体的 MRD 水平界值提供依据。

3.2　早期探索性临床研究中的应用

考虑到 MRD 对于 ALL 患者的诊疗具有非常重要的临床价值，强烈建议申请人在早期探索性临床研究中即对受试者进行 MRD 状态的监测；如果研究对象为既往接受过治疗的患者，建议充分收集受试者既往治疗过程中的 MRD 相关信息。监测的方法和流程应该符合临床实践中形成的共识。早期探索性临床试验中获得的 MRD 相关数据可以为推荐剂量、目标人群的选择提供依据，也可用于分析 MRD 状态与临床终点之间的相关性。

3.3　关键性注册临床研究中的应用

对于 ALL 新药关键性注册临床研究，MRD 信息的收集和 MRD 状态的监测在人群的选择和富集、疗效判断和疾病监测的过程中有重要价值。

3.3.1 人群选择

MRD 状态是独立的 ALL 复发风险因子，申请人应该考虑将 MRD 作为临床试验中的随机分层因素、筛选高风险人群的指标或亚组分析的生物标记物。例如，在以复发难治性 ALL 为目标人群的临床试验中，可收集患者既往治疗 / 末次治疗缓解状态中的 MRD 水平，作为随机分层的因素；以新诊断患者为目标人群时，以是否实现 MRD 阴性或 MRD 水平对其他有效性指标进行亚组分析。

3.3.2 人群富集

MRD 状态也可以成为 ALL 临床研究中富集人群的指标。例如以治疗后已获得血液学 CR 的患者（计划维持治疗 / 移植）作为目标人群时，采用（某一治疗节点的）MRD 水平作为富集人群的生物标记物，将既往治疗史不同的 ALL 患者纳入同一研究以扩大潜在受试人群。

3.3.3 疗效终点

现阶段，以首次或二次治疗达到血液学 CR 但是 MRD 水平持续 $\geqslant 0.1\%$ 的前体 B 细胞 ALL 患者作为目标人群时，接受 MRD 反应率作为替代终点的临床研究设计。由于 MRD 反应率并非临床终点，其结果的可靠性受检测手段的影响，与

总体生存时间（Overall survival，OS）、无复发生存时间（Relapse free survival，RFS）、无进展生存时间（Progression free survival，PFS）和无疾病生存时间（Disease free survival，DFS）等临床终点的相关性强度，可能因人群、治疗环境和药物机制的不同而发生变化，以该替代终点获批上市通常为附条件批准，并需要结合反应持续时间和/或是否因治疗带来其他临床获益综合考量。若关键性注册研究为随机对照设计，申请人应该通过在同一研究继续治疗随访，明确基于 OS、RFS、PFS 和/或 DFS 等临床终点的治疗获益；若为单臂研究设计，申请人应该在相关人群中开展其他随机对照研究，以临床终点作为主要疗效终点开展确证性临床研究。

在以其他疗效指标作为主要疗效终点时，MRD 反应率也应该是重要的次要疗效终点。针对复发难治 ALL 患者的新药，如果可以获得持久的 CR，MRD 反应率是治疗疗效的有力支持。所有 ALL 适应症关键性注册研究，均应该对治疗后的 MRD 反应率进行评价。

对 MRD 反应率进行计算时，可用达到血液学 CR 的所有受试者作为分析人群，也可用所有接受治疗的受试者作为分析人群，取决于临床试验所纳入的受试人群和计算反应率所针对的具体问题。作为疗效终点时，应该基于意向治疗（Intent-to-treat，ITT）人群计算 MRD 反应率，而非经试验治疗后达到血液学 CR 人群或 MRD 可评估人群（可作为敏感性分析人群），因各种原因未进行 MRD 评价或检测失败的受试者不应被计为 MRD 反应者。计算 MRD 反应率时，如何要求血液学缓解者的外周血细胞计数的恢复状态，应在具体试验中另行讨论，不在本技术指导原则中展开。

需要注意的是，虽然已有相当充分的证据表明 MRD 水平与复发风险/长期预后高度相关，但学术界对其相关程度的认识可能随对疾病认识的深入、新治疗手段的出现和 MRD 检测技术的改进发生变化。MRD 反应率作为疗效终点的监管考虑可能因产品的作用机制、治疗目的有所调整，申请人在开展关键性临床研究之前应与审评专业技术机构进行充分的沟通交流。

3.3.4 检测时间点或时间窗

ALL 整个治疗期间应强调规范的 MRD 检测。MRD 的检测时间点/时间窗因治疗方案和研究人群而有所不同，申请人应该在临床研究方案中明确提出 MRD 的监测计划。临床试验中：对于新诊断和复发难治患者，至少应该在首次获得血液学 CR 时开始启动 MRD 水平监测；对于已经获得血液学 CR 而需要接受维持治疗或造血干细胞移植的患者，应该在维持治疗/移植前/接受新治疗前确定 MRD 状态，维持治疗期间至少每 3 个月检测一次 MRD 水平，移植患者则至少在移植后第 100 天检测一次 MRD 水平。

3.3.5 对临床研究开展和执行的其他要求

无论采用何种检测方法，在关键性注册临床试验中应采用中心实验室的检测结果，对 MRD 状态进行确认或作为相关疗效指标的计算依据。建议临床试验申办者分析本地实验室检测结果和中心实验室检测结果的一致性，并对检测失败的情况进行跟踪统计。申请人应该在新药注册时提供中心实验室 MRD 检测的操作流程。

开展 ALL 新药的临床研究，应尽可能获得接受筛选者 / 受试者诊治过程中可能影响后续 MRD 评价的信息，和既往 MRD 水平监测的完整记录（包括出现反应的时间、MRD 水平、MRD 复发时间等）。建议尽可能获得既往 MRD 检测的完整信息，例如检测方法、实验室信息和检测报告；尽可能获得初次诊断时或诊断复发时 / 试验药物用药前的相关信息。

四、总结

本技术指导原则旨在阐述药品审评专业技术机构当前对 ALL 新药临床研究中 MRD 检测的观点和认识，不具有强制性的法律约束力。期望通过明确 MRD 对于 ALL 新药研发的价值，对临床试验中 MRD 的检测方法、临界值、检测计划、相关信息 / 数据的采集提出规范化要求，以提高临床试验中 MRD 检测结果的可靠性和可比性。本技术指导原则不能涵盖 ALL MRD 检测和评价的全部内容，鼓励研发从业者与药品审评专业技术机构及时沟通，持续完善本技术指导原则。

参考文献

1. FDA. Hematologic Malignancies：Regulatory Considerations for Use of Minimal Residual Disease in Development of Drug and Biological Products for Treatment［EB/OL］（2020/1/24）［2020/4/24］. https：//www.fda.gov/drugs/media/134605 /download.

2. FDA. Table of Surrogate Endpoints That Were the Basis of Drug Approval or Licensure［EB/OL］.（2020/3/17）［2020/4/24］. https：//www.fda.gov/drugs/development-resources/table-surrogate-endpoints-were-basis-drug-approval-or-licensure.

3. 中国抗癌协会血液肿瘤专业委员会，中华医学会血液学分会白血病淋巴瘤学组. 中国成人急性淋巴细胞白血病诊断与治疗指南（2016 年版）［J］. 中华血液学杂志. 2016，37（10）：837-845.

4. 中华医学会儿科学分会血液学组，《中华儿科杂志》编辑委员会. 儿童急性淋巴细胞白血病诊疗建议（第四次修订）［J］. 中华儿科杂志. 2014，52（9）：641-644.

5. 中国免疫学会血液免疫分会临床流式细胞术学组. 多参数流式细胞术检测急性白血病及浆细胞肿瘤微小残留病中国专家共识(2017 年版)［J］. 中华血液学杂志. 2017，38（12）：1001-1011.

6. Iman AD，Elias J，Nicholas JS. Evaluation and management of measurable residual disease in acute lymphoblastic leukemia［J］. Ther Adv Hematol. 2020，11：1-13.

7. NCCN Guidelines Version 1.2020 Acute Lymphoblastic Leukemia［EB/OL］.（2020/1/15）2020/4/24］. https：//www.nccn.org/professionals/physician_gls/pdf/all.pdf.

年龄相关性黄斑变性治疗药物临床研究技术指导原则

一、概述

（一）背景

年龄相关性黄斑变性（Age-Related Macular Degeneration，AMD）是引起严重的、不可逆性视力损伤的主要原因[1, 2]。该病可从早期 AMD 进展为中期 AMD（Intermediate Age-Related Macular Degeneration，iAMD），并最终进展为晚期 AMD。近十年来，AMD 影响了全球大约 30% 的老年人，多发生于 50 岁以上人群，偶发于 40~50 岁人群。流行病学调查显示，AMD 致盲者约占全球盲人的 8.7%，全球约有 3000 万 AMD 患者，每年约有 50 万人因为 AMD 而致盲。我国 50 岁以上人群早期 AMD 的患病率在 1.7%~9.5% 之间，晚期 AMD 的患病率在 0.2%~1% 之间[3, 4]。AMD 患病率随年龄增长而增高。人口老龄化将导致 AMD 患病率显著增加。晚期 AMD 是一种严重疾病，临床迫切需要改善晚期 AMD 伴随的视功能损伤及延缓 AMD 进展的药物。AMD 已成为新药研发的热点领域。

目前 AMD 的发病机制尚不完全清楚，一般认为是遗传因素与环境因素交互作用的结果。衰老、代谢减缓以及氧化损伤等导致 Bruch 膜增厚以及脂褐素沉积，玻璃膜疣形成，并产生慢性炎症刺激进而形成早期 AMD。随着病程发展，炎症等反应不断放大，可导致中期 AMD。早期 AMD 患者 5 年内进展至晚期 AMD 的风险较低，但是处于中期 AMD 阶段的患者进展为晚期的风险则大幅提高，甚至可出现地图样萎缩（Geographic Atrophy，GA）[5]。晚期 AMD 可表现为累及黄斑中心的地图样萎缩（Geographic Atrophy，GA），或以脉络膜新生血管形成（Choroidal neovascularization，CNV）、出血、渗出为特征的新生血管性年龄相关性黄斑变性（Neovascular Age-related Macular Degeneration，nAMD）。

临床尚无延缓 AMD 进展及用于继发于 AMD 的地图样萎缩的治疗选择。新生血管性 AMD 的治疗包括光动力疗法（PhotoDynamic Therapy，PDT）、激光光凝术、玻璃体腔内注射抗血管内皮生长因子（Vascular Endothelial Growth Factor，VEGF）药物、手术（如视网膜下膜取出新生血管膜、黄斑转位术等）等，治疗的选择取决于病变的不同类型和不同阶段。光动力疗法和激光治疗仅可作为保留视力的治疗手段。抗 VEGF 药物可以稳定并一定程度提高新生血管性 AMD 患者的视功能。

年龄相关性黄斑变性治疗的首要目标是改善视功能或最大限度地减少患者视功能的丧失或延缓进展。此外，还包括提高疗效、减轻患者治疗负担及增加依从性等。

（二）目的

本指导原则旨在为治疗年龄相关性黄斑变性的化学药物和生物制品的开发提供有关临床试验设计、实施和评价的方法学指导。

新药临床开发应遵循药物临床试验的一般原则，包括国内药物临床试验相关技术指导原则和国际人用药品注册技术协调会（The International Council for Harmonization of Technical Requirements for Pharmaceuticals for Human Use，ICH）相关技术指导原则，国内相关技术指导原则有：《药物临床试验的一般考虑指导原则》[6]《药物临床试验的生物统计学指导原则》[7]《化学药物临床药代动力学研究技术指导原则》[8]《药物相互作用研究指导原则》[9]等。

本指导原则是建议性的，不是新药上市注册的强制性要求。随着医学科学和医疗实践的发展，疾病诊断、治疗的手段会不断改进，药物临床试验的设计和评价方法也会随之更新。因而，本指导原则的观点为阶段性的，如果随着医学科学的发展出现了更加科学合理和公认的方法，也可以采用，但需提供支持性和验证性证据。

（三）适用范围

本指导原则主要适用于治疗年龄相关性黄斑变性（AMD）的新化学药物和生物制品的临床研究，重点讨论伴有视功能损害的晚期 AMD（nAMD 和／或地图样萎缩）的药物研发和试验设计原则。本指导原则亦对中期 AMD 治疗药物的研发思路和临床试验设计进行了适当讨论。对于由于其他病因导致的脉络膜新生血管引起的视力损伤也可参考本指导原则相关建议。

二、AMD 治疗药物临床开发的整体考虑

（一）遵循以目标为导向的原则

药物临床研发整体策略应以目标为导向，紧密围绕药品说明书的目标内容逐步开展临床试验。临床研究整体计划应能支持对研究药物用于目标适应症人群的获益／风险进行评估。整个临床研发计划要设定明确的终极目标及清晰的逐步递进的研究路径；每个具体的临床试验应以前期研究为基础，设定明确的试验目的，并进行科学的试验设计。

（二）进入临床试验的前提

新药在进行首次人体试验前，应完成充分的非临床药代动力学、药理学和毒理

学研究，以预测可能的临床有效性和安全性，并提供支持首次人体试验剂量选择的充分证据及预期暴露的安全范围，以充分保障受试者的安全。

应进行相关的体外药理试验，以充分了解药物的作用机制及其与靶点的相互作用。如抗 VEGF 药物与其作用靶点结合的亲和力及效能等参数。应尽可能采用多种动物模型探讨药物的疗效。选择动物模型时，应关注动物模型的临床相关性和局限性。将动物药理数据外推至人体及预测人体有效剂量时应谨慎。

对于眼局部给药（例如：玻璃体内注射给药）的药物，需评估药物局部暴露和系统暴露。对于存在系统暴露或者通过系统途径给药的药物，可参考常规的系统药代动力学的研究方法，提供该药物的系统暴露情况以及药物代谢、消除等时间动力学过程的数据。对于主要分布在眼局部且局部起效的药物，建议提供相关的动物眼局部药物代谢动力学的数据，包括药物在房水、玻璃体液等部位的分布、代谢和消除过程。鼓励新方法和新技术的应用，包括放射性同位素分子影像技术以及药代动力学模型 / 模拟技术等。同时，在动物疾病模型中应尽可能同时评估药代、药效、毒性的相关性。通过局部给药后观察到的重要的临床疗效和 / 或者安全性指标的时间动态过程来评价药物可能的局部暴露与药效或者安全性之间的关系。

在正式启动临床试验前，应对药物的分布和靶点结合的情况进行研究，重点关注局部用药的系统暴露和非靶器官的分布和蓄积，或系统给药后药物在眼部的分布和靶点结合情况等。如未进行相关研究，需说明理由。

与常规药物的非临床开发策略相似，眼科药物应按照 ICH M3（R2）《药物进行人体临床试验和上市许可申请的非临床安全性研究指导原则》的要求分阶段开展支持临床试验或上市的非临床安全性试验。对于眼局部给药的药物，通常需要进行临床拟用给药途径和全身给药途径的重复给药毒性试验。全身重复给药毒性试验是为了发现眼以外的毒性靶器官 / 毒性反应。眼局部给药的重复给药毒性试验通常采用兔和猴，除常规观察指标外，还应包括更详细和系统的眼科检查和眼组织病理学检查（包括眼内组织和眼周组织）。另外，即使临床拟用途径下无明显的全身暴露，仍应考虑采用合适的给药途径在相关动物种属中开展生殖毒性试验。

（三）临床药理学研究

1. 首次人体试验

基于伦理学、药物非临床毒性特点的考虑，对于眼部有创给药（玻璃体内、视网膜下或脉络膜周隙给药等）的药物，年龄相关性黄斑变性患者可作为早期探索性临床试验的首选人群；对于局部滴眼液、口服给药、静脉给药的药物，根据药物特点，可选健康受试者或年龄相关性黄斑变性患者，遵循一般性指导原则。

首次人体试验的主要研究终点为安全性和耐受性考察，关注眼局部和全身安全性。应进行单剂量和多剂量给药后人体安全性和耐受性考察。对于有潜在免疫原性的生物制品或小分子蛋白，如单抗类药物或者融合性蛋白等生物制品，还需同时考察其免疫原性。

首次人体试验应基于非临床安全性信息，采用合适的剂量递增方案，对不同剂量水平进行研究，以提供安全性和耐受性数据，并尽可能探讨最大耐受剂量。

各种给药途径的药物，尤其是眼玻璃体内注射的药物，在开展首次人体试验时，应全面观察眼局部和全身安全性，包括不良事件、系统眼科检查等［详见三、（七）部分］。局部不良反应需关注药物相关和给药方式相关的不良反应。

2. 药代动力学和药效动力学研究

在早期探索性研究中，应尽可能开展全面的药代动力学（Pharmacokinetics，PK）和药效学（Pharmacodynamics，PD）研究。不论是系统给药或眼局部给药，都需根据药物的实际分布情况开展相应的药代动力学研究。

基于伦理考虑，通常可能难以采集足量的玻璃体或房水等眼局部组织液进行眼局部药代动力学研究，可考虑较小样本的研究或在剂量探索和确证性临床试验中进行稀疏采样，以了解药物眼局部暴露情况。同时，也鼓励申办者采用无创的先进方法在确保患者安全的前提下探索眼局部药代和 / 或药效情况。鼓励申办者建立适当的数学模型，通过动物试验数据和 / 或人体稀疏采样研究数据外推人体眼局部的药代动力学参数并进一步探讨药物的局部暴露与临床疗效和安全性的关系。

在早期临床试验中，检测生物标志物、药效学和安全性指标有助于确认药物局部暴露与药效学和安全性的相关性。其中，药效学指标和生物标志物应基于对年龄相关性黄斑变性发病机制的了解和药物作用机制特点进行选择，药效学指标包括通过影像学检查评估的中心视网膜厚度、荧光素渗漏面积等。生物标志物可考虑测定不同时间点体循环和 / 或房水、玻璃体中游离分子靶点（如游离 VEGF 等）浓度或者体循环的潜在安全性指标，可基于产品作用机制特点等对眼局部有关血管生成（如：VEGF、VEGF- 受体、血小板源生长因子等）和炎症［如：白介素 1b（Interleukin-1b，IL-1b），白介素 6（Interleukin-6，IL-6）及自分泌运动因子］等相关的生物标志物进行针对性探讨，以更好地了解患者对药物反应的变化及其原因。房水和 / 或玻璃体取样评估为侵入性、可致患者损害且无治疗益处，此类研究仅在风险可控的前提下，谨慎权衡与获得对药物效果认知之间关系的基础上考虑开展。

对于眼局部给药，游离药物的全身暴露可能影响或干扰重要的系统信号通路，从而产生严重的全身性不良反应，故应进行全身药代动力学研究，根据药物的吸收、分布、代谢、消除特征，合理设计采样时间，尽可能建立系统暴露量与全身相关不良反应的关系。同时，应关注血液中游离药物、蛋白结合药物、药物 - 受体结合物、抗药抗体以及中和抗体浓度变化特征，以及血眼屏障对不同个体间药物吸收变异度影响。

由于年龄相关性黄斑变性多发于 50 岁以上患者，故应基于药物的代谢消除方式，开展必要的老年人、肝、肾功能不全受试者的系统暴露研究，可考虑临床试验过程中通过开展群体药代动力学研究，以及相应的剂量 – 暴露 – 效应关系研究，以了解影响药物暴露特征、有效性和安全性的内在因素，以及相应人群的剂量调整。如未进行相关研究，需说明理由。

AMD 患者多发于老年患者，该患者人群中常见糖尿病、高血压等老年疾病。因此需考虑与伴随治疗的潜在相互作用，并在临床安全性评估中予以分析，必要时需开展针对性研究。

（四）探索性临床试验

在早期临床试验中应开展探索性研究，获得关于药物安全性和有效性的初步信息，以确定是否推进到确证性试验。探索性研究可基于研究目的，对不同的亚组人群、给药途径、给药剂量、给药间隔、疗程、评价指标等方面进行探索。

探索性临床试验设计应基于早期临床药理学研究结果，明确剂量耐受范围之后，设计剂量探索试验，以确立临床疗效与剂量间的反应关系。建议采用临床有效性指标进行评价，包括功能学指标和形态学指标［详见三、（六）、1］。并同时采用能够反映疾病病程或病情严重程度的生物标志物、药效学指标进行探索研究阶段的有效性评价，以助于全面评价药物的潜在疗效。

剂量探索试验的周期应根据探索试验的目的进行设计。通常应足以观察达到药物起效和持续作用所需的时间，且能够在受试人群中评估试验药物不同剂量组之间，以及试验药物与对照药物之间在有效性与安全性上的差别。

（五）确证性临床试验

在临床药理学、探索性临床试验基础上，应进一步开展确证性临床试验以支持研究新药的安全性和有效性评价，并用于权衡其治疗目标适应症人群的获益/风险。通常需通过多项探索性试验的结果支持确证性临床试验中剂量、给药方式和给药间隔、给药周期等关键内容的设计。确证性临床试验应对试验药物的疗效进行准确的估计。药物疗效的说明既要证明主要假设的统计学意义，还要评估疗效具有临床意义。

三、临床试验设计的考虑

（一）总体设计考虑

临床试验设计应根据临床试验的不同阶段、研究目的、疾病特点、实施的可行性等，采用相应的设计方案。

通常，探索性试验可采用较确证性临床试验更为高效和灵活的设计。确证性临床试验应考虑随机、盲法、对照设计，根据试验目的建立合理的估计目标（Estimand），设立明确的假设检验和足够的把握度，并能获得有效性评价的结论。统计学比较可以是优效性、非劣效性或等效性。根据药物研发的目的和当前的标准治疗，需合理选择对照治疗。试验的统计学设计及考虑应参考 ICH 和国内相关统计学技术指导原则。

（二）受试者的选择

受试人群应能够充分代表目标适应症人群的患者特征。目标适应症的选择应基于研究药物的作用机制特点及疾病治疗学需求综合考虑。通常应选伴随视功能损伤的晚期 AMD 患者。对于晚期 AMD 患者，应对 GA 或 nAMD 予以区分。入选患者的视功能损伤和形态学的严重程度，应根据研究药物的作用特点、目标受试人群、和研究目的等因素综合评估后进行设计。基于眼部结构特点，应在方案中明确研究眼与非研究眼的确定标准。

nAMD 是一种慢性疾病，可快速进展，并导致重度视力障碍，是视力丧失的主要病因之一[10, 11]。临床可见黄斑区脉络膜新生血管引起的出血、视网膜内、视网膜下的积液、渗出性或出血性神经上皮／色素上皮脱离（Pigment Epithelial Detachment，PED）等病变，纤维血管性盘状瘢痕是新生血管性 AMD 最终的结局[12]。地图状萎缩（GA）是晚期年龄相关性黄斑变性（AMD）的一种非渗出性形式，表现为脉络膜血管层、视网膜色素上皮（RPE）和光受体功能进行性丧失。在该疾病的自然病程中，萎缩性病灶通常见于中心凹周围的黄斑，并随时间生长；病灶可能不会直接累及中心凹直至该疾病后期[12]。

nAMD 患者的入选标准，应考虑受试者年龄，明确适用于研究眼的眼科标准，如：研究眼存在经可靠检查方法确认的继发于 AMD 的活动性原发中心凹下（包括累及中心凹的旁中心凹病变）脉络膜新生血管病变；应限定早期治疗糖尿病视网膜病变研究（Early Treatment Diabetic Retinopathy Study，ETDRS）[13]测定的最佳矫正视力范围和脉络膜新生血管病变的病变面积占总病变面积的比例；等。明确 1 只眼为研究眼（如两只眼视力相同，可选择晶状体和眼介质最清晰，且中心凹下瘢痕或地图状萎缩数量最少的眼。如果研究眼的选择缺乏客观基础，则根据优势眼、其他眼睛病变，及受试者偏好等因素选择）。

中期 AMD 患者的入选标准，需考虑玻璃疣的直径，以及与玻璃疣相关的色素异常情况等。

GA 患者的入选标准，应采用可靠的方法明确受试者眼底累及黄斑中心凹的地图样萎缩病变的大小、BCVA 最佳矫正视力等情况。如双眼均符合入选标准，建议选择视觉功能较差的眼睛作为研究眼，其次是选择 GA 病变面积较大的眼睛作为研究眼。

（三）对照的选择

应根据试验的目的选择合适的对照。对于已有同类作用机制药物上市作为一线标准治疗的情况，出于伦理学考虑，通常应进行以已上市并具有充分安全性、有效性数据的标准治疗药物或治疗方法为阳性对照的临床试验。如无标准治疗，可以选择安慰剂对照。对于有创性治疗如玻璃体内注射，可以采用假注射等形式，以保证试验盲法的实施。如果选择其他对照药物，需提供支持性说明。

（四）再治疗标准的制定

如果拟评估按需给药（Pro re nata，PRN）、治疗与延展（Treat and Extend）给药等灵活治疗方案的疗效和安全性，应在试验设计中明确给药方案与再治疗标准，并提供科学性依据。再治疗标准制定时，应考虑活动性病变的持续存在、活动性病变的重新出现，或无应答状态。

（五）研究周期和访视频率

1. 研究周期

年龄相关性黄斑变性作为一种长期的退行性病变，通常情况下疾病进展较为缓慢，新生血管存在反复发作的情况，因此在制定临床方案时应综合试验目的、主要评价指标，以及人体对药物治疗的反应等设计适宜的研究周期以评价药物的有效性和安全性。

对于确证性临床试验，研究持续时间应基于疾病进展特点及药物作用情况合理制定，以获得研究药物足够的临床有效性和安全性数据。对于疾病进展较快的 nAMD 病变和 GA 病变，研究持续时间应足以观察疗效和复发情况，通常应在 12 个月及以上。由于 AMD 为慢性疾病，基于安全性观察的需要通常需考虑更长的研究周期。对于疾病进展相对缓慢的早期 AMD 和 iAMD，研究持续时间可长达数年。

研究周期的不同可能会产生不同的疗效结论，如短期内可显著改善终点指标，或具有长期疗效等。为得到不同的结论，通常需要进行多项独立的试验。如果一项试验是为了得出多个结论，则需要预先制定科学合理的设计方案。

2. 访视频率

应根据不同的目标人群、不同药物特点、给药方案、有效性评价指标和安全性评价指标设计的需要综合确定试验访视频率。

（六）疗效评价

根据年龄相关性黄斑变性的病理生理学、临床症状等特点，该疾病治疗药物的疗效评价指标通常应包括功能学指标、形态学指标以及视力相关的生活质量的评估。其中，功能学指标和形态学指标为研究者评估的指标，视力相关的生活质量的评估为患者评估的指标。通过研究者和患者两方面的评估有助于更为准确地反映疗效结果。

功能学指标包括，采用 ETDRS 视力表评估研究眼的最佳矫正视力（Best-Corrected Visual Acuity，BCVA）较基线的改变，以及视野阈值、色觉敏感度、视觉电生理检查振幅和潜伏期等功能学指标变化。此外，阅读速度和功能性阅读独立性指数（FRI 指数）可作为 GA 患者潜在的功能学评估指标。而低亮度和低对比度条件下的视功能缺陷可作为 iAMD 患者的功能学评估指标，如：低亮度最佳矫正视力、暗视下视野、低亮度视觉、暗适应障碍、Moorfields 敏锐度、低亮度下的阅读速度等。

形态学指标包括，采用光学相干断层扫描（OCT）测定的中心视网膜厚度；采用眼底镜检查、眼底照相术、眼底荧光素血管造影、眼底自发荧光等检查方法对研究眼视网膜血管的解剖状态进行评估，包括总病变面积、脉络膜新生血管面积、荧光素渗漏等评估病灶大小相对基线的变化情况。地图样萎缩面积和眼底自发荧光是 GA 的重要形态学终点。

视力相关生活质量的评估，可采用美国国家眼科研究所 25 项视觉功能问卷（National Eye Institute 25-Item Visual Function Questionnaire，NEI VFQ-25）[14] 来评估患者对视觉相关机能和视觉相关生活质量的感知。核心测定指标包括 25 个项目，含 11 个视觉相关子量表和 1 个健康总体状况项目。子量表评分包括一般视觉、眼部疼痛、近距离活动、远距离活动、社会功能、精神健康、角色困难、依赖、驾驶、色视觉和外周视觉。iAMD 患者通常出现夜视症状和低亮度缺陷，并且患者报告的夜视问题的严重程度预示着疾病由早期 AMD 进展到晚期 AMD，且在 6 年内 BCVA 将损失 ≥ 3 行。然而目前大多数与视力相关的生活质量评估量表缺乏针对性，可用于评估 iAMD 患者疗效的视力相关生活质量评估量表仍待研发和验证，对此，鼓励申请人与监管机构进行沟通并提供支持性证据。

应注意，主要和关键次要有效性指标的选择必须是经过临床试验验证的、学术界公认的终点指标（如采用 ETDRS 视力表，VFQ-25 视功能量表等评估的终点）。确证性临床试验方案设计中选择的主要眼底影像学检查评估的形态学疗效指标（如眼底彩照、荧光素血管造影、脉络膜血管造影、光学相干断层扫描、自发荧光等）应由读片中心统一评估以保证数据的一致性与标准解读。并且，在试验开始之前，所有研究人员、操作人员、评估人员均应经过系统专业培训和资格认证（如视力评估认证、眼底影像学检查认证等），并应对视力检查室、仪器设备、系统、软件等评估方法和工具进行验证。

随着科学技术的不断进步，申请人应尽可能采用更为先进、可靠的检查设备、工具和方法，对药物疗效进行评价。当采用新方法进行评价时，需进行评估和验证，并提供支持性证据。

1. 探索性临床试验疗效指标

探索性试验阶段可以对多种疗效指标进行研究，如 BCVA 较基线改善的字母数，或平均中心视网膜厚度、渗漏面积等 OCT 或 FA 影像学指标，或 NEI VFQ-25 视功能量表、地图样萎缩面积、低亮度下 BCVA 视力、阅读速度等，可根据药物的特点及目标适应症人群选择相应的疗效指标进行充分的探索，为后期确证性试验提供充分的信息和依据。

2. 确证性临床试验疗效指标

在确证性临床试验中，主要疗效指标应选择已有公认的准则和标准、能高效且可信地反映患者真正获益的疗效指标，应尽量客观且可量化。确证性试验是根据试验的主要目的直接提出并事先定义假设，在试验完成后进行检验的对照试验。通常，通过确证性试验提供支持新药上市的有效性和安全性的有力证据。

目前，对 AMD 的药物研发主要集中于晚期 AMD，所以以下讨论主要针对晚期 AMD。但随着医学科技的进展，将来如有针对早期和中期 AMD 治疗的研究药物，则其疗效评价的重点应关注如何降低中期 AMD 向晚期 AMD 的发生情况以及延缓疾病的进展。

主要疗效终点：

通常，应采用具有临床意义的功能性变化指标作为主要疗效终点。测量终点的方法应经过验证，以确保该方法具有足够的检测疗效的可靠性和敏感性。特殊情况下，如拟采用形态学指标，应说明理由并提供该指标与视功能获益相关关系的证据。

对于 nAMD，建议采用根据早期治疗糖尿病视网膜病变研究视力表评估的"最佳矫正视力较基线改善的平均字母数变化"作为主要疗效终点。通常"最佳矫正视力较基线改善 15 个字母"被认为是具有显著临床意义的改善，故也可基于研究目的、对照的设计，考虑选择"最佳矫正视力较基线改善 15 个字母的受试者百分比"作为关键次要疗效终点或联合疗效终点之一，以充分评估疗效平均改善情况及疗效改善的程度。

对于 GA，目前尚缺乏经过验证的疗效评价指标，鼓励申请人与监管机构就疗效指标的选择进行沟通并提供支持性证据。根据科学技术和方法学研究进展，首选功能性指标作为主要疗效指标。如采用形态学指标（黄斑区地图样萎缩面积的改变等）作为主要疗效指标，则需提供该形态学指标与具有临床意义的功能性获益之间相关的证据。同时，临床视功能的改善应作为关键的次要疗效指标。申请人须在次要终点中证明药物治疗对于患者的功能性获益，如微视野检查、阅读速度和功能性阅读独立性指数（FRI指数）等[15]。考虑到GA的特性和大部分患者中心凹萎缩，采用最佳矫正视力可以获得某些地图样萎缩亚组的信息。

主要疗效指标评价和随访的时间点的选择应根据疾病病程、药物作用至观察到明确疗效所需要的时间、对照药物的作用时间及效果等进行综合考虑。基于nAMD和GA疾病进展、药物作用特点等，通常应选择不低于12个月作为主要疗效评价的时间点。

次要疗效终点：

次要疗效终点应可用于评估其他可能与主要目的有关的支持性指标或者是与次要目的有关的疗效指标，通常应选择与AMD疾病直接相关，具有临床意义的疗效指标。

对于新生血管性AMD，可考虑的次要有效性指标包括：

（1）视功能指标：根据ETDRS视力表评估，最佳矫正视力较基线改善大于5、10、15个字母，最佳矫正视力较基线丧失小于5、10、15个字母的患者百分比；最佳矫正视力改善大于等于30个字母的百分比（必要时）；视力达到20/40或更佳的受试者比例；视力达到20/200或更佳的比例；等。

（2）视网膜形态学指标：根据光学相干断层扫描评估，中央视网膜厚度（Central Retinal Thickness，CRT）相对于基线的变化；脉络膜新生血管面积相对于基线的变化；根据荧光素眼底血管造影评估，荧光素渗漏完全消退的比例、荧光素渗漏面积相对于基线的变化、总损伤面积相对于基线的变化、视网膜内无积液的患者比例、视网膜下无积液的患者比例等。

（3）视力相关生活质量评估：美国国家眼科研究所25项视觉功能问卷量表总评分相对于基线的变化；美国国家眼科研究所25项视觉功能问卷子量表（近距离运动、远距离活动、视力依赖性等）评分相对于基线的变化；等。

（七）安全性评价

年龄相关性黄斑变性为慢性疾病，通常需长期给药治疗，故该疾病治疗药物的安全性研究患者人群的暴露程度应遵循ICH E1《对非危及生命的疾病的长期治疗药物进行临床安全性评估的人群暴露程度》的建议。需要获得短期对照研究以及长期对照和/或开放研究的数据。

安全性指标的设计应基于对研究药物作用机制特点、给药途径（如玻璃体内注射、缓释制剂植入物等）、局部和系统吸收情况、非临床安全性信息、同类药物已知安全性信息和潜在风险等综合评估后确定。

通常需同时评估眼局部安全性和全身安全性。安全性指标包括：死亡、严重不良事件和不良事件、临床实验室检查（血液学、血生化、尿液）、眼内压（Intra Ocular Pressure，IOP）监测、生命体征、心电图（Electrocardiogram，ECG）、眼科检查（眼内压测定、间接检眼镜、裂隙灯活组织显微镜检查等）等。根据研究作用机制、药代等药物特点，必要时应评估药物对凝血功能的影响，以及动脉血栓栓塞事件，眼内注射相关的眼局部不良事件等的发生情况。

对于特殊给药途径（如：玻璃体内注射或植入）的研究药物，应尽可能分析不良事件、具有临床意义实验室检查异常、眼科检查异常等的发生是与研究药物本身相关，还是与给药操作相关。对于操作相关安全性风险，试验中应制定合理的风险控制措施，如参照国际或国内相关标准制定标准操作流程，并培训相关研究人员。

应记录不良事件发生的严重程度、发生频率、转归，通过评估与药物剂量和治疗持续时间相关的变化等来评估与药物的相关性。由于眼科疾病的特殊性，在收集眼部不良事件和严重不良事件时应同时包括研究眼（即根据入选／排除标准选择的接受研究治疗的眼）和对侧眼。

在计划长期给药的临床试验中，应基于安全保障的需要，考虑是否有必要建立独立的数据监查委员会（Independent Data Monitoring Committee，IDMC），以审查研究期间报告的安全性事件，包括可能的血栓栓塞事件（心肌梗死、中风和血管死亡）等，并提供建议。

对于生物制剂，应采用经过验证的方法评估药物的免疫原性反应（抗药抗体的检测等），并分析免疫原性反应对药物药代动力学、药效动力学、疗效和安全性的影响。

（八）补救治疗与合并用药

需在研究方案中预先明确是否允许使用针对疾病人群的补救治疗。如果允许使用，还应在方案中明确规定实施补救治疗的标准（如视力下降或眼底病灶活动的情况等）、补救治疗的种类和给药方案、如何处理接受补救治疗的受试者以及如何分析接受补救治疗后的试验数据。

补救治疗的标准，应涉及距离上次给药的时间间隔，中央视网膜厚度较先前最低值的增加情况，与既往最佳字母评分相比的视力下降情况，是否有复发、新发或持续性积液，新发的经典型新生血管形成，以及根据荧光素眼底血管造影发现是否存在新的或持续性渗漏，或新的黄斑出血等。

方案中应明确是否有合并治疗，包括研究眼和非研究眼合并治疗的情况，如有，应基于药物作用特点等，明确允许使用的治疗和禁止使用的治疗，以避免影响疗效和安全性的评价。

四、中英文词汇对照

年龄相关性黄斑变性	Age-Related Macular Degeneration, AMD
中期年龄相关性黄斑变性	Intermediate Age-Related Macular Degeneration，iAMD
动脉血栓栓塞事件	Arterial Thromboembolic Events, ATE
最佳矫正视力	Best-Corrected Visual Acuity，BCVA
脉络膜新生血管	Choroidal Neovascularization, CNV
中央视网膜厚度	Central Retinal Thickness, CRT
心电图	Electrocardiogram, ECG
估计目标	Estimand
早期治疗糖尿病视网膜病变研究	Early Treatment Diabetic Retinopathy Study, ETDRS
荧光素眼底血管造影	Fundus Fluorescein Angiography, FFA
地图样萎缩	Geographic Atrophy，GA
国际人用药品注册技术协调会	The International Council for Harmonization of Technical Requirements for Pharmaceuticals for Human Use, ICH
独立数据监查委员会	Independent Data Monitoring Committee, IDMC
白介素 1b	Interleukin-1b, IL-1b
白介素 6	Interleukin-6, IL-6
眼内压	Intra Ocular Pressure, IOP
低亮度最佳矫正视力	Low Luminance Best-Corrected Visual Acuity, LL-BCVA
新生血管性年龄相关性黄斑变性	Neovascular Age-Related Macular Degeneration，nAMD
美国国家眼科研究所 25 项视觉功能问卷	National Eye Institute 25-Item Visual Function Questionnaire, NEI VFQ-25
光学相干断层扫描	Optical Coherence Tomography, OCT
药效学	Pharmacodynamics, PD
色素上皮脱离	Pigment Epithelial Detachment, PED
光动力疗法	Photodynamic Therapy，PDT
药代动力学	Pharmacokinetics, PK
按需给药	Pro re nata, PRN
视网膜色素上皮	Retinal Pigment Epithelium, RPE
治疗与延展	Treat and Extend
血管内皮生长因子	Vascular Endothelial Growth Factor, VEGF
视力	Visual Acuity, VA

参考文献

1. Liang, Y.B., et al., Prevalence and Causes of Low Vision and Blindness in a Rural Chinese Adult Population: The Handan Eye Study. Ophthalmology, 2008. 115（11）: p. 1965-1972.e1.

2. Xu, L., et al., Causes of Blindness and Visual Impairment in Urban and Rural Areas in Beijing: The Beijing Eye Study. Ophthalmology, 2006. 113（7）: p. 1134.e1-1134.e11.

3. Yang, K., et al., Prevalence of Age-Related Macular Degeneration in a Rural Chinese Population: The Handan Eye Study. Ophthalmology, 2011. 118（7）: p. 1395-1401.

4. Ye, H., et al., Prevalence of Age-Related Macular Degeneration in an Elderly Urban Chinese Population in China: The Jiangning Eye StudyThe Jiangning Eye Study. Investigative Ophthalmology & Visual Science, 2014. 55（10）: p. 6374-6380.

5. Flaxel, C.J., Adelman, R.A., Bailey, S.T., et al. Age-Related Macular Degeneration Preferred Practice Pattern®. Ophthalmology. 2020 Jan; 127（1）: P1-P65. doi: 10.1016/j.ophtha.2019.09.024.

6. NMPA, 药物临床试验的一般性考虑指导原则. 2017. http://www.nmpa.gov.cn/WS04/CL2138/300278.html

7. NMPA, 药物临床试验的生物统计学指导原则. 2016. http://www.cde.org.cn/zdyz.do?method=largePage&id=272

8. NMPA, 化学药物临床药代动力学研究技术指导原则. 2005. http://www.cde.org.cn/zdyz.do?method=largePage&id=2070

9. NMPA, 药物相互作用研究指导原则. 2012. http://www.cde.org.cn/zdyz.do?method=largePage&id=147

10. Rupert R A Bourne et al., Causes of vision loss worldwide, 1990-2010: a systematic analysis Lancet Glob Health 2013; 1: e339-49

11. Wan Ling Wong et al., Global prevalence of age-related macular degeneration and disease burden projection for 2020 and 2040: a systematic review and meta-analysis Lancet Glob Health 2014; 2: e106-16

12. Chen, S.-J., et al., Prevalence and Associated Risk Factors of Age-Related Macular Degeneration in an Elderly Chinese Population in Taiwan: The Shihpai Eye Study. Investigative Ophthalmology & Visual Science, 2008. 49（7）: p. 3126-3133.

13. Ferris F.L., 3rd, Kassoff A., Bresnick G.H., Bailey I. New visual acuity charts for clinical research. Am J Ophthalmol.1982; 94: 91-96.

14. Mangione CM, Lee PP, Gutierrez PR, Spritzer K, Berry S, Hays RD, National

Eye Institute Visual Function Questionnaire Field Test Investigators.Development of the 25–item National Eye Institute Visual Function Questionnaire.Arch Ophthalmol.2001；119：1050–1058.

15. Karl Csaky，Frederick Ferris III，Emily Y Chew et al，Report From the NEI/FDA Endpoints Workshop on Age–Related Macular Degeneration and Inherited Retinal Diseases. Invest Ophthalmol Vis Sci. 2017 Jul 1；58（9）：3456–3463. doi：10.1167/iovs.17–22339.

境外已上市境内未上市药品临床技术要求

一、背景

境外已上市药品境内上市或仿制，是解决我国患者对临床迫切需求领域药品的可获得性和可及性的重要手段。为加快境外已上市境内未上市原研药品及仿制药品研发上市进程，依据《药品注册管理办法》（总局令第 27 号）及其配套文件，结合《接受药品境外临床试验数据的技术指导原则》（2018 年 52 号），制定对此类药品临床研究和评价的技术要求，为工业界、学术界和监管机构提供技术参考。

二、适用范围

本技术要求适用于境外已上市境内未上市的药品，主要包括两类情形：（1）境外已上市的原研化学药品和治疗用生物制品；（2）境内外化学药品仿制药。

三、基本考虑

境外已上市境内未上市药品的临床技术要求，应遵循临床评价基本逻辑，在充分评价中国患者临床需求、境外原研药品临床安全性和有效性，以及种族因素影响的基础上，基于中国患者获益 / 风险评估的需要，确定其在境内上市需开展的临床试验技术要求。

四、临床评价基本逻辑

（一）临床需求评估

应分析拟申报适应症在我国的疾病流行病学现状、疾病严重程度和预后，现有治疗手段及其局限性，明确该药品与国内现有治疗手段的比较优势，进而对中国患者临床需求的程度做出判断。

对用于临床缺乏有效治疗手段的危重疾病和罕见病治疗药品等，监管机构持鼓励态度，以解决公众用药可获得性为首要前提进行审评审批。

（二）有效性和安全性评价

首先，应基于原研药品的临床研究数据，按照中国相关技术要求，对药品的有效性和安全性进行科学评价。评价步骤如下：

1. 明确临床数据来源

主要包括两部分数据，一是用于注册的临床试验数据，二是上市后临床数据。同时要关注国外监管机构对原研药品的动态评估。

2. 评估境外临床试验数据质量

科学评价临床试验数据的前提是，临床试验按照国际通行 GCP 开展，临床试验数据应具有真实性、准确性、完整性和可溯源性。申请人可向药品审评部门提供证明支持其上市申请的临床试验数据质量的相关文件或资料。境外管理规范国家的监管机构核查结果和结论可作为临床试验数据质量评估的参考。中国药品监管机构基于风险对用于支持在中国境内注册上市的临床试验数据进行必要的核查。

3. 了解生物药剂学与临床药理学特征

生物药剂学，应关注剂型生物利用度 / 生物等效性（BA/BE）、食物影响和体外溶出曲线数据。临床药理学，应关注药代动力学（PK）、药效动力学（PD）、药代动力学 / 药效动力学（PK/PD）相关性、药物相互作用等，为临床安全有效应用提供依据。应参考 ICH E5 和 E17 等指导原则，对中国患者人群与境外研究人群可能存在的 PK 和 / 或 PD 种族差异进行评估。

4. 评估总体有效性和安全性

按照现行的有效性和安全性评价标准，对境外注册临床试验数据和上市后数据进行系统评价，确定研究药物的总体有效性和安全性，并评估总体人群用药的获益是否大于风险。

（三）种族敏感性分析

种族敏感性分析，应重点关注中国患者人群与境外人群 PK 和 / 或 PD 差异可能带来的安全性和有效性影响。该分析应在首先确定药品总体人群获益大于风险的前提下，遵循 ICH E5 指导原则要求，对已有境外临床试验数据进行种族敏感性分析。种族敏感性分析的内容涉及相关体外、人体 PK、PD、有效性和安全性等进行整体评价，判断中国患者人群在治疗反应方面与境外人群是否存在种族敏感性差异，并分析境外监管机构根据临床试验数据审评情况采取的监管措施。对于境外已经开展过充分的种族敏感性研究的，申请人在递交上市或仿制申请时还应考虑中国的实际情况，疾病和医疗实践是可能影响治疗反应的两大因素，故也应一并进行分析研判。

（四）基于中国患者获益 / 风险评估进行决策

在原研药品的临床研究数据足以支持该药品用于总体人群的获益大于风险的基础上，应基于中国患者与境外人群种族因素影响的数据分析，做出审评决策。如分析数据显示，中国患者治疗反应与总体人群结果一致，则可支持其上市。如存在差异，则需基于相关研究数据评估差异对中国患者用药的安全性和有效性是否产生影响，产生影响的，应进一步评估申请人是否进行了针对性研究并采取了必要的措施，包括：种族因素相关的用法用量调整、禁忌或注意事项内容的增加等，以支持其用于中国患者。在进行了针对性研究并采取了必要的措施后，如该药用于中国患者的获益大于风险，则可支持其上市。

五、临床试验要求

对于境外已上市境内未上市的药品，需结合药品具体情况，按照临床评价的基本逻辑对原研药品的临床研究数据进行充分评价，根据评价结果确定临床试验要求。对于不同研发背景的药品，其所需开展的临床试验应具体问题具体分析。

（一）境外原研药品

鼓励境外原研药品自临床早期研发阶段即在中国同步开展临床试验，如以国际多中心临床研究的方式，在相同临床试验设计和实施条件下，对中国患者人群和境外患者人群同步开展人体 PK、PD、PK/PD、有效性和安全性等系统临床试验。这些系统临床试验将有助于获得种族因素影响相关的完整证据链的直接证据，有助于在总体人群安全性和有效性评价的基础上，进一步比较分析中国患者人群与全球总体人群在剂量 – 暴露 – 效应关系、有效性和安全性等方面是否存在差异以及差异的大小，有助于在发现差异时进行综合评估，全面权衡药品用于中国患者临床获益 / 风险，进而支持其上市申请。研究设计应遵循 ICH 相关指导原则（如 ICH E5 和 ICH E17）的建议。

不同境外申请人对于原研药品的全球临床研发策略不同，导致其在递交申报资料时临床试验数据的内容和支持性程度不同，故应按照临床评价的基本逻辑，根据中国患者临床需求、已完成临床试验的研究数据、种族因素影响分析结果等，确定对境外原研药品的临床试验要求。

临床试验要求主要包括以下 4 种情形。

1. 安全有效且无种族敏感性

经评估，该药品安全有效且无种族敏感性的，可考虑豁免境内临床试验。

对于全球数据中已有中国人群 PK 和 / 或 PD、有效性和安全性数据，经分析认为其用于中国患者的获益大于风险的，相关境内外临床试验数据可直接用于支持上市申请。

对于全球数据中没有中国人群相关数据，但有较充分的种族因素相关研究和分析数据且未见明显种族因素影响的药品，应具体问题具体分析：（1）用于严重或危及生命疾病、罕见病且无有效治疗手段的药品，或用于此类疾病且较现有治疗手段具有明显提高疗效或安全性等优势的药品，可考虑在严格风险控制的前提下批准上市，并应开展上市后有效性和安全性临床试验以支持药品全生命周期获益 / 风险评估。（2）对于较现有治疗手段未见明显临床优势的药品，应参考"五（一）2"项相关要求进行临床试验。

对于境内已上市药品增加境外已批准境内未批准的新剂型（有临床优势的）、新给药途径、新用法用量，用于境内已上市药品已批准适应症的情形，以及境外已上市境内未上市新复方药品中各单药均已在境内上市的情形，在同时满足以下条件时，可考虑基于境外临床试验数据评价情况，减或免临床试验：①已上市原研药品完成的临床试验数据显示，该药品用于中国患者的获益大于风险，且与境外人群数据相比未见明显种族因素的影响；②递交的该药物新剂型、新给药途径、新用法用量，或新复方的境外临床试验数据可用于充分评价其安全性和有效性。

对于境内已上市药品增加境外已批准境内未批准的新适应症的情形，除应遵循上述临床评价基本逻辑和临床试验要求外，因涉及疾病和药物等多维度复杂因素，应具体问题具体分析，建议申报前与监管机构进行沟通。

2. 安全有效但缺乏种族敏感性数据或存在种族敏感性

经评估，该药品安全有效但缺乏种族敏感性数据或已有数据提示存在种族敏感性的，应开展相关桥接性临床试验。

全球数据缺乏种族因素影响相关研究和数据的，应开展必要的 PK 和 / 或 PD，有效性和安全性研究，以支持该药品上市申请。

全球数据显示种族因素对安全有效性评价存在影响的，应开展必要的临床试验（包括剂量探索等），以支持该药品的上市申请。

3. 安全有效性数据不充分

经评估，该药品安全有效性数据不充分的，申请人应慎重研发，如拟继续研发，应按新药要求开展必要的探索性和确证性临床试验。

4. 临床数据显示无效或存在安全性问题

如有充分证据证明该药品无效或存在严重安全性问题的，则不建议其在中国开展临床试验。

（二）境内外仿制药品

对于境外已上市境内未上市药品的仿制药的临床试验要求，需结合原研药品临床评价结果及制剂学两个方面的因素综合考虑后确定。

1. 基于临床评价结果的考虑

基于原研药品临床评价结果，开展必要的中国患者人群临床试验的要求与原研药品一致［详见五（一）］。由于难以获得原研药品完整临床试验数据，可能影响对原研药品进行充分临床评价，故通常需开展必要的临床试验以支持仿制药用于中国患者的安全性和有效性评价。

2. 基于制剂学因素的考虑

对于仿制药制剂学方面评估，需基于药品特点具体问题具体分析，具体如下。

首先，应确定参比制剂，通常应选择具有充分有效性和安全性数据的原研产品，且主要为欧盟 EMA、美国 FDA 和日本 PMDA 批准上市并被列为参比制剂的药品。同时，应根据"关于发布化学仿制药参比制剂遴选与确定程序的公告（2019年第 25 号）"要求，对所选参比制剂进行认定。

其次，应根据药学和生物药剂学特征，通过研究证明仿制药品与原研产品质量与疗效一致性。如口服固体制剂，除进行与原研产品药学研究比较之外，还应参照已发布的技术要求，开展生物等效性研究等。对于复杂剂型（脂质体、微乳、外用制剂等），则尚需结合药物及适应症特点，在药学和非临床对比研究和评价的基础上，考虑必要的临床试验，以支持仿制药品与原研药品间疗效和安全的可比性评价。

放射性体内诊断药物临床评价
技术指导原则

一、概述

放射性体内诊断药物（diagnostic radiopharmaceuticals）（以下简称放诊药物）是用于获得体内靶器官或病变组织的影像或功能参数，进行疾病诊断的一类体内放射性药物，可用于体检筛查、疾病诊断、器官结构 / 功能评估和患者管理。

放射性药物一般由两部分组成：放射性核素和与放射性核素结合、将放射性核素递送至体内特定部位的非放射性成分（配体或载体）。放射性核素通常物理半衰期较短，可直接或间接地（通过正电子湮灭辐射）发射能量足以穿透人体组织的放射性衰变光子并在体外通过专用探测设备检测到信号。配体或载体通常为有机分子，例如碳水化合物、酯类、核酸、肽、抗体等。配体或载体的化学和生物学性质决定其体内的生物学分布。多数情况下，放诊药物与特定的临床设备联合使用，在适当的用法用量及设备工作参数条件下提供诊断信息。在非特别说明的情况下，本指导原则中"放诊药物"总体指代包括特定药物和所需设备及其工作参数等组合而成的诊断技术。随着分子生物学、病理生理学和药学等各学科的发展，放诊药物的研发进入快速发展阶段，为促进我国放诊药物的临床研发，特制订本指导原则。

本指导原则适用于在单光子发射计算机断层扫描（SPECT）、正电子发射断层扫描（PET）等核医学检查中使用的放诊药物，主要针对放诊药物与非放射性治疗药物在临床研发中不同的关注点进行说明。同时具有诊断和治疗作用的放射性药物，对治疗作用的评价应遵循相应适应症的技术要求。

本指导原则仅代表药品监管部门当前的观点和认识，不具有强制性的法律约束力。随着新技术的进展，本指导原则中的相关内容将不断完善与更新。应用本指导原则时，还请同时参考药物临床试验质量管理规范（GCP）、国际人用药品注册技术协调会（ICH）和其他国内外已发布的相关指导原则。

二、总体考虑

（一）安全性方面

治疗性药物的开发一般是基于其存在剂量 – 效应关系的假设，研究早期重点关注受试者的耐受性、剂量限制性毒性和剂量效应关系，从而确定适当的治疗剂量范围。放诊药物通常不具有治疗效果，研究重点是开发具有较高灵敏度和准确度的探测技术，其给药的化学剂量可能远低于药理活性剂量，因此，安全性方面更多关注的是辐射安全性。

放射性辐射暴露所带来的安全性风险包括两个方面：潜在的确定性作用和随机风险，前者如细胞损伤，后者包括形成恶性肿瘤和基因突变。上述风险应根据辐射吸收剂量和公认的耐受性模型进行评估。除考虑对受试者的安全性影响外，还应考虑对环境和医务人员的辐射安全性影响。

（二）有效性方面

放诊药物的有效性评价基础是明确的临床价值和技术性能，在此基础上对放诊药物及与其组合的设备（包含其工作参数）所共同组成的诊断方法进行诊断效能的评价。放诊药物的使用应该对诊断思路、治疗决策和临床转归预测发挥有明确临床意义的作用，而不会导致过度检查和治疗等不必要的风险，以及因临床意义不明确的检查结果异常造成被检查者不必要的焦虑。

（三）影像学方面

通过获取影像进行诊断分析的放诊药物在临床开发过程中需关注方法的技术性能。在产品开发早期，应对成像条件、影像评估方法进行研究。例如，对成像条件的探索包括放射性诊断药物给药后的成像时间、患者的饮食或辅助药物的要求、患者的体位、图像采集参数等，以期建立可稳定获得有用图像的方法；影像评估方法包括识别有意义的影像特征的阅片方法、判读标准等。在上市申请时，除证明有效性外，还应能证明技术性能的稳健性，例如，不同操作者、阅片者之间的一致性。

三、临床试验的考虑

（一）Ⅰ期临床试验

Ⅰ期研究的目的是获取候选药物单次、剂量递增给药的药代动力学数据，并进行人体安全性的初步评估。鉴于放诊药物的特点，需对药物化学剂量和放射性剂量的上限和下限进行评估。评价针对特定代谢过程（例如糖代谢）或受体（例如白介素受体）的放诊药物还需包括其对这些过程或受体的潜在药效学或耐受性的评估。如需多次给药（例如心肌核素显像），则应开展多次给药的研究。

1. 受试者

Ⅰ期临床试验可以在健康受试者中进行，也可以纳入少量患有拟开发适应症的患者进行探索性研究。例如，目标适应症的病理生理状态、功能变化等可能导致药代动力学和药效学改变时，或方法要求在患者中多次给药时，可以患者作为受试者。前者如靶向肿瘤的体内放诊药物，后者例如心肌核素显像药物。

2. 试验药物

Ⅰ期临床试验中所使用的试验药物一般为完整的放诊药物或未标记的载体或配体以及药品内其他成分。当拟开发药物中非放射性成分的绝对量或相对于标记的配体或载体浓度很大时，应考虑给予受试者低比活度的放诊药物或模拟临床实践中的最差（风险最高）情况，给予放诊药物的整瓶内容物进行耐受性、药代动力学和药效学的评估，或两种情况均需要进行评价。这种情况下，应谨慎设计首次人体剂量及剂量递增方案。

在某些情况下，如血液或组织样本无法准确定量，而配体或载体的体内动力学过程非常慢以致超出了标记放射性核素物理半衰期允许的测定时间时，也可考虑使用半衰期更长的替代同位素标记药物进行药代动力学研究。

Ⅰ期研究中试验药物的放射性剂量应覆盖到临床预期使用的最大剂量。

当开展多次给药研究时，应根据情况确定每次给药的剂量及其总剂量。第二次成像的可评价性可能受到首次成像时所使用的放射性诊断药物残留干扰。例如，在心肌灌注成像中，静息成像后如短时间内进行负荷成像，此时的剂量需考虑到第一剂药物在成像视野内的残留干扰。

3. 安全性研究

安全性评价应包括对试验药物的全身安全性及基于其特定作用部位或靶点的局部安全性考虑，例如，靶向心肌线粒体的心肌显像药物应特别关注心脏安全性。对于放诊药物，辐射安全性是Ⅰ期临床试验的重要考察内容，其推荐剂量应为满足成像条件所需的最小放射性剂量。在研究期间，还应在受试者给药时和给药后一段时间内对医务人员、密切接触者和环境的辐射进行评价和适当管理。

Ⅰ期临床试验应获得全身和主要器官的放射性内照射吸收剂量，至少应提供公认文献中的标准人体模型的全部器官和组织的放射性吸收剂量及有效剂量。建议采用公认文献中的标准化方法计算放射性体内诊断药物的放射性内照射吸收剂量，例如 ICRP 出版物公布的吸收分数方法。提交内吸收剂量及有效剂量数据时应同时提交所使用的躯体、器官或组织模型的参考依据（特别是正在进行测试的新模型）以及计算方法的基本假设和公式（或所使用的软件名称、版本号和平台）。

建议列表呈现靶组织或器官的放射性吸收剂量数据。给予的放射性药物剂量单位表示为 mSv/MBq 和 rem/mCi。

在计算放射性吸收剂量时应包括放诊药物中所有可能存在的放射性污染的剂量。应估计临床使用中放诊药物为新鲜标记（用于代表最大放射活性的情况）和在最长有效期限内使用（用于代表放射活性衰减产物蓄积上限）的情况。

拟用于儿科的放射性体内诊断药物需提供使用该制剂所有年龄组患者的放射性吸收剂量，可依照文献中确立的标准人体模型来提供（即新生儿、1岁、5岁、10岁和15岁）。

建议根据放诊药物的代谢或排泄途径评估是否需要开展主要代谢或排泄器官如肝、肾功能不全患者的研究。

对于靶向抗原或受体的放诊药物，因不同患者间抗原或受体量差异可能导致放射吸收剂量的变化，需要提供典型患者中的放射性吸收剂量数据。例如，体积较大的肿瘤可能导致肿瘤抗原特异性放诊药物在靶器官的放射性吸收剂量大于预期值。

在 I～Ⅲ期临床试验中，根据需要进行辐射吸收剂量测定时，建议同时提供该项研究中患者因配套的伴随 X 线辐照（例如 SPECT/CT 或 PET/CT 中的 CT）而接受的外辐射剂量。

4. 药代动力学

放诊药物的药代动力学研究目的是描述放射性核素及配体/载体在体内的分布、代谢和排泄动力学特征，可为安全性评价（例如，有助于人与动物种属间的暴露量比较，从而对非临床安全性数据进行更有意义的评价）和优化成像方案（例如，确定注射剂量范围）提供必要的信息。

以常用的核素（例如，^{99m}Tc、^{111}In 和 ^{18}F）作为放射源的放诊药物的药代动力学研究应提供依据公认文献所建立的人体模型测定的源器官（放射活性出现明显蓄积的组织及器官）的蓄积量（以给药活度百分比，%ID 表示）、时间 – 放射性活度曲线，蓄积活度的时间积分（或称蓄积活度 + 滞留时间）、生物半衰期等参数。应同时提供上述参数计算所采用的数学模型及公式（或软件名称、版本），例如，利用源区时间 – 放射性活度曲线终末部分估算生物半衰期的方法及其假设。

为充分描述拟开发放诊药物的生物动力学特征，建议各感兴趣区域（region of interest，ROI）/靶组织或器官的放射活性蓄积和清除各时相至少各有 2 个采样时间点。如果在某 ROI/靶组织或器官出现快速蓄积且呈非指数清除，则 2~3 个时间点可能就足以表现其动力学特征；如果清除呈双时相则每个时相期间至少进行 2 个时间点的观察。

如果拟开发的放射性体内诊断药物的核素是一种新的放射性同位素，遵循相同的原则进行研究。

（二）Ⅱ期临床试验

Ⅱ期临床试验是为建立和优化拟开发的放诊药物的技术方案并作出初步评价、进一步累积药代动力学、药效学和安全性数据。成像质量可能受到药物的放射剂量及给药方法（例如，推注给药或持续静脉输注）、影响放诊药物摄取的生理/社会特征（例如，体重、饮食）和疾病状态（例如糖尿病对 ^{18}F–FDG 摄取的影响）、图像采集时间、成像设备、数据采集技术、图像处理和分析的影响。建议对拟开发药物所涉及的整体技术方案进行充分的探索研究，以达到成像性能和安全性的适当平衡。

1. 受试者

Ⅱ期临床试验的受试者应选择有代表性的目标人群，例如选择目标适应症的患者或已知存在结构或功能异常的患者，以评估药物在目标区域（例如恶性病变，缺血区域等）的摄取和保留，并基于所采集的信息提供技术有效性的初步证据。特定情况下，例如需要建立阈值以确定图像评估结果时，也可以选择健康受试者、已知不患有该疾病或不存在相关异常的受试者。但对于具有免疫原性或其它毒性的药物，不建议纳入健康受试者。

2. 试验药物

Ⅱ期研究期间应尽可能使用待上市销售的制剂。如后续研究中发生重大工艺变更，则应提供生物等效性和 / 或其它桥接性研究数据，以证明不同制剂的可比性，否则，需开展变更后制剂的研究。

剂量范围研究的目的是确定在不显著降低成像性能的情况下可以给予受试者的最低剂量，评估给药方式、饮食或生理 / 疾病状态、患者体位、图像采集时间、采集角度、仪器设置参数等因素的影响。根据拟开发药物的核素和配体 / 载体以及非活性成分的类型及量的具体情况，可进行个性化的剂量研究，建议与药品审评机构进行沟通。

3. 诊断方法研究

Ⅱ期临床试验应对图像处理、影像评估标准及所建立方法的可重复性进行研究。应探索影像上靶区域的选择、对器官影像进行分段分析的方法、区别正常或病变组织的影像特征（例如对比度、清晰度、相对密度等）及分析方法（例如确定肿块属于良性还是恶性的判断方法）等。

对影像的评估通常包括评估客观影像特征和判读影像发现两个步骤。

本指导原则所述的客观影像特征是指影像上视觉可见或通过仪器可检测的属性，包括信噪比、轮廓清晰度、摄取程度以及病灶的对比度、尺寸、数量或密度等。可通过连续变量（例如肿块的直径）、有序变量（例如增加、很可能增加、既不增加也不下降、很可能下降、下降），或二分类变量（例如"有"或"无"）表征。推荐尽可能开发影像的定性视觉评估和通过仪器或其它方式定量评估的方法。

影像判读是对客观影像特征的临床意义进行解释的过程。例如，影像上看到的放诊药物在心肌中的摄取程度和分布（例如增加、正常、下降或不存在）、摄取的时间过程以及运动或药物负荷对这些特征的影响等可支持心肌组织梗死、缺血或正常的判断。

Ⅱ期研究还需对诊断方法的阈值进行探索，并对推荐阈值下的灵敏度和特异度进行探索性分析，为Ⅲ期临床研究的样本量估算提供依据。

Ⅱ期研究还需关注所建立的诊断方法的可重复性。可重复性的变异来源于成像方法和图像评估两个方面。成像方法变异性可通过重复对同一个体进行给药－成像来评估。两次给药－成像之间的时间间隔应待前次给药完全清除而疾病状态无明显改变。在有适当的大动物模型的情况下，可考虑采用动物实验方法进行成像方法变异性研究，建议申请人在开展研究前与药品审评机构讨论。图像评估的变异需考虑来自阅片人的变异（同一阅片人间隔一定时间后重复读取同一图像）和阅片人之间（不同阅片人判读相同图像）的变异。阅片人自身变异性可以通过让个别盲态阅片人对某些或所有影像进行重复评估进行考察。多中心试验的变异性可能会比单中心试验更高，推荐开展多中心试验探索方法的可重复性。

（三）Ⅲ期临床试验

Ⅲ期临床试验目的是确证早期研究中所建立的放诊药物成像方法（可稳定地获得可供评估影像资料的方法和限制条件）和影像评估标准（可稳定地获得诊断结论的方法）用于支持目标人群诊断的效能和安全性。

1. 受试者

Ⅲ期临床试验的受试者应代表预期的用药人群。根据诊断目的不同，放诊药物的预期用药人群可能包括普通人群（体检筛查）、疑似疾病人群（确诊）、患者（结构或功能评估、疾病管理）等，试验方案和研究报告需详细说明受试者的入排标准和参与研究的方法（例如采用顺序入组或随机选择方式入组），以便评估选择偏倚。例如试验药物和对照药进行比较的研究中，如以对照药在入组前的影像作为入组标准，由于已揭盲，医生对于受试者已有倾向性的转诊和管理偏好，入组受试者存在固有的选择偏倚。

2. 试验药物

Ⅲ期临床试验应使用拟上市的制剂，否则需开展桥接性研究。

3. 研究假设

根据试验目的选择不同的临床试验类型。当缺乏对照时，应选择优效试验，证明拟开发药品的诊断准确性高于某个预先确定的目标值。如有合适的对照检查时，一般可选择优效、非劣效或等效试验，证明新的诊断药物的准确性优于、非劣效于对照或与对照处于一个预先确定的等效界值内。需要注意，对于同一受试人群，两种放诊药物可具有类似的灵敏度和特异度值，但彼此间可能并不一致；相反，两种放诊药物可能具有良好的一致率，但敏感度和特异度值可能不一致。在 ROC（Receiver operating characteristic）分析中，不同放诊药物所得的曲线下面积可能具有可比性，但截取的部分曲线下面积可能有所不同。类似地，某种放诊药物在 ROC 曲线某点上的诊断性能可能优于其它诊断方法，但在其它点上的诊断性能可能较差。

4. 真实性标准

真实标准是被公认为能给出患者的真实状态或某一测量指标真实值的标准。真实标准可独立评估由放诊药物测量的相同变量。放射性体内诊断药物的Ⅲ期临床试验中，应尽可能使用真实标准确定试验药物的有效性和可靠性。在无公认的真实标准或真实标准在研究中不具有实际操作性时，可以考虑采用替代真实标准（例如多项检查的合理组合、临床数据、临床随访）或以临床结局作为终点。建议申请人在开展临床试验前与药品审评机构讨论临床试验的真实标准的合理性，选择错误的真实标准可能导致试验结果偏倚。

5. 对照组

常见研究设计包括自身对照和平行对照。推荐开展同一受试者接受试验药物和对照药相对于真实性标准的诊断性能的自身对照研究。这种试验设计类型可减少诊断性能估计值的变异性，增加研究的把握度；同时有助于评估试验药物和对照药之间的潜在差异。在同一受试者中进行多次诊断检查受到限制的情况下，例如检查具有侵入性、因药物放射性累积或药物的后遗效应而受到限制时，可采用平行分组设计。

6. 评价指标

Ⅲ期临床试验的有效性评价指标可包括诊断性能、对诊断思维的影响、对患者管理的影响和临床结局等，评价指标的选择依据其所涉及适应症的临床价值决定，一般可能是诊断性能或临床结局等。

用于评价诊断性能的影像评估终点一般包括客观影像特征和有临床意义的影像判读。无法与客观影像特征结合的主观影像评估一般不作为评价诊断性能的依据。对于公认具有临床价值的诊断技术，常用的主要评价指标是灵敏度、特异度或二者的复合指标。例如，假设新的诊断药物可替代某种侵入性更强的检查或相比现有对照药物具备更好的灵敏度和 / 或特异度，其临床价值是明确的，Ⅲ期临床试验仅需验证新诊断药物的诊断性能。对于不同的检查人群，对灵敏度或特异度的侧重可存在差异，例如，对于临床筛查更重视灵敏度，对疑似患者的诊断要求较好的灵敏度和特异度，而对于验证筛查或诊断结果的检查则更重视特异度。当诊断结果以定量参数呈现时，可选择 ROC 曲线下面积作为主要评价指标。

诊断用药物对诊断思维和 / 或患者管理均具有一定的影响，例如可提高正确诊断的概率或提供预后判断的价值（例如，在一段时间内发生心血管事件或肿瘤总体生存期的判断）、改变患者的干预方式等，临床结局（例如症状、功能或生存等指标）是衡量临床价值更为直接的方法。在缺乏真实性标准的情况下，临床结局可作为放诊药物临床试验的主要终点。例如，试验药物预期用于结肠癌患者管理，临床试验主要终点可以是衡量症状及功能变化或生存情况的有效性变量。阳性和阴性预测值、似然比也是重要的评价指标，但这些参数受到受试者患病率的影响，一般不作为主要评价指标，但可作为证明其临床价值的次要评价指标。

有些情况下，诊断药物被用于筛选对某些特定干预反应较好的人群。例如，用于筛选具有某特异受体的肿瘤患者，辅助决策该人群的适当治疗方案。放诊药物作为整体诊疗方案的一部分，其临床试验可能与特定的治疗方案同时开展，此时可以临床终点或广泛认可的替代终点作为主要评价指标。

建议在不确定时，与审评机构共同讨论终点评价指标的选择。

7. 界值

对于无对照的试验，预先确定目标值是专业领域内公认的诊断本病的准确性应该达到的最低标准。对于有对照的试验，当选择优效试验时，优效界值通常默认为 0，也可以预先确定大于 0 的临床优效界值；当选择等效或非劣效试验时，需要预先确定等效或非劣效界值。当主要评价指标中包含灵敏度和特异度时，应该分别确定各自的目标值或界值。

8. 样本量估算

样本量估算的一般原则可参考已发布的相关技术指导原则。当选择灵敏度和特异度作为多个或共同主要评价指标时，应该使用灵敏度估算试验组或对照组患本病的受试者数量，使用特异度估算试验组或对照组未患本病的受试者数量。两组的样本量之和作为诊断研究的总样本量。若只选择灵敏度和特异度的其中之一作为主要评价指标时，则仅使用被选指标估算的试验组和对照组的样本量。当选择 ROC 曲线下面积作为主要评价指标时，应该使用该指标所估算的样本量作为诊断研究的总样本量。无论是选择灵敏度和特异度还是选择 ROC 曲线下面积作为主要评价指标时，在样本量构成中患本病和未患本病的受试者数量相当将有利于提高诊断研究的效率。

在以临床结局或其他指标如对诊断思维的影响、患者管理等作为主要评价指标的研究设计中（见 3.6 评价指标），样本量根据其所采用的评价指标的具体情况估算。

样本量估算还应该考虑药物安全性评价的要求。当按照诊断准确性估算的样本量不低于安全性评价要求的样本量时，以前者为准；当低于安全性评价要求的样本量时，以后者为准。

9. 随机

诊断药物的临床试验中一般需考虑检查顺序和患者入组两种随机化。由于从一种诊断操作至另一种操作时的遗留信息可导致两项检查具有相似的结果，因而诊断性药物最重要的设计特征为评价第二项检查时并不知晓第一项检查的结果。在不违反伦理的前提下（例如真实标准涉及手术等侵入性操作时），尽可能对试验所涉及的诊断（试验用药物、对照药物和确定真实标准所需的其它诊断药物或操作）顺序随机化。对于平行组设计方案，需对患者入组进行随机化，这种情况下，如适当，亦可对试验涉及的检查（试验药物、对照药物与真实标准检查）顺序进行随机化。

10. 盲法

放诊药物的Ⅲ期临床试验应采用盲法进行影像评估，以证明依据所获得的影像所做出的诊断是可稳定重复的，并且排除了影像评估的偏倚。作为证明有效性的主要影像评估应由多名独立阅片人在完全盲态或结局盲态的条件下做出，或者可通过序贯揭盲的方式采用这 2 种盲态条件下的影像评估。次要成像终点的评估，建议采用与主要成像终点相同的盲态评估方式。阅片人对受试者的临床信息、试验方案及最终诊断信息的了解程度对其阅片结果有直接影响，因此，尽量采用完全盲态阅片。在完全盲态不可行时，应在方案中明确对阅片人公开的信息范围。

盲态阅片人的阅片顺序应随机，例如以相同标准比较两种放诊药物以确定相对有效性的临床试验中，建议阅片人按照随机顺序对所有供评价的单个影像进行阅片；应明确表达影像评估结果的术语的含义、并进行标准化，以保证阅片人之间的一致性。可利用Ⅰ期和Ⅱ期研究所得到的影像样本，对盲态阅片人进行评分操作训练。

有些情况下，可能需要明确影像评估预期用于临床诊断路径中的适当阶段，例如，所开发的检查方法应当在无临床信息参考时、有限的临床信息或已有大量临床信息的某一阶段应用（如心肌灌注显像检查在完成验前概率评估、心电图、实验室检查等之后应用）；此时，也可考虑采用序贯揭盲的方法，即在获得不同的信息程度下进行阅片。采用序贯揭盲应注意保持结局盲态（隐藏最终诊断或临床结局信息），先进行完全盲态阅片并保证完全盲态阅片的结果不可修改，并对两种盲态评估所获得的结果与真实性标准（或最终结果、临床结局）进行比较，此时建议在方案中明确将以何种盲态条件下的影像评估作为证明诊断有效性的主要分析。

11. 影像评估要求

影像学评估的科学性和稳健性，对于以影像评估终点为主要研究终点的研究结果可靠性的影响是至关重要的，因此良好的临床试验影像评估设计和严格依从章程实施评估是获得可靠的影像终点结果的关键要素。影像学评估要求的具体细则和质控要求，可参见《抗肿瘤药临床试验影像终点程序标准技术指导原则》。

11.1 阅片人

Ⅲ期临床试验影像评估终点一般应由独立阅片人评估，通常不推荐共识影像评估结果用于作为主要影像评估。独立阅片人是指对其它阅片人的发现完全不知情且不受其它阅片人的发现所影响的阅片人。共识影像评估是指召集阅片人共同评估影像。

Ⅲ期临床的主要成像终点建议由至少2名（最好3名或以上）独立、盲态阅片人进行影像评估（但是真实性标准可由1名盲态阅片人进行阅片）。应对阅片结果的可重复性（即阅片人之间的变异性）作出评价，建议采用定量分析方法或评分制的评估方法。当2名阅片人结论不一致时，可增加第3个阅片人作为仲裁阅片人。仲裁阅片人通常由更资深的经过统一阅片培训的专业医生担任，在仲裁阅片时也处于盲态，并不得知晓前2名阅片人的结论。

11.2 数据完整性

Ⅲ期临床试验的有效性分析应充分考虑数据的完整性。临床试验中一些影像资料（包括真实标准影像）可能由于多种原因无法用于分析，例如患者退出、成像技术问题、违反试验方案和有选择性的成像操作（例如仅保存动态成像中最具临床意义的几帧图像）。盲态阅片人应对所有试验方案规定获取的影像（例如不仅仅是确定为可评估的影像）进行评估，包括试验患者、对照患者和正常受试者的影像。总之，不建议在研究中进行影像挑选。

12. 数据记录要求

放诊药物临床试验所用的病例报告表（CRF）除按照试验方案记录一般性数据外，还需记录以下信息：研究所用放诊药物的技术特征，例如比活度、放射性化学纯度、放射性核纯度；成像设备的技术特征和性能参数，例如成像器械、脉冲高度分析仪的背景反射、质量控制分析；成像研究中影像采集、输出处理、显示、重建和归档的方法等；成像终点，包括客观影像特征以及影像上发现的位置和判读，分别记录；影像上非预期或不期望出现的变化也应记录，例如用于心脏成像的放诊药物在肝脏显像从而干扰心脏显像。

病例报告表的设计应尽量避免客观上为阅片人提供参考信息而引入不必要的回忆偏倚，例如单独和联合影像评估的记录可互相参照。

参考文献

1. FDA（2004）. Guidance for Industry Developing Medical Imaging Drug and

Biological Products Part 1：Conducting Safety Assessments. https：//www.fda.gov/media/71212/download.

2. FDA（2004）. Guidance for Industry Developing Medical Imaging Drug and Biological Products Part 2：Clinical Indications. https：//www.fda.gov/media/71226/download.

3. FDA（2004）. Guidance for Industry Developing Medical Imaging Drug and Biological Products Part 3：Design，Analysis，and Interpretation of Clinical Studies. https：//www.fda.gov/media/71237/download.

4. EMA（2009）. GUIDELINE ON CLINICAL EVALUATION OF DIAGNOSTIC AGENTS. https：//www.ema.europa.eu/en/documents/scientific-guideline/guideline-clinical-evaluation-diagnostic-agents_en.pdf.

5. 李新旭，周军，唐智敏，等 . 对体内诊断药物临床试验设计和统计分析的考虑［J］. 中国临床药理杂志，2019，10（35）：2639-2644.

急性细菌性皮肤及皮肤结构感染抗菌药物临床试验技术指导原则

一、概述

（一）目的

《抗菌药物临床试验技术指导原则》于 2015 年由原国家食品药品监督管理总局（CFDA）在我国颁布并实施，其对全身用的各种抗菌药临床试验的技术要求进行了全面的阐述，为药品注册申请人和临床试验研究者在整体规划、设计、实施临床试验中提供了技术指导，但未针对各种细菌性感染制定不同临床适应症治疗药物临床试验技术指导。为针对拟用于急性细菌性皮肤及皮肤结构感染（Acute Bacterial Skin and Skin Structure Infection，ABSSSI）药物临床试验提供更加精准的技术指导，解决临床试验中的重点问题，规范其临床试验，保证数据完整性，在遵循《抗菌药物临床试验技术指导原则》基本要求的基础上，制定了《急性细菌性皮肤及皮肤结构感染抗菌药物临床试验技术指导原则》，为注册申请人、临床试验研究者在规划、设计、实施临床试验中提供技术指导。

（二）应用范围

本指导原则适用于在急性细菌性皮肤及皮肤结构感染患者人群中开展的治疗用抗菌药物临床试验，由各种细菌，尤其多重耐药菌所致的急性细菌性皮肤及皮肤结构感染，不包括真菌性、寄生虫性急性皮肤及皮肤结构感染。

本指导原则适用于全身给药（口服或静脉注射给药）的抗菌药物的临床试验，包括作为单药使用的抗菌药物，也包括与其他阳性药物联合使用的抗菌药物。

本指导原则并不具有强制性，而仅作为技术层面的建议和推荐，供申办者及研究者参考。

（三）前提条件

研究药物已经完成基本的药学研究，制备工艺、稳定性研究、质量控制等基本符合开展临床试验的基本要求。

研究药物已经完成基本的药理毒理学研究，包括基本的毒理及毒代研究，且体外药效学和动物体内药效学数据足够，能基本阐明研究药物的抗菌作用特点，如抗菌谱、作用机制、抗菌活性（抑菌及杀菌活性）、抗生素后效应、耐药性及其形成机制等等，特别是对 ABSSSI 的常见病原微生物的作用特点。

此外，研究药物已经完成基本的药代动力学 / 药效学（pharmacokinetics/pharmacodynamics，PK/PD）研究，能够通过体外药效学研究、体外 PK/PD 研究和感染动物 PD 研究以及感染动物 PK/PD 研究初步阐明研究药物的药效学特征，确定研究药物 PK/PD 特性属浓度依赖性抑或时间依赖性、PK/PD 指数和非临床 PK/PD 靶值。同时，也已经完成基本的流行病学界值（Epidemiological Cutoff，Ecoff）、非临床 PK/PD 界值（体外 PK/PD 及动物 PK/PD 界值）研究。

研究药物的申请人已经获得国家药品监管机构同意开展临床试验的许可，并在临床试验机构内组织实施临床试验。

二、临床试验规划和方案

（一）总则

1. 急性细菌性皮肤及皮肤结构感染

ABSSSI 是一种病灶面积至少达 $75cm^2$ 的细菌性感染［病灶面积按照测量的充血（红斑）、水肿或硬结累及范围计算］；患者同时伴有淋巴结肿大或发热（口腔温度 ≥ 38℃）等全身症状。ABSSSI 包括以下几种感染类型。

1）蜂窝织炎 / 丹毒，是以扩散性的充血（红斑）、水肿和 / 或硬结为特征的弥散性皮肤感染病。

2）伤口感染，是以有脓性引流液，伤口周围充血（红斑）、水肿和 / 或硬结为特征的一种感染病。

3）皮肤大脓肿，是以在真皮层或更深层采集到脓液，伴有充血（红斑）、水肿和 / 或硬结为特征的一种感染病。

2. 目标病原菌

ABSSSI 的常见病原菌为化脓性链球菌、其他链球菌和金黄色葡萄球菌（甲氧西林敏感株及耐药株）等。部分少见病原体，如肠球菌、单兰阴性杆菌，以及厌氧菌是否纳入应根据研究药物抗菌谱酌情考虑。

3. 目标人群

临床试验人群应包括急性细菌性皮肤及皮肤结构感染患者，其具有前述急性细菌性皮肤及皮肤结构感染的临床综合表现，且可能自抗菌治疗中获益者。

4. 有效性评估

（1）临床适应症为 ABSSSI 的临床试验可采用非劣效试验设计评估其有效性；

在以有效的阳性药物作对照时，优效设计亦可被接受。

（2）研究药物治疗 ABSSSI 的有效性评估包括临床疗效、微生物学疗效和综合疗效评估。

1）临床有效性评估　宜设定早期临床反应评估，即在未接受其他任何抗菌药补救治疗的患者中观察其在接受首次给药后 48~72 小时病灶范围是否减少 ≥ 20%，以此评估早期治疗反应，并作为次要疗效终点；主要疗效终点仍为治疗结束后 7~14 日的疗效评估。

2）微生物学有效性评估　在临床有效性评估同时需进行微生物学有效性评估，即在细菌学阳性患者中同时进行微生物学有效性评估。在收集的病原菌中需注意排除定植菌或污染菌，建议在试验开始前列出不宜作微生物学评价的细菌名单。对细菌培养阳性率甚低的蜂窝织炎患者，需有严格的疾病定义支持其很可能为细菌性感染。微生物学检测方法如使用核酸或抗原检测，而非经典的培养方法者则不可纳入微生物学有效性评估，但可用以评估不同种类细菌所致的临床疗效。此外尚需注意少数患者可能为复数菌（ ≥ 2 种细菌）感染，此时则应按患者例数及病原菌株数分别评估其微生物学疗效。在有效性评估中需关注临床疗效和微生物学疗效的一致性，并对临床和微生物学疗效进行综合评价。

对于仅有静脉制剂的研究药物，建议仅以静脉制剂进行全程临床试验，不需要转为口服抗菌药治疗。对于既有静脉制剂又有口服制剂的研究药物，则可采用自静脉制剂转为口服制剂的序贯疗法。但应评估口服制剂的药代动力学特征，以确保药物暴露量的可比性，并制定恰当的给药方案，需限定静脉给药疗程的最短时间（一般为 72~96 小时），同时注明静脉转换为口服治疗时的客观标准。在静脉给药转换为口服给药时，应进行临床评价。

5. 安全性评估

在临床试验过程中应收集所有不良事件信息及安全性实验室数据，无论受试者是否在使用药物，均应在每次访视时予以评估，所有不良事件需随访至消失或稳定或缓解。需注意的是抗菌药的不良反应和感染本身引发的病理过程可能涉及相同的器官，并影响其功能。此外在严重感染患者，尤其是出现脏器低灌注情况时所致的一系列症状和实验室检查异常的器官损伤，均可能被误判为药物不良反应。

研究药物的安全性数据主要来源于 ABSSSI 临床试验，但在其他临床适应症的临床试验中，如使用药物剂量和疗程相同或更高时，其安全性数据亦可纳入总体安全性数据库以支持 ABSSSI 临床试验的安全性评估。

6. 药代动力学 / 药效学研究

药代动力学 / 药效学（PK/PD）研究始于非临床研究阶段，在临床试验阶段，综合非临床 PK/PD 研究和 I 期临床试验 PK 研究结果确定 II 期临床试验合适的给药剂量与给药方案。在 II 期和 III 期临床试验中应考虑开展群体药代动力学（Population Pharmacokinetics，PPK）研究，建立 PPK 模型，定量描述研究药物在 ABSSSI 患者体内 PK 特点，以及患者个体间存在的 PK 差异，确定主要影响患者 PK 的生理或者病理因素。分析患者体内药物暴露量与所观察到的临床疗效和微生物疗效间以及与药物相关不良事件的定量关系，为不同 ABSSSI 患者群体（如老年人、肝肾功能损伤者）给药方案的制定提供依据。

7. 药物敏感性折点

抗菌药物对目标病原菌药物敏感试验折点（Antibacterial Susceptibility Testing Breakpoints）研究始于非临床研究阶段，在临床试验阶段，需根据抗菌药物折点研究的需要，在综合前期非临床研究的基础上，主要研究为从确证性 III 期临床试验中获取临床 PK/PD 靶值，如尚不能获得该靶值时，则可采用先前建立的动物 PK/PD 靶值及体外 PK/PD 靶值作为初步的 PK/PD 界值。在上市后临床研究中继续累积资料以获取该药的药敏折点，并酌情根据细菌耐药性变迁进行更新。有关药敏折点制定详见《抗菌药物折点研究技术指导原则》。

8. 上市后的药物敏感性和耐药性研究

在研究药物获批上市后的 3~5 年内应对该药物的细菌耐药性进行监测，如在此期间出现耐药菌，则需继续延长监测时间。对在监测中发现的最低抑菌浓度（MIC）超过药敏折点或 Ecoff 界值细菌的耐药性、耐药模式和耐药机制进行跟踪研究。

（二）临床试验方案

1. 试验设计

ABSSSI 临床试验设计应为随机、双盲、阳性药物对照，非劣效或优效设计，本适应症不宜采用安慰剂对照，特定情形下，可考虑加载（add-on）试验，即两组受试者在接受标准抗菌治疗基础上，分别接受试验药或安慰剂治疗。

2. 试验人群

试验人群为临床诊断为 ABSSSI 的成人患者，包括蜂窝织炎 / 丹毒、伤口感染及皮肤大脓肿患者。由于手术切开引流可能会干扰皮肤大脓肿患者的治疗效果判定，因此该类患者不宜超过总体受试者的 30%。

在临床试验早期，儿童、妊娠期及哺乳期妇女不宜作为受试人群，65 岁以上老年患者可占一定比例。

3. 主要入选标准

（1）临床诊断为下列 ABSSSI 之一，并符合病灶定义。

蜂窝织炎 / 丹毒、伤口感染和皮肤大脓肿（参见 ABSSSI 定义）。

合格的病灶定义为上述感染病种具有下列感染征象之一：局部充血（红斑）、水肿和 / 或硬结，且感染病灶面积至少为 75cm^2（测量充血、水肿或硬结边缘长度及宽度后计算其面积）。

（2）伴有全身反应，符合下列各项中任一项者：

1）发热　口腔温度 ≥ 38℃或 <35℃；

2）周围血象白细胞计数增高或降低（高于或低于参考值上、下限）或中性粒细胞百分比升高（高于参考值上限）或中性粒细胞杆状核细胞 ≥ 15%；

3）累及淋巴系统　在感染部位淋巴引流区或邻近部位淋巴管炎或淋巴结肿大。

（3）可获取微生物学检测样本的受试者

自患者感染病灶处可获得非污染的、足够的临床标本进行微生物学评价，包括革兰染色涂片、培养及体外药敏试验（对微生物学标本获取方法和注意事项应附详细说明）。

4. 主要排除标准

（1）确诊或疑似的骨髓炎患者。

（2）确诊或疑似的脓毒性关节炎患者。

（3）感染部位带有不能被移除的人工装置者，如人工关节、血管内导管、永久性心脏起搏器的电池组等。

（4）中性粒细胞减少症等免疫缺陷者感染，由于其医学情况的存在有可能改变感染的结局者。

（5）原有慢性皮炎或其他慢性炎症性皮肤损害，如湿疹、银屑病等，可能影响其治疗应答判断者。

（6）糖尿病足感染、压疮溃疡感染等复杂性感染。

（7）危及生命的感染或需要急诊手术的感染，如坏死性筋膜炎、进展性坏疽等。

（8）人类或动物（节肢动物除外）咬伤后感染。

（9）在随机前 72 小时内已接受可能有效的全身性抗菌药物治疗 ≥ 24h 者，如在随机前 1~2 周内接受过属研究药或对照药同类药物者，无论疗程长短均需排除（详见"先前抗菌药的使用"节）。

5. 中止标准

受试者在试验过程中发生以下情况之一时，则需考虑退出临床试验：

（1）受试者入组后发现不符合入选标准或符合任一排除标准者；

（2）受试者不愿或不能继续参加试验者；

（3）发生不可耐受的不良事件，研究者判断继续参加试验对受试者的风险大于其获益者；

（4）患者连续用药至少 72 小时病情无改善或加重者；

（5）失访者。

6. 特殊人群

临床试验受试人群应包括男、女两种性别各种族患者以及老年患者。对于肾功能损伤和肝功能损伤患者，如已在上述人群中进行了研究药物的药代动力学研究并确定了适宜的给药方案，则可在 Ⅱ、Ⅲ期临床试验中入选肾或肝功能损伤患者。如果有意向在儿童中实施急性细菌性皮肤与皮肤结构感染临床试验，则应与监管机构先期讨论研发计划。

7. 药代动力学 / 药效学评价

在临床试验阶段，应综合非临床 PK/PD 结果与 Ⅰ 期临床试验时的人体 PK 研究结果，为确定 Ⅱ 期及 Ⅲ 期临床试验恰当的给药方案提供依据。在 Ⅱ 期临床试验进行剂量 – 疗效试验设计时，选择药物剂量时权衡其疗效与风险，确保不会使用次优（suboptimal）剂量或过多剂量（超过最佳疗效的使用剂量），以防止出现非预期或非认知的剂量相关毒性作用。

根据剂量 – 反应试验设计，在 Ⅱ、Ⅲ期 ABSSSI 临床试验中应通过稀疏点采集患者的血样开展 PPK 研究。可根据 Ⅱ 期临床试验中收集的 PK 相关信息用于探究暴露 – 疗效的关系，以便进一步选择Ⅲ期临床试验合理给药方案。在Ⅲ期临床试验中收集的 PK 相关信息可用于解释在临床试验中可能出现的各种疗效和 / 或安全性问题。

根据 Ⅱ、Ⅲ期临床试验中患者的群体 PK 模型开展回顾性暴露 – 疗效分析，以此评估 PK/PD 指数与观察到的临床和微生物学结果之间的关系。探究药物暴露和药物相关不良事件之间的关系，以识别不同给药方案（如适用）和特定患者人群（例如，肝肾功能受损患者）的潜在风险。有关研究药物在 ABSSSI 患者中Ⅱ期和Ⅲ期 PPK 及 PK/PD 研究设计、分析及结果评价可参见《抗菌药物药代动力学 / 药效学研究技术指导原则》中相关章节。

8. 研究药物剂量的选择

确证性临床试验的剂量确定，应综合研究药物的非临床和早期临床研究结果而定，包括非临床毒理研究、动物感染模型即动物体内药效学；Ⅰ期临床试验人体药代动力学和安全性、耐受性；以探索剂量为目的的Ⅱ期临床试验的安全性和有效性。特殊人群，包括老年人、肾或肝损伤者等的药代动力学研究宜在Ⅲ期临床试验开始前完成，以确定在上述人群中是否需剂量调整，此可使特殊人群患者纳入Ⅲ期临床试验。

9. 对照药的选择

ABSSSI 临床试验仅选用阳性对照药，对照药应为 ABSSSI 的标准治疗药物，为已获得国家药品监管机构的批准，符合《药物临床试验统计学技术指导原则》等的要求。

10. 先前抗菌药的使用

ABSSSI 受试者在入组前理想情况下应为未接受过抗菌药物治疗的患者，因为先前抗菌药的使用有可能混淆研究药组和对照药组之间的实际治疗差别，导致两个治疗组之间疗效无差别的偏倚发生（向非劣效偏倚）。然而排除所有先前抗菌治疗者，有可能将疾病严重度较重者排除在外，因为该人群起病后即很快接受了抗菌治疗，此易导致疾病严重度较轻且病情自然恢复潜在可能性较大的患者入组。

鉴于上述原因，对入组前抗菌药的使用建议如下：（1）受试者尽快入组，以便患者接受研究药物作为初始抗菌治疗，则不需使用其他抗菌药物；（2）在入组前 72 小时内接受较短作用时间抗菌药，持续时间不超过 24 小时者，也可考虑入选。（3）如果先前使用抗菌药患者经治疗后无效，且在研究方案中已预先设定了治疗无效的客观标准，并记录在患者病历中，则也可考虑入选，但先前接受抗菌治疗者不宜超过总受试人群的 25%。

11. 辅助治疗

包括手术治疗及其他辅助治疗

（1）手术治疗

在 ABSSSI 患者中，作为药物治疗的辅助手术治疗常是必要的，在筛选时，应评估受试者是否需要进行手术治疗，对于确定需手术治疗者，计划的手术治疗应在研究药物使用开始后 24h 内，不迟于 48 小时内进行，并记录所有计划或计划外手术的日期和时间。

（2）其他辅助治疗

在 ABSSSI 患者中常需对皮损局部处理，在试验前应明确允许使用的辅助治疗，包括：①每日换药，可采用任何无菌非黏附性敷料（不含特定的抗菌剂）覆盖创面；②在替换敷料及在创面护理时，局部可使用非特定抗微生物活性的消毒防腐剂溶液，如聚维酮碘（Povidone iodine）等，但不可使用具特定活性的抗菌药，如莫匹罗星、夫西地酸和瑞他帕林等。

12. 合并用药

在研究期间不允许合并使用抗菌谱与研究药物（包括对照药）重叠的其他抗菌药，直至判断为治愈访视为止。对合并使用其他抗菌药的患者，依据其使用情况及使用时间不纳入有效性评估人群或视作治疗无效。

在研究期间可以合并使用不会影响研究药物（包括对照药）抗菌活性判定的对症治疗药物，并应详细注明用药情况。

13. 有效性评估

（1）疗效评估标准

ABSSSI 疗效评估应包括临床疗效、微生物疗效和综合疗效评估。

1）临床疗效

- 临床治愈：在治疗结束后访视时所有入组时 ABSSSI 的症状、体征均已消失，或恢复至感染前状态。实验室检查等非微生物学指标亦恢复正常。或感染征象明显改善，不再需要针对 ABSSSI 的抗菌药物治疗者。

- 临床无效：符合下列任一情况者为临床无效。①在治疗结束后访视时 ABSSSI 基线症状体征或实验室检查异常持续存在或恶化，或一度改善后再次恶化。②入组后疾病进展，或出现 ABSSSI 新的相关感染征象。③需要使用研究药物以外的抗菌药物作补救治疗。

- 不确定：因缺少数据，无法确定治愈或无效。

2）微生物学疗效

微生物学疗效的评估是依据在完成治疗并经治疗后访视时的微生物学转归，即细菌清除情况而定，以细菌培养结果为准。细菌学疗效评估如下。

①清除：治疗后来自原感染部位的标本培养阴性，即基线病原菌被清除。

②假定清除：对于临床疗效为治愈的患者，由于症状体征的消失使可培养的标本无法获取，或获取标本方法对康复期患者而言侵袭性过强，则该细菌学结果为假定清除。

③未清除：治疗后自原感染部位的标本细菌培养仍获基线病原菌。

④假定未清除：对于临床疗效为失败的患者，其细菌培养未作或不可能作的情况下，可假定基线病原菌未清除。

⑤不确定：临床疗效为不确定，未重复做细菌培养。

基线病原菌清除或假定清除者属微生物学有效，未清除或假定未清除者属微生物学无效。

3）综合疗效

综合疗效仅在细菌培养阳性病例中进行，是临床疗效和微生物学疗效的综合分析和评价，综合疗效分为痊愈和无效。

①痊愈：在治疗结束后访视时患者临床痊愈，且细菌清除或假定清除。

②无效：在治疗结束后访视时患者临床无效，和/或细菌未清除或假定未清除。

③不确定：在治疗结束后访视时患者临床疗效和微生物学疗效两者中任一项为不确定或两者均为不确定。

4）药物敏感性测定

对临床分离细菌需测定其对研究药物、对照药物及其相关抗菌药物的敏感性，并进行敏感性、耐药性分析。

（2）疗效终点

1）主要终点　研究药物治疗结束后 7 至 14 天的临床结局。

2）次要终点　研究药物首次给药后 48~72 小时的早期临床反应。

早期临床反应评估结果可为临床应答、临床失败和不确定。临床应答者需符合以下所有各项：①受试者存活；②与基线时相比感染病灶大小减少 ≥ 20%；③受试者未接受过任何补救性抗菌药物治疗；④受试者不符合临床失败或不确定的任何标准。临床失败定义为符合以下任何一项：①与基线时相比感染病灶大小减少 <20%或感染病灶增大；②因治疗反应不足，受试者停用研究药物，需替代抗菌药进行补救治疗，或受试者接受了对现有感染有效的研究药物之外的抗菌药；③早期临床反应评估前死亡。不确定者为由于下列原因无法合理推断研究药物的临床反应，包括受试者撤回知情同意、失访、未进行早期临床反应评估等。

3）静脉及口服制剂

研究药物仅为静脉制剂者，在静脉转口服给药治疗过程中应单独静脉给药至3~5 天完成疗效终点评估。如可能，则对研究药物的有效性和安全性两者均进行评估。在转为口服抗菌药物治疗之前所作的第 3~5 天疗效终点评估，应能反映静脉制剂的疗效。

对于有静脉及口服两种制剂的研究药物，方案中应有静脉转口服的标准设定，申办者应收集先前静脉及口服制剂的 PK 数据，以选择静脉转口服时后者的适宜剂量。

14. 安全性评估

可参见原国家食品药品管理总局颁布的《抗菌药物临床试验技术指导原则》中的相关内容，或美国卫生及公共服务部、国立卫生研究院、国家癌症研究所颁布的常见不良事件评价标准（Common Terminology Criteria for Adverse Events，CTCAE）中相关内容进行安全性评估。

15. 试验访视及评价时间

（1）入组访视

入组访视时应收集有关的人口学资料、病史及体检发现、评估病灶大小、留取微生物学标本，进行安全性检查和实验室检查。

（2）治疗中访视

治程中访视可在给药后第 1~7 天进行，初 3 日宜每日进行访视，如疗程超过 9 天者，增加一次第 10 天的访视。研究者应采用方案规定的，与入组访视时同样的方法对病灶大小进行评估。对安全性和实验室检查结果进行评价。

（3）治疗结束时访视

研究者应采用方案规定的，与入组访视时同样的方法评价病灶大小。对安全性信息和实验室检查结果进行评价。亦可对是否应该停用抗菌药物治疗进行评估。

（4）治疗结束后访视

在完成研究药物治疗后 7~14 天进行。本次访视研究者应对临床疗效、新的安全性信息或者与安全性相关的实验室检查结果作出判断。

（5）后期随访访视

收集患者首次给药后 28 天的全因死亡情况。对于临床治愈且在治疗结束后访视时或之后未出现不良事件的受试者可以进行电话随访。

16. 统计学要求

临床试验的假设应在试验方案中载明，在临床试验开始前确定，统计分析计划须在数据库锁定时定稿。

（1）分析人群

1）安全性分析人群

临床试验期间至少接受过一剂研究药物的患者。

2）意向治疗（ITT）人群

接受随机分组的所有患者。

3）改良的意向治疗（mITT）人群

在 ITT 人群中，符合 ABSSSI 诊断标准，且至少用药一次并有临床疗效评估的患者。

4）微生物学意向治疗（micro-ITT）人群

在接受随机分组患者中，基线标本经标准培养方法分离获 ABSSSI 病原菌，且研究药物对其具有抗菌活性的所有患者。

5）微生物学改良的意向治疗（m-mITT）人群

在 mITT 人群中，至少获一株基线病原菌的患者。

6）临床可评价（CE）或符合方案（PP）人群

在 mITT 人群中，遵循试验方案主要组成部分完成试验的受试者。

7）微生物学可评价（ME）人群

在 m-mITT 人群中，遵循试验方案主要组成部分的完成试验的受试者。

（2）非劣效界值

既往的临床试验数据支持非劣效界值约为 10%。在某些特殊情况下，如选择的非劣效界值高于 10% 应在试验开始前与监管机构充分沟通。

（3）样本量

试验前需充分估计所需的样本量，以保证足够的检验效能，并在试验方案中详细说明样本量的估计方法和结果。样本量计算所需要的参数，例如阳性对照药的有效率和非劣界值，应有充分的历史文献或既往试验数据支持。试验设计应采用等比例分组，试验设计时要考虑可能出现的方案偏离的受试者比例（一般不超过 20%）。

（4）风险–获益考虑

风险–获益考虑取决于所研究的人群。例如，对于病情较重的 ABSSSI 住院患者的静脉输注抗菌药物，由于某些特定类型的不良反应可在住院时监测，所以风险–获益考虑认为适当；但如果是治疗病情较轻的门诊患者，此种类型不良反应可能导致风险–获益考虑为不适当。

17. 说明书撰写

药品说明书中［适应症］［用法用量］［不良反应］等各项内容撰写均基于临床试验结果。以说明书中的适应症为例，在 ABSSSI 适应症中需列出由何种病原菌所致者，可列入适应症的细菌种类必须是 ABSSSI 的目标病原菌，其所致感染临床疗效为治愈和微生物学疗效为细菌清除或假定清除。病例数需达该目标适应症观察例数的 10%（至少 10 例）。有关说明书撰写详见《抗菌药物说明书撰写技术指导原则》中相关内容。

主要参考文献

1. CFDA. 抗菌药物临床试验技术指导原则 . 2015.

2. Itani KM，Shorr AF. FDA guidance for ABSSSI trials：implications for conducting and interpreting clinical trials［J］. Clin Infect Dis，2014，58 Suppl 1：S4-9.

3. Sartelli M，Guirao X，Hardcastle TC，et al. 2018 WSES/SIS-E consensus conference：recommendations for the management of skin and soft-tissue infections［J］. World J Emerg Surg. 2018，13：58.

4. Stevens DL，Bisno AL，Chambers HF，et al. Practice guidelines for the diagnosis and management of skin and soft tissue infections：2014 update by the infectious diseases society of America［J］. Clin Infect Dis，2014，59（2）：147-159.

5. Pollack CV，Jr.，Amin A，Ford WT，Jr.，et al. Acute bacterial skin and skin structure infections（ABSSSI）：practice guidelines for management and care transitions in the emergency department and hospital［J］. J Emerg Med，2015，48（4）：508-519.

6. Suaya JA，Eisenberg DF，Fang C，et al. Skin and soft tissue infections and associated complications among commercially insured patients aged 0-64 years with and without diabetes in the U.S［J］. PLoS One，2013，8（4）：e60057.

7. Fung HB，Chang JY，Kuczynski S. A practical guide to the treatment of complicated skin and soft tissue infections［J］. Drugs，2003，63（14）：1459-1480.

8. CFDA. 抗菌药物药代动力学 / 药效学研究技术指导原则 . 2017 年 .

9. CFDA. 抗菌药物折点研究技术指导原则 .2017.

10. FDA.Guidance For Industry：Evaluating Clinical Studies Of Antimicrobials In the Division Of Anti-infective Drugs Products.1997.

11. FDA. Guidance For Industry：Acute Bacterial Skin and Skin Structure Infections：Developing Drugs for Treatment. 2013.

12. EMA. Guideline on the evaluation of medicinal products indicated for treatment of bacterial infections. 2012.

13. EMA. Addendum to the note for guidance on evaluation of medicinal products indicated for treatment of bacterial infections（CPMP/EWP/558/95 REV 2）to address indication-specific clinical data. 2013.

14. CFDA. 抗菌药物说明书撰写技术指导原则 .2018 年 .

15. EMA. Guidance On the Evaluation of Medicinal Products Indicated for Treatment of Bacterial Infections，Rev 3（draft）. December 2018.

16. U.S. Department of Health and Human Services，National Institutes of Health，National Cancer Institute：Common Terminology Criteria for Adverse Events（CTCAE）Version 5.0. November 2017.

社区获得性细菌性肺炎抗菌药物临床试验技术指导原则

一、概述

（一）目的

《抗菌药物临床试验技术指导原则》于 2015 年由原国家食品药品监督管理总局（CFDA）在我国颁布并实施，其对全身用的各种抗菌药临床试验的技术要求进行了全面的阐述，为药品注册申请人和临床试验研究者在整体规划、设计、实施临床试验中提供了技术指导，但未针对各种细菌性感染制定不同临床适应症治疗药物临床试验技术指导。为针对拟用于社区获得性细菌性肺炎（community-acquired bacterial pneumonia，CABP）药物临床试验提供更加精准的技术指导，解决临床试验中的重点问题，规范其临床试验，保证数据完整性，在遵循《抗菌药物临床试验技术指导原则》基本要求的基础上，制定了《社区获得性细菌性肺炎抗菌药物临床试验技术指导原则》，为注册申请人、临床试验研究者在规划、设计、实施临床试验中提供技术指导。

（二）应用范围

本指导原则适用于在社区获得性细菌性肺炎患者人群中开展的治疗用抗菌药物临床试验，包括由细菌和非典型病原体（肺炎支原体、肺炎衣原体、嗜肺军团菌）所致的社区获得性细菌性肺炎，不包括病毒感染所致的社区获得性肺炎。

本指导原则适用于全身给药（口服或静脉注射给药）的抗菌药物的临床试验，包括作为单药使用的抗菌药物，也包括与其他阳性药物联合使用的抗菌药物。

本指导原则并不具有强制性，而仅作为技术层面的建议和推荐，供申办者及研究者参考。

（三）前提条件

研究药物已经完成基本的药学研究，制备工艺、稳定性研究、质量控制等基本符合开展临床试验的基本要求。

研究药物已经完成基本的药理毒理学研究，包括基本的毒理及毒代研究，且体外药效学和动物体内药效学数据足够，能基本阐明研究药物的抗菌作用特点，如抗菌谱、作用机制、抗菌活性（抑菌及杀菌活性）、抗菌药物后效应、耐药性及其形成机制等，特别是对 CABP 的常见病原微生物的作用特点。

此外，研究药物已经完成基本的药代动力学 / 药效学（pharmacokinetics/pharmacodynamics，PK/PD）研究，能够通过体外药效学研究、体外 PK/PD 研究和感染动物 PD 研究以及感染动物 PK/PD 研究初步阐明研究药物的药效学特征，确定研究药物 PK/PD 特性属浓度依赖性抑或时间依赖性、PK/PD 指数和非临床 PK/PD 靶值。同时，也已经完成基本的流行病学界值（Epidemiological Cutoff，Ecoff）、非临床 PK/PD 界值（体外 PK/PD 及动物 PK/PD 界值）研究。

研究药物的申请人已经获得国家药品监管机构同意开展临床试验的许可，并在临床试验机构内组织实施临床试验。

二、临床试验规划和方案

（一）总体考虑

1. 社区获得性细菌性肺炎

CABP 为社区发病的肺实质急性细菌性（包括非典型病原体）感染，伴随咳嗽、咳痰、胸痛、呼吸困难、发热、畏寒、寒战或低血压等，以及胸部影像学显示为新出现的单叶或多叶肺浸润影。

2. 目标病原菌

CABP 的常见病原菌为肺炎链球菌、流感嗜血杆菌、肺炎克雷伯菌、金黄色葡萄球菌和卡他莫拉菌等，非典型病原体主要为肺炎支原体、肺炎衣原体和嗜肺军团菌。

研究药物的药效学研究需证明其对 CABP 的目标病原菌具有抗微生物活性。

3. 目标人群

临床试验人群应包括社区获得性细菌性肺炎患者，其具有前文所述细菌性肺炎临床综合表现，且可自抗菌治疗中获益者。

4. 有效性评估

临床适应症为 CABP 的临床试验，可采用非劣效试验设计评估其有效性；如为优效性试验设计，则仅在采用阳性药物作对照时可被接受，单独使用安慰剂作为对照因将导致患者面临严重风险而不被接受。

研究药物治疗 CABP 的有效性评估包括临床疗效、微生物学疗效和综合疗效评估。研究药物治疗 CABP 的治疗反应评估主要基于临床疗效评估，在部分细菌培养阳性获病原菌的患者中进行微生物学评估，但需注意经非经典培养方法，如核酸或抗原检测方法，检出的细菌或非典型病原体者并不可纳入微生物学疗效评估（除非在方案中另有说明），但在评估不同种类病原体所致感染的临床疗效时，则可将上述病原体纳入其中进行分析。在微生物学疗效评估中需注意少数患者可能为复数菌（≥ 2 种细菌）感染，此时则应按患者例数及病原菌株数分别评估其微生物学疗效。在有效性评估中需注意临床疗效和微生物学疗效的一致性，并对临床和微生物学疗效进行综合评价。

对于仅有静脉制剂的研究药物，建议仅以静脉制剂进行全程临床试验，并不需要转为口服抗菌药治疗。对于既有静脉制剂又有口服制剂的研究药物，则也可采用自静脉制剂转为口服制剂的序贯疗法。但应评估口服制剂的药代动力学特征，以确保药物暴露量的可比性，并制定恰当的给药方案，需限定静脉给药疗程的最短时间（一般为 72~96 小时），同时注明静脉转换为口服治疗时的客观标准。在静脉给药转换为口服给药时，应进行临床评价。

此外，推荐引入肺炎患者结局研究组（Pneumonia Patient Outcomes Research Team，PORT）的肺炎严重度指数（Pneumonia Severity Index，PSI）评分系统，按肺炎严重度对患者进行分层，以观察研究药物对 CABP 28 天全因死亡率的影响，从而评估药物有效性。

5. 安全性评估

在临床试验过程中应收集所有不良事件信息及安全性实验室数据，无论受试者是否在使用药物，均应在每次访视时予以评估，所有不良事件需随访至消失或稳定或缓解。需注意的是抗菌药的不良反应和感染本身引发的病理过程可能涉及相同的器官，并影响其功能。此外在严重感染患者，尤其是出现脏器低灌注情况时所致的一系列症状和实验室检查异常的器官损伤，均有可能误判为药物不良反应。

研究药物的安全性数据主要来源于 CABP 临床试验，但在其他临床适应症的临床试验中，如使用药物剂量和疗程相同或更高时，其安全性数据亦可纳入总体安全性数据库以支持 CABP 临床试验的安全性评估。

6. 药代动力学 / 药效学研究

PK/PD 研究始于非临床研究阶段，在临床试验阶段，综合非临床 PK/PD 研究和 I 期临床试验 PK 研究结果确定 II 期临床试验适宜的给药方案。在 II 期和 III 期临床试验中应考虑开展群体药代动力学（Population Pharmacokinetics，PPK）研究，建立 PPK 模型，定量描述研究药物在患者体内 PK 过程，以及患者个体间存在的 PK 差异，确定主要影响 PK 的生理或者病理因素。回顾性分析患者体内药物暴露量与所观察到的临床疗效和微生物疗效之间以及与药物相关不良事件的定量关系，从而为不同患者群体给药方案的制定提供依据。

7. 药物敏感试验折点

抗菌药物对目标病原菌药物敏感试验折点（Antibacterial Susceptibility Testing Breakpoints）研究始于非临床研究阶段，在临床试验阶段，需根据抗菌药物折点研究的需要，在综合前期非临床研究的基础上，主要研究为从确证性Ⅲ期临床试验中获取临床 PK/PD 靶值，如尚不能获得该靶值时，则可采用先前建立的动物 PK/PD 靶值及体外 PK/PD 靶值作为初步的 PK/PD 界值，结合流行病学界值，综合分析后推荐药敏折点。在上市后临床研究中继续累积资料以获取该药的药敏折点。有关药敏折点制定详见《抗菌药物折点研究技术指导原则》。

8. 上市后的药物敏感性和耐药性研究

在研究药物获批上市后的 3~5 年内应对该药物的细菌耐药性进行监测，如在此期间出现耐药菌，则需继续延长监测时间。对在监测中发现的最低抑菌浓度（MIC）超过药敏折点或流行病学界值细菌的耐药性、耐药模式和耐药机制进行跟踪研究。

（二）临床试验方案

1. 试验设计

CABP 临床试验设计应为随机、双盲、阳性药物对照，非劣效或优效性设计，但对本适应症不宜进行安慰剂对照试验，除非是加载（add-on）优效设计，即两组受试者在接受标准抗菌治疗基础上，分别接受试验药或安慰剂。

2. 试验人群

试验人群为临床诊断或高度怀疑为 CABP 的 18 岁及以上的患者。推荐使用 PORT/PSI 评分系统对入组受试者进行分层，接受静脉用研究药物的受试者至少 75% PORT/PSI 评分在Ⅲ级或以上；接受口服研究药物的受试者 PSI 评分在Ⅱ级或Ⅱ级以上，其中部分受试者在Ⅲ级或Ⅲ级以上。

在临床试验早期，儿童、妊娠期及哺乳期妇女不作为受试人群，65 岁以上老年患者可占一定比例。

3. 入选标准

符合全部下列临床、影像学和微生物学标准者方可入选。

（1）临床标准

具有以下 3 项或 3 项以上的临床症状、体征、实验室检查者，具体为：

1）咳嗽或咳嗽加重；

2）脓性痰；

3）胸痛；

4）呼吸困难或呼吸急促；

5）肺实变体征［如叩诊浊音、听诊支气管呼吸音和（或）湿性啰音］；

6）发热或体温过低；

7）周围血象白细胞总数升高或减少，或中性粒细胞百分比升高或未成熟中性粒细胞（杆状核）增多；

8）低氧血症。

（2）影像学标准

入选前 48h 内胸部影像学检查显示新的浸润影，呈单叶或多叶分布，并由有资质的影像科人员出具影像学报告。

（3）微生物学标准

应在所有患者中采集足量的痰或呼吸道分泌物标本送实验室进行革兰染色涂片镜检和细菌培养，当镜检标本中鳞状上皮细胞 <10/ 低倍视野，且白细胞 >25/ 低倍视野时为合格痰标本，可进行细菌培养和体外药敏试验。对细菌培养所获病原菌送交微生物中心实验室进行菌种复核及药敏试验即最低抑菌浓度（MIC）测定。

细菌等病原体检测方法除细菌培养外，尚可采用病原体快速诊断检测法，如肺炎链球菌尿抗原检测，以及血清学、PCR 等非培养病原体检测方法。此将有助于 CABP 患者中细菌等病原体阳性患者人群的筛选。

4. 排除标准

（1）患有以下任一肺部疾病的患者，包括：

1）医院获得性细菌性肺炎或呼吸机相关细菌性肺炎；

2）吸入性肺炎；

3）病毒性肺炎；

4）已知有支气管阻塞或有阻塞性肺炎病史者，但慢性阻塞性肺疾病患者不排除；

5）已知有结构性肺病，如支气管扩张、囊性肺纤维化；

6）原发性或转移性肺恶性肿瘤；

7）已知或疑似活动性肺结核病；

8）肺孢子菌肺炎。

（2）需进行有创机械通气治疗者。

（3）感染性休克必须使用血管收缩剂者。

（4）PORT/PSI Ⅴ级且需入住重症监护室者。

5. 中止标准

受试者在试验过程中发生以下情况之一时，则需考虑退出该临床试验，具体为：

（1）受试者入组后发现不符合入选标准或符合任一排除标准者；

（2）受试者不愿或不能继续参加试验者；

（3）发生不可耐受的不良事件，研究者判断继续参加试验对受试者的风险大于其获益者；

（4）对于 CABP 患者连续用药至少 72 小时病情无改善或加重者；

（5）失访者。

6. 特殊人群

该临床试验受试人群应包括男、女两种性别的各种族患者以及老年患者。对于肾损伤和肝损伤患者，如已在上述人群中进行了研究药物的药代动力学研究并确定了适宜的给药方案，则也可在 II、III 期临床试验中入选肾或肝损伤患者。如果有意向在儿童中实施 CABP 临床试验，则应与监管机构先期讨论研发计划。

7. 药代动力学 / 药效学评价

在临床试验阶段，应综合非临床研究的 PK/PD 特征和 I 期临床试验 PK 研究结果，为确定 II 期及 III 期临床试验恰当的给药方案提供依据。在临床试验早期（如探索性 II 期临床试验），应考虑采用剂量 – 反应试验设计，因为此种设计可以权衡不同剂量的获益与风险，以确保次优（suboptimal）或过高的剂量不会应用于确证性 III 期临床试验，从而防止某些非预期的和尚未被认识到的剂量相关毒性的发生。

根据剂量 – 反应试验设计，在 II、III 期 CABP 临床试验中应考虑开展 PPK 研究，通过测定患者血药浓度（稀疏采样法），以评估患者个体的药物暴露情况，构建 PPK 模型，回顾性分析在感染患者接受不同给药剂量时药物暴露量 – 反应，以评价药物暴露量与所观察到的临床疗效及微生物疗效之间的相关性，并应探索药物暴露量与药物相关不良事件之间的相关性，以确定不同的给药方案和在不同生理（如老年人）和病理情况下（肝肾功能损伤）患者人群中可能出现的风险。

有关研究药物在 CABP 患者中 II 期和 III 期 PPK 及 PK/PD 研究设计、分析及结果评价可参见《抗菌药物药代动力学 / 药效学研究技术指导原则》中相关章节。

8. 研究药物剂量的选择

确证性临床试验的剂量确定，应综合研究药物的非临床和早期临床研究结果而定，包括非临床毒理研究、动物感染模型即动物体内药效学；I 期临床试验人体药代动力学和安全性、耐受性；探索剂量为目的的 II 期临床试验的安全性和有效性。

此外，评估药物对作用部位（如上皮细胞衬液）穿透性研究可有助于确定在感染部位达有效作用的剂量。特殊人群，包括老年人、肾或肝损伤者等的药代动力学研究宜在 III 期临床试验开始前完成，以确定在上述人群中是否需剂量调整，此可使特殊人群患者纳入 III 期临床试验。

9. 对照药的选择

CABP 临床试验仅选用阳性对照药，对照药应为 CABP 的标准治疗药物，为已获得国家药品监管机构的批准，符合《药物临床试验统计学技术指导原则》等的要求。

10. 先前抗菌药的使用

CABP 受试者在入组前理想情况下应为未接受过抗菌治疗者，因为先前抗菌药的使用有可能混淆研究药组和对照药组之间的实际治疗差别，导致两个治疗组之间疗效无差别的偏倚发生（向非劣效偏倚）。然而排除所有先前抗菌治疗者，有可能将疾病严重度较重者排除在外，因为该人群起病后即很快接受了抗菌治疗，此导致疾病严重度较轻且病情自然恢复潜在可能性较大的患者入组。

鉴于上述情况，对入组前抗菌药的使用建议如下：① 受试者尽快入组，以便患者接受研究药物作为初始抗菌治疗，则不需使用其他抗菌药物；② 在入组前 72 小时内接受较短作用时间抗菌药，持续时间不超过 24 小时者，也可考虑入选；③ 如果先前使用抗菌药患者经治疗后无效，且在研究方案中已预先设定了治疗无效的客观标准，并记录在患者病历中，则也可考虑入选，但先前接受抗菌治疗者不宜超过总受试人群的 25%。

11. 合并用药

在研究期间不允许合并使用抗菌谱覆盖 CABP 目标病原菌的其他抗菌药，直至判断为治愈访视为止。对合并使用其他抗菌药的患者，依据其使用情况及使用时间不纳入有效性评估人群或视作治疗无效。

在研究期间可以合并使用不会影响研究药物抗菌活性的对症治疗药物，并应详细注明用药情况。

12. 有效性评估

（1）疗效评估标准

CABP 疗效评估应包括临床疗效、微生物疗效和综合疗效评估。

1）临床疗效

• 临床治愈：在治疗结束后访视时所有入组时 CABP 的症状、体征均已消失，或恢复至感染前状态。实验室检查等非微生物学指标亦恢复正常。胸部影像学检查显示肺部炎症吸收或部分吸收，但不再需要继续使用针对 CABP 的抗菌药治疗。

• 临床无效：符合下列任一情况者，为临床无效。①在治疗结束后访视时 CABP 基线症状体征或实验室检查异常持续存在或恶化，或一度改善后再次恶化。②入组后疾病进展，或出现 CABP 新的相关症状或胸部影像学改变。③出现 CABP 并发症，如脓胸、肺脓肿等。④需要使用该研究药物以外的抗菌药物作补救治疗。

⑤给予研究药物后 30 天内出现的任何原因引起的死亡。

- 不确定：因缺少数据，无法确定治愈或无效。

2）微生物学疗效

微生物学疗效的评估是依据在完成治疗并经治疗后访视时的微生物学转归，即细菌清除情况而定，以细菌培养结果为准。

细菌学疗效评估如下。

- 清除：治疗后来自原感染部位的标本培养阴性，即基线病原菌被清除。

- 假定清除：对于临床疗效为治愈的患者，由于症状体征的消失使可培养的标本无法获取，或获取标本方法对康复期患者而言侵袭性过强，则该细菌学结果为假定清除。

- 未清除：治疗后自原感染部位的标本细菌培养仍获基线病原菌。

- 假定未清除：对于临床疗效为失败的患者，其细菌培养未作或不可能作的情况下，可假定基线病原菌未清除。

- 不确定：临床疗效为不确定，未重复做细菌培养。

基线病原菌清除或假定清除者属微生物学有效，未清除或假定未清除者属微生物学无效。

3）综合疗效

综合疗效仅在细菌培养阳性病例中进行，是临床疗效和微生物学疗效的综合分析和评价，综合疗效分为痊愈和无效。

- 痊愈：在治疗结束后访视时患者临床治愈，且细菌清除或假定清除。

- 无效：在治疗结束后访视时患者临床无效，和 / 或细菌未清除或假定未清除。

- 不确定：在治疗结束后访视时患者临床疗效和微生物学疗效两者中任一为不确定或两者均为不确定。

4）药物敏感性测定

对临床分离细菌需测定其对研究药物、对照药物及其相关抗菌药物的敏感性，并进行敏感性、耐药性分析。

（2）疗效终点

1）主要终点

a. 治疗结束后访视时，即完成研究药物治疗后 5~10 天时的临床结局。

b. 入组 CABP 临床试验 28 天的全因死亡率。

2）次要终点

a. 入组并接受研究药物 3~5 天时的临床应答。临床应答定义为与基线相比，研究药物治疗 3~5 天时下列症状中至少 2 项获得改善：胸痛、咳嗽频次或严重度、咳痰量和呼吸困难。症状改善定义为至少改善一级（分 4 级：无、轻度、中度、重度）。

b. 研究药物治疗结束时的临床结局。

c. 治疗结束后访视时的微生物学疗效。

d. 治疗结束后访视时的综合疗效

3）静脉及口服制剂

研究药物仅为静脉制剂者，在静脉转口服给药治疗过程中应单独静脉给药至3~5 天完成疗效终点评估。如可能，则对研究药物的有效性和安全性两者均进行评估。在转为口服抗菌药物治疗之前所作的第 3~5 天疗效终点评估，应能反映静脉制剂的疗效。静脉给药继以口服给药的总疗程不应包括转口服给药后的不必要的长疗程，以评估治疗完成后 5~10 天疗效终点时研究药物静脉制剂的总体有效性。

对于有静脉及口服两种制剂的研究药物，方案中应有静脉转口服的标准设定，申办者应收集先前静脉及口服制剂的 PK 数据，以选择静脉转口服时后者的适宜剂量。

13. 安全性评估

可参见原国家食品药品监督管理总局颁布的《抗菌药物临床试验技术指导原则》中的相关内容，或美国卫生及公共服务部、国立卫生研究院、国家癌症研究所颁布的常见不良事件评价标准（Common Terminology Criteria for Adverse Events，CTCAE）中相关内容进行安全性评估。

14. 试验访视及评价时间

（1）入组访视

入组访视时应收集下列信息：有关的人口学资料、病史及体检发现、先前使用药物、包括生命体征在内的基线症状体征及非微生物学实验室检查结果、胸部影像学检查发现、微生物学标本的留取及检验初步结果以及病情严重度评分。

（2）治程中访视

治疗过程中可进行 2 次访视：治程 3~5 天及治疗结束时。在治程中研究者应在各次访视时对患者的病情变化加以评估，包括病史、体检、不良事件及实验室检查结果。在治程 3~5 天访视时，对病情是否恶化或并无改善的患者疗效作出评估，如属治疗无效者，应予以其他抗菌药物补救治疗；对病情有好转者，需对其症状改善情况予以评估，症状评估应包括胸痛、咳嗽频次或严重度、咳痰量和呼吸困难。在治程结束时再次进行访视，进行临床评估和实验室安全性检查，并可进行胸部影像学复查。在治程中的 2 次访视时，研究者应将病情恶化或未改善，需要采取其他抗菌药作补救治疗的患者与改善较缓慢，但仍适合在原治疗组预计可达到临床治疗有效的两类患者加以区分，前者归为治疗无效并应及时调整抗菌治疗。

（3）治疗结束后访视

在完成研究药物治疗后 5~10 天进行治愈访视，对是否治愈作出判断。此次访视时，研究者应收集包括不良事件在内的病史、体检资料，以及不良事件缓解情况，如需要也可进行适当的实验室检查和影像学复查。

（4）随访评价

收集患者入组后 28 天的全因死亡率。

15. 统计学

临床试验的假设与分析方法应在试验方案和统计分析计划中说明，并在临床试验开始前定稿。

（1）分析人群

1）安全性分析人群

临床试验期间至少接受过一剂研究药物的患者。

2）意向治疗（ITT）人群

接受随机分组的所有患者。

3）改良的意向治疗（mITT）人群

在 ITT 人群中，符合 CABP 诊断标准，且至少用药一次并有临床疗效评估的患者。

4）微生物学意向治疗（micro-ITT）人群

在接受随机分组患者中，明确其基线分离菌为 CABP 的病原菌，且研究药物对其具有抗菌活性的所有患者。此包括自痰或血标本经标准培养方法获得病原菌的患者。

5）微生物学改良的意向治疗（m-mITT）人群

在 mITT 人群中，至少获一株基线病原菌的患者。

6）临床可评价（CE）或符合方案（PP）人群

在 mITT 人群中，遵循试验方案重要组成部分的要求完成试验者。

7）微生物学可评价（ME）人群

在 m-mITT 人群中，遵循试验方案重要组成部分的要求完成试验者。

（2）非劣效界值

既往的临床试验数据显示，用药后 3~5 天，抗菌药物治疗的临床有效率一般不低于 80%。既往观察结果显示，未行抗菌治疗的患者（通常病情较轻）临床有效率通常比经抗菌药物治疗者约低 20% 以上，故一般情况下非劣效界值取 12.5% 临床上是可以接受的。在某些特殊情况下，如抗菌谱较窄且临床急需的新的抗菌药物，非劣效界值可酌情宽宥，但一般也不超过 15%，并应在试验开始前与监管机构充分沟通。如果以全因死亡为终点，历史数据亦支持 12.5% 作为非劣效界值，但是如果试验结果显示试验组死亡率高于对照组时，即使得到非劣效的结果，临床上也难以接受。

（3）样本量

抗菌药物一般都采用阳性对照，宜采用等比例分组，以提高功效。如，假定阳性对照的临床有效率为 80%，试验组的预期临床有效率与对照组相同，取一类错误率 α=0.025（单侧），二类错误率取 β=0.1 时，试验组和对照组各需 216 例（ITT）。非劣效研究一般要求 ITT（mITT）结果和 PP 结果一致，为此，试验设计时要考虑可能出现的违背方案的受试者的比例（一般不超过 20%）。

（4）风险 – 获益考虑

风险 – 获益考虑取决于所研究的人群。例如，对于一个目标为 CABP 重症住院患者的静脉输注用抗菌药物，由于某些特定类型的不良反应可在住院时监测，所以风险 – 获益考虑认为适当；但如果是治疗病情严重程度为轻度的门诊患者，此种类型不良反应可能导致风险 – 获益考虑为不适当。

16. 说明书

药品说明书中［适应症］［用法用量］［不良反应］等各项内容撰写均基于临床试验结果。以说明书中的适应症为例，在 CABP 适应症中需列出由何种病原菌所致者，可列入适应症的细菌种类必须是 CABP 的目标病原菌，其所致感染临床疗效为治愈和微生物学疗效为细菌清除或假定清除。病例数需达该目标适应症观察例数的 10%（至少 10 例）。有关说明书撰写详见《抗菌药物说明书撰写技术指导原则》中相关内容。

主要参考文献

1. CFDA：抗菌药物临床试验技术指导原则 . 2015.

2. FDA：Guidance For Industry：Community-Acquired Bacterial Pneumonia：Developing Drugs for Treatment. January 2014.

3. FDA：Guidance For Industry：Community-Acquired Bacterial Pneumonia：Developing Drugs for Treatment. March 2009.

4. EMA：Guideline on the evaluation of medicinal products indicated for treatment of bacterial infections. January 2012.

5. EMA：Addendum to the note for guidance on evaluation of medicinal products indicated for treatment of bacterial infections（CPMP/EWP/558/95 REV 2）to address indication-specific clinical data. January 2013.

6. FDA：Guidance For Industry：Evaluating Clinical Studies Of Antimicrobials In the Division Of Anti-infective Drugs Products. February 1997.

7. EMA：Note for Guidance On Evaluation of Medicinal Products Indicated for Treatment of Bacterial Infections. October 2004.

8. CFDA：抗菌药物药代动力学 / 药效学研究技术指导原则 . 2017 年 .

9. CFDA：抗菌药物折点研究技术指导原则 . 2017 年 .

10. CFDA：抗菌药物说明书撰写技术指导原则 . 2018 年 .

11. U.S. Department of Health and Human Services，National Institutes of Health，National Cancer Institute：Common Terminology Criteria for Adverse Events（CTCAE）Version 5.0. November 2017.

12. 夏结来，中国临床试验统计学组工作小组 . 非劣效临床试验的统计学考虑［J］. 中国卫生统计，2012，29（2）：270-274.

13. 中华医学会呼吸病学分会 . 中国成人社区获得性肺炎诊断和治疗指南（2016 年版）［J］. 中华结核和呼吸杂志，2016，39（4）：253-279.

14. Restrepo MI, Mortensen EM, Velez JA, et al. A comparative study of community-acquired pneumonia patients admitted to the ward and the ICU［J］. Chest，2008，133（3）：610-617.

15. 刘又宁，陈民钧，赵铁梅，等 . 中国城市成人社区获得性肺炎 665 例病原学多中心调查［J］. 中华结核和呼吸杂志，2006，29（1）：3-8.

16. Tao L，Hu B，He L，et al. Etiology and antimicmbial resistance of communitv—acquired pneumonia in adult patients in China［J］.Chin Med J（Engl），2012，125（17）：2967-2972.

17. EMA：Guidance On the Evaluation of Medicinal Products Indicated for Treatment of Bacterial Infections，Rev 3（draft）. December 2018.

GnRH 激动剂用于晚期前列腺癌临床试验设计指导原则

一、概述

前列腺癌是常见的泌尿系统肿瘤，在世界范围内发病率位居男性恶性肿瘤的第二位，死亡率位居第五位[1]。中国前列腺癌的发病率低于西方国家，但近年来呈现上升的趋势。根据国家癌症中心的数据，2015 年的发病率为 10.23/10 万，死亡率为 4.36/10 万，其中多数前列腺癌患者就诊时已处于晚期，预后较差，亟需有效的治疗手段[2]。

前列腺癌的疾病进程主要依赖于雄激素信号通路，雄激素去势治疗（Androgen Deprivation Therapy，ADT）是前列腺癌的标准治疗方法之一。GnRH（Gonadotropin–Releasing Hormone）激动剂是去势治疗的重要手段，在临床中广泛应用[3]。目前 GnRH 激动剂已有亮丙瑞林、戈舍瑞林、曲普瑞林等相继获得批准。随着前列腺癌长期给药的临床需求，企业相继研发了多种长效剂型，包括缓释微球、植入剂等，减少了给药次数，更便于临床的应用。国内有多家企业的同类产品处于临床研发中。

由于 GnRH 激动剂的作用机制独特，在前列腺癌适应症中的临床研究设计和有效性评价终点与其他药物有所不同，现有临床试验指导原则尚不能涵盖。本指导原则针对我国在研的 GnRH 激动剂晚期前列腺癌适应症的临床研究设计提出建议，供申请人和研究者参考。本技术指导原则不涵盖 GnRH 抑制剂的临床研究设计。

应用本技术指导原则时，请同时参考国际人用药品注册技术协调会（The International Conference for Harmonisation of Technical Requirements for Registration of Pharmaceuticals for Human Use，ICH）和其他国内外已发布的相关技术指导原则。

二、整体考虑

（一）有效性评价指标

前列腺癌是雄激素依赖性肿瘤，GnRH 激动剂的目标是抑制血清睾酮达到去势水平，进而延缓疾病进程，因此血清睾酮水平是该类产品有效性评价的直接的、可靠的替代指标，目前已广泛被各国药品监管机构采纳并用于多个产品的上市批准[4,5]。

（二）药代和药效关系

在生理状态下，人体下丘脑释放 GnRH，刺激垂体前叶释放促黄体生成素

（Luteinizing Hormone，LH）和卵泡刺激素（Follicle-Stimulating Hormone，FSH）。LH 进一步刺激睾丸中的精原细胞（Leydig cells）产生睾酮。GnRH 激动剂是化学合成的多肽，结构和生理状态的 GnRH 相似，但与受体的亲和力显著增加，并且不易被酶降解，如戈舍瑞林和受体的亲和力比生理的 GnRH 约高 100 倍。当高浓度的 GnRH 激动剂长期持续给药时，将刺激 LH 的水平及睾酮水平急剧增加，导致垂体上受体数目下调和受体脱敏，从而降低 LH 的分泌及睾酮水平，达到生物化学去势的目的[6]。

由于 GnRH 激动剂特殊的作用机制，GnRH 受体下调/脱敏后低剂量 GnRH 激动剂即可维持去势的水平，药物浓度的波动不一定会导致睾酮水平的变化，因而药物的药代和药效（Pharmacokinetic and Pharmacodynamic，PK/PD）呈非线性关系。

（三）基于注册分类的考虑

1. 创新药

积极鼓励申请人针对现有 GnRH 激动剂未能解决的临床问题开展研发。对于新的活性成份的产品，需按照创新药研发的一般要求完成系统的药学、临床前及临床研究。剂量探索阶段充分评估产品的 PK、PD 特征，确定产品的给药剂量及给药周期，有效性评价可采用 PD 指标。

2. 改良型新药

对于活性成份和已上市产品相同的基础上，对其结构、剂型、处方工艺、给药途径等进行优化，拟按照改良型新药申报的品种，和同类产品相比应体现出明确的临床优势。例如长效 GnRH 激动剂在保证疗效一致的前提下能够显著降低治疗频率，减少注射部位不良反应，改善患者的依从性。考虑给药的便捷性，减少肌肉注射潜在的神经损伤等不良反应，鼓励采用皮下注射的给药途径。

改良型新药在早期研发阶段应充分评估各种变更对于 PK/PD 的影响，进而确定关键研究的剂量和给药周期。基于产品变更的特点可考虑采用单臂研究或随机对照研究，建议在关键研究开展前与技术审评机构进一步讨论。

3. 仿制药

具有与原研药品相同的活性成份、剂型、规格、适应症、给药途径和用法用量，拟按照仿制药研发的产品，应和原研产品开展以 PK 为指标的 BE 研究。

三、临床试验设计

1. 研究设计

由于 GnRH 激动剂在晚期前列腺癌中的有效性评价指标明确，即考察血清的睾酮水平达到去势的程度，可采用单臂研究设计。如果采用随机对照研究设计，可考虑与阳性药物对照，评估试验药物对比参照药的非劣效研究设计。

2. 主要终点

血清睾酮的持续去势率是目前广泛接受的替代终点，定义为在研究治疗期间从第 28 天至研究周期末达到睾酮抑制至去势水平的累积概率。血清睾酮抑制到去势浓度一般定义为 ≤ 50ng/dl（1.735nmol/L）。推荐使用 Kaplan–Meier 法进行估算。临床研究终点评估应关注第 28 天、后续给药（非首次给药）以及给药期间的睾酮去势水平，考察首次给药能否达到去势，以及后续给药、治疗期间去势水平的维持情况。

单臂研究设计中睾酮持续维持在去势水平的累积概率 95% 置信区间的下限须 ≥ 90%。如采用随机对照研究设计，主要终点为睾酮持续维持在去势水平的累积概率差异的 95% 置信区间的下限须 ≥ –10%。

3. 次要终点

显著去势率：临床研究中应提供显著去势率，即血清睾酮浓度 ≤ 20ng/dl（0.7nmol/L）的数据。

- "急 – 慢性（acute-on-chronic）"现象，建议所有的受试者在第 2~3 次给药的多个时间点（例如 1 小时、4 小时、第 3 天、第 7 天）采集标本，评估该现象发生的比例及持续时间。
- 描述对 PSA 的影响，包括 PSA 应答率、至 PSA 进展时间等。
- 评估对内分泌药效学指标的影响，如 LH 的水平。
- 建议收集基线期及临床研究过程中患者的影像资料及肿瘤大小的评估数据。

4. 给药周期

对于一个月周期制剂，建议至少评估 3~4 次给药的有效性数据，对于更长时效的 GnRH 激动剂，至少收集 2 次给药周期的有效性数据。

5. PK 采样

临床研究中收集患者重复给药下的 PK 参数，如血浆峰浓度（C_{max}）、从时间 0 至给药间隔结束的浓度 – 时间曲线下面积（AUC_{0-t}）、血药浓度达峰时间（T_{max}）等指标，进一步评估产品的 PK 特征，暴露量与血清睾酮之间的关系。

6. 入组人群

建议筛选访视时血清睾酮 ≥ 150ng/dl（1.50ng/ml 或 5.2nmol/L）。由于 GnRH 激动剂的作用机制，在首次给药早期由于 LH 及睾酮激增，患者会出现"肿瘤闪烁"（Tumor Flare）多种症状，如肿瘤增大、骨痛、尿路梗阻等，而这些不良反应将难以在早期患者中出现。建议尽可能入组晚期前列腺癌受试者，以期待更全面的反映产品的安全性特征。同时根据临床试验给药周期时间，对既往接受 GnRH 激动剂的时间及末次给药时间予以限定。收集充分的患者的基线期数据，包括既往诊断、疾病状况及治疗情况等。

7. 睾酮检测

睾酮检测时间点应反映产品对下丘脑 – 垂体 – 性腺轴的持续抑制。首次给药的一个月内样本采集点应覆盖睾酮激增的过程及达到去势的时间点。建议第 2~3 次给药时增加采样点反映"急 – 慢性"给药周期的中间时间，并增加采样点反映去势的维持状况。

申办方应采用中心实验室进行评估，并建立可靠的睾酮检测方法，满足稳定、精确、特异性及敏感性的要求，保证主要研究终点评价的稳健性。

8. 合并治疗

在制定临床研究方案时，应充分评估合并治疗对于血清睾酮的影响，避免对主要终点造成影响。建议在临床试验方案中详细列出禁用药情况。临床研究中需全面收集合并用药的信息。例如雌激素、5-α 还原酶抑制剂、CYP17 抑制剂等多为禁止使用。为控制睾酮激增时可能导致的不良反应，一代抗雄激素如比卡鲁胺多在 GnRHa 给药后 28 天内使用。考虑比卡鲁胺可能会升高睾酮水平，在单臂研究中两药联合时应考虑给药时间，避免影响对主要终点睾酮水平及次要终点 PSA 等指标的评价。

9. 安全性信息

临床研究过程中应尽可能收集全面的安全性信息，包括后续注射给药后 30 天内，重点关注该类药物已知的不良反应，如注射部位的反应（水肿、疼痛、红斑等）、心血管事件等，以及晚期患者可能出现的骨痛、脊髓压迫等。对于创新药和改良型新药，在临床研发阶段应考虑产品整体的安全性数据库，提供充分的药物暴露数据。

四、总结

本技术指导原则旨在阐述药品技术审评机构当前对 GnRH 激动剂用于晚期前列腺癌临床试验设计的考虑，不具有强制性的法律约束力。本技术指导原则不能涵盖 GnRH 激动剂检测和评价的全部内容，鼓励研发从业者与药品审评专业技术机构及时沟通，持续完善本技术指导原则。

参考文献

1. Global cancer statistics 2018：GLOBOCAN estimates of incidence and mortality worldwide for 36 cancers in 185 countries. CA Cancer J Clin. 2018；68：394–424.

2. 2015 年中国恶性肿瘤流行情况分析 . 中华肿瘤杂志，2019，41：19-28.

3. 前列腺癌诊疗规范（2018 年版）. 国家卫生健康委员会 . http：//www.nhc.gov.cn/yzygj/s7659/201812/b21802b199814ab7b1219b87de0cae51.shtml

4. FDA. Advanced Prostate Cancer：Developing Gonadotropin Releasing Hormone Analogues Guidance for Industry. https：//www.fda.gov/media/129027/download

5. Clinical pharmacology and regulatory consequences of GnRH analogues in prostate cancer. Eur J Clin Pharmacol，2014，70：791-798.

6. Degarelix versus luteinizing hormone-releasing hormone agonists for the treatment of prostate cancer. Expert Opin Pharmacother，2017，18：825-832.

晚期肝细胞癌临床试验终点技术指导原则

一、背景

肝细胞癌（hepatocellular carcinoma，HCC）是全球第六大常见癌症，为癌症相关死亡原因的第四位。中国 HCC 病例占全球病例的 55%，为我国致死率第三位的高发肿瘤，由于 HCC 发病隐匿[1]，高达 80% 的患者在首次诊断时已属不可切除或发生转移的晚期阶段，总体上晚期 HCC 患者疾病进展迅速、预后较差，5 年生存率仅 12.1%[2]，我国晚期 HCC 的中位生存时间不到 1 年[3-6]，改善生存状态一直是晚期 HCC 重要的治疗目标，因此，在治疗晚期 HCC 新药研发中，总生存期（overall survival，OS）一直是最常用的主要研究终点，为临床获益的金标准。

伴随新药研发进展，部分新药在早期研发阶段显示出了突破性的疗效，晚期 HCC 患者的 OS 不断延长，对晚期 HCC 的临床试验设计和终点选择带来了挑战。研究者和申办方都希望通过合理的替代指标和创新的试验设计来支持新药注册，包括替代终点、中间临床终点和采用其他创新终点的试验设计。

现有的指导原则内容尚不能涵盖和专门针对晚期 HCC 的临床试验终点的选择与考虑，本文旨在阐述当前晚期肝细胞癌临床试验终点的一般性设计与审评考虑，期望为抗肿瘤药物研发人员在晚期 HCC 临床试验设计和终点选择方面提供参考，提高研发效率，使患者早日获益。

本指导原则适用于支持晚期 HCC 适应症注册的临床试验设计及其终点选择。本指导原则所涉及的抗肿瘤药物试验设计同样应遵循临床试验设计的一般原则，包括但不限于人用药品注册技术要求国际协调会议（international conference for harmonization，ICH）所发布的 E8①、E9②、E10③ 和 E17④ 等指导原则，以及国家药品监督管理局（National Medical Products Administration，NMPA）已发布的《抗肿瘤药物临床试验终点技术指导原则》和《抗肿瘤药物临床试验技术指导原则》等相关内容。

本指导原则所涉及的观点代表当前 NMPA 对晚期 HCC 临床试验设计和终点选择的审评认识，不能涵盖在抗肿瘤新药研发中遇到的所有情况，鼓励研发人员探索

---

① E8 *General Considerations for Clinical Trials*
② E9 *Statistical Considerations in the Design of Clinical Trials*
③ E10 *Choice of Control Group in Clinical Trials*
④ E17 *General Principles for Planning and Design of Muti-Regional Clinical Trials*

科学创新的终点和试验设计，并及时与 NMPA 的审评部门沟通和交流。

二、晚期肝细胞癌常用终点指标

目前晚期 HCC 临床试验中广泛应用的研究终点主要包括三类，基于死亡事件的终点，如 OS 和 OS 率；基于肿瘤测量的终点，如客观缓解率（objective response，ORR）、疾病控制率（disease control rate，DCR）、缓解持续时间（duration of response，DOR）、至进展时间（time to progression，TTP）、无进展生存期（progression free survival，PFS）、至治疗失败时间（time to treatment failure，TTF）等；基于症状评估的终点，如患者报告的终点（patient report outcome，PRO）和生活质量评分（quality of life，QoL）等。上述终点的定义可参考 NMPA 已发布的《抗肿瘤药物临床试验终点技术指导原则》和《抗肿瘤药物临床试验技术指导原则》。

（一）基于死亡事件的终点

OS 定义为从随机化至任何原因导致患者死亡的时间。OS 的判定精准可靠，不易偏倚，是当前晚期恶性肿瘤疗效评价的金标准。既往晚期初治 HCC 患者的中位 OS 较短，常不足 1 年，因此 OS 是国际公认的晚期 HCC 关键注册临床试验的主要研究终点。

OS 率定义为自随机化至指定时间点同一试验组内生存的受试者所占比例，为 OS 的中间临床终点。在晚期 HCC 临床试验中，通常作为次要终点。OS 率对风险效应评估的敏感性受到时间点的影响，稳健性低于时间事件终点。但随着当前免疫治疗的进展和对其作用特点认识的不断深入，发现某些免疫治疗的有效性在 ORR 方面并不突出，但部分获益患者可能长期生存，因此，1 年或 2 年 OS 率已经逐渐成为重要的研究终点，以综合评价晚期 HCC 的长期生存获益。

（二）基于肿瘤测量的终点

1. 实体瘤疗效评价标准（response evaluation criteria in solid tumors，RECIST）

由于 HCC 治疗药物和病灶影像学评估的特殊性，在传统 RECIST 标准上，部分改良的 RECIST 标准被用于晚期 HCC 的疗效评估，如 mRECIST 或 iRECIST 等，结合 HCC 的疗效评估和访视，衍生出 ORR、DCR、PFS、TTP 和 TTF 等替代终点。

1.1 实体瘤 RECIST 标准（目前为 1.1 版本）

该标准是基于细胞毒类药物对肿瘤疗效的评价而建立的，通过测量肿瘤的大小变化评估疗效，是目前广泛应用于实体瘤的疗效评价标准。

1.2 mRECIST 标准（改良 RECIST 标准）

在抗血管生成类新药研究中发现药物可以使肿瘤内部发生液化坏死，但肿瘤的体积并没有发生显著变化，因此采用传统的 RECIST 标准难以全面、精准地反映肿瘤组织对治疗的反应。在 2000 年 EASL 和 AASLD 专家组共同制订了改良的疗效评价标准[7]，将功能成像技术与解剖学成像技术结合，采用动态 CT 或 MRI 时动脉期显示造影剂摄取病灶，以存活肝脏肿瘤作为主要评估对象，排除坏死肿瘤的干扰，从而更加精准识别肿瘤的反应。目前此标准在晚期 HCC 以抗血管生成为主要作用的多靶点新药疗效评估中，已经逐渐推广应用。

1.3 iRECIST 标准（免疫治疗疗效评价标准）

由于免疫检查点抑制剂的使用起效缓慢而持久，采用传统 RECIST 标准可能低估免疫治疗的获益，不能客观评价其药物治疗的反应，从而引入的特定反映免疫治疗的疗效评价标准，尤其通过肿瘤负荷的变化反映肿瘤缓解或进展的关键问题。由于 iRECIST 标准尚需更大样本和更长期的研究数据确证，加之可能会单药对比标准治疗和 / 或联合其他治疗，以及随机研究中对照组往往为现有的标准治疗，因此 iRECIST 标准多用于免疫治疗组中对假性进展的判定。随着目前免疫治疗的研发进展，在实体瘤的免疫治疗评价中，以 RECIST1.1 的评价标准为基础，开发了免疫改良的疗效评价标准（imRECIST），将新病灶合并到总肿瘤负荷中进行评估，以允许在后续评估时确认影像学进展。

2. 客观缓解率（ORR）、疾病控制率（DCR）和缓解持续时间（DOR）

由于 ORR 不包括疾病稳定（stable disease，SD）的病例，排除了疾病自然病程的影响，可以较为可靠地反映药物的近期抗肿瘤活性。

目前晚期 HCC 治疗手段仍以抗血管靶向药、免疫治疗和化疗为主，多项大型随机对照临床试验结果表明，由于现有治疗的 ORR 多数较低（常低于 30%），与 OS 的相关性不高，因此，ORR 通常仅用在早期研究中评价疗效，通常不作为支持注册的关键临床研究的主要研究终点或者独立的主要研究终点。

3. 无进展生存时间（PFS）和至疾病进展时间（TTP）

无进展生存时间（PFS）与 TTP 相比，包括了任何原因导致的死亡，与 OS 的相关性较高，且不受后续治疗影响，是其他实体瘤随机对照设计临床试验的常用替代终点。既往晚期 HCC 患者的总生存期不到 1 年[3-6]，PFS 仅为 3~6 个月，新药对 PFS 有限的改善往往难以预测能否转化为可靠的总生存获益；另外，晚期 HCC 患者可以因为药物毒性、基础肝病或疾病进展等因素引起的肝功能恶化或相关并发症等导致死亡，因此，在早期研究中未显示出十分显著的 PFS 获益前提下，较少采用 PFS 作为支持提前申报注册的关键研究的主要研究终点[8]。

4. 至疾病进展时间（TTP）

晚期 HCC 患者可以因为药物毒性、基础肝病或疾病进展等因素引起的肝功能恶化或相关并发症等导致死亡，虽然 TTP 可能比较精准地反映治疗的近期获益，但是由于 TTP 排除了死亡，与生存获益的相关性较低，因此不是晚期 HCC 常用的主要研究终点，但在早期临床研究、中期或局部晚期 HCC 局部治疗，如经肝动脉化疗栓塞（transcatheter arterial chemoembolization，TACE）的临床试验，以局部疗效为主要临床获益时，TTP 也可作为重要的研究终点。

5. 至治疗失败时间（TTF）

至治疗失败时间（TTF）包括了全因治疗失败，虽然包括了死亡，但因晚期 HCC 患者存在基础肝病和可能一般状况较差，患者自身因素和药物作用等会共同影响 TTF，降低了 TTF 与生存获益的相关性，因此，TTF 通常不作为晚期 HCC 的主要研究终点。

（三）基于症状评估的终点

患者的症状改善是直接的临床获益，肝细胞癌常用的生活质量量表，包括 EORTC QLQ-C30、HCC 专属问卷（QLQ-HCC18）和 EQ-5D-3L/5L 等，可对患者的症状改善进行评估；但是受到晚期 HCC 的基础肝病、疾病进展、治疗药物的毒性、量表的设计以及访视数据删失等多种因素的影响，因此，当前情况下，采用症状改善评估作为唯一主要研究终点，其结果的可靠性和稳健性尚不足以支持确证新药的有效性，可以作为次要研究终点。

三、探索性试验设计及终点考虑

早期临床试验在新药临床研发过程中起着十分重要的作用，通过对晚期 HCC 肿瘤生物学特征和病理生理过程的深入研究，结合药物的作用机制以及非临床研究结果，借鉴同类靶点药物的临床研发经验，选定适合的人群和最能体现新药作用特点的有效性研究终点进行探索性试验。一方面为后续的关键试验的研究设计和终点选择提供重要依据，另一方面也能通过早期试验数据的有效性和安全性结果，决定加速临床试验或及时终止研发。

（一）人群选择

关于诊断和基线肝功能方面，应选择经过病理组织学 / 细胞学检查确诊，或符合国家卫生健康委员会制定的《原发性肝癌诊断治疗规范》《美国肝病学会（AASLD）2018 肝癌诊断治疗指南》《欧洲肝病学会 EASL 肝癌诊断治疗指南》和《中国临床肿瘤学会（CSCO）肝癌诊疗指南》等权威临床实践指南的临床诊断标准的 HCC 患者。由于不同肝功能状态的患者的预后差异较大，且对新药的耐受性可能明显不同，因此，肝功能是晚期 HCC 临床试验重要的入排标准和疾病预后因素[9]。出于受试者保护的考虑，结合中国晚期肝癌患者的现状，新药早期临床试验通常纳入肝功能状态较好（Child-Pugh A 级和 Child-Pugh B 级 6~7 分）的患者，获得足够的安全有效性数据后，可在后续开展的确证性试验中谨慎考虑是否纳入 Child-Pugh B 级 7 分以上的患者。

虽然现有治疗效果尚不理想，但近年来临床研究进展较快，已有多个药物依据随机对照试验的生存获益结果获批用于晚期 HCC 患者治疗，因而，从受试者保护的角度考虑，单药的早期探索性试验应在标准治疗失败的患者中开展；在获得相对充分的、较现有治疗疗效更好的有效性证据之后，可考虑在同一线受试者中进入关键研究，或者进一步在初治患者中开展单药或联合的探索性研究。

（二）生物标志物的考虑

病毒感染、酒精、毒素、脂肪性变等多种慢性炎症损伤均可导致肝脏病变，从肝炎、肝纤维化逐渐演变为肝癌，因此，晚期 HCC 患者的肝脏病变复杂，肿瘤细胞生长、肝细胞功能障碍、免疫细胞功能异常、组织纤维化等多种物理、化学和生物的致病因素紊乱交织，导致难以确定优势的致病归因，使得晚期 HCC 的治疗进展远远落后于能发现明确驱动基因和发生机制的其他瘤种。

鉴于上述原因，更需要结合新药的作用机制，在早期研究中开展与药物作用机制相关的、与肿瘤细胞反应疗效相关的生物标记物的研究，尽可能从肿瘤细胞突变、肿瘤相关蛋白表达和肿瘤微环境等多个方面，在组织、细胞、蛋白和基因、临床特征等多个维度进行全面的研究，为后续采用单个或复合的疗效预测生物标志物富集人群开展临床研究提供依据。

在剂量探索方面，推荐应用与药效相关的生物标志物，进行剂量 – 暴露量 – 效应（PD 相关生物标志物）分析，合理确定 II 期试验推荐剂量（recommended phase II dose，RP2D）。对于靶点明确的创新药，建议在探索性试验时进行疗效预测生物标志物的分析，纳入标志物阳性以及阴性患者进行概念验证。如概念验证试验提示出某标志物具有较强的疗效预测潜力，建议在早期探索性试验中考虑伴随诊断的同步研发。

（三）创新设计的考虑

鼓励在晚期 HCC 的探索性试验中采用创新的试验设计，如采用适应性设计优化爬坡设计和剂量选择，可以采用贝叶斯的方法进行无缝试验设计；也可考虑采用伞式设计或平台设计在同一试验中纳入不同的研究队列，结合生物标志物研究，更高效率地探索药物疗效，并可早期发现有效药物并尽早终止无效或治疗效果不理想的药物。

（四）联合用药设计考虑

如果按照 ICH S9[①] 的要求完成的研究结果表明，新药研究从作用机制上支持联合给药的，在开展探索性联合治疗前，应具备拟联合药物的相对充分的单药临床试验的证据，当前考虑应具备相对充分的单药 PK、安全性和耐受性证据，并且获得单药 Ⅱ 期研究推荐剂量（Recommended Phase Ⅱ Dose，RP2D）。

在联合用药的探索性设计中，建议有疗效析因设计考虑，以提供联合用药优于单药的初步证据。例如，当新药联合标准治疗（standard of care，Soc）时，建议探索 A+Soc 的疗效，并与 Soc 的数据进行比对，以获得优效证据；当开展 A+B+Soc 或 A+B 等多药联合的探索时，建议在探索性试验进行科学的析因研究，确定所选组合的合理性，包括合理的药物组合、剂量选择和给药方式等。对于罕见的 HCC 亚型，将综合联合治疗的疗效考虑析因设计的可行性。

（五）终点考虑

探索性试验的目的通常为探索剂量、探索生物标记或者目标人群，为确证性试验积累有效性证据，并且通过探索性试验的获益特征，为确证性试验的终点选择和统计假设提供依据。推荐在 ORR、DOR 和 PFS 等替代终点基础上，结合一定时间的 OS 率，综合分析药物的近期疗效。

通常抗肿瘤药物在探索性试验中更加关注 ORR、DOR 和 PFS 等替代研究终点的获益情况，对于晚期 HCC 既往化疗方案的 ORR 多数较低，DOR、TTP 和 PFS 均较短，ORR/PFS 与 OS 的相关性不高，即使在早期研究中也难以采用 ORR/PFS 评价获益。小分子抗血管药物单用的 ORR 仍较低，但是具有相对与化疗更长的疾病控制时间，PFS 可作为探索性试验的主要疗效终点，并结合 OS 率评估疗效终点；部分免疫检查点抑制剂的 ORR 较低但 DOR 较长，部分患者可以获益而长期存活，OS 及 OS 率也可作为早期试验相对敏感的疗效终点。大分子抗血管治疗药物单药用于晚期 HCC 的疗效有限，但在联合免疫治疗时，可能会协同增效，显著提高 ORR 和 PFS，并且有可能转化为 OS 获益。当新药在特定人群的 ORR/PFS 显著提高时，同类新药在早期研究即可以采用更为敏感的终点，如 ORR 作为有效性评估和剂量选择的指标。

联合用药的析因设计试验等对照设计的探索性试验，由于具有对照组，均建议关注 PFS 等生存终点获益，除非 ORR 的提高具有十分显著的区分度。

---

① E8 *General Considerations for Clinical Trials*

四、关键注册试验设计及研究终点考虑

在开展晚期 HCC 的关键注册试验前，应全面评估前期临床试验数据的充分性，其核心为当前的有效性结果是否具备临床优势、支持关键注册试验或确证性试验。对于联合治疗，应具备联合增效或者减毒的确切依据。

（一）人群选择

应选择经过病理组织学／细胞学检查确诊或符合国家卫生健康委员会制定的《原发性肝癌诊断治疗规范》《美国肝病学会（AASLD）2018 肝癌诊断治疗指南》《欧洲肝病学会（EASL）肝癌诊断治疗指南》和《中国临床肿瘤学会（CSCO）肝癌诊疗指南》等权威临床实践指南规定的临床诊断标准的 HCC 患者，还可依据探索性试验的结果确定选择全人群或者富集人群，同时应关注肝功能分级等因素。如入选人群为不能耐受化疗或者某些具有特定安全性风险的药物，应对不能耐受的情况予以具体明确的规定。

对于采用生物标志物筛选治疗人群的新药，建议申请人在关键试验开展前，与药审中心讨论是否需要伴随诊断试剂；如需要开发的，应与器械审评中心沟通伴随诊断的同步开发事宜。

（二）随机化分层因素

应将影响患者预后的最主要指标作为随机化分层因素。巴塞罗那（Barcelona Clinic Liver Cancer，BCLC）分期是一种肝癌临床分期系统，这种系统的引入将有助于评估 HCC 患者的病情，提供合适的治疗方案和预测预后。BCLC 分期是晚期 HCC 常用的分期方法并与预后相关，通常将不同的 BCLC 分期作为分层因素；另外，国家卫生健康委员会制定的《原发性肝癌诊断治疗规范》和《中国临床肿瘤学会（CSCO）肝癌诊疗指南》中已积极推荐"中国肝癌分期（Chinese Liver Cancer Staging，CNLC）"。除此之外，还可考虑将不同的病因、ECOG 评分、肿瘤负荷（如肝外器官转移、大血管侵犯）、Child-Pugh 分级、流行病学情况不同的地域、具有明确预后特征的生物标记物（如甲胎蛋白水平）等作为随机化因素。不同研究可根据入选患者人群的疾病状态选择合理的分层因素，一般建议分层因素不超过 3 个。在大型研究中，可采用超过 3 个的重要预后因素以确保在不同预后因素中的保持均衡，如需要，均衡亦可通过采用动态协变量适应性随机方法（Dynamic covariate-adaptive randomization）以实现。

（三）对照组的设置

对于随机对照设计的临床试验，对照组的选择应为各线晚期 HCC 的标准治疗

或者现有治疗。对于当前无标准治疗的复发难治晚期 HCC 患者，如果采用安慰剂对照，也应同时联合最佳支持治疗（Best support care，BSC）以保障患者的利益。

联合治疗在提高潜在获益的同时，通常也可能增加患者的安全性风险，因此，需要通过对照研究确定联合治疗对患者的临床获益。在早期阶段开展充分的析因研究基础上，确定联合治疗的对照选择。如联合治疗的各方均有治疗作用且与标准治疗相当，则研究中应分别设立不同的单方以及标准治疗进行对照研究；如果联合治疗中某一方的有效性显著低于标准治疗，则仅需要设立有效的一方以及标准治疗进行对照研究；如联合的各方有效性均显著低于标准治疗，则可仅设立标准治疗作为对照。

（四）研究终点的考虑

当前晚期 HCC 患者的生存时间仍然有限，OS 仍然是随机对照设计的关键注册试验最常采用的主要研究终点。

随着新药的不断问市和治疗手段的日益丰富，患者的 PFS 和 OS 正在不断延长，特别是针对一线初治晚期 HCC 患者的随机对照临床试验，中位 OS 已逐渐超过 1 年。因此，开展纳入初治患者的临床试验，如果治疗组的 ORR 显著提高并能够显著延长 PFS，可以将 ORR 和 / 或 PFS 作为 OS 的共同主要研究终点，以更早地评价疗效，支持提前申报并获得附条件批准，在后续确证 OS 获益后转为常规批准。

对于纳入二线及以上晚期 HCC 患者的随机对照设计的临床试验，目前仅接受 OS 作为支持注册的主要研究终点。对于复发难治且无标准治疗的晚期 HCC 患者，如果新药单药显示出了突破性的 ORR 和持久的 DOR，也可以考虑以单臂试验（single arm trail，SAT）作为关键注册临床试验，此时应选择 IRC 评价的 ORR 作为主要研究终点并结合 DOR 和 1 年 OS 率综合评价其临床获益，具体是否能够以单臂试验开展关键临床试验，申请人应参考已发布的《计划以单臂研究支持注册的抗肿瘤药进入关键研究前临床方面沟通交流技术指导原则》，充分评估前期研究数据，并且与技术审评部门积极沟通交流。

（五）联合治疗的考虑

对于联合的确证性试验，应在前期探索性研究中经过充分的析因分析之后，选择合理的联合方案开展与标准治疗的对照研究，确证联合治疗与标准治疗相比，在生存终点或其替代终点方面具有临床意义的治疗优效，例如 A+Soc vs. Soc 具有显著临床优势。已有多种药物获批为标准治疗的情况下，鼓励申请人与监管机构就对照药物的选择进行沟通。

对于 A+B+Soc 的多药联合，需在前期充分析因数据的基础上，确定合理的对照组设计；在前期析因证据充分的情况下，即 A 或 B 单药疗效均不理想且不适合设置为对照组，但联合治疗显著增效的情况下，考虑以 A+B vs. Soc 的优效结果支持联合治疗适应症申请。建议参照已发布的《抗肿瘤药联合治疗相关技术指导原则》[1]，考虑晚期肝细胞癌联合用药的试验设计。

五、结语

由于肝癌高发难治，严重威胁我国人民的生命和健康，需要高度重视和积极攻克。晚期 HCC 是抗肿瘤药物的研发热点，伴随新药研发，有关治疗的证据链日益丰富，药物临床试验的设计和终点选择趋于复杂。在现阶段，延长生存时间和提高生活质量仍是晚期 HCC 治疗的核心目标，临床试验的终点选择均以能够客观、高效反映肿瘤治疗的临床获益为原则。科学的进步必将推动抗肿瘤产品，包括 HCC 治疗药物的研发，鼓励申请人、临床专家与监管机构积极沟通，并且探索创新的试验设计和研究终点。本指导原则将基于晚期 HCC 的诊疗进步和临床试验的研究进展情况适时进行更新。

参考文献

1. 陈万青. 中国恶性肿瘤流行情况及防控分析. 中国肿瘤临床，2019，46（14）：749-750.

2. Ferenci P，Fried M，Labrecque D，et al. Hepatocellular carcinoma（HCC）：a global perspective. J Clin Gastroenterol，2010，44（4）：239-245.

3. Raoul JL，Bruix J，Greten TF，et al. Relationship between baseline hepatic status and outcome，and effect of sorafenib on liver function：SHARP trial subanalyses. J Hepatol，2012，56（5）：1080-1088.

4. Bruix J，Reig M，Sherman M. Evidence-based diagnosis，staging，and treatment of patients with hepatocellular carcinoma. Gastroenterology，2016，150（4）：835-853.

5. Ann-Lii Cheng，Yoon-Koo Kang，Zhendong Chen，et al.Efficacy and safety of sorafenib in patients in the Asia-Pacifi c region with advanced hepatocellular carcinoma：a phase III randomised，double-blind，placebo-controlled trial. Lancet Oncol，2009，10：25-34.

6. Cheng AL，Finn RS，Qin S，et al. Phase III trial of lenvatinib（LEN）vs sorafenib（SOR）in first-line treatment of patients（pts）with unresectable hepatocellular carcinoma（uHCC）. J Clin Oncol，2017，34（suppl）：abstr4001.

7. Therasse P，Arbuck SG，Eisenhauer EA，et al. New guidelines to evaluate the response to treatment in solid tumors. J Natl Cancer Inst，2000，92（3）：205-216.

8. Masatoshi kudo. A new era in systemic therapy for hepatocellular carcinama：Atezolizumab plus Bevacizumab combination therapy. Liver Cancer，2020，9（2）：119-137.

9. D'Amico G，Garcia-Tsao G，Pagliaro L. Natural history and prognostic indicators of survival in cirrhosis：a systematic review of 118 studies .J Hepatol，2006，44（1）：217-231.

---

① 《抗肿瘤药联合治疗临床试验技术指导原则》

单臂试验支持上市的抗肿瘤药进入关键试验前临床方面沟通交流技术指导原则

一、背景

随着肿瘤诊疗领域中精准医学的不断进展，患者人群的定义逐步由原来的组织学分型发展到分子分型，因此，一些特定分子分型的患者人数显著少于既往由组织学分型界定的患者数量；另一方面，药物研发技术水平不断提高，越来越多的新药是根据疾病的分子病理学机制针对特定的靶点而设计，有效性显著高于传统的标准化疗。通常，单臂试验（single arm trial，SAT）设计相比随机对照试验（randomized controlled trial，RCT）不仅可以减少样本量，也可缩短疗效评价时间，显著缩短临床研发时间。因此，越来越多的企业希望以单臂试验支持疗效突出药物的药品上市许可申请。

根据《药品注册管理办法》（国家市场监督管理总局令第 27 号）第十六条，申请人在药物临床试验申请前、药物临床试验过程中以及药品上市许可申请前等关键阶段，可以就重大问题与药品审评中心等专业技术机构进行沟通交流。为切实鼓励创新，保障抗肿瘤药以充分科学依据开展关键单臂试验，帮助申请人提高研发效率并与中心更高效地沟通，制定本指导原则，以期为计划以单臂试验支持上市的抗肿瘤药进入关键试验（即支持药品上市许可申请的临床试验）前临床方面沟通交流提供资料准备建议和技术指导。

本指导原则适用于抗肿瘤治疗性药物，不涵盖细胞治疗和基因治疗产品。

本指导原则仅代表药品监管部门当前的观点和认知。随着科学试验的进展，本指导原则中的相关内容将不断完善与更新。

应用本指导原则时，还请同时参考药物临床试验质量管理规范（GCP）、国际人用药品注册技术协调会（ICH）和其他国内外已发布的相关指导原则。

二、资料准备

申请人应在申请沟通交流前准备以下资料。

1.已开展的临床试验概况。需包含详细试验设计（至少包括题目、试验人群、给药设计、样本量和试验终点等）和试验实施状态。

2.已开展的临床试验安全性和耐受性数据分析。建议包括耐受性特征（如剂量限制性毒性）、主要不良反应，重要器官毒性，以及剂量 – 暴露量 – 不良反应特征等。建议参照安全性总结报告的撰写原则，进行简要概括。

3. 已开展试验所有临床药理学试验数据。建议总结本品单次及多次给药的 PK 特征、剂量 – 暴露量 – 效应相关性分析结果，阐明关键试验中剂量选择依据。

4. 已开展试验获得的有效性数据分析。建议包括目标适应症的有效性数据，目标适应症在关键试验拟采用剂量下的有效性数据和其他有效性数据。

5. 如计划依据明确的疗效预测生物标志物选择人群，需提供已开展试验中对目标疗效预测生物标志物的概念验证试验结果；或同治疗方法（同靶点同机制等）在生物标志物选择人群中的数据等；提供针对目标疗效预测生物标志物的检测方法和 / 或伴随诊断开发计划。

6. 目标适应症的疾病背景数据。需对国内外标准治疗疗效进行系统性回顾，提供能够反映历史治疗疗效水平的分析。

7. 阐述本品在目标适应症中的潜在临床需求及优势，对采用单臂试验支持上市的可行性进行分析。

8. 详细的单臂试验方案设计（如果在沟通交流时无法提供完整的试验方案，应至少包括详细的入排标准、主要疗效终点、次要终点、治疗方式、样本量和统计假设等）；以及确证性试验的初步计划。

9. 独立评审委员会（independent review committee，IRC）评估章程草案（包括 IRC 的评估标准、评估机制和评估流程）；可提供影像评估机构的信息和该机构已评估过的注册试验项目。

10. 申请人希望提供的其他资料。

申请人应在提交沟通交流前自行对资料的完整性进行评估，在资料准备完整充分的前提下，提交沟通交流申请。

三、沟通交流会议讨论的核心问题

1. 前期安全性数据

会议将基于产品自身的前期临床试验数据，关注产品是否存在严重影响临床研发的安全性问题。

2. 剂量选择

申请人需根据本品的前期临床试验数据，综合临床药理学试验结果，进行药效学指标、安全性、耐受性和有效性等多维度分析，提供关键试验拟采用剂量的合理性证据。

3. 单臂试验适用性

随机、盲法、平行对照试验是确证药物安全有效性的金标准，因此，如期望采用单臂试验支持加速批准上市应充分评估其可行性。应充分阐述目标适应症当前的治疗现状、历史数据的可靠性、亟待解决的临床需求，以及本品已获得的安全有效性数据，评估关键试验拟采用剂量的有效性对临床获益的预期，综合考虑。

原则上，单臂试验适用于在严重危及生命且缺乏标准治疗手段的难治疾病背景下，疗效突出的单药治疗；将重点评估疗效是否具备显著优于现有治疗的潜力，值得采用单臂试验加速研发。对于疗效突出的抗肿瘤药，申请人可自评估符合"突破性治疗药物"的条件后，参照《突破性治疗药物审评工作程序》申请认定。

由于有效性是考虑是否可以采用单臂设计的关键要素之一，因此，重点关注本品前期有效性数据是否足以支持进入关键试验；不同适应症各具特点，因此对前期有效性数据样本量的要求有所不同；建议申请人在沟通交流时，提供目标适应症发病率情况，在发病率相对较高，患者数量相对较多的人群，例如晚期非小细胞肺癌中的 T790M 突变患者，通常要求具备 50~60 例关键试验拟采用剂量受试者的有效性证据，如果属于发病率较低的疾病类型，例如淋巴瘤中一个罕见的特定亚型，也应要求具备 20~30 例受试者的有效性证据。此外，进入关键研究前所需有效性数据的样本量，还将结合适应症目前治疗现状综合考量。将根据产品前期的数据评估其疗效是否突出，进而评价是否可以支持开展关键单臂试验。

经讨论符合进入关键单臂试验条件的抗肿瘤药，将进一步讨论如下内容。

4. 关键试验方案设计

4.1 人群定义

明确关键单臂试验中对于"复发/难治"受试者的定义。定义的要素通常包括：既往接受过的治疗方案、治疗线数、治疗周期数（某些恶性肿瘤还需明确既往某药物累积剂量）、疾病复发/进展时间或距离末次治疗时间（某些恶性肿瘤需注意区别早期复发和远期复发人群）。

关键单臂试验的人群定义，应体现出"充分治疗、缺乏标准治疗手段"的特点。例如，对于复发性经典型霍奇金淋巴瘤，目前要求在复发前 12 个月内至少接受过二线化疗；距离末次治疗 12 个月以上复发的人群，仍有可能通过重新接受前一线治疗获得缓解，因此不应纳入关键单臂试验。再如，对于难治性经典型霍奇金淋巴瘤，目前要求疗程 ≥ 2 周期未达到部分缓解（partial response，PR），或者疗程 ≥ 4 周期未达完全缓解（complete response，CR），如受试者在某化疗方案经过 1 个疗程后因疗效不佳或毒性不耐受之外的原因更换方案，该治疗方案不应视作一个治疗线也不应被判定为"难治"。

如依据明确的疗效预测生物标志物选择人群，例如计划入组带有特定疗效预测生物标志物的跨瘤种受试者时，需提供目标疗效预测生物标志物的概念验证试验结果。

4.2　有效性

关键单臂试验的有效性评估，需关注以下要点。

终点选择：单臂试验通常选择客观缓解率（objective response rate，ORR）作为主要终点。在实体瘤中，ORR 一般由部分缓解（PR）及完全缓解（CR）构成。部分肿瘤（如血液肿瘤）可能有所不同，因此需在沟通交流中明确主要终点的具体定义。

在考虑终点指标的选择时，还应充分考虑不同类型药物的作用特点，例如免疫治疗药物在目前尚未明确生物标记物细分患者的情况下，难以获得与分子靶向药相似的高缓解率，因此，仅考虑 ORR 和持续时间并不能充分反映有效性，还应关注药物持续作用带来的获益和风险，将 12 个月或是更长时间的生存率、持续缓解时间（duration of response，DOR）、无进展生存时间（progress free survival，PFS）等作为重要的有效性指标予以评估。

评估标准和访视计划：根据目标适应症和药物特征，选择国际上广泛采用的疗效评估标准，并在方案中予以明确。根据适应症的临床实践和产品特点制定访视和随访计划。

疗效的历史对照：根据目标适应症历史对照数据的依据，明确关键单臂试验有效性的统计假设，并与中心达成共识。

有效性分析集：单臂试验的有效性分析集应以 ITT 原则为参考；沟通交流中需明确有效性分析集的定义并达成共识。

敏感性分析要求：结合适应症和产品特征，必要时将对敏感性分析提出要求。申请人最终应对有效性结果，开展包含但不限于沟通交流中明确的敏感性分析。

4.3　安全性

对于采用单臂设计作为关键试验支持上市的情况，需充分考虑对安全性评价的要求。在采用单臂设计时，如按照统计学假设计算出的样本量较小，需考虑为满足安全性评价增加样本量或者启动其他研究。

5. IRC 章程

通常单臂试验要求以 IRC 评估的有效性作为主要疗效终点。申请人需提供 IRC 的评估标准、评估机制和评估流程，参照中心已发布的《抗肿瘤药临床试验影像终点程序标准技术指导原则》合理设计，保障评估结果的独立性、客观性和稳定性。会议将讨论 IRC 章程的科学性。

6. 预期上市条件

在关键性试验开展前，应对未来药品上市许可申报的条件予以明确，通常关注以下几点。

6.1 有效性评价

主要疗效终点的 95% 置信区间下限高于约定的历史对照疗效是支持上市申报的必要条件；将根据疾病特点和不同产品机制的特征，对有效性评价的随访时间提出要求，并以此明确递交药品上市许可申请时应具备的最低随访时间，以及审评过程中需要更新递交的数据。

6.2 安全性评价的暴露量要求

根据不同适应症的发病率情况，明确递交药品上市许可申请时对安全性暴露量的要求。通常情况，在拟上市及以上剂量的暴露超过 300 例患者，方能观察到药物在该适应症的常见不良反应及总体安全性特征，用于制定说明书中安全性相关内容及上市后风险控制计划；暴露人群的组成（如暴露人群是否为同一适应症人群，是否为同一种族人群等）以及暴露人群接受的剂量（如是否要求为 RP2D 及以上剂量等），将根据不同适应症的特征具体要求，例如，治疗晚期非小细胞肺癌的药物在递交上市申请时目标剂量及以上的暴露量需具备 300 例；在一些发病率相对较低的瘤种和人群，不对暴露人群的组成和剂量作出具体要求，但通常整体暴露量仍需满足 300 例。

6.3 确证性试验初步计划

将讨论拟支持完全批准的确证性试验的方案设计。在本次沟通时，至少应具备初步的试验设计及实施计划。计划同步开展确证性试验的申请人，建议在本次会议时准备详细的确证性试验的方案及实施计划。

确证性试验一般采用随机对照研究设计；对于不适合开展随机对照研究作为确证性试验的情况（例如采用篮子试验设计支持跨瘤种适应症申请时），可考虑开展多个单臂试验作为确证性试验。

7. 其他问题

结合产品特征，对其他可能影响研发和上市的潜在问题（如是否需要伴随诊断等），予以讨论。

四、会后要求

申请人应在会后对会议中双方确认存在的关键科学问题及时答复（例如剂量合理性问题等），确保在时限内形成会议纪要；应在问题解决后，再开展关键性试验。双方基于会议讨论内容和申请人会后补充回复的内容形成会议纪要。申请人应根据会议纪要共识开展后续试验。

单臂试验支持上市的抗肿瘤药上市许可申请前临床方面沟通交流技术指导原则

一、背景

恶性肿瘤严重危及生命，尤其是缺乏标准治疗，或难治／复发的晚期恶性肿瘤患者，急需有效的治疗药物。单臂试验（single arm trial，SAT）适用于难治疾病背景下，具备突出疗效的药物，目前主要适用于单药治疗；在进入关键试验前，与监管机构进行过沟通交流，并就试验中关键指标和要求达成共识的基础上，申请人可采用单臂试验结果支持上市。

根据《药品注册管理办法》（国家市场监督管理总局令第 27 号）第十六条，申请人在药品上市许可申请前，可以就重大问题与药品审评中心进行沟通交流。为鼓励创新，帮助申请人提高与药审中心的沟通交流效率，既加快审评审批速度，又保证药品审评的科学性和严谨性，特制定本指导原则，以期为以单臂试验支持上市的抗肿瘤药申请上市前临床方面沟通交流提供技术指导。

本指导原则适用于抗肿瘤治疗性药物，不涵盖细胞治疗和基因治疗产品。

本指导原则仅代表药品监管部门当前的观点和认知。随着科学研究的进展，本指导原则中的相关内容将不断完善与更新。

应用本指导原则时，还请同时参考药物临床试验质量管理规范（GCP）、国际人用药品注册技术协调会（ICH）和其他国内外已发布的相关指导原则。

二、资料准备

申请人应在申请沟通交流前准备以下资料。

1. 关键单臂试验完整临床试验报告（CSR）或草案；如 CSR 尚未完成，应至少提交 CSR 概要，概要中至少包含试验设计（既往主要的方案修订历史）、治疗方案、入排标准、统计分析计划、受试者分布、有效性总结、安全性总结。

2. 关键单臂试验中纳入有效性分析集的受试者诊断和既往治疗情况。诊断（包括病理亚型）如需经中心病理确认，应该同时列出研究单位和中心病理确诊的诊断。既往治疗信息需至少包括既往治疗方案（包括起止时间、方案名称、给药方案概述、周期数、最佳缓解状态等信息）、治疗线数、末次治疗的最佳疗效、判定疾病复发／进展时间或距离末次治疗时间；简要总结各受试者判定"难治／复发"的依据。

3. 关键单臂试验中筛选失败的受试者清单。需说明筛选失败原因。

4. 提供方案偏离 / 方案违背情况列表。

5. 整体安全性分析计划。说明安全性数据来源，需包含支持安全性分析的具体试验、各试验样本量、治疗方案及各试验获得安全性数据时间等信息。

6. 关键单臂试验中严重不良事件（SAE）及死亡病例的单个报告，并提供研究者和申请人对上述不良事件与研究药物相关性分析。如方案定义了特别关注的不良事件（AESI），建议提供 AESI 的总结。

7. 确证性试验方案。通常，以单臂试验获得附条件上市批准后，需完成确证性试验。至少应提供确证性试验方案概要，至少包含试验设计、治疗方案、入排标准、统计分析计划或摘要等信息。未开展确证性试验的，应说明实施计划；已经开展确证性试验的，应更新试验进度。

8. 独立评审委员会（independent review committee，IRC）评估章程；可提供影像评估机构的信息和该机构已评估过的注册试验项目。

9. 整理提供既往与药审中心沟通交流记录。

10. 说明书初稿与上市后风险管理计划（risk management plan，RMP）初稿。

11. 其他申请人希望提供的资料。

申请人应在提交沟通交流前自行对资料的完整性进行评估，在资料准备完整充分的前提下，提交沟通交流申请。

三、沟通交流会议讨论的核心问题

（一）试验人群

沟通交流中将重点关注以下问题。

1. "复发 / 难治"的定义是否与关键试验前沟通交流时的共识相符；将梳理每一例纳入有效性分析集的受试者是否符合"复发 / 难治"的定义。在会议中可针对判定"复发 / 难治"存疑的病例进行讨论。

如中心认为某些病例不符合"难治 / 复发"的定义，将要求申请人予以剔除后重新对有效性进行分析。

2. 既往治疗的"一个治疗线"是否与关键试验前沟通交流时的共识相符。在会议中可针对既往治疗线数判定存疑的病例进行讨论。申请人应根据最终对治疗线判断的共识，统计受试者既往治疗线数。

（二）有效性

沟通交流中将重点关注以下问题。

1. 分析集是否符合意向性分析（ITT）原则，全分析集（full analysis set，FAS）

定义是否合理。

2. 是否满足单臂试验对有效性评价时间的要求；应至少满足关键试验前沟通交流时对有效性评价时间的最低要求。

3. 主要终点是否达到预设目标，次要终点是否有明显缺陷。方案偏离 / 方案违背是否对有效性评价产生严重影响。

4. 是否对 IRC 与研究者评估结果进行一致性分析；如 IRC 与研究者评估结果差异明显，将在沟通交流会议中进行解释分析。

5. 敏感性分析是否充分。

6.IRC 章程与关键试验前沟通交流时相比是否有重大改动，所做改动是否存在严重缺陷。

（三）安全性

沟通交流中将重点讨论以下问题。

1. 安全性数据集是否满足对暴露量的要求。暴露量应至少满足关键试验前沟通交流时的共识。

2. 是否具有严重且无法有效控制安全性风险的不良反应（如不可耐受的肺毒性、心脏毒性等）或影响获益和评估的不良反应。

3. 审评期间是否会补充新的安全性数据；预期说明书中将呈现的安全性数据；申请人应参照《抗肿瘤创新药上市申请安全性总结资料准备技术指导原则》对安全性数据分析的要求进行整理。

4. 将根据申请人和研究者对 SAE 和死亡事件与研究药物的相关性逐一审阅，关注方案中定义的特别关注的不良事件（AESI）或者研究药物靶点特有的靶点效应而导致的不良事件；会议中将对存疑病例进行讨论。

（四）动态提交 / 补充资料

申请人应在沟通交流中说明后续数据更新的初步时间计划。

对于同意纳入优先审评审批程序的品种，将根据《药品审评中心优先审评工作程序》，采用动态提交技术资料的方式进行提交。未纳入优先审评审批程序的品种，将采取通知补充提交资料的方式，要求申请人补充。

单臂试验在审评期间需动态提交 / 补充的资料通常包括：

1. 单臂试验应根据关键试验前沟通交流中的共识更新临床试验数据，通常需动态提交 / 补充至少末例受试者入组后 12 个月时的有效性、安全性数据。

2. 基于更新的安全性信息更新说明书草案，参考《抗肿瘤创新药上市申请安全性总结资料准备技术指导原则》对安全性数据进行分析，并在此基础上撰写说明书。

3. 基于更新的安全性信息更新风险管理计划（RMP）草案。最终上市前，RMP 还将根据说明书最终修订版的内容予以完善。

（五）确证性试验

对于已同步开展确证性试验的，建议在本次会议时提供试验进展情况。

对于尚未开展确证性试验的申请人，在本次沟通时，应提供确证性试验方案及实施计划；尚未完成确证性试验方案撰写的，至少应提交方案摘要（需包含试验设计、入排标准、治疗方案、研究终点、统计分析计划）。

申请人在提交药品上市许可申请时，应提交确证性试验方案；建议申请人在此次附条件上市申请获批前，启动确证性试验（以开始入组受试者判定试验"启动"）。

确证性试验应写在 RMP 中"上市后有效性研究"项下。

（六）其他

回顾关键性试验前沟通交流的会议纪要／书面回复，关注有无其他要求和约定，在此次沟通交流中进行审核。

四、会后要求

对于在会前资料审阅过程中存疑的问题，申请人可在会议中进行说明和补充。申请人应根据会议讨论形成的共识，准备药品上市许可申报资料（如 CSR）；如申报资料在本次沟通交流时已形成终稿，建议申请人将沟通交流中所要求补充分析、说明的问题，以增补文件的形式在药品上市许可时提交。

如存疑问题在会议中未能形成共识，且评估认为存疑问题将影响对本品有效安全性评价的，申请人需在会后及时回复，将根据申请人回复情况形成会议纪要。

控制近视进展药物临床研究技术指导原则

一、概述

（一）背景

近视是全球严重的公共卫生问题之一。2010 年，全球近视患病人群达到 18.39 亿，占总世界人口的 27%，高度近视人群 1.70 亿，占 2.8%，特别是东亚地区，如中国、日本、韩国和新加坡，近视患病率接近 50%，远高于澳洲、欧洲和美洲。预计到 2050 年，近视的全球患病率将高达 50% 以上[1]。2016 年，一项 57904 例样本的流行病学调查显示，我国华北、华东、华南、西南和西北地区抽取的 6 个省市的中小学生近视患病率为 55.7%，其中 6~8 岁组、10~12 岁组、13~15 岁组和 16~18 岁组近视患病率分别为 35.8%、58.9%、73.4% 和 81.2%[2]。流行病学数据显示，全球近视和高度近视患病率不断攀升，而社会、生活和环境因素的显著变化是影响近视患病率不断攀升、近视低龄化、重度化的重要原因之一[3]。

近视是一种最常见的屈光不正，是指在调节放松状态下，平行光线通过眼的屈光系统屈折后，焦点落在视网膜之前的一种屈光状态。常见的近视分类有三种：（1）根据屈光度大小，可分为轻度、中度及高度；（2）根据屈光成分是否异常，可分为屈光性近视和轴性近视；（3）根据是否发生病理学改变，可分为病理性近视和单纯性近视。儿童和青少年最为常见的近视类型是轴性单纯性近视。除引起远距视物模糊外，近视，尤其是高度近视还可能引起黄斑出血、脉络膜新生血管化等严重并发症，损害视力相关的生活质量，增加视力相关工作难度[4]。

近视的发病机制目前仍未完全清楚。除外遗传因素，环境因素、调节过度、周边视网膜远视性离焦、形觉剥夺、神经递质等也可能在近视的发生发展中扮演着重要角色。

目前，框架眼镜是矫正儿童和青少年近视的主要方式。角膜接触镜可延缓儿童和青少年近视进展。成年患者可采用激光手术矫正近视。但目前尚缺乏疗效和安全性明确的用于控制近视进展的药物，该疾病领域存在着未被满足的临床需求。

（二）目的

本指导原则旨在为控制近视进展的新化学药物和生物制品的开发提供有关临床试验设计、实施和评价的方法学指导。

本指导原则是建议性的，不是药品上市许可的强制性要求。随着医学科学和医疗实践的发展，疾病诊断、治疗的手段会不断改进，药物临床试验的设计和评价方法也会随之更新。因而，本指导原则的观点为阶段性的，如果随着医学科学的发展出现了更加科学合理和公认的方法，也可以采用，但需提供支持性和验证性证据。

（三）适用范围

本指导原则主要适用于控制近视进展新化学药物和生物制品的临床研究，重点讨论此类新药临床研发的整体考虑和临床试验设计的关键要素。本指导原则中所述近视主要指单纯性近视，主要包括眼球前后径过长（眼轴长度超出正常范围），而屈光力（角膜和晶状体等眼其他屈光成分的屈光性能）基本在正常范围的轴性近视。

本指导原则遵循 ICH E8《临床研究的一般考虑》、ICH E11（R1）《儿科人群药物临床试验》、ICH E1《用于评估长期治疗非危及生命性疾病的药物临床安全性的人群暴露程度》，以及由 CDE 发布的《药物临床试验的生物统计学指导原则》等相关共性指导原则。

二、临床研发的整体考虑

（一）遵循以目标为导向的理念

药物临床研发应以目标为导向，紧密围绕药品说明书的目标内容制定策略，并逐步实施。临床研究整体计划应能支持对研究药物用于目标适应症人群的获益/风险进行评估。整个临床研发计划要设定明确的终极目标及清晰的逐步递进的研究路径；每个具体的临床试验应以前期研究为基础，设定明确的试验目的，并进行科学的试验设计。

（二）进入临床试验的前提

新药在进行首次人体试验前，应完成充分的药理学、非临床药代动力学和毒理学研究，以预测可能的临床有效性和安全性。申请人应提供支持首次人体试验剂量选择的充分证据及预期暴露的安全范围，以充分保障受试者的安全。针对近视人群的特殊性，在进入儿科人群临床试验前，申请人应参考 ICH M3（R2）《药物进行人体临床试验和上市许可申请的非临床安全性研究》中"12.儿科临床试验"相关章节的建议和要求，综合考虑适应症、目标人群年龄阶段、成年动物或人体暴露的安全数据、给药周期、靶器官潜在发育毒性等开展必要的幼龄动物的毒性研究。

对于眼局部给药的药物，需评估药物局部暴露和系统暴露。对于存在系统暴露或者通过系统途径给药的药物，以及主要分布在眼局部且局部起效的药物的非临床研究要求，请参考由 CDE 发布的《年龄相关性黄斑变性治疗药物临床研究技术指导原则》中的相关内容。

（三）临床研发整体计划

儿童及青少年期是近视进展的主要时期，控制近视进展的适应症人群主要为儿科人群，因此，对于控制近视进展药物的研发，应在研发早期即制定完善的临床研发整体计划。

研究显示 0~12 岁是眼轴快速增长的阶段，儿童在由正视眼转化为轻度近视眼的过程中，以眼轴增长为主。因此，药物研发时，应结合近视进展特点、药物作用机制和研发目的，选择适宜年龄阶段的儿科人群。

通常，控制近视进展新药的首次人体临床试验、早期探索性临床试验，应首先在成年受试者中开展，以获得初步的成人用药的安全性和 / 或必要的有效性数据。在开展儿科患者临床试验时，应对与目标适应症人群相匹配的幼龄动物的毒理学研究数据，以及前期成年人安全性和耐受性等数据进行充分评估，如评估认为该药用于儿科人群临床试验的获益大于风险时方可在儿科人群中开展临床试验。儿童患者临床试验应逐步递进开展，包括药代动力学（PK）研究、药效动力学（PD）或 PK/PD 研究、探索性和确证性临床试验。

在进行儿科近视患者的疗效和安全性探索和确证临床试验时，应遵循由年长儿科人群至年幼儿科人群逐步递进研发的思路，通常应先获得在 12 岁及以上儿科人群的安全性和疗效证据，并在此基础上逐步推进至低龄儿科人群，如 6~12 岁儿科人群等。

三、临床试验设计的考虑

（一）总体设计考虑

临床试验设计应根据药物临床研发的不同阶段、研究目的、疾病特点、实施的可行性等综合考虑。

通常，探索性试验可采用更为高效和灵活的设计。确证性临床试验应考虑随机、盲法、对照设计，根据试验目的，设立明确的假设检验和足够的把握度，并能获得有效性评价的结论。统计学比较可以是优效性、非劣效性或等效性。根据药物研发的目的和当前的标准治疗，需合理选择对照治疗。试验的统计学设计及考虑应参考 ICH 和国内相关统计学技术指导原则。

对于控制近视进展药物的确证性临床试验，建议采用随机、盲法、安慰剂对照的优效性设计，也可采用有确切疗效和安全性数据的治疗方法作为阳性对照的研究设计。

申请人应依据研究设计、对照的选择、研究药物的预期疗效等合理计算样本量。因儿童和青少年的近视伴随生长发育而进展，具有慢性和长期的特点，故需结合 ICH E1 的要求综合考虑样本量。

（二）受试者选择

影响近视进展的因素众多，故选择具有代表性的受试者入组至关重要。入选受试者的年龄、种族和性别等人口因素，以及屈光不正和近视进展速率等生理因素均可能不同程度影响临床试验结果，因此，选择适宜的受试者，将为临床使用提供可靠的数据支持。申请人应依据药物特点和研究目的，选择适宜的受试人群，在试验方案中确定入选标准时，除明确年龄、疾病状态和严重程度外，申请人还应考虑受试者所处的生活环境、遗传等近视影响因素。

受试者入选标准应考虑以下方面：

适应症：

对于控制近视进展药物的临床试验，通常建议入选双眼低度和中度单纯性近视的儿童和青少年患者。低度和中度单纯性近视是儿童及青少年近视的最常见类型，此类人群是控制近视进展的主要目标人群，因其仍属于近视进展的较早期阶段，可符合试验伦理学要求，并可对近视进展控制情况的评估提供良好的基线数据。

年龄范围：

应依据产品特点和临床研究目的，设计合理的年龄范围，并提供充分依据进行说明。眼屈光系统的生长发育与全身生长发育相协调，从婴幼儿到学龄期，人眼屈光状态处于动态变化中。在正视化过程中，眼轴长度和屈光成分的协调平衡至关重要。重要的影响眼球屈光状态的屈光成分有角膜曲率和前房深度等。新生儿眼轴长平均约为 17.0mm，眼球前后径 3 岁前增长较快。随后，眼轴不断增长，到 12 岁时可接近成人水平，约 24mm[6]。眼球发育的过程中，眼轴长度的增长伴随着角膜曲率的协同变化和前房深度的加深，三者共同参与屈光状态的变化[7]。因此，基于对儿童屈光系统发育的阶段性特点、用药的必要性、安全性以及参与临床试验并完成眼科检查的配合度等因素的综合考虑，建议选择 6 岁以上儿童。

近视程度：

推荐为屈光度 –1.00D 到 –4.00D 的低度和中度近视（使用经验证的方法进行睫状肌麻痹后验光），申请人亦可依据产品特点和临床研究目的做出调整并说明理由。

屈光度的测量需采用当前最敏感、可靠并经过验证的方法，如等效球镜度数（Spherical Equivalent Refraction，SE），等效球镜度数 = 球镜度数 + 散光度数 × 1/2，它结合了球镜度数与柱镜度数，可为入组轻度散光的患儿的视力评估提供便利。

散光度数：

在不影响视力的前提下，散光度数应小于或等于 1.50D。

屈光参差：

建议排除此类患者，或双眼等效球镜度数相差小于或等于 1.50D。

研究眼与非研究眼的确定：

由于研究排除了屈光参差的儿童近视患者，出于伦理学和双眼视觉的考虑，受试者的双眼均需要满足患低度和中度单纯性近视的临床诊断。

在临床试验期间及停药后观察期，对受试者双眼的给药和停药应保持一致。但是在入选和统计分析时，应在临床试验方案中事先规定某侧眼单眼入组，以便减少统计中的偏倚。

主要排除标准：

应排除可能影响药物疗效与安全性评价的眼部发育异常和其他疾病，如弱视等。

在特定时间内使用过阿托品或其他睫状肌麻痹药物，使用过角膜塑形镜、多焦隐形眼镜、多点近视离焦眼镜等光学方法，或使用过其他可控制近视进展的药物等。

（三）对照的选择

应根据研究目的和总体试验设计的考虑选择合理的对照。对于已有同类作用机制药物上市作为一线标准治疗的情况，出于伦理学考虑，通常应进行与已上市并具有充分安全性、有效性数据的标准治疗药物或治疗方法为阳性对照的临床试验。如无标准治疗，可以选择安慰剂对照。在选择对照药时，应尽量保证试验盲法的实施。

结合当前控制近视进展的治疗手段有限且长期安全性和疗效仍待确证的现状，考虑到近视患儿的控制进展治疗需求，可将研究药物作为在框架眼镜等光学矫正基础上的加载或联合治疗，建议首选安慰剂对照。为获得可靠的疗效及安全性数据，应在试验方案中明确规定对照组、加载或联合治疗方案，并在统计分析计划中予以体现。

（四）疗效评价

1. 探索性临床试验疗效终点

探索性试验阶段可以对多种疗效指标进行研究，如屈光度较基线的变化值、眼轴长度较基线的变化值、角膜曲率较基线的变化值。然而，由于近视进展是长期和慢性的，短期疗效指标的参考意义可能有限。如选择短期疗效指标，应提供相关数据支持。

2. 确证性临床试验疗效终点

应结合近视进展导致的功能学和形态学改变，对控制近视进展药物的疗效进行评价，建议重点关注屈光度（等效球镜度数）和眼轴长度的变化情况。同时，事先在方案中明确具有临床意义的有效性的标准，必要时可与监管机构沟通。

主要疗效终点：

推荐屈光度较基线的变化值（以 D 为单位，等效球镜度数）作为主要疗效终点，或者屈光度较基线的变化值和眼轴长度较基线的变化值（以毫米 mm 为单位）联合作为主要疗效终点。

眼科检查时睫状体麻痹药物的使用应标准化。

主要疗效指标评价时间点的选择应根据疾病病程、药物作用至观察到明确疗效所需要的时间、对照药物的作用时间及效果等进行综合考虑。

目前，对于具有临床意义的控制近视进展的标准尚缺乏共识。但，与对照相比屈光不正的进展减少 50%，或 3 年治疗后组间屈光度差异超过 0.75D，可被认为具有临床意义。

次要疗效终点：

为更全面的评估药物的疗效，应在临床试验中全面评估受试者研究眼的功能性和形态学变化。推荐的次要疗效终点包括：

功能性指标：

研究周期内不同时间点，较对照组，减少了 50% 近视进展的患者比例；

研究周期内不同时间点，较对照组，减少了 30% 近视进展的患者比例；

研究周期内不同时间点，屈光度较基线时进展超过 –0.75D 的受试者比例；

研究周期内不同时间点，屈光度改变小于或等于 –0.25D、–0.50D、–0.75D、–1.00D、大于 –1.00D 的受试者比例等。

形态学指标：

角膜曲率、玻璃体腔深度、脉络膜厚度、眼轴长度较基线的变化情况等，均可作为评估近视进展的次要疗效指标。

患者报告结局：

患者报告结局（patient-reported outcomes，PRO），是指来自患者、未经医生或其他人员解释或干涉的有关其健康状况和治疗效果的报告，区别于医生报告结局和研究者报告结局等，PRO 也可包括患者对治疗的满意度和依从性等。

控制近视进展药物的目标人群为儿童和青少年，因此在试验设计中应考虑增加"患者报告结局"以更全面的评估临床有效性、安全性以及依从性，包括来自入组患儿报告的症状、视力变化、视觉相关的校内表现和体育活动参与度、用药依从性等，以及来自家长报告的视力相关的可观察行为。此类自填量表或问卷的设计应与儿童年龄相关的理解和语言表达能力等相适应。临床研究中应使用经过验证的患者报告结局。

（五）近视进展影响因素相关评估

视力的改善受多种因素影响。除药物潜在疗效外，其他因素如遗传、阳光下户外活动的时间、近距离用眼时间、电子屏幕使用时间、睡眠时间和质量、调节功能是否异常等均是影响近视进展的重要因素，因此在临床试验设计时应尽可能对潜在的影响因素予以充分考虑。

在试验方案中应对影响因素予以明确定义和分层，在筛选受试者时可通过多种方法如填写量表、医生评估等控制多种影响因素。为了明确近视的改善来源于药物疗效而非影响因素的变化，在临床研究的统计分析计划和临床试验过程控制中，也应考虑对影响因素相关内容进行明确规定，必要时，应制定亚组分析计划、分层随机化、规定退出试验标准等。

（六）研究周期和访视频率

因近视进展贯穿整个儿童及青少年时期，甚至是成年期，因此在临床研究中设定科学的符合临床实践的研究周期和访视频率尤为重要。

1. 研究周期

基于近视进展的流行病学和病理生理特点，为充分评估药物控制近视进展效果的持续性，通常给药周期应不少于 2 年。为评估药物控制效果的稳定性或停止用药后潜在的反弹作用，应考虑设置必要的停药后观察期。因近视进展受季节变化影响，停药后的观察期推荐为 12 个月，如采用更短的周期需说明理由，提供相关证据并与监管机构沟通。申请人可根据产品特点、临床试验目的及安全性评价的需要，制定更长的研究周期，如 3~5 年。

研究周期的不同可能会产生不同的疗效结论，如短期内可显著改善终点指标，或具有长期疗效等。为得到不同的结论，通常需要进行多项独立的试验。如果一项试验是为了得出多个结论，则需要预先制定科学合理的设计方案。

2. 访视频率

应根据不同的目标人群、不同药物特点、给药方案、有效性评价指标和安全性评价指标设计的需要综合确定试验访视频率。对处于近视进展阶段的儿童和青少年，应考虑较为频繁的访视次数，以充分评估研发药物用于近视进展的安全性和疗效、病情的波动情况，以及环境等外界因素对视力的影响等。在临床试验初期，建议设定相对频繁的访视间隔以充分评估药物的安全性和近视进展相关环境等因素的影响。当临床试验进入长期安全性随访期或停药后观察期，可结合药物安全性特点及近视进展的特点，选择合理的访视周期，如每 1 个月进行一次访视。

（七）停药及再治疗标准的制定

因近视进展伴随着儿童及青少年的发育同步进行，受试者通常需长期用药。如拟评估间断给药等灵活治疗方案的疗效和安全性，则应在试验设计中明确停药标准和再治疗标准，并提供科学性依据。停药标准制定时，应考虑以下情形，如随访至1年时，受试者近视出现明显进展；研究期内，受试者出现严重并发症；药物对受试者的学习和生活产生严重不良影响等。

再治疗标准制定时，应考虑近视进展的持续存在，或无应答状态。

（八）安全性指标

近视的发展呈慢性进展性，通常需长期给药控制，故在考察控制近视进展药物的安全性时，受试人群的暴露程度应遵循 ICH E1 的要求。安全性指标的设计应基于对研究药物作用机制特点、给药途径、局部和系统吸收情况、非临床安全性信息、同类药物已知安全性信息和潜在风险等的综合评估而确定。

对于近视儿科人群安全性应予以特殊考虑。在进行临床试验设计时，应基于非临床幼龄动物的安全性数据制定具有针对性的安全性指标和风险控制策略。如研究药物存在系统吸收或某些特殊情况，应特别关注药物对儿童的长期影响，包括对生长发育和器官功能成熟的影响。因此，应该就适当的生长发育和器官功能的基线评估和定期随访观察制定计划，必要时与监管部门进行讨论。

安全性指标中，应重点关注长期用药产生的局部不良反应，如细菌性角膜炎等，以及因系统暴露产生的全身不良反应，应同时涵盖常规的安全性监测项目，以及与药物机制相关、与儿科人群相关的特异性的安全性指标。例如，对于 M 受体阻滞剂类药物，除观察常规安全性指标外，还应着重观察如瞳孔扩大、畏光、近距离阅读困难、行为活动受限、调节功能异常（调节幅度、调节灵敏度、调节滞后量）等不良事件的发生情况。

安全性指标包括：死亡、严重不良事件和不良事件、临床实验室检查（血液学、血生化、尿液）、眼内压（Intra Ocular Pressure，IOP）监测、生命体征、心电图（Electrocardiogram，ECG）、近视相关的眼科检查（眼内压测定、眼底检查、裂隙灯活组织显微镜检查等）等。

应记录不良事件发生的严重程度、发生频率、转归，通过评估与药物剂量和治疗持续时间相关的变化等来评估与药物的相关性。由于眼科疾病的特殊性，在收集眼部不良事件和严重不良事件时应同时包括研究眼（即根据入选 / 排除标准选择的接受研究治疗的眼）和对侧眼。

在计划长期给药的临床试验中，应基于安全保障的需要，考虑是否有必要建立独立的数据监查委员会（Independent Data Monitoring Committee，IDMC），以审查研究期间报告的安全性事件，并提供建议。

参考文献

1. Holden BA，Fricke TR，Wilson DA，et al. Global Prevalence of Myopia and High Myopia and Temporal Trends from 2000 through 2050. Ophthalmology，2016，123：1036-1042.

2. 周佳，马迎华，马军，等.中国 6 省市中小学生近视流行现状及其影响因素分析.中华流行病学杂志，2016，37：29-34.

3. Vitale SIpomitUSb-a-J. Increased prevalence of myopia in the United States between 1971-1972 and 1999-2004. Archives of Ophthalmology. 2009；127（12）：1632.

4. Pan CW，Ramamurthy D，Saw SM. Worldwide prevalence and risk factors for myopia. Ophthalmic & physiological optics：the journal of the British College of Ophthalmic Opticians（Optometrists）. 2012，32：3-16.

5. Huang HM，Chang DS，Wu PC. The Association between Near Work Activities and Myopia in Children—A Systematic Review and Meta-Analysis. PloS one，2015，10：e0140419.

6. ES D，D A. System of ophthalmology. Stlouis Mosby. 1970；15：227-311.

7. Wong HB，Machin D，Tan SB，et al. Ocular component growth curves among Singaporean children with different refractive error status. Investigative ophthalmology & visual science，2010，51：1341-1347.

中药新药用于糖尿病肾脏疾病临床研究技术指导原则

一、概述

糖尿病肾脏疾病是由糖尿病引起的肾脏损伤，临床主要表现为持续性白蛋白尿和（或）肾小球滤过率（glomerular filtration rate，GFR）下降。流行病学调查显示糖尿病肾脏疾病是导致慢性和终末期肾病的主要原因[1-3]。国际上既往称之为糖尿病肾病（diabetic nephropathy，DN），2007年美国肾脏病基金会（National Kidney Foundation，NKF）制定了肾脏病生存质量指导指南（Kidney Disease Outcomes Quality Initiative，KDOQI），简称NKF/KDOQI，该指南建议用糖尿病肾脏疾病（diabetic kidney disease，DKD）取代DN[4]。

糖尿病肾脏疾病是糖尿病最常见的并发症，也是慢性肾脏病常见的类型。早期主要表现为微量白蛋白尿排泄率增加，缺少典型症状。病程日久则可表现为显性蛋白尿、水肿、高血压、肾功能损害等，进一步发展可发生终末期肾衰竭。治疗方面，目前国际上主要是降糖、降压、调脂和控制蛋白摄入等措施，其中血管紧张素转化酶抑制剂（angiotensin converting enzyme inhibitors，ACEI）和血管紧张素受体拮抗剂（angiotensin receptor antagonist，ARB）及钠 – 葡萄糖共转运蛋白2（sodium-glucose cotransporter 2，SGLT2）抑制剂的治疗受到重视。

糖尿病肾脏疾病属于中医学"消渴病"继发的"水肿""肾劳""关格"等，目前统称为"消渴病肾病"[5]，临床表现与中医古籍文献记载"肾消""消肾"密切相关。《外台秘要》引《古今录验》云："渴而饮水不能多，但腿肿，脚先瘦小，阴痿弱，数小便者，此肾消病也。"提示肾消病病位在肾，实际上属于糖尿病肾脏疾病等多种糖尿病并发症并存的情况。证候学与中医病机临床研究发现：糖尿病肾脏疾病是糖尿病病程日久，热伤气阴，在气虚、阴虚、气阴两虚甚至阴阳俱虚基础上，久病入络，络脉瘀结所致，由于不同分期中医证候特点不同，故应该在明确分期的基础上辨证治疗[6]。有临床研究结果显示：中医药治疗糖尿病肾脏疾病，在改善临床症状、降低尿蛋白水平，延缓糖尿病肾脏疾病进程方面具有一定的优势。由于目前尚无有关糖尿病肾脏疾病的中药新药临床研究技术指导原则，因而直接影响到糖尿病肾脏疾病相关中药新药的研发。为此，特制定本指导原则。

糖尿病肾脏疾病的诊断和分期主要依赖于尿蛋白和GFR水平，若尿蛋白或估算肾小球滤过率（estimated glomerular filtration rate，eGFR）基线不同，其研究目标和评价方式则不同，临床试验应分别设计观察。本指导原则主要适用于针对异常蛋白尿伴或不伴有 eGFR 下降的糖尿病肾脏疾病的中药新药临床试验设计。研究者应根据其药物组方依据的中医药理论和既往人用经验，明确目标药物的治疗作用及临床试验目的，设计科学、规范且可行的临床试验方案，以评价中药新药用于糖尿病肾脏疾病的有效性和安全性，同时也应注重观察药物的作用特点以体现其中医治疗优势和特色。

本指导原则将重点对中药新药用于糖尿病肾脏疾病的临床试验设计相关的重要问题给出原则性指导意见，所提出的观点及要求代表目前国内外医学科学的一般认识，研究者应关注学科认知的进展和药物临床研究评价方法的更新，根据研究药物特点进行临床试验方案的设计。同时，本指导原则会根据学科进展及时修订。

二、糖尿病肾脏疾病临床试验要点

（一）临床试验的目的和定位

在临床试验设计前，研究者应根据药物处方组成特点，充分考虑组方依据的中医药理论和既往人用经验对拟开展临床试验的支持作用，结合非临床研究结果和糖尿病肾脏疾病的临床需求，确定合理的临床试验目的。糖尿病肾脏疾病的临床治疗以控制血糖、控制血压、减少尿蛋白为主，还包括生活方式干预、纠正脂代谢紊乱、治疗肾功能不全的并发症、透析治疗等。中药新药用于糖尿病肾脏疾病的临床试验目的应该是减少或延缓大量蛋白尿的发生和预防或延缓肾功能不全的发生或进展。其临床定位可从以下两个方面进行考虑。

1. 定位于糖尿病肾脏疾病相关生物学指标的改善

糖尿病肾脏疾病病情相关生物学指标包括尿白蛋白 / 肌酐比值（urinary albumin/creatinine ratio，UACR）、24h 尿蛋白定量和 eGFR，尿蛋白指标应注意标本采集及检测的质控，eGFR 的估算公式推荐采用基于血肌酐的 CKD–EPI 公式。应该指出的是，此临床定位针对不同疾病分期，其评价指标和标准应有不同，如 Mogensen 分期 III 期或称微量白蛋白尿期可以 UACR 为评价指标，Mogensen 分期 IV 期或称大量白蛋白尿期可以 24h 尿蛋白定量为评价指标。需要注意的是，定位于 UACR 或 24h 尿蛋白定量改善的药物，同时应该以 eGFR 相对稳定为前提。

2. 定位于延缓或阻止糖尿病肾脏疾病进程

糖尿病肾脏疾病为由糖尿病所致的慢性肾脏病（chronic kidney disease，CKD），其对疾病进程的有效性评价应与 CKD 一致，采用终点事件评价，包括肾脏病相关的死亡、终末期肾衰竭或者肾脏替代治疗和血肌酐倍增等。考虑到终点事件评价疗程较长，此临床定位建议纳入 Mogensen 分期Ⅳ期或 CKD 分期 3 期或 4 期人群。

除上述两个定位外，中药新药也可根据其作用于糖尿病肾脏疾病的其他临床特点，考虑选择其他临床定位，其临床价值和疗效评价方法应获得行业内专家的认可。

（二）诊断标准

1. 疾病诊断标准

1.1 疾病诊断

疾病诊断标准应依据申报时最新的国际、国内公认的标准制定。目前可参考中华医学会糖尿病学分会微血管并发症学组起草的《中国糖尿病肾脏疾病防治临床指南》[7]，糖尿病肾脏疾病的诊断通常是根据 UACR 升高和（或）eGFR 下降、同时排除其他 CKD 而做出的临床诊断。合并视网膜病变有助于 DKD 的诊断，糖尿病合并肾脏损害不一定是 DKD，病因难以鉴别时可行肾穿刺病理检查，确诊 DKD 后，应根据 eGFR 进一步判断肾功能受损的严重程度。还应注意鉴别非糖尿病所致的肾脏损害，如多种原发性、除糖尿病以外的多种继发性肾脏疾病及心衰、高血压病等所引起的肾脏损害等。

存在下列状况时应考虑肾脏病的病因是由其他原因引起的或糖尿病肾病合并其他原发或继发性肾病：① 1 型糖尿病病程短（<10 年）或无糖尿病视网膜病变；②发病时 eGFR 较低或迅速下降；③蛋白尿迅速增加或发病时有肾病综合征；④顽固性高血压；⑤出现活动性尿沉渣（红细胞、白细胞或细胞管型等）；⑥合并其他系统性疾病的症状或体征；⑦给予血管紧张素转化酶抑制剂（ACEI）/血管紧张素受体拮抗剂（ARB）类药物开始治疗后 2~3 个月内肾小球滤过率下降超过30%；⑧肾脏超声发现异常。病理活检是糖尿病肾脏疾病诊断的金标准，如临床诊断不明确，则建议行肾活检病理检查以明确诊断。

1.2 临床分期

糖尿病肾脏疾病的临床分期可采用 Mogensen 分期[8]，并以慢性肾脏病（CKD）分期评估肾功能。1983 年 Mogensen 提出 1 型糖尿病患者的糖尿病肾脏疾病分期方案，目前认为 2 型糖尿病患者的糖尿病肾脏疾病也可参考。

慢性肾脏病（CKD）分期中 eGFR 的估算公式建议采用基于肌酐的 CKD-EPI 公式。血肌酐的检测方式有酶学方法和碱性苦味酸速率法，如果选用 CKD-EPI 公式，应采用酶法检测血清肌酐。

另外，2012 年"改善全球肾脏病预后组织"（Kidney Disease：Improving Global Outcomes，KDIGO）发布了病因 – 肾小球滤过率 – 白蛋白尿（Cause–GFR–Albuminuria,CGA）分期，建议联合 CKD 分期（G1~G5）和白蛋白尿分期（A1 期：

UACR<30 mg/g；A2 期：UACR 30~300 mg/g；A3 期：UACR>300 mg/g）描述和判定糖尿病肾脏疾病的严重程度。例如，当糖尿病患者 eGFR 为 70ml/（min · 1.73 m²）、UACR 80mg/g，则为糖尿病肾脏疾病 G2A2。

1.3 病理分级

糖尿病肾脏疾病一般不需病理诊断，但在临床诊断不明确的情况下仍需肾脏穿刺活检进行病理诊断。病理诊断分级标准建议采用 2010 年肾脏病理学会研究委员会糖尿病肾病病理分级标准，该分级系统适用于 1 型和 2 型糖尿病患者，根据肾脏组织光镜、电镜及免疫荧光染色的改变对肾小球损害和肾小管 / 肾血管损伤分别进行分级、分度[9]。

2. 中医证候诊断

疾病诊断能最大程度的保证纳入患者的同质性，中医证候兼顾了纳入病例的个体差异，有利于中药疗效的选择性分析。

糖尿病肾脏疾病病程较长且持续发展，不同临床阶段证候表现与病机特点不同，其证候的选择应该在明确临床分期基础上进行，本指导原则仅将本病涵盖的中医证候的判定要求列出，研究者可根据药物的临床适用特点确立中医证候。糖尿病肾脏疾病不同阶段具体所涉及的证候要素（气虚证、阴虚证、阳虚证、血瘀证、湿浊证、气滞证、痰湿证、痰热证、热结证、郁热证、湿热证、水湿证、饮停证）可以参考附录进行判定。如 Mogensen 分期Ⅲ期或称微量白蛋白尿期可表现为气虚证、阴虚证、血瘀证同见，或兼夹气滞证、痰湿证、湿热证等。而 Mogensen 分期Ⅳ期或称大量白蛋白尿期可表现为气虚证、阴虚证、血瘀证、湿浊证同见，或兼夹血虚证、水湿证等。

总之，糖尿病肾脏疾病中药新药应该根据其组方特点和临床试验目的明确中医证候，其标准可以参照附录标准，也可根据具体临床试验确定证候、判定方案甚至建立量表等。

（三）受试者选择

1. 纳入标准

纳入标准应根据临床定位、处方特点、既往人用经验及研究的可行性对入选病例进行详细的规定，纳入标准应包括入选者的性别、年龄、疾病诊断、临床分期、肾功能分期以及中医证候诊断等信息。

具体纳入病例，应注意糖尿病肾脏疾病临床分期不同，尿蛋白水平和 eGFR 水平差异较大。所以，应根据所研究中药新药的临床定位，明确基线尿蛋白及 eGFR 范围。同时，糖尿病肾脏疾病作为糖尿病的慢性并发症，营养状态、血压、血糖和血脂等控制情况，会对药物的有效性评价产生影响，因此营养状态、血压、血糖（糖化血红蛋白）、血清白蛋白水平及血脂的基线范围和控制情况也应该进行明确限定。另外参与试验还需要获得患者或代理人的书面知情同意。

2. 排除标准

纳入病例时首先应排除较严重的其他系统疾病未能得到控制，不适合参与临床试验的人群。

其次，服用影响尿蛋白排泄率、肾功能指标或影响血肌酐检测数值的药物者，应予排除。服用含有类似试验中药成份的其他中药者，应予排除。如噻唑烷二酮类、二肽基肽酶Ⅳ（DPP-4）抑制剂、胰高糖素样肽-1（GLP-1）受体激动剂、钠-葡萄糖共转运蛋白2（SGLT2）抑制剂以及中药大黄等均可能影响疗效评价。ACEI/ARB 类药物及 SGLT2 抑制剂若不作为阳性对照药或基础治疗药物服用也应予排除。糖尿病视网膜病变患者常用的羟苯磺酸钙，在使用酶法检测时会明显低估血肌酐水平。

再次，已知对相关药物成份过敏者，严重的肝肾功能异常者，未控制的心血管病、呼吸系统疾病、胃肠道疾病者等，皆应予排除。

另外，已经参与了其他临床试验的人群，也应予排除。但已过洗脱期的受试者不在其列。

3. 中止 / 退出标准

在中药新药临床试验中，考虑受试者的依从性、临床反应等具体情况制定严格的中止 / 退出标准。包括以下几种情况：试验过程中主动退出试验者；因搬家或联系方式更改不能完成随访者；纳入病例在试验过程中发生新的疾病，不适合继续参加试验者；盲法试验非正常破盲者；出现严重不良反应者等。

（四）给药方案的设计

1. 导入期及有效性指标观测时点的设置

应根据临床定位、药物特点、前期研究基础和所选择主要疗效指标的变化特点，设定合理的疗程和观察时点，应该包括导入期、治疗期和随访期。糖尿病肾脏疾病受试者一般已接受生活方式干预及降压、降糖和调脂等基础治疗，因此，其导入期应符合药物洗脱期要求，通常以 2~4 周为宜。

定位于生物学指标改善的临床试验，如基于微量白蛋白尿改善的新药研究评价周期一般不少于 3 个月；基于大量白蛋白尿改善的新药研究评价周期一般不少于 6 个月。定位于延缓或阻止疾病进程的临床试验，需采用肾脏病相关的死亡、终末期肾病或肾脏替代治疗和血肌酐倍增等终点事件进行疗效评定，一般疗程不少于

1 年。糖尿病肾脏疾病临床存在长期或反复用药的情况，鼓励长疗程随访。

2. 对照药的选择

在符合医学伦理要求的前提下，可选择安慰剂对照或加载基础治疗的安慰剂对照，也可选择阳性药对照或安慰剂对照的基础上阳性药物对照的三臂试验设计。阳性对照药物应为公认有效的药物，中药阳性对照药的选择还需注意受试人群中医证候的一致性。

ACEI/ARB 类药物目前是国际通用的糖尿病肾脏疾病的治疗药物，SGLT2 抑制剂可以降低糖尿病肾脏疾病相关复合终点风险，降低 UACR，延缓 eGFR 逐年下降趋势，因此有临床试验数据支持改善预后的 ACEI/ARB 类药物及 SGLT2 抑制剂可作为阳性对照药物。也可以将 ACEI/ARB 及 SGLT2 抑制剂类药物以及控制血压、血糖作为基础治疗，然后选择安慰剂对照。

3. 基础用药的规定

糖尿病肾脏疾病治疗过程中，血压、血糖的控制极为重要，基础治疗要维持血压、血糖稳定到一定水平且试验组和对照组基础治疗应当无差异，同时不能使用影响肾功能的药物等。

具体基础用药，应该根据研究对象及研究目的确定血压、血糖的指标，一般青中年糖尿病肾脏疾病血压控制在 130/80mmHg，老年糖尿病肾脏疾病血压控制在 140/90mmHg。糖化血红蛋白控制在 8% 以内，老年人、预期寿命短的可适当放宽糖化血红蛋白的标准。

4. 合并治疗

筛选受试者应详细记录用药史，避免使用可能干扰试验结果的治疗用药，对不能避免的用药应规定可接受的水平。试验用药如果是复方制剂，会涉及多种中药材和复杂的成份，如果试验用药为补肾活血类中药，试验期间应避免长期使用其他补肾活血类中药（包括这类药物的主要活性成份）或其他潜在有效的疗法。如果必须服用，应充分考虑合并用药及其他干预措施对有效性和安全性评价的影响，并详细记录剂量和时间。

（五）有效性评价

应该根据试验目的和定位，合理选择有效性观察指标和疗效评价方法。临床试验方案中应明确主要疗效指标、次要疗效指标以及疗效判定标准。主要疗效指标以及疗效判定标准的制定，应考虑科学性和可行性，并应得到行业内专家的认可。

不同的临床定位和疾病分期，其主要疗效评价指标以及疗效判定方法应该不同。

1. 定位于糖尿病肾脏疾病相关生物学指标的改善

生物学指标包括尿白蛋白 / 肌酐比值（UACR）、24h 尿蛋白定量和预估肾小球滤过率（eGFR）。糖尿病肾脏疾病不同分期，尿蛋白和 eGFR 基线水平不同。如以微量白蛋白尿改善作为治疗目标，可以 UACR 为主要疗效评价指标，考虑微量白蛋白尿水平影响因素较多且波动较大，可采用 UACR 复常率或进展至显性蛋白尿期作为疗效判定标准。如以显性蛋白尿改善作为治疗目标，可以 24h 尿蛋白定量为评价指标，疗效评价标准可参考肾病综合征的"部分缓解"标准或"完全缓解"标准进行设计。同时，此临床定位还应将 eGFR 作为关键的次要疗效指标，其药物有效性判定应建立在 eGFR 相对稳定的基础上。

2. 定位于延缓或阻止糖尿病肾脏疾病进程

主要疗效指标为终点事件，包括：肾脏病相关的死亡、终末期肾病或者肾脏替代治疗、血肌酐倍增等行业公认的疗效指标。

另外，糖尿病肾脏疾病中药新药临床试验中的中医证候疗效评价一般为次要疗效评价指标，其有效性体现了药物用于糖尿病肾脏疾病的中医治疗优势及特点，可分主症、次症，进行定性与定量评价，鼓励探索建立中医证候量表。针对具体症状，建议根据国际通用的视觉模拟评分法进行评价。

（六）安全性评价

中药新药研究应根据其药物处方、既往人用经验、非临床安全性研究结果及适应症受试人群的特点选择具体的安全性评价指标，合理设计随访时点，应符合相关法律法规和技术指导原则的要求。糖尿病肾脏疾病为慢性肾脏病，药物治疗方案复杂且疗程较长，尤其是肾功能已受损的人群，其药物代谢能力下降，尤其应关注药物联合使用的安全性问题。

（七）质量控制

参加临床试验的各研究中心，应采用标准操作规程，以保证临床试验的质量控制措施到位。应针对参加试验的有关人员进行同期 GCP 培训，临床试验方案培训，并对证候判断标准进行一致性检验。针对主要疗效评价指标如 UACR 检测、24h 尿蛋白检测、eGFR 估算等，应明确其质控要求，鼓励进行中心实验室检测。同时，应该明确针对受试者营养教育的 SOP 要求。各研究中心按统一临床试验方案、同期开始试验，并尽可能同期结束试验。

参考文献

1. National Kidney Foundation. KDOQI clinical practice guidelines and clinical practice

recommendations for diabetes and chronic kidney disease：2012 update［J］. Am J Kidney Dis，2012，60（5）：850-886.

2. Afkarian M，Zelnick L R，Hall Y N，et al.Clinical Manifestations of Kidney Disease Among US Adults With Diabetes，1988-2014［J］.JAMA，2016，316（6）：602-610.

3. Zhang L X，Long J Y，Jiang W S，et al.Trends in chronic kidney disease in China［J］. N Engl J Med，2016，375（9）：905-906.

4. National Kidney Foundation. KDOQI clinical practice guidelines and clinical practice recommendations for diabetes and chronic kidney disease［J］. Am J Kidney Dis，2007，49（2 Suppl 2）：S12-154.

5. 国家中医药管理局医政司.22 个专业 95 个病种中医诊疗方案［S］.2010：209-217.

6. 赵进喜，王世东，李靖，等.糖尿病肾脏病分期辨证规范与疗效评定方案及其研究［J］.世界中医药，2017，12（1）：1-4.

7. 中国糖尿病肾脏疾病防治临床指南［J］.中华糖尿病杂志，2019（1）：15-28.

8. Mogensen C E，Christensen C K，Vittinghus E. The Stages in Diabetic Renal Disease. With Emphasis on the Stage of Incipient Diabetic Nephropathy［J］.Diabetes，1983，32 Suppl 2：64-78.

9. Tervaert T W，Mooyaart A L，Amann K，et al.Pathologic Classification of Diabetic Nephropathy［J］.J Am Soc Nephrol，2010，21（4）：556-563.

附录　糖尿病及其并发症本虚标实证候诊断标准

参照"1992 年山东明水中华中医药学会糖尿病分会第三次大会通过的《消渴病中医分期辨证与疗效评定标准——消渴病辨证诊断参考标准》与《糖尿病及其并发症中西医诊治学（第 2 版）》，依托国家科技部"国家科技重大专项"《创新药物研究开发技术平台建设》子项目——中药新药治疗糖尿病肾病疾病临床试验示范性研究课题，通过多轮专家问卷与咨询论证制定，并与 2016 年 9 月云南昆明会议，并经世界中医药学联合会糖尿病专业委员会专家讨论通过。

气虚证：①乏力；②气短，动则尤甚；③自汗易感；④食少纳呆，腹胀，或大便稀溏；⑤舌体胖；⑥脉弱。具备①②③④任 1 项，加⑤⑥任 1 项，即可判定。

血虚证：①面色无华，或唇甲色淡，或经少色淡；②头晕目眩，或心悸，或失眠健忘；③舌质淡；④脉细。具备①，或②③④任 2 项，即可判别。

阴虚证：①咽干，或双目干涩；②手足心热，或五心烦热，或腰膝酸软；③盗汗，或怕热汗出；④大便干；⑤舌体瘦，舌质红，舌苔少；⑥脉细，或细数。具备①②③④任 2 项，或任 1 项加④⑤任 1 项，即可判定。

阳虚证：①畏寒肢冷，或腰膝酸冷，或腰膝冷痛；②小便清长，或夜尿频多，或大便稀；③男子阳痿，女子性欲淡漠；④舌体胖，舌苔白；⑤脉沉细。具备①②③任 2 项，或任 1 项加④⑤任 1 项即可判别。

结热证：①大便干结，甚至数日一行；②多食易饥，或口干，或口臭，或牙痛；③畏热喜凉饮；④舌质红，舌苔黄，或黄干；⑤脉滑，或脉滑数。具备①②③任 2 项，或任 1 项加④⑤ 1 项，即可判定。

湿热证：①头晕沉重，或腰腿酸困，或肢体沉重，或脘腹痞闷，或胀满，或恶心食少；②口中黏腻，或口甜；③大便黏滞不爽，或小便黄赤、涩痛，或妇女白带多、味重；④舌质红，舌苔黄腻；⑤脉濡滑，或滑数。具备①②③任 2 项，或任 1 项加④⑤ 1 项，即可判定。

郁热证：①头晕目眩，或耳鸣、耳聋，或胸胁、脘腹满闷，或少腹胀满，或乳房胀痛，或善太息，或嗳气，或恶心，或妇女月经不调；②心情忧郁、心烦，或多梦、睡眠差；③口苦，或伴咽干；④舌质红，舌苔黄，边多浊沫；⑤脉弦，或弦数。具备①②③任 2 项，或任 1 项加④⑤ 1 项，即可判定。

热毒证：①痈、疽、疖、疔，红肿热痛；②皮肤溃疡，糜烂流脓，灼热痛痒；③舌质红，舌苔黄；④脉滑，或脉滑数。具备①②任 1 项，或加③④项，即可判定。

肝阳证：①头晕目眩，或头痛头胀，或耳鸣、耳聋，面红目赤；②性急易怒；③舌质红，舌苔黄；④脉弦，或弦大而长。具备①② 2 项，加③④ 1 项，即可判定。

气滞证：①善太息，或胸胁、脘腹满闷，或少腹胀满，或乳房胀痛，或善太息，或嗳气，或恶心食少，或咽中窒闷不舒，或妇女月经不调；②心情忧郁；③舌苔薄白，边多浊沫；④脉弦，或弦细。具备①②2 项，或任 1 项加③④任 1 项，即可判定。

痰湿证：①胸闷，或伴脘腹痞闷，或咽中窒闷，或咳痰不利，或呕恶痰多；②形体肥胖；③头晕头沉，或肢体困重；④舌苔白腻；⑤脉滑，或濡滑。具备①②2 项，或任 1 项加③④⑤任 1 项，即可判定。

血瘀证：①定位刺痛，夜间加重；②肢体麻痛，或偏瘫；③肌肤甲错，或口唇紫暗；④舌质紫暗，或有瘀斑，或舌下络脉色紫怒张。具备①②③④任 1 项，即可判定。

痰热证：①胸闷，或伴脘腹痞闷，或咽中窒闷，或咳痰不利，或呕恶痰多，或形体肥胖，或头晕目眩，或头痛头沉，或肢体困重；②心烦失眠，或多梦，或如狂发狂；③舌尖红，舌苔黄腻；④脉滑数。具备①②③④任 2 项，即可判定。

水湿证：①眼睑、足踝，颜面、肢体甚至全身浮肿，或伴胸水、腹水；②少尿无尿；③舌苔水滑；④脉沉。具备①项，或加②③④项，即可判定。

饮停证：①头晕目眩，伴心下痞满，呕吐痰涎，或胸胁满闷、疼痛，咳嗽引痛，或咳逆依息不得平卧，伴尿少、轻度浮肿；②舌苔水滑；③脉弦，或沉紧。具备①项，或加②③项，即可判定。

湿浊证：①食少纳呆，或伴恶心呕吐，或伴脘腹痞满，或表情淡漠，或烦躁不安，或皮肤瘙痒；②口中黏腻，口有尿味；③大便不畅，甚或数日不行，伴夜尿频多，或尿少；④舌苔腻。具备①②③④任 2 项，即可判定。

中药新药用于慢性便秘临床研究
技术指导原则

一、概述

便秘[1]是一种（组）症状，表现为排便困难和（或）排便次数减少、粪便干硬。排便困难包括排便费力、排出困难、排便不尽感、肛门直肠堵塞感、排便费时和需辅助排便。排便次数减少指每周排便少于 3 次。慢性便秘的病程至少为 6 个月。慢性便秘病因包括功能性、器质性和药物性。慢性便秘的发生与生活方式、饮食习惯、药物、精神心理因素、遗传等相关，也可继发于器质性疾病。发病机制主要与肠道动力、肠道分泌、内脏感觉、盆底肌群和肠神经系统等功能和结构异常相关，其中功能性疾病所致便秘根据病理生理改变可分为正常传输型便秘、慢传输型便秘、排便障碍型便秘和混合型便秘。

慢性便秘属于中医的"便秘"范畴。本病多因饮食不节、情志失调、久坐少动、久病或年老体虚、禀赋不足、药物等引起，导致大肠通降不利，传导失司。病位在大肠，并与肺、脾、胃、肝、肾诸脏腑密切相关。根据其病理性质可概括为寒、热、虚、实四个方面，且常可相互兼夹或转化。

慢性便秘治疗的主要目的是缓解临床症状，提高患者生存质量。中医药治疗慢性便秘有一定的临床特色和优势。本指导原则旨在为针对慢性便秘开发的中药新药的临床试验提供建议和指导。需要特别说明的是，本指导原则所提出的要求是目前专业领域内较为一致的看法和认识，但不能完全代替研究者的临床实践和思考。研究者应关注学科认知的进展和药物临床研究评价方法的更新，根据中药新药特点进行临床试验方案的设计。同时，本指导原则会根据学科进展及时修订。

二、慢性便秘临床试验要点

（一）临床试验的目的和定位

1.临床试验的目的

临床试验旨在明确中药新药用于慢性便秘的有效性和安全性。慢性便秘患者的临床表现、临床分型、中医证候、治则治法等各有不同，研究者应按照中药新药自身的特点和临床定位，根据组方依据的中医药理论和既往人用经验对拟开展临床试验的支持作用，结合非临床研究结果，遵照药物临床试验质量管理规范（good clinical practice，GCP）相关要求，以科学的精神、严谨的态度，合理设计临床试验方案，以客观评价中药新药治疗慢性便秘的有效性与安全性。

既往人用经验与各期临床试验之间应进行合理衔接。还应注意根据不同阶段的临床研究结果动态地进行风险／获益评估，尽可能在早期淘汰毒副作用大、风险高或无效的药物，以控制药物研发风险。

临床试验设计中还应注意思考和体现中药新药在同类药物中的优势和疗效特点。

2. 临床定位

中药新药治疗慢性便秘的临床定位着重于改善便秘的症状，提高患者生存质量。根据中药新药具体的作用特点，短期疗效着重评价临床症状的缓解；长期疗效着重评价防止复发；如果定位于改善肠道动力等，应有相关的客观指标评价。

（二）诊断标准

1. 疾病诊断标准

慢性便秘的诊断主要基于症状，可借鉴功能性便秘罗马Ⅳ标准，排便次数采用自发排便次数进行计数。在 2016 年修订的罗马Ⅳ标准中，强调将自发排便频率<3 次／周作为诊断指标；粪便干硬是指 Bristol 粪便性状量表中 1 型和 2 型粪便，且发生在 25% 以上的排便中。自发排便是指在不服用补救性泻剂或手法辅助情况下的自主排便[1-3]。

2. 中医证候诊断

在中医理论指导下的组方，应根据处方功效合理确定中医证候并提供充分依据。鉴于目前证候客观化、标准化研究的基础和现状，临床试验设计中，证候辨证标准应采用较成熟的、规范的、公认的标准。

在具体药物的临床试验中，是否限定中医证候，需要结合中药新药的实际情况而定。

根据 2017 年最新发布的《便秘中医诊疗专家共识意见（2017）》[4] 及中医对慢性便秘病因病机的认识，本病主要分为实秘、虚秘两大类 7 个证型：实秘包括热积秘、寒积秘、气滞秘；虚秘包括气虚秘、血虚秘、阴虚秘、阳虚秘。若采用其他中医证型或涉及兼夹证，应符合中医理论认识并提供相应的临床依据。

（1）热积秘

主症：①大便干结；②腹胀或腹痛。

次症：①口干；②口臭；③面赤；④小便短赤。

舌脉：舌红苔黄，脉滑。

（2）寒积秘

主症：①大便艰涩；②腹中拘急冷痛，得温痛减。

次症：①口淡不渴；②四肢不温。

舌脉：舌质淡暗、苔白腻，脉弦紧。

（3）气滞秘

主症：①排便不爽；②腹胀。

次症：①肠鸣；②胸胁满闷；③呃逆或矢气频。

舌脉：舌暗红、苔薄，脉弦。

（4）气虚秘

主症：①排便无力；②腹中隐隐作痛，喜揉喜按。

次症：①乏力懒言；②食欲不振。

舌脉：舌淡红、体胖大，或边有齿痕、苔薄白，脉弱。

（5）血虚秘

主症：①大便干结；②排便困难；③面色少华。

次症：①头晕；②心悸；③口唇色淡。

舌脉：舌质淡、苔薄白，脉细弱。

（6）阴虚秘

主症：①大便干结如羊屎；②口干欲饮。

次症：①手足心热；②形体消瘦；③心烦少眠。

舌脉：舌质红，有裂纹、苔少，脉细。

（7）阳虚秘

主症：①大便干或不干，排出困难；②畏寒肢冷。

次症：①面色㿠白；②腰膝酸冷；③小便清长。

舌脉：舌质淡胖、苔白，脉沉细。

证候诊断：主症 2 项，次症 2 项，参考舌脉，即可诊断。

（三）受试者选择

受试者的选择应根据中药新药的临床定位、处方特点、既往人用经验制定适宜的纳入标准，有利于明确药物是否对慢性便秘有疗效。一般来说，慢性便秘主要为慢性功能性相关的便秘，本指导原则纳入和排除标准以慢性功能性便秘为例进行。慢性功能性便秘的诊断，应注意与其他易引起便秘症状的相关疾病进行鉴别，如：肠道疾病如结肠肿瘤、肠腔狭窄或梗阻等；内分泌和代谢性疾病如糖尿病、甲状腺功能减退等；神经系统疾病如自主神经病变、脑血管疾病等；肌肉疾病如淀粉样变性、皮肌炎等。药物相关性便秘：如抗抑郁药、抗癫痫药、抗组胺药、抗震颤麻痹药、抗精神病药、解痉药、钙拮抗剂、利尿剂、单胺氧化酶抑制剂、阿片类药、拟交感神经药、含铝或钙的抗酸药、钙剂、铁剂、止泻药、非甾体消炎药等。如果拟纳入特定病因所致慢性便秘的受试者，还应进行相应病因疾病的研究[5]。

1. 纳入标准

通常情况下，受试者选择需符合慢性功能性便秘诊断标准和中医证候分型诊断标准。如果旨在探讨中药新药的作用机制，还应按慢传输型和正常传输型便秘等对患者进行分层研究。在早期开发阶段中，有必要对排便障碍的患者进行仔细的诊断，并在该患者人群中单独考察中药新药的作用，或者将这些患者排除在早期研究之外。在这个阶段中，可以借助气囊排出试验、排粪造影、肛门直肠测压和肌电图等进行全面的评价。

受试者年龄一般限定在 18~70 岁之间，性别不限。若有必要，也可根据处方扩大适应症的年龄范围或对性别加以限制，并列出理论依据。

符合热积秘、寒积秘、气滞秘、气虚秘、血虚秘、阴虚秘、阳虚秘等中医证候标准，或者根据实际情况另行制定其他证候的标准。

功能性便秘患者的诊断必须具备结肠镜检查结果。肠镜检查不应发现对便秘症状产生影响的诊断结果，通常以 12 个月内三级甲等医院结肠镜检查结果为准。

还应根据中药新药的特点，合理限定病情严重程度。

2. 排除标准

需要根据处方特点、目标适应症情况、临床定位、前期研究结果，并考虑可能的有效性、安全性及伦理学要求等因素，合理制定排除标准。

需排除过敏体质者，或已知对本药成份过敏者等。可根据研究者的判断，排除具有降低入组可能性或使入组复杂化的其他病变，如工作环境经常变动等易造成失访的情况。同时，还可根据处方情况和临床试验要求等其他需要制定排除标准。

3. 中止 / 退出标准

根据慢性便秘的临床特点，在中药新药临床试验中，考虑受试者的依从性、临床反应等具体情况制定严格的中止 / 退出标准。

（1）治疗期间出现病情加重，应用补救药物且不能缓解，或出现与试验药物无关的新发疾病，影响药物疗效评价，根据研究者判断应停止临床试验。

（2）治疗期间发生不良事件或严重不良事件，根据研究者判断应停止临床试验。

（3）临床试验方案实施中发生了重要偏差，如依从性太差等，难以评价药物疗效。

（4）受试者在临床试验过程中不愿继续进行临床试验，提出退出临床试验。

（5）受试者在临床试验过程中受孕等。

（四）给药方案的设计

1. 导入期及有效性指标观测时点的设置

应根据临床定位、中药新药处方特点、给药途径以及主要疗效指标的变化特点等设定合理的导入期、疗程、随访和观测时点。

临床试验应设立合理的导入期，建议为 2 周。

慢性便秘症状反复波动，因此需要通过一定的疗程来评估中药新药对于便秘症状的持续缓解作用，疗程过短则无法真实反映中药新药的治疗作用。从安全性和有效性角度充分考虑中药的作用规律和特点，应给予比较充分的暴露时间，推荐用药疗程不少于 8~12 周。具体药物的临床试验设计中，可根据中药新药不同的特点和临床定位，进行不同疗程的探索性研究。

根据临床定位的不同，合理设计随访的内容、方式、时点等内容。一般情况下，建议随访时间不少于 4~8 周，长期疗效建议在停药后观察不少于 12 周，或根据试验目的选择更长的随访时间。

临床症状采用日志卡记录，每日按时填写；每 1~2 周访视 1 次。评价客观疗效的项目至少在治疗前后各记录 1 次。评价主观疗效的量表应根据药物的起效时间，合理选择评价周期，至少应在治疗前与治疗后各评价 1 次。

2. 对照的选择

在符合医学伦理学原则的前提下，应设置安慰剂对照。设置安慰剂对照可以克服受试者、研究者以及参与疗效和安全性评价的工作人员等由于心理因素所造成的试验结果的偏倚。在临床试验过程中应考虑补救药的使用。

为了研究中药新药疗效和特点，体现上市价值，也可在安慰剂对照的基础上设立阳性药物对照开展三臂试验。阳性对照药物应选择安全可靠、公认有效和可比的药物。

3. 合并治疗

在整个临床试验期间，禁用对胃肠道动力、肠道分泌、肠道渗透压及内脏感觉有影响的药物，如促动力药、润滑剂及具有明确通便作用的中草药等；也禁用灌肠、针灸、推拿及敷贴等用于便秘的辅助治疗手段。

若在临床试验中伴随使用了某些药物，则应在病例报告表中详细记录每天的给药量、给药时间、给药原因等。若需对不良反应进行治疗，则应由试验负责人员决定如何给药，若所给药物为影响临床试验评估的禁止药物，则受试者必须退出试验。

合并高血压病、冠心病等基础疾病的受试者，应注意评价合并用药对药物疗效和安全性的影响。应预先明确规定对有效性和安全性评价有影响的、不应使用的相关药物。

（五）有效性评价

应根据慢性便秘临床研究领域公认的方法和标准，明确主要疗效指标、次要疗效指标，并进行科学、规范的评估，使其能准确、可信的反映中药新药的临床疗效。

1. 主要疗效指标

推荐使用总的完全自主排便次数（complete spontaneous bowel movement，CSBM）应答率：总体 CSBM 应答者定义为患者在接受研究药物治疗的周数中至少 50% 的时间满足 CSBM 周应答（例如 6/12 周）。

其中应答定义为：患者该周 CSBM 至少为 3 次并且与基线相比 CSBM 增加至少 1 次。

CSBM 定义为：不服用补救性泻剂或手法辅助情况下的自主地且具有完全排尽感的排便次数。

如要使用其他主要研究终点，则需进行全面的论证，其中应包括基于现有证据 / 验证数据的论证。

2. 次要疗效指标

2.1 排便相关

（1）开始治疗 24 小时内 CSBM 发生情况。

（2）治疗期最后一周排便（bowel movement，BM）次数与基线相比的情况。

（3）治疗期最后一周自发排便（spontaneous bowel movement，SBM）次数与基线相比的情况。

（4）治疗期最后一周粪便性状（采用 Bristol 粪便性状量表）评分与基线相比的情况。

（5）治疗期最后一周排便费力程度评分（可采用 Likert 量表）与基线相比的情况。

（6）补救药物使用的情况。

（7）平均每周的 CSBM 的次数。

（8）平均每周的 SBM 的次数。

（9）平均每周粪便的性状评分（采用 Bristol 粪便性状量表）。

2.2 中医证候疗效评价

中医证候疗效评价需考虑到不同证型的主症、次症、胃肠道症状和非胃肠症状特点及变化情况，制定合理的证候评价标准[6]。鼓励制定严格规范公认的中医证候评价量表进行评价。

2.3　生存质量和精神心理疗效评价

根据临床试验的需要可选择合适的生活质量和精神心理评估量表。如患者便秘生活质量评估量表（patient assessment of constipation quality of life questionnaire，PAC-QOL）[7]、便秘评价量表（constipation assessment scale，CAS）等。

（六）安全性评价

不鼓励含蒽醌类成份的单味药物长期用于慢性便秘治疗，建议根据国际上对蒽醌类药物的最新认识，关注以含蒽醌类成份的单味药物作为主药的中药制剂治疗慢性便秘时可能引起的不良反应。研究者应本着对受试者负责的态度，结合中药新药的特性和前期研究结果，有目的地进行安全性研究。在试验中应该密切观察受试者的反应情况，进行安全性评价，重视不良事件的报告。

用于慢性便秘的中药新药，应根据其处方、既往人用经验、非临床安全性研究结果及受试人群的特点选择具体的安全性评价指标、合理设计随访时点，还需加强对胃肠道事件风险的评估和观察，特别需要关注对水电解质、生命体征（如心率和血压的改变）的影响。安全性信息的评估与报告应符合相关指导原则和技术要求的规定。

（七）质量控制

慢性便秘相关药物临床疗效研究中质量控制尤为重要，在进行试验前，应对各中心研究者进行统一培训，并进行一致性考核。研究者和参与研究的其他工作人员应履职尽责，严格遵循临床试验方案，采用标准操作规程，以保证试验研究的质量控制和质量保证系统的实施。临床试验中所有观察结果和发现都应加以核实，在数据处理的每一阶段必须进行质量控制，以保证数据完整、准确、真实、可靠。

慢性便秘疗效评价涉及症状类指标，应重视对便秘症状评分体系的采纳，如Bristol评分直观且易于掌握，这种评分不仅要求研究者掌握，也要求受试者认知，以客观评价便秘症状的变化。

慢性便秘与生活方式等密切相关，因此，在临床试验前，应对受试者进行宣教，尽量保持饮食、作息相对稳定，避免受试期间因某些生活方式的改变对中药新药疗效评价带来影响。

参考文献

1. 中华医学会消化病学分会胃肠动力学组，功能性胃肠病协作组．中国慢性便秘专家共识意见（2019，广州）[J]．中华消化杂志，2019（9）：577-598.

2.BRIAN EL，FERMIN M，LIN C，et al. Bowel disorders [J]．Gastroenterology,

2016，150（6）：1393–1407.

3.柯美云，方秀才，侯晓华.功能性胃肠病：肠–脑互动异常［M］.北京：科学出版社，2016，2：642–653.

4.张声生，沈洪，中华中医药学会脾胃病分会.便秘中医诊疗专家共识意见（2017）［J］.中医杂志，2017，58（15）：1345–1350.

5.欧盟药品管理局.慢性便秘（包括阿片类药物引起的便秘）治疗药物和肠道清洁药物的评价指导原则.2015–6–25.

6.张声生，刘凤斌，中华中医药学会脾胃病分会.脾胃病症状量化标准专家共识意见（2017）.中华中医药杂志［J］，2017，32（8）：3590–3596.

7.金询，丁义江，丁曙晴，等.便秘患者生活质量自评量表PAC–QOL中文版的信度效度及反应度研究［J］.世界华人消化杂志，2011，19（2）：209–213.

治疗脂代谢紊乱药物临床试验技术
指导原则

一、适用范围

本指导原则旨在为治疗脂代谢紊乱药物的临床试验提供技术建议，适用于化学药品和治疗用生物制品的药物研发。

本指导原则主要讨论临床试验设计的重点关注内容。在应用本指导原则时，还应同时参考国际人用药品注册技术协调会（The International Council for Harmonization of Technical Requirements for Pharmaceuticals for Human Use，ICH）和其他国内外已发布的相关技术指导原则。

本指导原则仅代表当前建议，将基于科学研究进展进一步更新。

二、概述

脂代谢紊乱指实验室检查的血脂水平异常，也称高脂血症、血脂异常。根据病因可分为原发性和继发性。临床分类包括高胆固醇血症、高甘油三酯（TG）血症、混合型高脂血症和低高密度脂蛋白胆固醇（HDL-C）血症。脂代谢紊乱最常见的是高胆固醇血症，即血清总胆固醇（TC）和/或低密度脂蛋白胆固醇（LDL-C）升高。高胆固醇血症可独立存在，也可同时伴随其他的脂代谢紊乱。混合型高脂血症是高胆固醇血症伴有 TG 升高和/或 HDL-C 降低等。

血清 LDL-C 增高是动脉粥样硬化发生、发展的主要危险因素。流行病学证据显示血清胆固醇水平特别是血清 LDL-C 和冠心病（Coronary heart disease，CHD）风险之间存在强相关性和因果关系，动脉粥样硬化的其他临床表现（如脑血管病或外周血管疾病）也与血清 LDL-C 水平相关。血清胆固醇水平是连续变量，"血胆固醇正常"和"高胆固醇血症"之间的分界线是根据流行病学调查、实验室检测以及与临床疾病的相关性人为确定的。流行病学资料表明，血清 TG 水平轻至中度升高者患冠心病危险性增加。当 TG 重度升高时，增加急性胰腺炎的风险。低 HDL-C 水平，不管是否伴有 LDL-C 或 TG 升高，也被认为是一个心血管危险因素。但目前尚缺乏升高 HDL-C 水平和预防心血管疾病相关的直接证据，其治疗目标需要进一步确定。最近，有研究者认为脂蛋白（a）[Lp（a）]和载脂蛋白 B（Apo B）也可能是心血管危险因素，并对之进行了一些研究。

调脂治疗的主要目的是降低与血脂升高相关的心血管疾病的发病率和死亡率。是否需要对脂代谢紊乱进行干预的治疗决策不仅基于血脂水平，还基于多种危险因素对心血管总体风险的影响。在进行调脂干预前，应进行个体动脉粥样硬化性心血管疾病（Atherosclerotic cardiovascular disease，ASCVD）的风险评估，在此基础上，选择适当的干预方法。对于高胆固醇血症，影响 LDL-C 控制目标的因素主要包括：①动脉粥样硬化（CHD、缺血性卒中或外周血管疾病）；②糖尿病；③慢性肾病；④心血管风险的综合评分；⑤单基因突变的血脂异常（如家族性高胆固醇血症）。单纯高甘油三酯血症的干预策略视其升高原因及其严重程度而定。

三、临床开发的整体考虑

（一）临床药理学研究

1. 药效学研究

药效学研究应着重阐明作用机制和剂量 – 效应关系。应对其药效作用、作用持续时间、耐受性等进行评价。新型作用机制的药物应进行作用机制相关的药效学评价，探索特异性药效学指标。可使用血脂参数（如 LDL-C、TC、TG 等）、与作用机制或靶点相关的生物标记物（如 PCSK9）等作为药效学评价指标。

根据非临床药代动力学研究结果，如果药物主要以代谢方式消除，还应阐明代谢产物对药物疗效或安全性的可能影响。药效学研究可以与剂量探索研究结合起来进行。根据作用机制或靶点，应对可能的脱靶效应进行考察，例如对血压的影响、免疫反应或补体激活等。如果在非临床研究或者早期临床阶段发现脱靶效应（如发现了白内障和肌病的毒性证据），则需在后续的临床试验阶段予以特别关注，并进行深入的考察和研究。

2. 药代动力学研究

应在一定剂量范围内开展人体药代动力学研究，以明确药物在人体内吸收、分布、代谢和排泄特征，用于支持后续临床给药方案。应开展剂型相关的生物利用度和食物影响研究，为制剂开发过程中处方优化或工艺变更等提供充分依据。

应根据非临床研究中获得的生殖毒性等研究结果，选择适宜性别的受试者开展人体药代动力学研究。

可通过质量平衡研究全面阐明药物及其代谢物在人体的排泄途径和程度。

对于半衰期较长的药物，应关注长期给药的蓄积可能性和稳态时暴露量。

3. 药代动力学影响因素研究

开展适宜的人体药代动力学影响因素研究，可阐明年龄、性别、种族等因素对药物人体药代动力学特征的影响。如已有研究表明药物主要通过肝脏代谢和 / 或肾脏排泄，应开展肝和 / 或肾功能损害患者药代动力学研究，以支持相应的剂量调整方案。

4. 药物相互作用研究

应根据药物的作用机制、体内吸收代谢清除过程、用药人群可能的合并用药情况以及同类作用机制的药物已知相互作用的信息，合理设计药物相互作用研究。

建议进行药物与潜在背景治疗药物之间的相互作用研究。如果目标适应症包括联合治疗，应考察试验药物与其他调脂治疗药物之间可能的药效学和药代动力学相互作用。不同调脂药物的联合用药可能增强有效性，但也可能带来副作用，特别是由于药代动力学和 / 或药效学的相互作用导致发生肌病和 / 或肝功能损害。对于具有高心血管事件风险的患者，需要考虑与其他药物联合用药（例如抗血小板药和抗凝血药等）是否存在相互作用。

（二）探索性临床试验

此类研究的目的是探索药物剂量 – 血药浓度 – 治疗反应之间的效应关系，并确定适宜的剂量范围，为确证性临床试验提供剂量选择依据。剂量探索研究一般应该遵循随机、安慰剂对照、双盲的原则，且至少研究 3 种剂量以便建立临床有效的剂量范围、最佳剂量及给药方案（如给药间隔等）。对于大多数剂量探索研究，一般采用固定剂量的平行组设计方法。设计应能显示不同剂量之间降脂效应的差别。

（三）确证性临床试验

确证性临床试验要求采用随机、双盲、对照设计。

1. 单药治疗研究

单药治疗研究通常采用阳性对照、非劣效试验设计。在定义有临床意义的差异值或非劣效检验的界值时，应综合考虑临床意义和统计学因素。在短期试验中，可采用安慰剂对照的优效性试验设计，应恰当定义优效性检验的界值。含安慰剂的三臂非劣效试验可能是有价值的，但这取决于早期临床研究中疗效的大小。

2. 在其他调脂药物治疗基础上的联合用药

如果申报的适应症是作为在其他调脂药物（标准剂量的已上市药物）治疗基础上的联合用药，可在一种或多种其他调脂药物治疗后无充分疗效的患者中进行研究。疗效的充分性需要根据预期的降脂水平，并基于当前的标准来定义。可采用加载（*add-on*）试验，设置安慰剂组，并采用优效性设计。对于 LDL-C 升高的患者，在加载使用第二种调脂药物之前，应使用最大耐受剂量的他汀类药物。原则上，联合用药策略不能根据其单独对 LDL-C 和其他脂代谢参数（特别是 TG 和 HDL-C）

的作用，就被批准作为一线治疗，除非申请者能够证明该策略在心血管疾病发病率和死亡率上的获益。

四、临床试验设计的关键要素

（一）研究人群

研究人群的选择取决于预期干预的脂代谢紊乱类型。可以选择原发性高胆固醇血症，或混合性高脂血症，或单纯高甘油三酯血症的成人患者进行研究。血脂异常的标准应采用国内外公认的临床诊断标准。入选人群的基线血脂水平可综合考虑研究人群的 ASCVD 风险等级来确定。不同 ASCVD 风险等级的研究人群调脂治疗的达标值水平不同。例如，我国临床治疗指南建议极高危者 LDL-C<1.8 mmol/L；高危者 LDL-C<2.6 mmol/L；中危和低危者 LDL-C<3.4 mmol/L。

因不良反应而不耐受他汀类药物的患者应进行单独的研究，或在临床试验中作为预先规定的替换治疗组。他汀类药物不耐受目前尚无统一的定义，但至少应有两种不同他汀类药物（使用 LDL-C 水平达标所需的给药剂量）因不良反应而不耐受的证据。

对于以临床结局终点为主要疗效指标的试验，应先对入选患者进行 ASCVD 风险等级评估。可选择同一风险等级或包括多个风险等级的患者人群进行研究，以便将试验结果推论到相应风险等级的患者。建议入选人群中纳入足够数量的动脉粥样硬化和 / 或 2 型糖尿病患者，以便进行亚组分析，并评估亚组结果与研究总体结果的一致性。这些研究可以纳入基线胆固醇水平处于边缘升高或正常的患者。

当申请特殊适应症时，例如家族性高胆固醇血症的患者（纯合子型和杂合子型），一般需要基于胆固醇水平和遗传特征，在相应人群进行专门研究。入选人群应根据临床、遗传和 / 或功能性的诊断标准进行确定，应当使用国内外公认的诊断标准。纯合子型家族性高胆固醇血症可采用中国《罕见病诊疗指南（2019 年版）》中的诊断标准。

临床试验中应纳入足够数量的 65 岁和 75 岁以上老年人群以评估疗效和安全性，开关注治疗选择、参与试验的适宜性和全身健康状态。有时可能需要对这些老年人群进行特殊的研究，包括 PK 和剂量探索研究。

若药物目标适应症人群包括儿童，需要在儿科人群进行专门研究。

研究人群的样本量估计应根据治疗作用的预期、变异程度的估计、统计分析方法等来确定。所需样本量除应满足统计学的要求外，还需考虑安全性评价的要求。

（二）对照的选择

对照的选择取决于临床试验设计（安慰剂或阳性对照）。因为已有安全有效的调脂药物，所以长期的、大规模或高风险患者的单药治疗研究通常不宜使用安慰剂作为对照。在某些特定目标人群中开展以临床获益为终点的试验时，如果没有确证的治疗药物，安慰剂对照的试验可能被接受。

阳性对照药应根据药理学分类、降脂效应类型和适应症等因素进行合理选择。阳性对照药应采用具有充分有效性和安全性数据支持的产品。在同一种类药物内进行比较时，应注意对照药的剂量是否合适。

（三）剂量选择

确证性临床试验的剂量方案须根据在目标人群中进行的剂量探索试验结果来确定。对于老年患者和高危患者，应设置明确的剂量方案。

（四）导入期

血脂代谢紊乱受饮食及生活方式的影响，调整饮食是干预血脂异常的基础。在筛选期后，研究随机分组前应有膳食导入期，一般为 4~8 周。在膳食导入期内要进行饮食控制，给予低脂饮食。应记录饮食供给情况，并在整个试验期间维持不变。在研究单药治疗时，在随机入组前应确保原使用的调脂药物充分洗脱。

（五）研究周期

探索性临床试验的研究周期一般为 4 周到 3 个月。因调脂药物通常需要长期用药，故确证性临床试验应设计足够周期（通常 12 个月）进行有效性和安全性研究。有效性研究周期取决于其预期结果，以及剂量滴定和达到最大效果的时间，对于已知作用机制的药物，应至少 3 个月；对于新作用机制的药物，最好达到 12 个月。如果使用更短的观察周期，应提供充分的支持性依据，并与监管机构沟通。

研究中需进行剂量调整时，每个剂量水平的治疗持续时间应当足够长以便评估疗效。

以临床获益为终点的试验需要进行大规模和长期的临床试验。

（六）有效性指标

1. 探索性临床试验疗效指标

一般应根据研究目的和研究人群采用相应的血脂参数和 / 或作用机制或靶点相关的生物标记物（如 PCSK9）等作为疗效评价指标。

2. 确证性临床试验疗效指标

（1）主要疗效指标

主要疗效指标的选择取决于研究目的、研究人群和新药的作用机制等因素。

1）心血管疾病发病率和死亡率

治疗脂代谢紊乱的主要目的是预防与血脂紊乱相关的心血管疾病的发病率和死亡率。作为一种理想的调脂药物，应证明其具有减少心血管疾病发病率和死亡的有益作用。

对心血管疾病发病率和死亡率进行评估的临床试验，可采用由主要心血管事件组成的复合终点（心血管死亡或全因死亡，非致死性心肌梗死、非致死性卒中），并由一个设盲的独立委员会来判定事件。如果选择心血管死亡率作为复合终点的组成成份，对非心血管死亡的影响也应加以考察。有的试验将其他事件纳入复合终点，例如短暂性脑缺血发作、无症状性心肌梗死、不稳定性心绞痛或治疗干预（需要 PCI 或搭桥），以提高统计学效率。不建议在复合终点中纳入定义不够客观的临床终点，因其会使结果的解释更为复杂化。如果纳入定义不够客观的临床终点，应提供相关的理由。建议使用临床指南或法规指导原则文件中的标准定义。

申报注册时，是否需要提供对心血管疾病发病率和死亡率的获益进行评估的临床研究数据，很大程度上取决于新药的作用机制、药理分类和目标人群。

2）血脂参数

血脂参数应当在标准的膳食导入期（伴或不伴洗脱期）后空腹条件下进行检测。目前调脂药物大体上可分为两大类：主要降低胆固醇的药物和主要降低 TG 的药物。

① LDL-C

流行病学证据显示血清 LDL-C 水平和心血管风险之间存在相关性。已有大量临床研究数据证明 HMG-CoA 还原酶抑制剂（他汀类）降低 LDL-C 水平能够预测降低心血管疾病发病率和死亡率。对于原发性高胆固醇血症或混合性高脂血症，如果新药属于他汀类药物，可接受治疗后 LDL-C 水平的相对下降作为主要疗效指标和替代终点。对于其他新作用机制的药物，如果以治疗后 LDL-C 水平的相对下降作为主要疗效指标，需与监管机构沟通，并提供相关支持性证据。

对于以降低 LDL-C 作为治疗目标的新药，如果没有开展过以临床结局作为终点的临床试验而获得批准注册，在说明书中应特别指出其在心血管疾病发病率和死亡率方面的获益尚未进行评估。

② TG

虽然 TG 被认为是一个心血管危险因素，但当使用 LDL-C 和 HDL-C 水平的变化进行校正后，降低 TG 水平的临床获益证据仍有限。因此，对于单纯的高甘油三酯血症，治疗后 TG 水平的下降可作为主要疗效指标，但同时应将非 -HDL-C 作为关键次要疗效指标进行考察，并结合其潜在药理作用机制进行综合评价。鼓励进一步开展探索临床获益的研究。

3）其他

除了现有的定量改善血脂异常药物外，定性地改善血脂异常（如小而密或氧化

LDL）也可能成为新型调脂药物的治疗目标，但是目前的经验有限。

（2）次要疗效指标

1）血脂参数

当 LDL-C 或 TG 作为主要疗效指标时，其他相关的血脂参数可作为次要疗效指标。

载脂蛋白 A1（Apo A1）、Apo B、Apo B/Apo A1 比例和 Lp（a）等，仅在认为与临床结局相关时才考虑作为次要疗效指标。

2）血管损伤

心、脑、肾以及血管的损伤可能与心血管疾病的发病率和死亡率有关。血管损伤是动脉粥样硬化的重要表现。近年来，很多研究使用超声测量内膜中层厚度（Intima media thickness，IMT）、冠状动脉血管内超声（Intravascular ultrasound，IVUS）和核磁共振成像（Magnetic resonance imaging，MRI）等影像学方法用于评估血管（或靶器官）损伤和动脉粥样硬化负荷。各种影像学方法中，超声测量颈动脉内膜中层厚度（Carotid intima media thickness，cIMT）和冠状动脉 IVUS 在药物研发阶段（包括剂量探索研究）作为评估动脉粥样硬化程度的方法可能更有价值和证据。然而，尚缺乏影像学指标的微小改变可能影响临床结局的证据，因此，上述影像学方法相关的指标尚不能作为替代终点，不能单独用于支持调脂药物的适应症。如果基于影像学评价指标申请适应症，需证明治疗后影像学指标的改变与临床结局（如全因死亡率或心血管死亡率）的影响之间的关联。

在Ⅱ期或Ⅲ期临床试验阶段，可采用的影像学指标包括治疗后 IMT 的减少、斑块体积或负荷的变化、斑块组成的变化以及不同部位斑块数量的减少。前述的几种方法（超声测量 cIMT、IVUS、MRI）可用于检测这些影像学指标。影像学检测方法的标准化和检测结果的准确性应当经过充分的验证。无论使用何种方法，检测结果的准确性和可靠性都需要在每个具体的血管部位加以证明。

研究人员要接受全面的培训，阅读影像学图像的人员对治疗方法和研究组别应是盲态的。应由经验丰富的技术人员进行图像采集和分析，以确保质量可靠。推荐采用中心化实验室进行影像学检测，或可成立盲态影像学中心读片委员会，对不同研究中心的影像学检测结果进行统一的标准化读片。观察者之间的变异度应在研究报告中进行讨论。应尽可能减小变异度，并在研究报告中讨论该变异度对检测结果的影响。可考虑在一项研究中同时使用冠状动脉 IVUS 与超声测量 cIMT 两种方法。基于目前的证据水平，对以下两种方法进行讨论。

超声测量颈动脉内膜中层厚度（cIMT）：

超声测量 cIMT 需要获得右侧和左侧颈总动脉、颈动脉球部和颈内动脉的图像。需预先定义 IMT 在干预前后具有临床意义的差异值，并充分证明与临床的相关性。

推荐预先选择 12 个颈动脉段，以最大 IMT 的平均值变化作为主要检测指标。因为短期的研究可能得不出结论，治疗时间跨度需要大约 18 ~ 24 个月。如果选择较少的颈动脉段，需要充分说明理由。平均 IMT 已经被一些研究团队认为是一个相关的检测指标，但还需要更多的支持性证据。可以考虑使用一些次要检测指标：①治疗 24 个月后的复合 cIMT 参数（左侧和右侧的颈总动脉、颈动脉球部和颈内动脉）相对于基线的绝对变化值；②双侧颈总动脉远端壁平均 IMT 斜率的差异；③双侧颈总动脉远端壁平均和 / 或最大 IMT 的变化；④每年的超声检查测量中线性斜率的变化比例；以及⑤ 6 个动脉段远端壁的最大 cIMT 的平均值。

冠状动脉血管内超声（IVUS）：

为了使 IVUS 方法能够检测出影像学变化，基线时相关冠状动脉的管腔内径狭窄程度至少要达到 20%。冠状动脉 IVUS 是一种有创的检查方法，但应尽量在相似的条件下，在同一动脉段进行至少两次测量（如基线和治疗结束）。对于冠状动脉 IVUS 方法，推荐将斑块体积变化的百分比（与基线相比）作为主要检测指标。总斑块负荷或总动脉粥样硬化体积是其他可选择的检测指标。需证明所选的检测指标具有临床意义。此外，还需要考察治疗干预对管腔内径的影响。

（七）安全性指标

临床试验期间发生的所有不良事件或不良反应必须完整记录，并分别分析不良事件 / 不良反应、脱落、死亡以及临床实验室检查结果。

在临床开发的早期阶段（最好是在 II 期临床试验阶段），应前瞻性地设计一个监测和评估潜在不良事件的总体安全性评价计划。

应基于研究药物的作用机制以及其它药物发现的潜在安全性信号，以及非临床和临床研究结果，对特定靶器官进行安全性监测。特别注意以下方面。

肝脏：

肝功能检查应按照公认的标准进行常规检测和分析。不同程度肝损害（Child–Pugh 分级）患者的信息应纳入申报资料。

肌肉：

多种调脂药物均与有肌肉症状的肌酸磷酸激酶（CK）升高相关。应当特别注意肌病的症状和体征。建议在临床试验中积极询问肌肉症状，并把 CK 水平作为常规安全性评价的内容。严重的肌病通常罕见，可考虑上市后药物警戒和 / 或风险控制计划来监测 CK 水平和肌肉症状。在整个临床研发计划中，应使用标准的 ICH 国际医学用语词典（MedDRA）来定义肌病 / 肌肉毒性。

肾脏：

非临床研究已发现某些调脂药物对肾小管细胞存在肾毒性效应。此外，已知某些调脂药物在肾功能损伤的患者中，肌肉相关的不良反应更为严重。因此，在临床研究中应予以关注。

糖代谢：

关注对糖代谢异常和新发糖尿病风险的影响，建议在临床试验中对空腹血糖、新发糖尿病进行监测。

免疫原性：

对于近几年来新出现的抗体类药物和其他生物制品，如 PCSK9 抗体等，应当在整个临床开发过程中关注免疫原性和潜在的过敏反应的风险。

心血管安全性：

非临床和临床研究数据应能充分表征研究药物的心血管安全性特征，以便在申报上市时能够进行心血管安全性的评估。对于新作用机制的药物，或者心血管安全性尚未明确或有质疑的药物（例如研究药物对另一个心血管危险因素具有负面影响）特别需要进行心血管安全性评估。

结合非临床研究数据及其他相同类别或不同类别调脂药物的安全性数据，对临床试验中关于心血管发病率和死亡率的数据进行全面的分析和心血管安全性评估。应尽可能证明新药对心血管发病率和死亡率没有不良影响。

如果有本指导原则未涵盖的问题，建议与药品监督管理机构进行沟通交流。

主要参考文献

1. European Medicine Agency，Committee for Medicinal Products for Human Use（CHMP）. Guideline on clinical investigation of medicinal products in the treatment of lipid disorders. 23 June 2016.

2. 国家食品药品监督管理总局 . 药物临床试验的一般考虑指导原则 .2017 年 1 月 .

3. 国家药品监督管理局药品审评中心 . 药物临床试验非劣效设计指导原则 .2020 年 7 月 .

4. 中国成人血脂异常防治指南修订联合委员会 . 中国成人血脂异常防治指南（2016 年修订版）. 中国循环杂志，2016，31（10）：937-950.

医院获得性细菌性肺炎／呼吸机相关细菌性肺炎抗菌药物临床试验技术指导原则

一、概述

（一）目的

《抗菌药物临床试验技术指导原则》于 2015 年由原国家食品药品监督管理总局（CFDA）在我国颁布并实施，其对全身用的各种抗菌药临床试验的技术要求进行了全面的阐述，为药品注册申请人和临床试验研究者在整体规划、设计、实施临床试验中提供了技术指导，但未针对各种细菌性感染制定不同临床适应证治疗药物临床试验技术指导。为针对拟用于医院获得性细菌性肺炎／呼吸机相关细菌性肺炎药物临床试验提供更加精准的技术指导，解决临床试验中的重点问题，规范其临床试验，保证数据完整性，在遵循《抗菌药物临床试验技术指导原则》基本要求的基础上，制定了《医院获得性细菌性肺炎／呼吸机相关细菌性肺炎抗菌药物临床试验技术指导原则》，为注册申请人、临床试验研究者在规划、设计、实施临床试验中提供技术指导。

（二）适用范围

本指导原则适用于在医院获得性细菌性肺炎／呼吸机相关细菌性肺炎患者人群中开展的治疗用抗菌药物临床试验，包括由肺炎克雷伯菌、铜绿假单胞菌、鲍曼不动杆菌和金黄色葡萄球菌等所致的医院获得性细菌性肺炎／呼吸机相关细菌性肺炎。

本指导原则适用于全身给药（口服或静脉给药）的抗菌药物的临床试验，包括作为单药使用的抗菌药物，也包括与其他活性药物联合使用的抗菌药物。

本指导原则并不具有强制性，而仅作为技术层面的建议和推荐，供申办者及研究者参考。

（三）前提条件

研发药物已经完成基本的药学研究，制备工艺、稳定性研究、质量控制等基本符合开展临床试验的基本要求。

研发药物已经完成基本的药理毒理学研究，包括基本的毒理及毒代研究，且体外药效学和动物体内药效学数据足够，能基本阐明研究药物的抗菌作用特点，如抗菌谱、作用机制、抗菌活性（抑菌及杀菌活性）、抗生素后效应、耐药性及其形成机制等等，特别是对 HABP/VABP 的常见病原微生物的作用特点。

此外，研发药物已经完成基本的非临床药代动力学／药效学研究，能够通过体外药效学研究、体外 PK/PD 研究和感染动物 PD 研究以及感染动物 PK/PD 研究初步阐明研究药物的药效学特征，确定研究药物 PK/PD 特性属浓度依赖性抑或时间依赖性、PK/PD 指数和非临床 PK/PD 靶值。同时，也已经完成基本的流行病学界值（Epidemiological Cutoff，Ecoff）、非临床 PK/PD 界值（体外 PK/PD 及动物 PK/PD 界值）研究。

研发药物的申请人已经获得国家药品监管机构同意开展临床试验的许可，并在临床试验机构内组织实施临床试验。

二、临床试验规划和方案

（一）总体考虑

1. 定义

医院获得性细菌性肺炎（hospital-acquired bacterial pneumonia，HABP）的定义为住院时间在 48 小时以上或出院后 7 天之内的急性肺实质感染，临床表现为发热或低体温，畏寒，寒颤，咳嗽，脓性痰，胸痛或呼吸困难，胸部影像学显示肺部新发或进展性浸润。部分 HABP 患者可能需要气管插管和机械通气治疗。

呼吸机相关细菌性肺炎（ventilator-associated bacterial pneumonia，VABP）的定义为经口或经鼻气管插管方式接受机械通气至少 48 小时的急性肺实质感染，临床表现为发热或低体温，畏寒，寒颤，呼吸道脓性分泌物，且对氧的需求增加，除此之外还伴有实验室检查异常如血白细胞计数升高，胸部影像学显示肺新发或进展性浸润。

2. 目标病原菌

医院获得性细菌性肺炎和呼吸机相关细菌性肺炎的常见病原菌包括肺炎克雷伯菌、铜绿假单胞菌、鲍曼不动杆菌和金黄色葡萄球菌等。

研发药物的药效学研究需证明其对 HABP/VABP 的目标病原菌具有抗微生物活性。

3. 目标人群

临床试验的目标人群是 HABP/VABP 患者，其具有前文所述细菌性肺炎临床综合表现，且预期可自抗菌治疗中获益者。

4. 有效性评估

临床适应证为 HABP/VABP 的临床试验，可采用非劣效试验设计评估其有效性；如为优效性试验设计，则仅在采用活性药物作对照时可被接受；单独使用安慰剂作为对照因将导致患者面临严重风险而不被接受。

研究药物治疗 HABP/VABP 的有效性评估包括临床疗效、微生物学疗效和综合疗效评估。研究药物治疗 HABP/VABP 的治疗反应评估主要基于临床疗效评估，在部分细菌培养阳性获病原菌的患者中进行微生物学评估，但需注意经非经典培养方法，如核酸或抗原检测方法诊断的细菌者并不可纳入微生物学疗效评估（除非在方案中另有说明），但在评估不同种类病原体所致感染的临床疗效时，则可将上述病原体纳入其中进行分析。在微生物学疗效评估中需注意少数患者可能为复数菌（≥ 2 种细菌）感染，此时则应按患者例数及病原菌株数分别评估其微生物学疗效。在有效性评估中需注意临床疗效和微生物学疗效的一致性，并对临床和微生物学疗效进行综合评价。

5. 安全性评估

在临床试验过程中应收集所有不良事件信息及安全性实验室数据，无论受试者是否在使用药物，均应在每次访视时予以评估，所有不良事件需随访至消失或稳定或缓解。需注意的是抗菌药的不良反应和感染本身引发的病理过程可能涉及相同的器官，并影响其功能。此外在严重感染患者，尤其是出现脏器低灌注情况时所致的一系列症状和实验室检查异常的器官损伤，均有可能误判为药物不良反应。

研发药物的安全性数据主要来源于 HABP/VABP 临床试验，但在其他临床适应证的临床试验中，如使用药物剂量和疗程相同或更高时，其安全性数据亦可纳入总体安全性数据库以支持 HABP/VABP 临床试验的安全性评估。

6. 药代动力学 / 药效学研究

药代动力学 / 药效学（pharmacokinetics/pharmacodynamics，PK/PD）研究始于非临床研究阶段，在临床试验阶段，综合非临床 PK/PD 研究和 I 期临床试验 PK 研究结果确定 II 期临床试验适宜的给药方案。在 II 期和 III 期临床试验中应考虑开展群体药代动力学（Population Pharmacokinetics，PPK）研究，建立 PPK 模型，定量描述研究药物在患者体内 PK 过程，以及患者个体间存在的 PK 差异，确定主要影响 PK 的生理或者病理因素。回顾性分析患者体内药物暴露量与所观察到的临床疗效和微生物疗效之间以及与药物相关不良事件的定量关系，从而为不同患者群体给药方案的制定提供依据。

7. 药物敏感试验折点

目标病原菌对抗菌药物敏感试验折点（Antibacterial Susceptibility Testing

Breakpoints）研究始于非临床研究阶段，在临床试验阶段，需根据抗菌药物折点研究的需要，在综合前期非临床研究的基础上，主要研究为从确证性Ⅲ期临床试验中获取临床 PK/PD 靶值，如尚不能获得该靶值时，则可采用先前建立的动物 PK/PD 靶值及体外 PK/PD 靶值作为初步的 PK/PD 界值。在上市后临床研究中继续累积资料以获取该药的药敏折点。具体药物敏感试验折点的制定可参见《抗菌药物药代动力学 / 药效学研究技术指导原则》。

8. 上市后的药物敏感性和耐药性研究

在研究药物获批上市后初 3~5 年应对细菌耐药性进行监测，如在此期间出现耐药菌，则需继续延长监测时间。对在监测中发现的最低抑菌浓度（MIC）超过药敏折点或流行病学界值细菌的耐药性、耐药模式和耐药机制进行跟踪研究。

（二）临床试验方案

1. 试验设计

HABP/VABP 临床试验设计应为随机、双盲、阳性药物对照，非劣效或优效性设计，但对本适应证不宜进行安慰剂对照试验，除非是加载（add-on）优效设计，即两组受试者在接受标准抗菌治疗基础上，分别接受试验药或安慰剂。

2. 试验人群

对于适应证为 HABP/VABP 者，试验人群包括临床诊断为 HABP（接受或未接受机械通气）或 VABP 的 18 岁及以上的患者，其中至少 50% 的受试者入组时正在接受机械通气治疗（VABP/ 机械通气治疗中的 HABP 病人）。如果申办者拟仅进行适应证为 HABP 的临床试验，其试验设计和试验人群需预先与管理部门讨论。

推荐使用 Acute Physiology and Chronic Health Evaluation Ⅱ（APCHE Ⅱ）、Sequential OrganFailure Assessment（SOFA）等病情严重程度评分系统对入组受试者进行评分，并入组足够数量的重症病人以保证非劣效试验以全因死亡率为试验终点时的分析敏感性（例如，死亡率至少为 15%）。

在临床试验早期，儿童、妊娠期及哺乳期妇女不作为受试人群，65 岁以上老年患者可占一定比例。

3. 入选标准

符合下列临床、影像学和微生物学标准者方可入选。

（1）需要针对 HABP 或 VABP 接受抗生素治疗。

（2）临床标准

具有以下至少一项临床表现：

－新发的或急性恶化的肺部症状体征，如咳嗽、呼吸困难、呼吸加快（呼吸频率大于 25 次 / 分），咳痰，或需要机械通气；

－低氧血症［标准大气压下动脉血气氧分压低于 60mmHg，或氧分压与吸入氧浓度比值（PaO_2/FiO_2）进行性下降］；

－氧合变差需要更换通气支持系统改善氧合，或者需要改变呼吸末正压支持水平；

－新出现的呼吸道分泌物，需吸引。

除此之外，至少合并以下体征或实验室检查异常中的一项：

－有记录的发热（体温 ≥ 38℃）；

－低体温（中心体温 ≤ 35℃）；

－外周血白细胞总数 ≥ 10000/mm^3；

－外周血白细胞总数 ≤ 4500/mm^3；

－外周血涂片发现超过 15% 的未成熟中性粒细胞（例如杆状核细胞）。

（3）影像学标准

胸部影像学显示新发的或进展性的浸润提示细菌性肺炎。

（4）微生物学标准

应在所有患者中采集足量的痰或呼吸道分泌物标本送实验室进行革兰染色涂片镜检和细菌培养，当镜检标本中鳞状上皮细胞 <10/ 低倍视野，且白细胞 >25/ 低倍视野时为合格痰标本，可进行细菌培养和体外药敏试验。对细菌培养所获病原菌送交微生物中心实验室进行菌种复核及药敏试验即最低抑菌浓度（MIC）测定。

细菌等病原体检测方法除细菌培养外，尚可使用 PCR 等非培养病原体检测方法。此将有助于 HABP/VABP 患者中细菌等病原体阳性患者人群的筛选。

4. 排除标准

以下患者不能参与 HABP/VABP 的临床试验：

－确诊或疑似社区获得性细菌性肺炎或病毒性肺炎；

－既往 72 小时内接受有效抗生素治疗达 24 小时以上的 HABP/VABP 患者。

5. 特殊人群

该临床试验受试人群应包括男、女两种性别的各种族患者以及老年患者。对于肾损伤和肝损伤患者，如已在上述人群中进行了研究药物的药代动力学研究并确定了适宜的给药方案，则也可在 Ⅱ、Ⅲ 期临床试验中入选肾或肝损伤患者。如果有意向在儿童中实施 HABP/VABP 临床试验，则应与监管机构先期讨论研发计划。

6. 药代动力学 / 药效学评价

评价药物暴露量与所观察到的临床疗效及微生物疗效之间的相关性，并探索药物暴露量与药物相关不良事件之间相关性的研究应贯穿临床研发各个阶段的始终。在临床试验早期阶段，综合非临床研究（体外模型和动物感染模型）评价研究药物药代动力学 / 药效学（PK/PD）特征，同时将所采用模型的局限性纳入考虑。结合其 PK/PD 特征和Ⅰ期临床试验药代动力学（PK）研究结果，在考虑已初步获得的 PK 参数变异性的前提下，为确定Ⅱ期及Ⅲ期临床试验恰当的给药方案提供依据。在临床试验早期（如探索性Ⅱ期临床试验），应考虑采用剂量–暴露量–效应试验设计，因为此种设计可以权衡不同剂量的获益与风险，以确保次优（suboptimal）或过高的剂量不会应用于确证性Ⅲ期临床试验，从而防止某些非预期的和尚未被认识到的剂量相关毒性的发生。

根据剂量–反应试验设计，在Ⅱ、Ⅲ期 HABP/VABP 临床试验中应考虑开展群体药代动力学研究，通过测定患者血药浓度（稀疏采样法），以评估患者个体的药物暴露情况，构建 PPK 模型，回顾性分析在感染患者接受不同给药剂量时药物暴露量–反应，以评价药物暴露量与所观察到的临床疗效及微生物疗效之间的相关性，并应探索药物暴露量与药物相关不良事件之间的相关性，以确定不同的给药方案和在不同生理（如老年人）和病理情况下（肝肾功能减退）患者人群中可能出现的风险。如果Ⅲ期临床试验中包括了先前未经研究的肝肾损伤等患者，则可通过测定这些患者的血药浓度，以有助于决定剂量调整。

有关研究药物在 HABP/VABP 患者中Ⅱ期和Ⅲ期 PPK 及 PK/PD 研究设计、分析及结果评价可参见《抗菌药物药代动力学 / 药效学研究技术指导原则》中相关章节。

7. 研究药物剂量的选择

确证性临床试验的剂量确定，应综合研究药物的非临床和早期临床研究结果而定，包括非临床毒理研究、动物感染模型即动物体内药效学；Ⅰ期临床试验人体药代动力学和安全性、耐受性；探索剂量为目的的Ⅱ期临床试验的安全性和有效性。

此外，评估药物对作用部位（如上皮细胞衬液）穿透性研究可有助于确定在感染部位达有效作用的剂量。特殊人群，包括老年人、肾或肝损伤者等的药代动力学研究宜在Ⅲ期临床试验开始前完成，以确定在上述人群中是否需剂量调整，此可使特殊人群患者纳入Ⅲ期临床试验。

8. 对照药的选择

HABP/VABP 临床试验仅选用阳性对照药，对照药应为 HABP/VABP 的标准治疗药物，为已获得国家药品监管机构的批准，符合《药物临床试验统计学技术指导原则》等的要求。

9. 先前抗菌药的使用

HABP/VABP 受试者在入组前理想情况下应为未接受过抗菌治疗者，因为先前抗菌药物的使用有可能混淆研究药组和对照药组之间的实际治疗差别，导致两个治疗组之间疗效无差别的偏倚发生（向非劣效偏倚）。然而排除所有先前抗菌治疗者，有可能将疾病严重度较重者排除在外，因为该人群起病后即很快接受了抗菌治疗，此导致疾病严重度较轻且病情自然恢复潜在可能性较大的患者入组。

鉴于上述情况，对入组前抗菌药的使用建议如下：①受试者尽快入组，以便患者接受研究药物作为初始抗菌治疗，则不需使用其他抗菌药物；②在入组前 72 小时内接受较短作用时间抗菌药，持续时间不超过 24 小时者，也可考虑入选；③如果先前使用抗菌药患者经治疗后无效，且在研究方案中已预先设定了治疗无效的客观标准，并记录在患者病历中，则也可考虑入选。

10. 合并用药

当试验药物抗菌谱能够覆盖 HABP/VABP 大多数病原菌时，不允许合并使用其他抗菌药物，直至判断为治愈访视为止。对合并使用其他抗菌药的患者，依据其使用情况及使用时间不纳入有效性评估人群或视作治疗无效。但如果试验药物抗菌谱窄且不覆盖 HABP/VABP 主要病原菌，可以合并使用抗菌谱与试验药物不同的抗菌药物。

在研究期间不应合并使用可能影响在研药物消除与代谢的其他药物。

在研究期间可以合并使用不会影响研究药物抗菌活性的对症治疗药物，并应详细注明用药情况。

11. 有效性评估

11.1 疗效评估标准

HABP/VABP 疗效评估应包括临床疗效、微生物疗效和综合疗效评估。

（1）临床疗效

临床治愈：在治疗结束后访视时所有入组时 HABP/VABP 的症状、体征均已消失，或恢复至感染前状态。实验室检查等非微生物学指标亦恢复正常。胸部影像学检查显示肺部炎症吸收或部分吸收，但不再需要继续使用针对 HABP/VABP 的抗菌药治疗。

临床无效：符合下列任一情况者，为临床无效：①在治疗结束后访视时 HABP/VABP 基线症状体征或实验室检查异常持续存在或恶化，或一度改善后再次恶化；②入组后疾病进展，或出现 HABP/VABP 新的相关症状或胸部影像学改变；③出现 HABP/VABP 并发症，如脓胸等；④需要使用该研究药物以外的抗菌药物作补救治疗；⑤给予研究药物后 28 天内出现的任何原因引起的死亡。

不确定：因缺少数据，无法确定治愈或无效。

（2）微生物学疗效

微生物学疗效的评估是依据在完成治疗并经治疗后访视时的微生物学转归，即细菌清除情况而定，以细菌培养结果为准。

细菌学疗效评估如下：

- 清除：治疗后来自原感染部位的标本培养阴性，即基线病原菌被清除。

- 假定清除：对于临床疗效为治愈的患者，由于症状体征的消失使可培养的标本无法获取，或获取标本方法对康复期患者而言侵袭性过强，则该细菌学结果为假定清除。

- 未清除：治疗后自原感染部位的标本细菌培养仍获基线病原菌。

- 假定未清除：对于临床疗效为失败的患者，其细菌培养未作或不可能作的情况下，可假定基线病原菌未清除。

- 不确定：临床疗效为不确定，未重复做细菌培养。

基线病原菌清除或假定清除者属微生物学有效，未清除或假定未清除者属微生物学无效。

（3）综合疗效

综合疗效仅在细菌培养阳性病例中进行，是临床疗效和微生物学疗效的综合分析和评价，综合疗效分为痊愈和无效。

- 痊愈：在治疗结束后访视时患者临床治愈，且细菌清除或假定清除。

- 无效：在治疗结束后访视时患者临床无效，和/或细菌未清除或假定未清除。

- 不确定：在治疗结束后访视时患者临床疗效和微生物学疗效两者中任一为不确定或两者均为不确定

（4）药物敏感性测定

对临床分离细菌需测定其对研究药物、对照药物及其相关抗菌药物的敏感性，并进行敏感性、耐药性分析。

11.2　疗效终点

（1）主要终点

申办方需在以下2项主要疗效终点中选1项为试验主要终点。

a. 入组HABP/VABP临床试验14~28天中的固定时间点的全因死亡率。

b. 入组HABP/VABP临床试验14~28天中的固定时间点的全因死亡率或疾病相关并发症（如出现脓胸、急性呼吸窘迫综合征、脓毒症等）发生率。在试验启动前，申报者需与管理机构讨论并确定疾病相关并发症的类型。

（2）次要终点

a. 治疗结束后7~14天访视时的临床结局。

b. 住院天数。

c. 需要机械通气的天数。

d. 治疗结束后访视时的微生物学疗效。

e. 治疗结束后访视时的综合疗效。

12. 安全性评估

可参见原国家食品药品监督管理总局颁布的《抗菌药物临床试验技术指导原则》中的相关内容，或美国卫生及公共服务部、国立卫生研究院、国家癌症研究所颁布的常见不良事件评价标准（Common Terminology Criteria for Adverse Events，CTCAE）中相关内容进行安全性评估。

13. 试验访视及评价时间

13.1 入组访视

入组访视时应收集下列信息：有关的人口学资料、病史及体检发现、先前使用药物、包括生命体征在内的基线症状体征及非微生物学实验室检查结果、胸部影像学检查发现、微生物学标本的留取及检验初步结果以及病情严重度评分。

13.2 治程中访视

治疗过程中进行至少 2 次访视：治程中及治疗结束时。在治疗过程中研究者应在各次访视时对患者的病情变化加以评估，包括病史、体检、不良事件及实验室检查结果。在治疗中访视时，对病情是否恶化或并无改善的患者疗效作出评估，如属治疗无效者，应予以其他抗菌药物补救治疗；对病情有好转者，需对其症状改善情况予以评估。在治程结束时再次进行访视，进行临床评估和实验室安全性检查，并可进行胸部影像学复查。在访视时，研究者应将病情恶化或未改善，需要采取其他抗菌药作补救治疗的患者与改善较缓慢，但仍适合在原治疗组预计可达到临床治疗有效的两类患者加以区分，前者归为治疗无效并应及时调整抗菌治疗。

13.3 治疗结束后访视

在完成研究药物治疗后 7~14 天进行治愈访视，对是否治愈作出判断。此次访视时，研究者应收集包括不良事件在内的病史、体检资料，以及不良事件缓解情况，如需要也可进行适当的实验室检查和影像学复查。同时收集患者入组后包括第 28 天的死亡情况。

14 统计学

临床试验的假设与主要分析方法应在试验方案和统计分析计划中说明，并在临床试验开始前定稿。最终的统计分析计划应在数据库锁定时锁定。

14.1 分析人群

（1）安全性分析人群：临床试验期间至少接受过一剂研究药物的患者。

（2）意向治疗（Intention to treat，ITT）人群：接受随机分组的所有患者。

（3）改良的意向治疗（modified ITT，mITT）人群：在 ITT 人群中，符合 HABP/VABP 诊断标准，且至少用药一次并有临床疗效评估的患者。

（4）微生物学意向治疗（micro-ITT）人群：在接受随机分组患者中，明确其基线分离菌为 HABP/VABP 的病原菌，且研究药物对其具有抗菌活性的所有患者。此包括自痰或血标本经标准培养方法获得病原菌的患者。

（5）微生物学改良的意向治疗（micro-mITT）人群：在 mITT 人群中，至少获一株基线病原菌的患者。

（6）临床可评价（CE）或符合方案（PP）人群：在 mITT 人群中，遵循试验方案重要组成部分的要求完成试验者。

（7）微生物学可评价（ME）人群：在 micro-mITT 人群中，遵循试验方案重要组成部分的要求完成试验者。

14.2　劣效界值

假如采用全因死亡率作为主要疗效终点，既往数据显示对照药能使死亡率降低 20%，那么取 10% 的界值是可以接受的，因此如果试验得到非劣效结论，则说明试验药物至少保有了对照药物的 50% 的疗效。如申办者提出 >10% 的非劣效界值，应与监管机构讨论，获得同意后方可开展试验。

假如试验采用全因死亡与疾病相关的并发症的发生率作为主要疗效终点，则应与法规部门充分沟通试验时应考虑纳入哪些并发症是合适的，非劣效界值在 10% 到 15% 之间取何值是临床可以接受的。

14.3　样本量

抗菌药物一般都采用阳性对照非劣效设计，宜采用等比例分组，以提高功效。非劣效性界值一般取为 $\delta=10\%$，一般可以假定试验药和对照药的临床成功率相同，记为 π。单侧 $\alpha=0.025$，相应的正态分布界值 $Z_{0.025}=1.96$，统计功效 Power$=1-\beta$，相应的正态分布界值为 $Z_{1-\beta}$，则每组样本量估计如下：

$$n=\frac{2\left(Z_\alpha+Z_{1-\beta}\right)^2\pi\left(1-\pi\right)}{\delta^2}$$

既往数据显示，现有活性药物治疗 HABP/VABP 的全因死亡率在 15% 左右，非劣效界值取 10%（试验组与对照组死亡率之差的单侧 97.5% 可信区间上限不超过 10%），一类错误率 $\alpha=0.025$（单侧），二类错误率取 $\beta=0.1$ 时（功效为 90%），对应的正态分布界值 $Z_{0.90}=1.28$。将上述参数代入上述公式，则试验组和对照组各需 268 例（针对 ITT 的样本量）。非劣效研究一般要求 ITT 结果和 CE 结果一致，为此，试验设计时要考虑可能出现的违背方案的受试者的比例 $X\%$（一般不超过 20%），为此各组应入组 268/（1-$X\%$）例受试者。

15. 说明书

药品说明书中［适应证］［用法用量］［不良反应］等各项内容撰写均基于临床试验结果。以说明书中的适应证为例，在 HABP/VABP 适应证中需列出由何种病原菌所致者，可列入适应证的细菌种类必须是 HABP/VABP 的目标病原菌，其所致感染临床疗效为治愈和微生物学疗效为细菌清除或假定清除。病例数需达该目标适应证观察例数的 10%（至少 10 例）。有关说明书撰写详见《抗菌药物说明书技术指导原则》中相关内容。

主要参考文献

1. 国家药品食品监督管理总局：抗菌药物临床试验技术指导原则 . 2015 年 .

2. U.S. Department of Health and Human Services，Food and Drug Administration，Center for Drug Evaluation and Research（CDER）. Guidance For Industry：Hospital-Acquired Bacterial Pneumonia and Ventilator Associated Bacterial Pneumonia：Developing Drugs for Treatment Guidance for Industry. June 2020.

3. European Medicine Agency，Committee for Medicinal Products for Human Use（CHMP）：Guideline on the evaluation of medicinal products indicated for treatment of bacterial infections. January 2012.

4. European Medicine Agency，Committee for Medicinal Products for Human Use（CHMP）：Addendum to the note for guidance on evaluation of medicinal products indicated for treatment of bacterial infections（CPMP/EWP/558/95 REV 2）to address indication-specific clinical data. January 2013.

5. U.S. Department of Health and Human Services，Food and Drug Administration，Center for Drug Evaluation and Research（CDER）. Guidance For Industry：Evaluating Clinical Studies Of Antimicrobials In the Division Of Anti-infective Drugs Products. February 1997.

6. European Medicine Agency，Committee for Medicinal Products for Human Use（CHMP）. Note for Guidance On Evaluation of Medicinal Products Indicated for Treatment of Bacterial Infections. October 2004.

7. 国家食品药品监督管理总局：抗菌药物药代动力学 / 药效学研究技术指导原则 . 2017.

8. 国家食品药品监督管理总局：抗菌药物折点研究技术指导原则 . 2017.

9. 国家食品药品监督管理总局：抗菌药物说明书撰写技术指导原则 . 2018.

10. U.S. Department of Health and Human Services，National Institutes of Health，National Cancer Institute. Common Terminology Criteria for Adverse Events（CTCAE）Version 5.0. November 2017.

11. 夏结来，中国临床试验统计学组工作小组 . 非劣效临床试验的统计学考虑.中国卫生统计，2012，29（2）：270-274.

12. 中华医学会呼吸病学分会.中国成人医院获得性肺炎与呼吸机相关细菌性肺炎诊断和治疗指南（2018年版）.中华结核和呼吸杂志，2018，41（4）：255-280.

13. Talbot GH，Das A，Cush S，et al. Evidence-Based Study Design for Hospital-Acquired Bacterial Pneumonia and Ventilator-Associated Bacterial Pneumonia. J Infect Dis，2019，219（10）：1536-1544.

14. Torres A，Niederman MS，Chastre J，et al. International ERS/ESICM/ESCMID/ALAT Guidelines for the Management of Hospital-Acquired Pneumonia and Ventilator-Associated Pneumonia：Guidelines for the Management of Hospital-Acquired Pneumonia（HAP）/ventilator-associated Pneumonia（VAP）of the European Respiratory Society（ERS），European Society of Intensive Care Medicine（ESICM），European Society of Clinical Microbiology and Infectious Diseases（ESCMID）and Asociación Latinoamericana Del Tórax（ALAT）. Eur Respir J，2017，50（3）：1700582.

15. Kalil AC，Metersky ML，Klompas M，et al. Management of Adults With Hospital-acquired and Ventilator-associated Pneumonia：2016 Clinical Practice Guidelines by the Infectious Diseases Society of America and the American Thoracic Society. Clin Infect Dis，2016 Sep 1；63（5）：e61-e111.

16. 刘又宁，曹彬，王辉，等.中国九城市成人医院获得性肺炎微生物学与临床特点调查.中华结核和呼吸杂志，2012，35（10）：739-746.

17. Zhao T，Liu Y，Cao B，et al. Prospective Multicenter Study of Pathogen Distributions in Early-Onset and Late-Onset Hospital-Acquired Pneumonia in China. Antimicrob Agents Chemother，2013，57（12）：6404-6405.

18.European Medicine Agency，Committee for Medicinal Products for Human Use（CHMP）. Guidance On the Evaluation of Medicinal Products Indicated for Treatment of Bacterial Infections，Rev 3（draft）. December 2018.

抗肿瘤药联合治疗临床试验技术指导原则

一、前言

抗肿瘤药是当前全球新药研发的热点之一，随着研发进展，肿瘤治疗手段不断增多、总体疗效逐渐提高。由于肿瘤的复杂性，不同机制、不同靶点的药物联合治疗仍然是提高疗效和克服耐药的重要手段。目前抗肿瘤联合治疗的药物开发十分活跃，甚至有从早期临床试验阶段即进入了两个或多个创新药 / 改良型新药联合治疗（包含化学药及生物制品，后简称"新药"），或多个新药与标准治疗（standard of care，SOC）的联合。合理的联合治疗可以为肿瘤患者带来更好的治疗选择，但是不恰当的联合治疗将增加受试者的风险、降低临床研发效率，浪费时间、财力和医疗资源，反而阻碍了真正有效的联合治疗开发。为此，建立科学合理的联合治疗开发路径至关重要。

美国食品药品管理局（Food and Drug Administration，FDA）于 2013 年发布了两种或两种以上新药联合应用的共同开发行业指南[1]，对抗肿瘤药联合开发的临床试验设计提供了一般性的指导性意见。随着近年来我国在研抗肿瘤新药种类不断增多，研发环境日趋复杂，急需制定适合我国当前研发水平和监管环境的相关技术指导原则，明确抗肿瘤药联合治疗的临床试验设计和获益考虑。

二、背景

联合治疗的目的通常为提高疗效、降低不良反应，或提高治疗便利性。对于肿瘤治疗领域，联合治疗的核心目的主要是提高疗效。因此，本指导原则讨论的是以提高疗效为主要目标的抗肿瘤药联合治疗的临床试验设计。在开展抗肿瘤药的联合治疗前，应首先具备充分的联合治疗合理性依据作为联合治疗的理论基础，再根据各自单药的临床试验数据特征综合研判，基于科学证据开展联合治疗临床试验。

本指导原则适用于两个或两个以上抗肿瘤新药之间的联合治疗，以及新药与标准治疗或已上市药品的联合治疗。将依据不同的联合治疗临床试验阶段，阐述抗肿瘤药联合治疗的试验设计原则和获益评价，以期为抗肿瘤药联合治疗提供参考，科学有序研发。

本指导原则仅代表药品监管部门当前的观点和认知。随着科学试验的进展，本指导原则中的相关内容将不断完善与更新。应用本指导原则设计和实施研究时，请同时参考药物临床试验质量管理规范（Good Clinical Practice，GCP）、国际人用药品注册技术协调会（International Council on Harmonization，ICH）和其他国内已发布的相关指导原则。

三、联合治疗依据

在开展联合治疗的探索性临床试验前，应具备相应合理性依据，通常包括：（1）联合治疗机制的合理性依据[2]；（2）相对充分的单药临床数据[2]。

（一）合理性依据

机制基础是抗肿瘤药联合治疗的立题合理性依据。在联合治疗前，申请人应在深入探索和研究单药作用机制的基础上，开展联合治疗的机制研究，同时，鼓励积极探索预测联合治疗有效患者人群的生物标志物。

原则上，新药联合治疗的合理性依据应来自于产品自身的非临床试验结果，或拟联合新药联合增效的文献结果，同靶点产品联合治疗的临床试验结果也可作为合理性依据。非临床研究数据的常规要求遵循 ICH S9[3] 及其 Q&A。

（二）单药临床数据

获得相对充分的单药的临床数据，将为科学合理的联合用药剂量选择、给药时序拟定、安全性风险控制等设计提供依据。

在进入首次联合治疗前，常规应获得拟联合新药相对充分的单药临床药理学和安全性数据，包括人体药代动力学（pharmacokinetics，PK）参数、安全剂量范围、剂量－暴露量－效应关系（可通过合适的药效学标志物确认初步量效关系），拟定的 I b/二期推荐剂量（recommended phase II dose，RP2D）或单药的推荐剂量，以评估拟联合药物之间可能存在的药物相互作用（drug-drug interaction，DDI）和重要器官毒性叠加等风险。依据单药临床试验数据，考虑联合治疗的剂量递增设计和风险控制。

对于各单药均具有抗肿瘤活性的新药，在联合治疗前，推荐在目标适应症／瘤种获得初步的单药有效性数据，作为后续试验析因设计参考。

对于非临床研究结果表明单药不具备抗肿瘤活性，但与其他抗肿瘤药联合使用可能提高疗效的新药，建议在无标准治疗的晚期恶性实体瘤患者中开展单药的首次人体试验，或在符合伦理和相关技术要求的情况下，在健康受试者中开展临床试验，在获得一定的 PK 和单药安全性数据后，再开展联合治疗临床试验。

四、临床试验设计

基于深入的机制研究数据、探索联合治疗的临床优势，并最终确证临床价值是抗肿瘤药联合治疗临床试验设计的总体原则。联合用药的探索性试验和确证性试验在研究目标和设计等方面存在不同关注。

（一）探索性试验

抗肿瘤药联合治疗的探索性试验阶段，目标是探索联合治疗剂量（包括用药时序）、潜在获益人群并探索联合治疗是否有效、是否增效，为确定进入确证性试验的联合治疗方案设计提供合理性依据。建议在探索试验阶段重点关注联合治疗的剂量探索设计、疗效析因和受试者的风险控制。

1. 剂量探索设计

应依据已获得的单药临床试验数据评估 DDI 风险，结合单药的安全性特征，设定联合治疗的起始剂量和剂量递增设计。对于新药 A 联合 SOC 的情形，通常可选择 A 药物单药 RP2D 以下剂量（如 1/2 RP2D）作为起始剂量与 SOC 联合；对于两种新药 A 和 B 联合的模式，通常在两药各自的 RP2D 剂量下选择合适的起始剂量开展联合探索，根据两药不同的安全性特征和安全窗范围选择剂量递增策略，探索联合治疗的合理剂量。

除联合剂量外，建议关注拟联合药物的作用机制、PK/PD 及安全性特征，综合考虑治疗时序的合理性。

2. 疗效析因考虑

联合治疗的核心评价点为联合用药的合理性，因此，疗效析因是联合治疗评价的核心要素，析因设计的思路应贯穿抗肿瘤药联合治疗开发的始终。在早期探索性试验中就应特别关注联合治疗是否增效——可采用前瞻性小样本随机对照、历史数据对照或真实世界数据等多种方式比对析因，提供联合治疗增效的证据。如 A+SOC 时，SOC 数据可来自于文献或同期对照；A+B 时，建议进行 A+B vs A vs B，或 A+B vs A（A 为 A、B 中疗效较高的单药）以进行疗效析因。探索性试验可采用适应性设计，减少患者在药效不理想队列的暴露。

在探索性试验阶段进行科学、合理的疗效析因研究将有助于简化确证性试验的方案设计。例如，目标适应症中 A 和 B 均新药，前期已有充分数据显示 A 和 B 的单药疗效均显著低于 SOC，但联合治疗疗效可能优于 SOC，可能依据前期充分的疗效析因试验结果，接受 A+B vs SOC 的确证性试验设计，不设置 A 和 / 或 B 的单药治疗组。

考虑我国当前实际研发环境，探索性试验还应关注另一种情形：如计划开发 A+B 联合治疗模式，而 A 的同靶点产品单药 A′ 在目标适应症已获批（如 A′ 已对比 SOC 优效获批上市），则单药 A 也应具备独立成药的能力。应当在探索性试验重点关注 A 的单药成药性以及联合 B 的临床价值，避免 A 因疗效较差原因无法单药成药、通过联合 B 优于 SOC 而获批 A+B 的情况。

3. 风险控制

联合治疗可能增加受试者的风险，需特别关注临床试验的风险控制，建议针对联合治疗制定临床试验期间的风险控制计划，及时更新研究者手册等进行风险管理。

依据拟联合药物的药效学机制、靶点毒性/不良反应机制、药物相互作用风险等背景，综合评估联合治疗的可能安全性风险。在方案设计的入排标准、重要的联合用药风险的预防、识别、监测和干预等细节予以考虑，明确风险控制措施，并根据前期获得的临床试验安全性数据在试验方案和研究者手册中不断完善。

（二）确证性试验

抗肿瘤药联合治疗的确证性试验阶段，目标是确证联合治疗对于目标患者人群的获益风险比大于标准治疗并具有合理性。在开展联合用药的关键试验前，建议申请人首先评估自身前期临床试验数据是否充分。

1. 支持性数据的考虑

在开展确证性试验前，应具有相对充分的探索性临床试验数据支持联合治疗的剂量选择、给药时序和安全性。任何可能情况下，均推荐在目标适应症/瘤种获得联合增效的临床试验数据。

当不太可能在早期小样本探索性试验中获得联合用药增效依据时，可以借鉴同一个瘤种相对晚期患者人群的获益证据，设计并开展相对早期患者人群的联合治疗试验。例如，采用晚期非小细胞肺癌患者中获得的联合增效证据支持在可手术切除的非小细胞肺癌的辅助/新辅助治疗中进行联合研发。

2. 试验设计和获益考虑

经过评估，前期探索性临床试验数据支持进入确证性试验的联合治疗，将依据前期疗效析因试验结果、目标适应症当前的临床实践和同靶点药的研发注册进展，综合考虑确证性试验的方案设计，当前通常综合国内医学实践和循证医学证据的变化，综合考虑 SOC。针对当前常见的 A+SOC、A+B 和 A+B+SOC 三种常规模式有如下设计考虑。

（1）A+SOC 模式

A+SOC 是最常见的联合治疗模式。此情况下，通常在目标适应症普遍接受的临床终点（如 OS）或广泛采用的替代研究终点（如 PFS）上，A+SOC 对比 SOC±安慰剂取得优效、证实临床获益以支持上市。

（2）A+B 模式

采用 A+B 模式（A、B 均非 SOC 时）时，根据同类药品的研发注册进度和前期试验结果等因素综合考虑确证性试验的方案设计，当下有以下考虑。

1）A+B 模式中 A 的同类药 A′ 已在目标适应症获批

如果在目标适应症中，A 的同类药品 A′ 已通过优效于 SOC 获批上市，申请人开发 A+B 模式时，应参照"同类优、则需优"的原则，采用两个随机对照临床试验（randomized controlled trial，RCT）（同步或序贯，A vs SOC，A+B vs A）、三臂 RCT（A+B vs A vs SOC）或两臂 RCT（A+B vs A′）设计（图 1）。

由于 A 的同靶点产品 A′ 对比 SOC 已确证优效，因此，无论采用两个 RCT 或者三臂 RCT 设计时，A 均应确证疗效优于 SOC，以避免 A 的疗效无法优于 SOC，而通过联合治疗的形式上市。

如果 A′ 为目标适应症当下最优选，在前期疗效探索充分的基础上，也可能接受 A+B vs A′ 的两臂 RCT 设计进入关键试验，A+B vs A′ 确证优效以支持联合治疗的临床价值。

如果目标适应症中 A 的同类药物 A′ 通过等效或非劣于 SOC 获批上市，则应有证据表明 A 的疗效可以与 SOC 和 / 或已上市药物 A′ 可比，避免 A 的疗效劣于已上市 A′，而通过联合治疗的形式支持上市。

同类药A'通过优效SOC获批上市

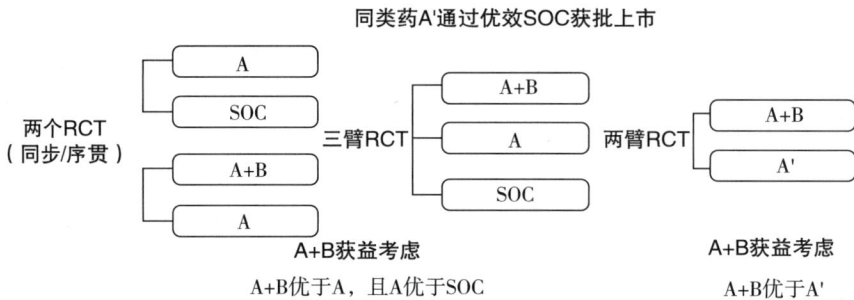

图 1　A+B 模式中 A 的同类药 A′ 已获批的设计考量

2）A+B 模式中尚无 A/B 同类药在目标适应症获批

如果目标适应症尚无 A/B 的同类药获批，建议综合前期试验 A+B vs SOC 的预期临床获益和 A/B 中较强单药 A 的疗效，考虑确证性试验设计。

如果前期试验结果显示 A/B 中较强单药 A 具有较好的疗效（如与 SOC 可比，设置 A 组预期不会损害受试者的获益时），建议采用 A+B vs A vs SOC 的三臂设计。此时证实 A+B 优于 SOC，且 A+B 优于 A 时可支持 A+B 治疗的临床价值及合理性。当 A+B 优于 SOC、A+B 显示出对比 A 具有疗效增加的趋势但未达到统计学显著性时，将基于目标适应症中 A+B vs SOC 的临床获益是否显著、A+B 在目标适应症人群的风险获益特征等因素综合考虑。

在目标肿瘤适应症发生率罕见、前期析因明确的情况下，或目标适应症设置 A/B 单药可能损害受试者获益时（单药疗效较低）时，也可考虑 A+B vs SOC 的模式进入确证性试验。

在难治的疾病背景下，前期析因证据显示 A 具有明确的单药成药性，而 B 单药成药可能性很低，且 A 单药有效性显著优于 SOC，且 A+B 优于 A 单药时，在目标适应症的确证性试验中设置 B 将有损患者获益。因此，在前期析因充分的情况下，可考虑采用 A+B 对比 A 的优效性对照设计进入确证性试验。

目标适应症无A/B同类药获批

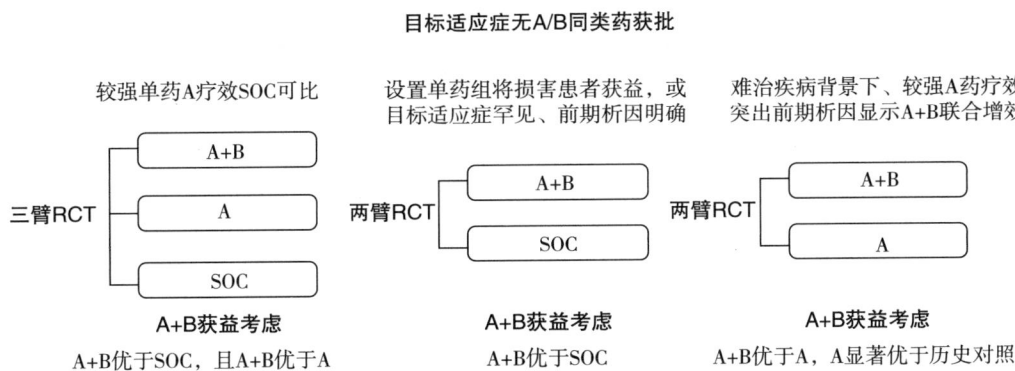

图 2 A+B 模式无同类药获批的设计考量

（3）A+B+SOC 模式

通常情况下，三药联合的安全性风险大于两药联合，因此，对于多药联合的设计，通常建议在探索性试验中针对疾病的不同预后特征或生物标志物，明确具有临床价值的联合治疗方案，选择确实能从多药物联合治疗中获益的患者人群开展确证性试验。

采用此种联合模式，常规建议在探索性试验中确定 A+B+SOC 与 A+ SOC、B+SOC 和 SOC 之间的关系。通常有如下的模式确证 A+B+SOC 的临床获益。

1）两个 RCT（同步 / 序贯）

可以考虑开展同期随机对照试验的方式，证实联合治疗的合理性，即同期或序贯开展 A+SOC vs SOC（A 为前期析因试验中主要的疗效贡献者），以及 A+B+SOC vs A+SOC。此情况下，通常须证实 A+SOC 优于 A，且 A+B+SOC 优于 A+SOC 以确证 A+B+SOC 的临床价值及处方合理性。

2）三臂 RCT

前期研究结果表明，A+ B+SOC 增效，同时 A 是 A、B 中的主要疗效贡献者时，也可采用 A+B+SOC vs A+SOC vs SOC 三臂 RCT 模式。此情况下，在 A+B+SOC 优于 A+SOC，且 A+SOC 优于 SOC 时可以证实联合治疗的临床优势及合理性。

需注意的是，开发 A+B+SOC 模式时，当目标适应症已有 A 的同靶点产品 A′ 通过 A′ +SOC vs SOC 确证优效时，也应参照 A+B 模式中"同类优、则需优"的原则，证实 A 的成药性。前期疗效析因充分基础上，也可能接受 A+B+SOC vs A′ +SOC 的优效设计。

前期研究结果表明，A+SOC 和 B+SOC 均显著优于 SOC，且 A+B+SOC 可能进一步提高疗效时。确证性临床试验可考虑 A+B+SOC vs A+ SOC vs B+SOC 的三臂 RCT 模式，通常 A+B+SOC 优于 A+SOC 和 B+SOC 可以支持联合治疗合理性（图 3）。

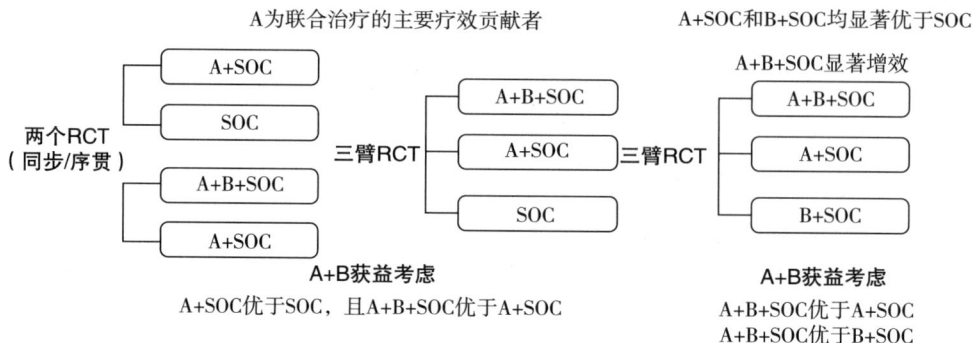

图 3　A+B+SOC 模式确证性试验设计及获益考虑

A+B+SOC 的确证性试验还可能存在其他的设计模式，当申请人设计非常规的创新设计时，建议与药品审评中心沟通。

（三）其他设计考虑

设盲考虑： 在联合治疗确证性试验的方案设计中，建议参考试验药物的给药方式等因素，考虑在 SOC 基础上是否设置安慰剂对照，以提高试验设计的严谨性。

序贯检验考虑： 涉及序贯检验时，建议申请人合理设置检验顺序并控制试验的总体一类错误。多臂 RCT 设计时，可以考虑适应性设计，或设置无效期中分析以减少受试者在潜在疗效较弱的对照组中的暴露。

研究终点考虑： 针对联合给药的探索性试验，可通过 ORR 等替代终点指标获得联合增效的证据。针对确证性试验，不论是多臂对照设计或是两个 RCT 等试验设计，原则上均应在目标肿瘤适应症普遍接受的临床终点（如 OS）或广泛采用的替代研究终点（如 PFS）证实优效。

SOC 的考虑： 当前通常综合国内医学实践和循证医学证据的变化，综合考虑 SOC。当 A+SOC 或 A+B+SOC，对试验组所联合的 SOC 进行调整时，如删除 SOC 的某个化疗药物组方、降低某药的治疗剂量或减少 SOC 的治疗周期等措施，通常将试验组减弱的 SOC 也视作标准 SOC，作为疗效析因参照。

特殊情况考虑： 当目标适应症为罕见恶性肿瘤/恶性肿瘤的罕见亚型，或现有治疗手段十分有限、亟待新的有效治疗突破现状时，可综合前期试验结果和临床需求，考虑确证性试验设计和获益考虑。通常情况下，联合治疗关键研究不接受单臂试验设计。

五、总结

联合治疗是提高抗肿瘤疗效和克服耐药的重要手段。当前我国抗肿瘤新药研发密集、同靶点产品临床研发竞争集中，需要有临床试验设计相关技术指导原则以规范和促进研发。注重析因是本技术指导原则的核心之一，也是切实鼓励强强联合、为患者提供更具临床价值的治疗手段的重要措施。对罕见或现有治疗获益十分有限的恶性肿瘤，将基于联合治疗的临床获益和临床需求考虑析因设计要求。对于本指导原则尚未涵盖的抗肿瘤药物联合治疗的复杂情形，鼓励申请人与药品审评中心沟通交流，共同促进抗肿瘤药物开展科学有序的联合治疗。

参考文献

1. CDER，FOOD AND DRUG ADMINISTRATION. Guidance for Industry Codevelopment of Two or More Unmarketed Investigational Drugs for Use in Combination（FINAL GUIDANCE），2013 June.

2. 邹丽敏，唐凌，杨志敏，等 . 抗肿瘤药物申报联合用药早期临床试验的考虑 . 中国新药杂志，2020，29（6）：625-628.

3. ICH 指导原则 S9：抗肿瘤药物非临床评价（第四阶段版本，2009 年 10 月 29 日）.

抗菌药物临床试验微生物学实验技术
指导原则

一、概述

（一）临床微生物学实验的重要性

基于抗菌药物的特点，抗菌药物临床试验需要从临床疗效和微生物学疗效两个方面评价抗菌药的有效性，病原学诊断、临床分离病原菌的敏感性和耐药性等是抗菌药物临床试验的重要组成部分，临床微生物学实验技术与检测结果是微生物学疗效评价的重要基础，是抗菌药物安全有效性的综合判定、临床定位、说明书撰写的重要依据，也是抗菌药物合理使用和科学监管的基础。

（二）目的

本指导原则阐述与抗菌药物临床试验相匹配的微生物学实验的基本技术要求和管理要求，主要对药品注册申请人和临床试验研究者有关的抗菌药物临床试验微生物学实验研究提出原则性技术要求，对微生物学实验研究报告撰写提出了基本要求，同时也对临床试验过程中的临床微生物学实验室管理提出了基本要求，确保抗菌药物临床试验质量并能实现临床试验的目的。

（三）适用范围

本指导原则主要适用于抗菌药物临床试验微生物学疗效评价中对于微生物学实验质量的基本考虑。

二、临床微生物学实验室需具备的基本条件

（一）微生物学实验室设置条件

1. 临床微生物学实验室应当满足生物安全的需要，至少符合生物安全 2 级（BSL–2）标准；尽可能避免和 / 或减少病原微生物对实验室内、外部环境的污染；有足够空间放置仪器设备，工作人员能够安全地从事各项研究工作及质量控制活动。

2. 临床微生物学实验室应制定安全处理标本的操作规程，至少包括遵循标准预

防措施，使用密闭、防渗漏容器运送标本；处理标本时应符合生物安全等级标准；含有经空气传播的病原体的标本或具有潜在危险的操作应在 2 级或以上生物安全柜内进行，必要时工作人员应接种疫苗、戴防护面具等。

3. 临床微生物学实验室设施与环境应与微生物的危害程度相适应，设备和试剂应满足实验要求。

4. 临床微生物学实验室应制定相应文件及程序监控标本质量和实验研究全过程，明确纠错的规范性操作要求。

5. 临床微生物学实验室应制定质量控制和质量保证程序以及标准操作规程。

（二）微生物学实验室资质条件

临床微生物学中心实验室必须是国家卫生行政管理部门的能力验证项目《全国临床微生物室间质量评价活动（EQA）》或省、市和地区的能力验证项目室间质量评价活动（EQA）的合格者，至少通过 ISO 15189 或 ISO 17025 等中国评定国家认可委员会（CNAS）认可，取得认可证书。

临床微生物学分中心实验室必须是国家卫生行政管理部门的能力验证项目室间EQA 或省、市和地区的能力验证项目室间 EQA 的合格者。

三、临床微生物学实验技术要求

依据抗菌药临床试验适应证和目标病原菌的要求，临床微生物学实验工作的开展需遵守相关公认的卫生行业标准临床微生物学检验相关的技术标准和操作规程，并规范性地使用中华人民共和国国家卫生健康委员会(含原中华人民共和国卫生部)及有关部门印发的卫生行业标准和操作规程，按照临床试验方案要求制定相应的微生物学检验工作手册。重要的临床微生物学实验技术要求如下：

（一）标本要求

根据多中心临床试验不同的目标适应证，对标本的种类、采集和运输需满足下列要求：

1. 标本的种类

提供进行微生物学检查的临床标本可包括：

（1）细菌学检测标本：①血液；②下呼吸道痰液、支气管分泌物或支气管肺泡灌洗液等；③清洁中段尿（以下称尿液）；④脓液、创面分泌物或穿刺抽吸液；⑤腹腔脓液；⑥脑脊液；⑦胸腹水穿刺液，等等。

（2）抗原或抗体检测标本：血清、尿液等。

（3）核酸检测标本：必要时提供对特殊病原微生物，如肺炎支原体等检查的呼吸道标本（痰液、支气管分泌物等）。

2. 标本采集的时间

基线标本必须在未使用研究药物前采集，访视期的标本采集次数及各次采集时间依据临床试验方案要求而定。

3. 标本的采集和运送

按卫生行业标准 WS/T 640 临床微生物学检验样本的采集和转运要求。

4. 标本的处理和要求

采集的临床标本应及时送达分中心实验室，并按常规及时对各类标本进行处理。

（1）下呼吸道痰液或支气管分泌物　①必须先予痰涂片、革兰染色和镜检，镜检结果示低倍镜下平均每个视野白细胞≥25个，鳞状上皮细胞≤10个为合格标本，可进行痰细菌培养；③标本不合格者，应尽快通知研究者重新采样送检；④临床研究者将依据痰涂片镜检的最终结果评价患者是否可入组成为受试者；⑤对痰涂片镜检结果实验室需出具报告，应描述革兰染色反应、细菌形态和排列及推测可能的细菌种类，以备原始资料溯源。

（2）尿液标本需注意留取清洁中段尿，同时送检尿常规及尿培养和尿菌落计数。

（3）脓液、伤口分泌物或穿刺抽吸液标本　此类标本多取自于复杂性皮肤和皮肤结构感染患者，须按封闭性和开放性脓肿规范采集。采集的脓液或分泌物标本需进行涂片、革兰染色和镜检。并将涂片中观察到的细菌染色属性及细菌形态特征加以描述后报告给标本送检者，有助于预估感染病原菌，对患者是否可入组提供参考。取自深部脓肿等的化脓性病灶标本如抽吸液等常为需氧菌和厌氧菌混合感染需同时进行需氧和厌氧培养。

（4）腹腔脓液标本　此类标本多取自于腹腔内感染患者。基线标本取自手术中腹腔内感染部位，疗程中可取自再次腹腔手术；腹腔内感染多为混合感染，需同时进行需氧菌和厌氧菌培养，并在厌氧环境的情况下立即送检。

（5）血标本　按常规同一次血培养标本应取自两处不同部位，均需进行需氧及厌氧培养。注意：血培养阳性结果并非均可诊断为血流感染，不能排除有污染的可能。如血培养获凝固酶阴性葡萄球菌时多系污染，因此在血培养标本采集过程中需严格执行无菌操作和不同的解剖部位至少抽取双份双套标本。检验过程中需及时、准确将检测中的发现及时报告给送检者。包括：①及时报告血培养报警时间（即危急值报告）以及对报警标本进行的革兰染色涂片镜检结果；②血培养双份标本培养结果的一致性，如双份标本均为培养阳性者，其菌种鉴定和药敏测定结果是否一致。上述检验过程中获得的初步及最终结果应及时和准确报告，这将有助于研究者评估受试患者血流感染的诊断是否成立。一旦诊断为血流感染，在某些以非血流感染为目标适应证的临床试验中，受试者需及早退出试验；对于不属特定的目标病原菌感染的患者亦需退出试验。

（二）菌种鉴定

病原菌分离和鉴定方法及操作程序应符合卫生行业关于临床微生物学检验相关的技术标准和操作规程的要求，并须依据抗菌药临床试验对临床微生物学实验技术的要求，如非特殊说明，菌种必须鉴定到"种"的水平。

（三）菌种保存、复苏和运输

临床试验中的所有分离菌均需按规定进行菌种保存并定期将菌种运输到中心实验室进行菌种鉴定复核和稀释法药物敏感性试验。

1. 菌种编号

每一株分离菌株应获得明确唯一的菌种编号。菌种编号应包含有以下要素：①临床试验方案号；②临床试验分中心编号；③受试者的筛选号；④标本采集的访视期。

2. 菌种保存

宜选用菌种存活时间长、安全及便利的保存方法；保存的菌种需一式两份；分别放置两个 ≤ −70℃以下环境，也可按方案要求放置。

3. 菌种复苏

保存在 ≤ −70℃冰箱内的菌种在运往中心实验室前必须将菌种复苏活化，其活化过程和步骤需记录，以便溯源。

4. 菌种运输

经过"复苏"的菌种可以置于Copan108C运输管，并必须由申办方安排并委托具有生物制品运输资质的运输公司在常温下承运，安全运送到中心实验室。如研究需要采用其他冷冻方式运输菌种，则亦需由申办方按生物安全相关条款和合适的运输环境，如冷链或干冰等方式进行运输。

（四）微生物免疫学检测标本的保存和运输

按临床试验要求提供对非典型病原体和苛养菌进行抗原抗体或核酸检测的血清、尿液等相关标本均应有明确唯一的标本编号；每份标本均需一式两份保存

在 ≤ –20℃以下的环境中直至运输；运输时仍需在冷冻状态下；标本运输单和所有的检测申请单与标本同运。承运公司的要求同菌种运输的要求一样。

（五）菌种和标本的接收

中心实验室对分中心实验室送达的菌种和标本需核对信息和记录，以便日后溯源：

1. 核对菌种和标本的运送过程是否符合临床微生物学实验操作的要求。

2. 核对菌种管或标本管上的标签与相应信息单上的信息是否符合。

3. 清点实际收到的菌种或标本数是否与运输单一致。

4. 检查菌种运输管或标本管在运输途中是否发生破损、菌种管内的菌种和培养基有否发生渗漏。

5. 将运输单、菌种和标本信息单归档。

6. 菌种应立即划线分离培养、标本应分别一式两份保存在 ≤ –20℃及以下的冰箱内至检测时取出。

（六）菌种鉴定的复核

中心实验室对分中心实验室送交的菌种同样需要按照相关公认的临床微生物学行业技术标准和操作规程进行审核。

1. 观察和记录描述送检菌种是否为纯培养物或污染、存活或死亡情况。

2. 采用相应的菌种鉴定系统进行复核鉴定，必要时采用质谱技术补充鉴定。

3. 获得菌种鉴定结果后必须按菌种保存的操作要求进行一式两份保存。

4. 当分中心实验室的菌种鉴定结果与复核结果显示不一致时，中心实验室需作第二次复核。二次复核仍为同样结果时，则要求分中心实验室重送菌种，再次复核。

5. 再次复核结果与首次复核结果相同，则以中心实验室复核结果为准。

（七）菌种鉴定复核结果的反馈和对反馈意见的处理

一般情况下，中心实验室应在收到分中心实验室菌种后的 7~10 个工作日内须将结果以反馈报告形式交分中心实验室。反馈报告需包含以下内容：

1. 中心实验室菌种接受和相关信息收集的情况。

2. 中心实验室菌种鉴定复核结果，分中心实验室菌种鉴定是否正确。

3. 当菌种鉴定复核结果显示不一致时，分中心实验室需向中心实验室重送菌株；如复送的菌株经复核鉴定仍未能显示与中心实验室复核结果一致时，则需要求分中心实验室按中心实验室复核结果在原始记录中更正菌名。

4. 如送达的菌种污染或死亡，或所附信息资料不全时，中心实验室亦可通过反馈报告向分中心实验室提出重送菌种和补充完整信息资料的要求。

（八）抗菌药物敏感性试验

1. 病原体 应为临床试验项目内所有基线和各访视期的分离菌。

2. 抗菌药物 药敏试验测定的试验药物和对照药物原则上由申办者免费提供，并提供药品相关信息。应采用中国食品药品检定研究院标准品；或有资质的第三方提供的标准品或工作对照品。对照药品种除须包括临床试验的对照药外，尚可包括与国内临床沿用的受试抗菌药同类药的主要品种。

3. 药敏试验的方法如非特殊要求，原则上分中心实验室一般采用纸片扩散法测定临床试验药和对照药的抑菌圈直径；中心实验室采用肉汤微量稀释法测定试验药和对照药的 MIC；但厌氧菌需采用琼脂稀释法，肉汤微量稀释法仅限于脆弱拟杆菌等拟杆菌属和副拟杆菌属；试验中均需遵循相应的药敏试验规范和质控要求。

4. 药敏试验结果分析的依据 建议依据 CLSI 当年版本的折点标准进行药敏试验结果 S、I 或 R 的分析，如某些抗菌药品种没有 CLSI 折点标准，可参考能查阅到的 EUCAST 或 FDA 的折点。对于国内自主研发的新抗菌药物，可以使用我们国家自己制定的流行病学界值（ECV）。但研究者应在"临床微生物学操作手册"中需加以说明在使用的相应规范的折点标准时，其研究过程和报告均须按相关参考折点的文件要求执行。

5. 药敏试验报告 向申办者出具药物敏感性试验中所有临床试验基线分离菌的 MIC 值，并列表显示所有参与药敏试验抗菌药的 MIC_{50} 和 MIC_{90} 值，以及 S% 和 R% 等结果的检测报告。

6. 试验中如发现基线细菌未清除者，需测定基线分离菌与各访视期分离菌的 MIC，受试药对治疗前后分离菌的 MIC 值呈 ≥ 4 倍变化者，需引起重视。

（九）非培养技术病原学相关检测

考虑到某些病原微生物难以培养等特殊性，建议可采用免疫学检查（血清学、尿抗原等）及核酸检查等非培养技术，但仅推荐检测须在在中心实验室完成。临床试验中心实验室应按方案要求将各分中心实验室提供的血清学、尿抗原以及相关检查的标本采用直接免疫学检测或核酸检测方法进行病原学检测。与此同时，中心实验室须对采用的方法学的灵敏度和特异性进行确认和验证，如先进行方法学验证或确认，再检测标本并进行质控。

（十）临床微生物学中心实验室报告

试验结束后，中心实验室应将全部入选病例的微生物学资料按病原学资料，包括菌种的信息、血清学和尿抗原等检测的结果以及药敏试验资料两个部分进行整理归类和分析，并出具报告。

1. 病原学资料

要求对临床分离菌、血清学和尿抗原检测等资料作综合分析。资料分析及报告可按方案要求，但应包括下列内容：

（1）受试者基线临床分离菌汇总表，并统计细菌标本培养分离阳性率。

（2）项目中如有受试患者血清学和尿抗原检测，需列表报告相关病原微生物检测情况汇总表，并统计检测阳性率及混合感染率。

2. 药物敏感性试验资料

采用合适的统计学软件对药敏试验中获得的结果进行数据处理和统计分析，并按下述要求出具测试报告。

（1）列表描述临床试验中受试药和对照药对所有基线临床分离菌的 MIC 值。

（2）原则上需按菌种统计分析受试药和对照药对临床分离菌的 MIC_{50}、MIC_{90} 值和 MIC 范围，敏感率和耐药率；必要时也可将 <10 株的同属细菌或同科细菌合并统计分析。

（3）必要时还应按细菌的耐药表型不同，或证实可能有独特的耐药模式和 / 或耐药机制的细菌进行群体分类统计。如：

①甲氧西林敏感或耐药金黄色葡萄球菌；

②万古霉素敏感或耐药肠球菌属细菌；

③青霉素敏感或不敏感肺炎链球菌；

④产超广谱 β 内酰胺酶大肠埃希菌、肺炎克雷伯菌和奇异变形杆菌等；

⑤喹诺酮类敏感或耐药大肠埃希菌等；

⑥碳青霉烯耐药肠杆菌目细菌、鲍曼不动杆菌和铜绿假单胞菌等不发酵糖革兰阴性菌。

四、临床微生物学实验室的生物安全和保密制度

为实现临床微生物学实验室工作的全过程管理和质量控制，临床微生物学实验管理的基本要求和技术要求已于上述"三. 临床微生物学实验技术要求"中加以说明。这里再次重申对项目实施过程中的生物安全和实验数据管理与保密制度：

（一）生物安全制度

对项目研究中所发生的与微生物学操作相关活动和行为以及产生的结果，包括菌种保存、销毁、运输等均需制定生物安全措施，保证研究项目正常开展。

1. 法律法规

应遵照中华人民共和国国务院令《病原微生物学实验室生物安全管理条例》（中

华人民共和国国务院令第 424 号，2004 年 11 月 12 日颁发；2018 年 8 月 30 日修订）和卫生行业标准《病原微生物实验室生物安全通用准则》（WS 233— ）。

2. 菌种保存

按国务院令第 424 号文件第二章第十四条（病原微生物的分类和管理）的要求，认真保管好项目试验期间临床试验分离的所有菌种。

3. 菌种销毁

在项目结束后，申办方通知可以销毁菌种时，应按上述文件第二章"病原微生物的分类和管理"第十六条的要求销毁菌种，并要有详细的销毁记录。

4. 菌种运输

承运菌种或标本的运输公司必须遵照《可感染人类的高致病性病原微生物菌（毒）种或样本运输管理规定》（卫生部令 2005 年第 45 号）的要求实施运输。

（二）数据管理和保密制度

为保护受试者隐私和安全，保证临床试验的顺利实施，不遗失、不泄露任何实验数据，微生物学实验研究应真实、可靠、规范，具可溯源性及合规性，应满足GCP 要求，同时体现抗菌药物临床试验微生物学实验要求。数据管理和保密制度的基本要求如下：

1. 资料备份

所有与试验有关的文件、数据、记录、报告需要有备份；包括相应的电子文档等。

2. 资料归档

方案执行过程中任何有关的记录均要及时妥善保存。这些资料包括：

（1）试验中产生的各种运输记录、申请单、菌种复核记录及反馈意见表、进程报告以及与申办者和研究者的来往信件或沟通记录等。

（2）整个试验项目结束之后，及时将试验数据和结果等按序整理、编号、目录、分类装订归档。文件归档的要求如下：

①中心实验室须对来自各分中心实验室的微生物学资料按各试验中心归档，资料应包括：菌种信息单、血清、尿抗原检查等申请单；

②菌种和各类标本的运输单、快递单及反馈报告的签收单等全部编号归档，并装订成册；

③各临床试验分中心的实验室应参照上述要求将实验过程中发生的资料编号，

并装订成册，以便溯源；

④中心实验室应将临床微生物学检查的原始资料归档和编号，包括：中心实验室菌种接受和鉴定复核结果登记表，菌种鉴定复核过程中的所有实验记录（如菌种鉴定复核单），药敏试验记录单（包括 MIC 等测定数据及汇总表格等），血清学和尿抗原等测定记录单等装订成册后归档。

3. 资料保管

与项目有关的原始资料，包括已经完成或正在进行中的检测资料均应专人保管。

4. 资料保密

未获研究者和申办者授权或允许，不得借阅、拍照、修改、带离与项目研究相关的研究数据，如获授权借阅等须办理相应的手续和记录。

5. 资料保存和销毁

除上述"1. 资料备份"和"2. 资料归档"所指的需归档的纸质和电子文档外，还应包括整个项目研究期间所产生的菌种、血清和尿标本等所有研究样本，保存期限应满足至少保存至临床试验结束后 5 年的要求；或保存至申办方在获得监管机构批准该药生产批文后；或经申办者通知同意，可将该临床试验中的上述相关微生物学样本等作销毁处理，或交申办者另行处理。

参考文献

1. FDA Guidance for Industry：Microbiology Data for Systemic Antibacterial Drugs—Development，Analysis，and Presentation. 2016 年 8 月 .

2. Clinical and Laboratory Standards Institute. Performance Standards for Antimicrobial Susceptibility Testing；Thirty Informational Supplement，2020 ，M100–S30.

3. 中华人民共和国卫生部医政司 . 全国临床检验操作规程（第四版）2015 年 3 月 2015 年 11 月第 1 版第 5 次印刷 .

4. 王辉，任健康，王明贵等 . 临床微生物学检验；2015 年 6 月第 1 版；2015 年 8 月第 1 版第 2 次印刷 .

5. SFDA. 抗菌药临床试验技术指导原则 . 2015 年 4 月 .

6. 李娅杰 . 美国 FDA 对抗菌药临床试验方案的考虑及其借鉴 . 中国临床药理学，2008；24（3）：275–279.

7. Tomas R. BeamJr，David N. Gilbert，and Calvin M Kunin. General Guidelines For the Clinical Evaluation of Anti–Infective Drug Products. Clin Infect Dis 1992；15（Suppl）：

S5-32.

8. 中华人民共和国卫生行业标准.临床实验室生物安全指南.WS/T 442—2014.

9. 中华人民共和国卫生行业标准.下呼吸道感染细菌培养操作指南.WS/T 499—2017.

10. 中华人民共和国卫生行业标准.临床微生物实验室血培养操作规范.WS/T 503—2017.

11. 中华人民共和国卫生行业标准.尿路感染临床微生物实验室诊断.WS/T 489—2016.

12. 中华人民共和国卫生行业标准.抗菌药抗菌药敏感性试验的技术要求.WS/T 639—2018.

13. 中华人民共和国卫生行业标准.临床微生物学检验样本的采集和转运.WS/T 640—2018.

14. 中华人民共和国卫生行业标准.侵袭性真菌病临床实验室诊断操作指南.WS/T 497—2017.

15. 中华人民共和国卫生行业标准.临床实验室质量指标.WS/T 496—2017.

16. 中华人民共和国卫生行业标准.病原微生物实验室生物安全通用准则.WS 233—2017.

17. 中华人民共和国国务院令(第 424 号).病原微生物实验室生物安全管理条例.2004 年 11 月 12 日颁发.

18. 中华人民共和国卫生部令（第 45 号）.可感染人类的高致病性病原微生物菌（毒）种或样本运输管理规定.2005 年 12 月 28 日颁发.

抗肺结核药物临床试验技术指导原则

一、概述

（一）目的

《抗菌药物临床试验技术指导原则》于 2015 年由原国家食品药品监督管理总局（CFDA）在我国颁布并实施，其对全身给药的各种抗菌类药物临床试验的技术要求进行了全面的阐述，为药品注册申请人和临床试验研究者在整体规划、设计和实施临床试验中提供了技术指导，但未针对各种细菌性感染制定不同临床适应证的药物临床试验技术指导原则。为进一步规范抗肺结核药物临床试验，解决临床试验中的重点、难点问题，保证数据完整性，在遵循《抗菌药物临床试验技术指导原则》基本要求的基础上，制定了《抗肺结核药物临床试验技术指导原则》，为注册申请人、临床试验研究者在规划、设计、实施临床试验中提供技术指导。

（二）适用范围

本指导原则适用于在肺结核患者人群中开展的治疗用抗肺结核药物临床试验，包括由敏感和各种类型耐药的结核分枝杆菌所致的肺结核（除外结核性胸膜炎），不包括肺外结核、潜伏性结核感染、密切接触者预防、由疫苗接种引起的卡介菌病等。

本指导原则适用于全身给药（口服或静脉给药）的抗肺结核药物的临床试验，主要适用于单一药物的研发，也包括 2 个或 2 个以上药物合用的治疗方案以及固定剂量复方制剂的研发。

本指导原则不包括统计分析或临床试验设计一般问题的讨论，如需要可参照相关指导原则。

本指导原则不具有强制性，仅作为技术层面的建议和推荐，供申办者及研究者参考。需要强调，本指导原则比较全面、细致，在使用过程中需密切结合试验目的和品种特点进行综合考虑。

二、临床研发的整体考虑

抗肺结核药物临床试验规划和方案需遵循《抗菌药物临床试验技术指导原则》的基本要求，并特别体现肺结核病的临床特点，在整体考虑、早期探索性临床试验和确证性临床试验阶段均必须紧密结合研发目的、品种特点等统筹规划和制定各项试验方案，并根据主要研究结果不断进行补充完善。

（一）疾病定义

肺结核病（Pulmonary tuberculosis，PTB）是由结核分枝杆菌（简称结核菌）引起的一种慢性呼吸道传染病，主要症状为咳痰、咳嗽、咯血、发热、胸痛、体重减轻、夜间盗汗等，通过常用的实验室检查包括涂片显微镜检查、分枝杆菌培养或其它分子生物学诊断技术等发现痰液样本中含有结核菌或是相应核酸，主要胸部影像学检查显示有活动性肺结核的征象，包括浸润性病变、有或无空洞等肺部病变等。

除敏感结核病外，根据肺结核病患者的耐药情况不同又可分为单耐药结核病、多耐药结核病、耐多药结核病、准广泛耐药结核病、广泛耐药结核病、利福平耐药结核病等。

（二）目标病原菌

临床试验中目标病原菌要依据研发药物的预期用途考虑敏感菌、耐多药、广泛耐药和利福平耐药菌。研发药物的药效学研究需证明其对相应的结核菌具有抗结核菌活性。

（三）开展临床试验的前提

在进行临床试验之前，应全面了解拟进行临床试验的抗结核药物的药学研究数据（包括结构、制备工艺、稳定性和质量控制等）和非临床研究数据〔包括作用机理、药理毒理学、动物药物代谢动力学（Pharmacokinetics，PK）、动物 PK/ 药效学（Pharmacodynamics，PD）〕等，熟悉其药学特征、药理学特点、作用机制、对结核菌的抗菌活性、可能的毒性靶器官等信息，在临床试验的设计、实施和结果的分析中予以充分考虑。

非临床研究数据是开展临床试验的基础，同时也会对临床试验的研究方向产生影响。在进行临床试验前，申请人一般应获取以下非临床研究信息：（1）药物主要作用的药理学依据（药物作用机制，包括生物标志物）等分子靶点研究等；（2）剂量效应或浓度效应关系，以及作用持续时间；（3）可能的临床有效给药途径；（4）一般药理学，包括药物对主要器官系统的药理作用和生理学效应；（5）非临床的药代动力学特性；（6）必要时，还需要相关药物基因组学、蛋白质组学等研究。

1. 体外抗菌活性

体外研究通常应至少包括以下内容：

（1）抗菌活性的描述，包括杀菌和灭菌活性，杀菌活性指的是试验药物针对结核菌菌株对数生长期的活性，灭菌活性指的是针对结核菌菌株静止期的活性。菌株应该来自一定范围的地理区域（地区代表性），并应包括不同耐药情况的有代表性的菌株样本。药敏试验应采用标准化方法。

（2）对细胞内结核菌的活性：结核菌是胞内致病菌，体外研究中需要评价试验药物在巨噬细胞内的抗结核活性，反映药物进入细胞的能力以及在细胞内的杀菌活性。

（3）评估试验药物对菌株敏感性降低的潜在风险：在体外试验中，将野生型结核菌暴露于试验药物所估算的选择耐药性细菌的频率（自发突变率）。虽然无法预测体内试验联合治疗的相应风险，但如果体外选择耐药性菌株的风险相对较高，可能会影响临床试验中单一用药的设计。

（4）体外药效学相互作用：评估试验药物或多种试验药物联合应用的相互作用、有效剂量，从而确定其是否可以进一步开发为有希望的肺结核治疗方案。

（5）作用机制：药物作用机制应明确，以支持其作为联合治疗方案应用时的一部分。

（6）耐药性及其机制：应在适当的体外和／或体内模型中评估结核菌分离株对试验药物产生耐药的可能性，而且应包括同类药物之间或与其他类别药物之间产生交叉耐药的可能性。如果证明确实存在耐药性，则应确定耐药机制，并尝试评估非临床研究中观察到的表型或基因型中任何变化的临床意义（如体外药物敏感试验）。

2. 动物模型中的疗效

动物模型，包括免疫正常和免疫缺陷模型，可以用于评估某种药物的单药治疗和与其它药物联合治疗时的杀菌活性（即初始快速杀菌活性）和灭菌活性（即在长期治疗期间减少细菌菌落计数）。表现出对某一试验药物的敏感性降低的结核菌菌株可以在动物模型中评估其是否适合产生和维持临床上明显的感染症状。

不存在能完美预测临床疗效的动物模型。应考虑在小鼠以及至少一种其它动物上开展部分研究。

目前还不清楚在动物模型中评估的哪些生物标记物（比如，在疾病的不同阶段进行治疗时，肺和脾中的菌落形成单位计数、感染复发时间）与临床疗效最相关。

（四）临床研发策略

抗肺结核药物临床试验应遵循科学、个案处理的原则，探索目标适应证和给药方案，回答安全性和有效性等相关问题，把握药物特性、剂型、疾病状态及人群差异，并在试验设计、药物选择、伦理考虑、指标设定、时间点确定、结果关联分析等各个方面体现抗结核药物的特点。

受试人群应为成年肺结核患者，可根据药物预期用途分为敏感肺结核和／或耐药肺结核患者。对于广泛耐药肺结核患者，如可用的有效的抗分枝杆菌药物十分有限或没有，则应考虑除试验药物外联合应用其它药物组成化疗方案进行评价。

每一试验药物的安全性和有效性必须设定适当的临床试验方案加以评价。治疗敏感肺结核患者的药物临床试验结果不能外推至耐药结核病患者的治疗中，反之亦然。试验药物作为结核病治疗标准方案的一个组成部分或者是作为针对药物敏感性试验方案的一个组成部分。任何试验药物所批准的适应症仅作为化疗方案的部分特征。

通过设计优效性试验或非劣效性试验把一种试验药物作为治疗方案的一部分（也可以是全新的方案）并证实方案的有效性。由于肺结核患者常合并其他疾病，为客观评价试验药物的安全性带来了很多困难。另外，联合应用其它抗结核药物（包括其他处于评价阶段的试验药物）或其他伴随药物为准确评价试验药物对肺结核的疗效带来更多的挑战。试验药物的早期临床研发常通过早期杀菌活性试验及／或探索期临床试验中病原菌出现阴转的时间点来评估抗结核效果。探索性试验主要是评价单一药物的早期杀菌活性以及在方案中的贡献，为确证性试验提供可供选择的剂量和方案。确证性试验侧重于按照早期临床试验探索的目标适应证和给药方案，确证对纳入的各个具体目标适应证的患者具备有效性和安全性，其试验方案有连续性。

1. 早期临床试验

1.1 早期杀菌活性（early bactericidal activity，EBA）

除非体外数据表明试验药物单独使用时可能有不可接受的耐药选择风险，一般早期临床研究建议采用短期单药治疗的临床试验，即早期杀菌活性试验（EBA），建议至少是显示出快速体外杀菌活性的试验药物开展此项试验。在应用药物治疗的初期，可以定量计数每天采集的痰液中存活的结核菌的数量，测得单一药物或新治疗方案快速清除新诊断的肺结核患者痰液中结核菌的能力。这些试验并不是为患者提供一种确定的治疗方法，而是评估较短时间内（7~14 天内）的杀菌活性。EBA试验初步评价试验药物或新治疗方案在 7~14 天内的抗结核活性。入组 EBA 试验的受试者必须是具有正常免疫力、耐药风险低或患肺外疾病风险低的初治成年患者，并且可以在完成 EBA 试验后开始肺结核的标准治疗。

1.2 探索性临床试验

探索期试验用于评估试验药物作为治疗方案的一部分与其它抗结核药物联用时的抗结核活性［如对痰液中抗酸杆菌（AFB）阴转情况进行为期 8 周的评估］，对于确证性临床试验的剂量选择以及治疗方案制定有着重要参考价值。

1.3 药代动力学／药效学（PK/PD）研究

1.3.1 PK 试验

应在Ⅰ期开展单剂量 PK、多剂量 PK 和Ⅱ期 PK/PD 研究，全面分析试验药物的 PK。Ⅰ期和Ⅱ期临床研究期间进行的临床药理学试验还应包括在特定人群中的 PK 特征以及对心脏（如 Q-T 间期）的影响评估，其中包括有肾功能或肝功能损伤的受试者。

1.3.2 药物相互作用

应开展体外研究以确定试验药物作为人体主要代谢酶及相关转运蛋白的底物、抑制剂或诱导剂的可能性。根据这些研究结果，需要在临床确证性试验开始之前，对治疗方案中所用的一种或多种抗分枝杆菌药物之间的药物相互作用以及其与治疗肺结核无关的其他药物（如 HIV 治疗的抗逆转录病毒疗法、会影响胃肠道酸性环境的抗酸剂疗法）之间的药物相互作用进行评估。

1.3.3 暴露 – 效应关系

在药物研发的早期阶段应对暴露 – 效应关系进行探索研究，有助于后期试验中评估最佳给药方案。申办方可以研究痰液浓度和血药浓度与活性终点（如肺结核患者 2 个月时痰菌阴转率）的暴露 – 效应关系。确证期有效性试验中的亚组评估可提供有关暴露 – 效应关系的其他信息。

2. 探索性和确证性临床试验

根据既往非临床和临床研究中累积的数据，探索性和确证性临床试验可以对一个或多个试验联合方案（含有不同剂量和 / 或疗程不同的试验药物）进行研究。探索性临床试验可分为 2 个阶段，第一阶段可以在肺结核患者中探索不同剂量的 7~14 天的早期杀菌活性，获得安全性和有效性数据。目标人群可以考虑选择敏感肺结核患者，也可以扩展到耐药结核病患者中。针对耐药结核病的研发药物，第二阶段在获得适宜剂量的基础上开展以耐多药或者广泛耐药结核病为受试者的 8 周或者 26 周的研究，初步获得安全性数据和有效性数据。如果是固定剂量复方制剂的研究可以考虑敏感肺结核病患者。在确证性临床试验中，以耐药结核病患者为主，样本量需要扩大，进一步确定试验药物的安全性和有效性数据。鼓励开展上市后进一步评价，包括药物的耐药性研究。

2.1 敏感肺结核

2.1.1 缩短疗程的方案

最直接的试验设计是将试验药物添加到推荐的标准治疗方案中或者将标准方案中的某种药物替换为试验药物。

需密切观察敏感结核病患者治疗结束后 6 个月内的复发情况，可以基于非劣效性验证进行初步疗效分析（试验药物 vs 标准方案），非劣效性分析关注在预定时间点（比如治疗后 12 个月）之前的初步治疗失败人数 + 复发人数 + 死亡人数。所有试验还应设计评估联合方案与标准方案对比，比较治疗后 24 个月治愈率的非劣效性。

2.1.2 其它可能进行的研究

在替换标准方案中的药物时，一些试验药物可能具有更好的耐受性、发生重大药物相互作用的风险更低、简化治疗或解决具有临床意义的其它问题。在这种情况下，应按上述方法验证试验药物在疗效方面非劣效于标准治疗方案。

2.2 耐药肺结核

2.2.1 联合方案的疗效

最直接的试验设计应将患者随机分配至试验药物或者安慰剂组，每例受试者接受基于药敏试验结果选择的可用药物，以建立背景治疗方案（optimised background regimen，OBR）。

如果仅招募预定的最低数量的对特定药物敏感的肺结核病受试者，则可以使用双盲、安慰剂对照比较研究设计。通过该方法限制人群可以保证研究期间试验组和对照组中有足够的受试者，从而在治疗期间和治疗完成后的预定间隔期内进行有意义的药物疗效比较。

在考虑有必要延长对这些类型受试者的治疗疗程时，主要疗效分析可以建立在对试验药物非劣效于安慰剂的终点验证的基础之上，终点包括痰菌阴转（Sputum culture conversion，SCC）和在治疗开始后合适的时间记录的临床状态改善。

所有研究应计划在治疗完成后的一定间隔期内的评估治愈率（比如，根据预先确定痰病原学阴转情况和临床反应）。

2.2.2 其它可能进行的研究

若患者耐药程度严重，允许选择的药物非常有限（比如，根据上述建议，低于安慰剂对照受试者选择的最低要求），则应将受试者入组至包括试验药物作为最佳方案一部分合并给药的试验研究。可能提供有关试验药物在这些类型患者中的效用信息的研究设计示例包括（但不限于）：

（1）经筛选进入安慰剂对照研究，但是在获得药敏试验结果后发现不满足标准要求的患者可以入组其它开放式非比较治疗组中，该平行研究小组记录的治疗反应须单独进行描述性分析。

（2）在谨慎选择的并不急需使用试验药进行附加治疗的患者中可以单独进行安慰剂对照研究。这些患者应按照随机的方式从开始接受试验药物 +OBR 治疗或者从规定的时期开始（比如几周后）接受安慰剂 +OBR 治疗，然后切换到试验药物 +OBR 的治疗。在切换前应立即对生物标记物和临床数据进行比较。

2.3 药物敏感试验折点

抗菌药物对目标病原菌药物敏感试验折点（antibacterial susceptibility testing breakpoints）研究始于非临床研究阶段，在临床试验阶段，需根据抗菌药物折点研究的需要，在综合前期非临床研究的基础上，主要研究为从确证性临床试验中获取临床 PK/PD 靶值，如尚不能获得该靶值时，则可采用先前建立的动物 PK/PD 靶值及体外 PK/PD 靶值作为初步的 PK/PD 靶值。在上市后临床研究中继续累积资料以获取该药的药敏折点。

3. 上市后的药物敏感性和耐药性研究

在试验药物获批上市后最初 3~5 年应对细菌耐药性进行监测，如在此期间出现耐药菌，则需继续延长监测时间。对在监测中发现的最低抑菌浓度（minimum inhibitory concentration，MIC）超过药敏折点的细菌耐药性、耐药模式和耐药机制进行跟踪研究。

（五）有效性注意事项

临床适应证为肺结核的临床试验，有效性评估包括临床疗效、病原学疗效和综合疗效评估，与研发目的、具体试验设计等密切相关，并体现不同抗肺结核药物的特点。试验药物治疗肺结核的治疗反应评估主要基于临床疗效评估，病原学评估需注意培养方法及培养基选择。在有效性评估中需注意临床疗效和病原学疗效的一致性。

（六）安全性注意事项

由于肺结核患者通常都有一些合并症，因此对于抗分枝杆菌试验用药的安全性评估可能面临诸多困难。其他抗分枝杆菌药物（可能包括其他抗分枝杆菌试验用药）或其他合并用药的联合使用，也导致肺结核治疗药物的安全性评估将遇到更多挑战。如果参与临床试验的受试者发生严重不良反应，一般建议同时停用治疗结核病的所有药物，包括试验用药，并且每次仅用一种药物重新开始，以检验到底是哪一种药物引起了这种不良反应。例如，在发生急性药物性肝损伤的情况下应立即停用肺结核的标准疗法，这可能是由于异烟肼、吡嗪酰胺或利福平引起的药源性肝损伤。鉴别出引起肝损伤的原因之前，可以使用肝毒性较少的 2 种或多种抗分枝杆菌药物进行治疗。在症状缓解且肝功能检查正常后，可以依次重新启用标准疗法（如异烟肼、乙胺丁醇、利福平、吡嗪酰胺等）并密切监测肝功能。

一般来讲，申办方应在药物研发期间与药品监管机构讨论所需的批准前安全性数据库的样本量大小。

对于在一个治疗臂中包括 2 种或多种试验用药的试验，如果试验用药治疗臂中发生非预期不良反应，则很难判定是哪一种试验药物引起了这种不良反应。如果在采用联合治疗方案的临床试验中发生严重不良反应，则需要对治疗方案各组成部分对于不良反应的作用做进一步的评估。如果可行的话，可以通过评估每种试验用药的试验得出的数据为联合治疗方案试验提供重要的不良反应信息。

三、临床试验设计考虑

（一）早期临床试验

一般包括耐受性试验、药代动力学研究、PK/PD 研究、药物相互作用研究、作用机制研究等，可参照《抗菌药物临床试验技术指导原则》的基本要求，并特别体现肺结核的临床特点。

（二）探索性临床试验

肺结核病治疗药物临床试验规划和方案的整体考虑见前述，在此基础上，针对具体的抗肺结核药物临床试验方案，为体现抗肺结核药物的临床试验特点，考虑如下：

1. 目的

探索性临床试验主要是通过早期杀菌活性试验及 / 或 II 期临床试验中结核分枝杆菌出现痰结核分枝杆菌培养阴转的时间点来评价单一药物的早期杀菌活性或评估用药在作为治疗方案的一部分与其他抗分枝杆菌药物联用时的抗分枝杆菌活性，从而为确证性试验提供可供选择的剂量或治疗方案。

1.1　评估试验药物在体内的早期疗效

包括早期杀菌活性、痰培养阴转（SCC）、连续痰菌落计数（serial sputum colony counting，SSCC）和其他可能影响早期疗效的评价，如体重、血液学数据、临床生化数据以及影像学研究结果（见有效性评估）。

1.2　评估联合方案中试验药物的情况

肺结核病治疗需要多种药物联合治疗。试验药物对联合方案的疗效可以通过比较使用与不使用试验药物的联合方案之间的 EBA 和其它生物标记物数据进行初步评估。药物敏感性结核菌患者可以接受含有或不含试验药物的标准方案治疗。在耐药的肺结核病患者中可以进行类似研究，但是在耐药结核病患者治疗方案中，用药种类更多，药物会有调整，难以进行标准的治疗方案，在解释结果时可能会有点困难，除非仅入组感染结核菌且适合使用开放性优化背景治疗方案（optimised background regimen，OBR）的患者。

在感染敏感性结核菌肺结核患者中，可以用生物标记物数据初步评估将标准方案中某种药物替换为试验药物（即替换研究）的效果。替换研究可以评估与标准方案相比，加入试验药物是否可以提高联合治疗方案的疗效，但是不能确定试验药物对疗效的贡献。

1.3　为确证性试验选择试验药物的剂量方案

应根据在探索性研究中自治疗起前 2~4 个月期间获得的生物标记物数据，选择确证性试验所要评价的剂量。建议在探索性研究中持续随访受试者，因为治疗后最长 24 个月内的数据可能会支持或推翻根据早期生物标记物数据提出的疗效假设。

如果有意使用进行中的试验得出的数据来决定另一项试验的剂量方案选择，那么应对进行中试验开展预先计划的中期分析。与此相似，如果进行中试验的数据表明需要终止当前试验或其它进行中的试验的治疗组，那么应在中期分析时按计划进行无效性评估，同时以统计假设检验作为决定依据。

2. 试验人群

试验人群应为成年肺结核患者，包括敏感肺结核患者或具有耐药性的肺结核患者。在试验方案的入选标准中应明确列出入选人群的要求（入排标准参见确证性临床试验）。

3. 有效性考虑

主要疗效指标为细菌学，次要疗效指标为影像学和临床症状体征。

3.1 主要疗效指标：细菌学

3.1.1 早期杀菌活性（见前述内容）

可以通过 EBA 试验评估每天采集的痰液中结核菌的数量，从而评估单一药物或新治疗方案在新诊断的肺结核患者痰液中对结核菌的杀菌活性。

3.1.2 痰培养阴转（SCC）

为确保 SCC 的评价，需要对痰液的质量进行评估，同时培养方法应尽可能采用敏感性高、特异性好的方法，SCC 相关终点的定义是按一定时间间隔所采集的样本中，连续 3 次培养是阴性的。

SCC 可以按以下不同方式进行检测：

（1）在治疗结束前 2 个月或其它时间点检测 SCC：肺结核病治疗分为强化期和巩固期两个阶段，痰培养阴转情况可在强化期结束或者治疗结束前 2~3 个月评估 SCC。但是并非所有患者在治疗几个月后都可以咳出痰，且咳出的痰有可能查不到结核菌，需要提供替代方法。

（2）痰培养阴转时间：研发的药物可能加快痰菌阴转的时间，降低传染性。可以通过第一次痰培养阴转并连续培养阴性作为阴转时间。该终点可能适用于短疗程方案研究（例如，总疗程持续 3~4 个月）。

3.1.3 连续痰菌落计数（SSCC）

在最初的至少 28 天内连续地收集痰标本开展菌落计数也可以反映治疗方案的杀菌能力，基于数据利用数学模型可以评价不同化疗方案的杀菌能力的强弱。

3.2 次要疗效指标：影像学和临床症状

影像学：用于评估肺部疾病范围和严重程度的影像学结果（标准后前像及侧位

胸片或 CT 扫描影像）。采用标准释义准则描述的影像检查结果可能是一个重要的分层标准（例如是否有空洞性病变）。

临床症状体征：包括肺结核的临床体征和症状（如咳嗽、咳痰、咯血、发热、胸痛、消瘦、盗汗等）。

4. 安全性考虑

对临床试验中出现的任何临床不良事件和实验室检查结果的异常均需详细记录，对其与试验药物的关联性进行评价，并对所有不良事件的严重程度进行判断。应详细记录不良反应的处理经过，并访视至恢复正常或基线水平稳定为止。

对于化学结构或其药理学特征与以往经批准的药物有相似之处的新药，由于可以预期会发生某些类型的反应，因此应当特别地监测这些反应。

研究者应当警惕罕见的或非预期的不良反应发生的可能性。

在耐药性结核菌所致疾病的研究中，由于 OBR 中的药物多变，对安全性数据的判读变得比较复杂。但是，如果双盲研究中两个随机治疗组采用的 OBR 范围具有可比性，对试验药物组和安慰剂组之间进行总体比较是可行的且能提供有用信息。如果数据量足够，根据接受和没有接受特定联合给药的患者之间的比较进行的探索性安全性分析也能够提供有用信息。

敏感和耐药肺结核患者的疗程不同。如果在两个人群中开展试验，应鉴别可能在治疗的早期或晚期出现的任何不良事件。

旨在验证试验联合方案与标准方案的安全性获益的试验中，应在方案中预先确定耐受性优效评估所依据的参数。

（三）确证性临床试验

所有旨在对疗效评估进行确证性评价的试验应具有足够的把握度来解决试验假设问题。根据既往非临床和临床试验中累积的数据，确证性研究可以对一个或多个试验联合方案（其中试验药物以不同剂量和 / 或疗程给药）进行研究。

对于常规的确证性临床试验方案提出如下考虑：

1. 试验设计

1.1　优效性检验

所有受试者均接受最佳抗结核菌背景治疗（根据可用的流行病学资料和体外药敏试验，预测有效），同时随机加入试验用药或匹配的安慰剂，如果试验表明试验药物联合优化的背景治疗方案优效于安慰剂联合优化背景治疗方案，或者将一种或多种试验用药构成的治疗方案与某种标准治疗方案相比较，试验药物治疗方案优效于标准治疗方案，则可以证明试验用药的疗效。

1.2 非劣效性检验

用试验用药取代由多种药物构成的标准治疗方案中的一种药物。如敏感结核病试验中，可根据被取代药物在标准治疗方案中已知的量化数据及可靠作用，确定试验用药治疗组是否在可接受非劣效性界值范围内，在初治敏感肺结核的治疗中，可将给药时间少于 6 个月的试验用药或治疗方案与给药时间达到 6 个月的标准治疗方案进行比较。如果不足 6 个月的试验用药治疗方案的结果在 6 个月标准治疗方案的预定界值范围内，则可以证明其非劣效性。该推荐的界值是基于 6 个月标准治疗方案给药时间缩短时、已知的药效衰减量确定的。

可能还有其他适用于肺结核治疗的试验用药的安全性和疗效评估的试验设计或上述试验设计的其他更优化设计，但耐药结核病的设计更复杂，必要时需与药品监管机构讨论确定设计方案。

2. 试验人群

根据研发药物的特点，可以选择敏感及耐药的肺结核患者作为受试者，须有细菌学、影像学和实验室的依据。细菌学方面，对获得的呼吸道样本，进行结核菌涂片和培养以及分子生物学检查，除外非结核分枝杆菌感染等来确定试验人群。任何在随机化前为筛选受试者通过快速检测方法得到的结核菌检测、抗酸杆菌或耐药基因初步检测的结果，应在入选后通过更传统的方式进行确认。

由于药物敏感肺结核与耐药肺结核的化学治疗方案以及治疗效果均有所不同，因此要针对这两类患者分别开展研究。耐药肺结核患者临床试验人群需考虑以下几个方面，包括：初治失败或复发、有耐药结核病患者接触史、有高耐药率地区流行病学史。

研究方案需对耐药结核病的分类进行具体规定。参与研究的实验室应有结核病诊断和结核菌耐药检测方面的资质认证，建议采用 WHO 推荐的成熟的检测方法，尽量在中心实验室进行检验。

研究方案应根据受试者情况规定亚组的分层条件，如有无肺空洞、是否合并 HIV 感染、单耐药或耐多药等。

在临床试验早期，儿童、65 岁以上老年患者及妊娠期、哺乳期妇女不作为受试人群。

3. 特殊人群

对于一些其他肺结核患者，是否纳入临床试验，提出如下基本认识。

3.1 肺外结核者

肺结核合并肺外结核的患者可入选临床试验，前提是他们符合入选标准且试验方案的药代动力学数据也适合肺外结核的治疗。如入选该类患者，建议按是否伴有肺外结核进行分层。

3.2 儿童人群

成人及 ≥ 10 的儿童肺结核患者表现和治疗相似，因此成人安全性和有效性数据可以外推到这部分儿童患者。申办方也可考虑将患肺结核的青少年患者纳入在成人中开展试验。

小于 10 岁儿童的肺结核的临床表现可能与成人不同，但对治疗的效果可能相近（至少对 ≥ 5 岁的儿童而言），这为成人中的有效性数据外推至该年龄组（如青少年入选与成人相同的试验，也可能外推至青少年）提供了支持。

小于 5 岁的儿童的肺结核诊断困难，肺外结核更为常见，且临床表现和影像学可能与更年长儿童和成人不同。如果儿童肺结核患者的药代动力学数据按照年龄确定剂量，且安全性可靠的情况下，成人有效性数据可以外推至儿童年龄组。

3.3 HIV 阳性患者

如果未感染 HIV 的成人与进行抗逆转录病毒治疗 HIV 感染患者，结核病的治疗方案与加用抗病毒治疗的试验方案，在治疗疗效预计总体相似，预计不会受到额外毒性和/或药物间相互作用等因素的不良影响情况下，申办方可选择单独在经适当治疗的 HIV 感染患者中对新治疗方案进行评估，或将该等患者与 HIV 阴性个体一起纳入到临床试验中。

在将 HIV 阴性和阳性个体一起纳入同一项试验中时，也应考虑按 HIV 状态进行分层，使每个亚组达到适当的数量，以能够评估 HIV 感染患者出现更高复发率的可能性。

需要注意的是随着药物的数量的增加，可能发生大范围药物间相互作用（可能会随 HIV 治疗方案的调整而发生改变），这样会使 HIV 感染患者中单独抗结核药物或试验治疗方案的安全性评估变得复杂。发生免疫重建综合征也可能使这些患者的总体安全性评估变得复杂。

4. 入选标准

首先确定入选的患者是初治还是复治、敏感还是耐药肺结核，还需要确定入选临床试验之前的治疗疗程。

符合全部下列临床、影像学和病原学标准者方可入选，具体包括：

（1）细菌学：通过涂片显微镜检查或其他快速诊断试验发现痰液样本中含有结核菌；在患者入组时采集的痰液样本中至少一个样本的病原学培养确诊结核病。如耐药患者需要分子生物学或表型药物敏感实验确认耐药。

（2）影像学（radiology）：有活动性肺结核影像，包括浸润性病变、有或无空洞等肺部病变。

（3）HIV 感染状况不确定的状况下愿意进行 HIV 测试，或者能够提供在入组前 6 个月 HIV 检测阴性的结果。

（4）年龄：一般为 18 岁及以上，其上限建议为 65 岁，性别不限。

（5）其他：受试者一般应无严重肝、肾、心血管及造血系统疾病，无精神疾病、非孕妇等。

采用结核菌快速诊断试验有助于快速筛选肺结核患者人群，也有利于敏感性和耐药性判定。临床试验可能有助于开发和评价新的诊断方法。申办方可以考虑在新药或新的治疗方案开发过程中对诊断方法进行评估。

5. 排除标准

受试者符合下列任意一条标准将被排除：

（1）针对当前的活动性结核病已经接受了 2 周或 2 周以上治疗的患者（除非入组针对耐药性肺结核的试验，且基于临床及病原学检查结果记录为对治疗缺乏疗效）。

（2）入选了初治敏感肺结核患者，如后来细菌学检查确定为耐药结核菌。

（3）确定是否需要排除 HIV 阳性患者，或者正在抗病毒治疗。

（4）是否排除乙肝大三阳患者，即乙肝表面抗原（HBsAg）、乙肝 e 抗原（HBeAg）、乙肝核心抗体（抗 HBC）三项阳性。

（5）研究者判定的是否排除血行播散性肺结核、肺外结核患者；或空洞性肺结核患者胸部影像提示空洞直径大于 2cm 以上的患者。

（6）明确的肝胆疾病，包括但不限于慢性活动性肝炎和 / 或肝功能不全；天门冬氨酸氨基转移酶（AST）或丙氨酸氨基转移酶（ALT）>3 倍正常值上限；血清总胆红素（TBIL）>2 倍正常上限值。

（7）有下列肾脏病史或肾脏疾病相关表现

①不稳定或快速进展性肾脏疾病史；

②中度 / 重度肾功能损伤或终末期肾病 [eGFR<60ml/（min·1.73m^2）]；

③男性血清肌酐（Cr）≥ 133μmol/L（1.5mg/ml），女性 Cr ≥ 124μmol/L（1.4mg/ml）。

（8）如有研发药物有可能影响 Q-T 间期，需确定以下因素：

①有 Q-T 间期延长综合征家族史的患者及正在服用导致 Q-T 间期延长的药物，如：奎尼丁、普鲁卡因胺、胺碘酮、索他洛尔等。

②心电图显示有以下异常的患者：

A. 病理 Q 波（定义为 >40ms 或深度 >0.4~0.5mV）；

B. 心电图提示预激综合征；

C. 心电图提示左束支传导阻滞或右束支传导阻滞；或者二度或三度心脏传导阻滞的；

D.QRS 持续时间 >120ms 的室内传导延迟；

E. 窦性心率 <50bpm 的心动过缓。

（9）入组前 6 个月内有任何下列心脑血管疾病或其他情形者：

①心肌梗死；

②心脏手术或冠脉血运重建（冠状动脉旁路搭桥术/经皮冠状动脉腔内成形术）；

③不稳定型心绞痛；

④充血性心力衰竭（心功能分级 Ⅲ 或 Ⅳ）；

⑤短暂性脑缺血发作或严重的脑血管疾病。

（10）有严重的并发疾病且可能影响转归评估的患者。

（11）正在使用其他药物或患有其他疾病，有可能干扰研究药物疗效或安全性评价的患者。

（12）在试验开始前 3 个月内参与了其他临床研究。

（13）筛选前 6 个月内有酒精依赖或药物滥用史患者，研究者认为可能会影响受试者安全和影响试验依从性。

（14）慢性全身性皮质类固醇治疗，在入组前 3 个月内累积使用超过 4 周。

（15）研究者临床判断证实的对任何试验药物或相关物质过敏史。

（16）怀孕、哺乳或计划生育的女性。

（17）研究者判断，受试者不大可能遵守试验方案，或合并有任何可能影响解释疗效和安全性数据的严重医学或心理状况。

6. 中止标准

受试者在试验过程中发生以下情况之一时，则需考虑退出该临床试验，具体为：

（1）受试者入组后发现不符合入选标准或符合任一个排除标准者。

（2）无论是受试者或研究者原因而导致发生严重方案违背或依从性差。

（3）受试者拒绝或无法继续参加临床试验。

（4）受试者发生严重的/不可耐受的不良事件或严重不良事件，研究者判断继续参加试验对受试者的风险大于其获益者。

（5）失访者。

7. 随机化、分层和设盲

遵照药品监管机构相关指导原则，除非申办者可以提供科学合理的解释，否则试验应为随机、双盲设计。

8. 试验药物剂量的选择

在选择确证期临床试验的给药方案时，应基于早期临床试验结果，包括 PK/PD 研究结果等统筹考虑剂量选择。

9. 对照药选择

对照药或背景方案的选择在某种程度上取决于临床试验设计（试验是为了证明药物的优效性或非劣效性）和目标受试者（如药物敏感或耐药结核病）。

一般来讲，对照组应该采取标准治疗方案，且全部采用上市药物。对于以耐药结核病为主要目的的优效性试验，对照组应根据流行病学信息和 / 或药敏试验结果选择一种优化背景治疗方案。

10. 先前抗结核药物的使用

受试者在入组前理想情况下应为未接受过抗结核治疗者，因为先前抗结核药物的使用有可能混淆试验组和对照药组之间的实际治疗差别，导致两个治疗组之间疗效无差别的偏倚发生（向非劣效偏倚）。然而排除所有先前抗结核治疗者，有可能将重症结核病患者排除在外，因为该类患者发病后很快接受了抗结核治疗，这样同样会导致轻症结核病患者入组可能性较大而发生偏倚。但对于耐药结核病患者，根据试验药物的特点可以选择曾经治疗的患者，但需要一定时间的洗脱期。

鉴于上述情况，对入组前抗结核药物的使用建议如下：①受试者尽快入组，以便患者接受试验药物作为初始抗结核治疗；②在入组前 2 周内接受抗结核治疗者，也可考虑入选；③如果先前使用抗结核药物患者经治疗后无效，且在试验方案中已预先设定了治疗无效的客观标准，并记录在患者病历中，则也可考虑入选。

11. 合并用药

在试验期间不允许合并使用抗菌谱覆盖结核菌的其他抗菌药，直至判断为治愈访视为止。对合并使用其他抗菌药的患者，依据其使用情况及使用时间不纳入有效性评估人群或视作治疗无效。

在试验期间可以合并使用不会影响试验药物抗结核活性及药代动力学的对症治疗药物，并应详细注明用药情况。由于缺乏足够的循证医学证据且干扰对药物安全性的评价，不建议预防性使用保肝药物。

12. 有效性评估

12.1 在肺结核临床试验中可采用的疗效终点

（1）替代终点：治疗期间痰结核菌培养阴性。可通过治疗期间痰液培养结核菌的阴转率来证明疗效，无论是阴转时间分析还是固定时间点（如在 2 个月时）的阴转率分析，都认为能够合理预测临床获益，并证明与现有治疗方法相比，试验药能为患者提供有意义的治疗获益，能够支持药物批准。应在治疗期间的特定时间点进行连续痰培养（如每 2 周或每个月）至痰培养阴转，阴转时间是指首次无结核菌生长的时间（至少连续 2 次痰培养未见生长，每次痰培养间隔至少 28 天）。可以采用液体（推荐）或固体培养基进行痰培养评价。

（2）主要临床疗效终点：包括存活率，临床转归以及治疗结束后连续 12 个月内的痰培养阴转率，次要终点包括影像学、症状以及复发率等。

12.2 临床转归

（1）治愈：完成规定疗程，不存在治疗失败的证据，但强化期后至少连续 3 次痰培养阴性，且间隔至少 28 天。

（2）完成治疗：完成规定疗程，不存在治疗失败的证据，但强化期后未能获得连续 3 次、每次间隔至少 28 天的痰培养阴性结果。

（3）失败：由于下列任一原因终止治疗，或者需要永久性更改治疗方案中至少 2 种抗结核药品：

①治疗期间发生试验方案定义的肺部疾病临床进展或非预期手术干预；

②试验期间发现肺外部位有结核菌生长；

③出现活动性结核病体征或症状，包括与基线结果相比影像学结果恶化，导致在随访期间再次进行抗结核治疗；

④在治疗或随访期间死亡：方案可以计划将所有死亡情况计作治疗失败或将除明显与结核菌不相关的死亡病例以外的所有死亡计为治疗失败（例如因创伤死亡）。治疗早期发生的死亡（例如在前 4 或 6 个月内）对耐多药和广泛耐药的结核病患者而言可能是特别重要的终点，因为尽管目前可以使用制定最佳治疗方案，但是早期死亡率还是相当高的；

⑤在以下特定时间点的痰培养中发现结核菌生长（复发或再发），一般 2 年内。

A. 试验中规定的某特定时间点之后（一般为至少 2 次连续痰培养未见生长后的任意时间点，每次痰培养间隔至少 28 天）；

B. 未实现连续痰培养阴性，并导致改变抗结核治疗方案；

痰菌阴转（conversion）和痰菌转阳（reversion）定义如下：

痰菌转阴：如连续两次间隔至少 28 天的痰培养为阴性，即认为出现痰菌阴转。在这种情况下，首个培养阴性的标本采集日期即为痰菌阴转日期。

痰菌转阳：在最初痰菌阴转后，如连续两次间隔至少 28 天的痰培养为阳性，即认为出现痰菌转阳。为定义"治疗失败"起见，仅考虑巩固期发现的痰菌转阳。

（4）死亡：治疗过程中由于任何原因所致的死亡。

（5）失访：治疗中断连续 2 个月或以上者。

（6）治疗成功：包括治愈和完成治疗。

12.3 其他终点考虑

在治疗结束时大多数肺结核患者报告症状改善或消除。但是，某些特定患者人群的症状很难评估，例如合并感染 HIV 病毒的患者。尽管如此，如果在治疗结束后的观察期间无法采集患者的痰液样本，可以借助定义明确且可靠的症状评估判定治疗是否成功。可以根据患者报告的结果调查表进行症状的转归评价。

13. 安全性评估

可参照原国家食品药品监督管理总局颁布的《抗菌药物临床试验技术指导原则》或美国卫生及公共服务部、国立卫生研究院、国家癌症研究所颁布的常见不良事件评价标准（Common Terminology Criteria for Adverse Events ，CTCAE）中相关内容进行安全性评价。

14. 访视关键节点及检测特殊指标。

14.1 入组访视

在入组访视时获得基线人口统计学信息、当前的药物治疗情况和全面体检情况。此外，入组访视还应包括以下内容：

（1）肺结核的临床体征和症状（如咳嗽、咳痰、咯血、发热、胸痛、消瘦、盗汗等）。

（2）实验室基线评估，包括但不限于以下检查：a. 全血细胞计数；b. 生化和肝功能检查（如血清白蛋白、碱性磷酸酶、血清转氨酶、胆红素、乳酸脱氢酶、凝血酶原时间等）；c. 肾功能检查（如血清肌酐、尿素氮等）及尿常规检查。

（3）根据试验用药和患者人群特征进行的包括如下一项或多项检查的其他基线评估：a. 其他血清生化（如血糖、尿酸、磷、钾、淀粉酶等）；b.HIV 血清学和CD4 细胞计数（如 HIV 阳性）；c. 妊娠检查（育龄期女性）；d. 十二导联心电图。

（4）用于评估肺部疾病范围和严重程度的影像学结果（标准后前位及侧位胸片或 CT 扫描影像）。采用标准释义准则描述的放射检查结果可能是一个重要的分层标准（例如是否有空洞性病变）。

（5）采用如下其中一项获得的 AFB 涂片及结核菌培养的痰液样本：自发性咳痰、浓氯化钠＋生理盐水诱导痰、支气管镜检查。如可以，基线时应采用标准化方式采集定量培养样本（如晨痰、日痰、夜痰 3 个痰样）。

14.2 治疗期间和治疗结束后的访视

一般情况下，在治疗开始的前几个月内，应每周或每 2 周进行一次临床评估，之后每月进行一次评估直至治疗结束。试验药物治疗结束后，大约每 3 个月进行一次评估，为期 12 个月。在每次访视时，应根据具体情况评估体征和症状、不良反应及实验室检查结果。另外，还应实施有针对性体检。

一般来讲，在治疗期间，应至少每个月采集痰液样本进行 AFB 涂片和结核菌培养。根据试验用药的给药方案和设计，在试验的特定时期内可以缩短痰液样本采集的间隔时间（如 2 周）。

在治疗结束后的随访期间，如果患者在访视时无法自主咳出痰液，申办方应考虑其他方法获取痰液（如痰液诱导）。

15. 统计学考虑

一般来讲，试验方案中应详细描述统计分析计划，明确试验假设和分析方法。

15.1 主要疗效和替代疗效

主要疗效分析应基于治疗结束后 12 个月时达到临床成功的患者比例差异。

替代疗效终点分析可基于治疗期间痰培养无结核菌生长的情况，一般为下述情况之一：a 治疗期间至痰培养无结核菌生长的时间；b 治疗期间预设时间点的痰液培养无结核菌生长的比例。

15.2 统计分析集

应考虑以下肺结核试验分析集的定义，并征询统计学专家。

（1）安全性分析集（safety analysis set，SS）：临床试验期间接受至少一剂试验药物的患者。

（2）意向治疗分析集（intent-to-treat，ITT）：接受随机分组的所有受试者。

（3）改良的意向治疗（mITT）人群：在 ITT 人群中，符合肺结核诊断标准，且至少用药一次并有临床疗效评估的受试者。

（4）病原学意向治疗分析集（microbiological intent-to-treat，micro-ITT）：治疗前样本结核菌培养呈阳性的所有随机化受试者。对于重点针对耐药肺结核并受试者的试验，可以选择对治疗前样本中的结核菌耐药分离株培养呈阳性的所有随机化患者 micro-ITT 人群进行主要分析。

（5）病原学改良的意向治疗（m-mITT）人群：在 mITT 人群中，至少获一株基线病原菌的受试者。

（6）临床可评价（CE）或符合方案（PP）人群：在 mITT 人群中，遵循试验方案重要组成部分的要求完成受试者。

（7）病原学可评价（ME）人群：在 m-mITT 人群中，遵循试验方案重要组成部分的要求完成受试者。

（8）符合方案分析集（per protocol set，PPS）：治疗前样本培养呈阳性、且达到了试验方案规定依从性水平的所有随机化患者（例如在随访访视中）。

一般来讲，在测定疗效时最关注的分析集是 ITT 分析集。此外，还应在 ITT 分析集和符合方案分析集中评价疗效结果的一致性。如果 ITT 分析集和符合方案分析集的疗效结果具有显著差异，应研究分析导致这些差异的原因。

在试验期间应对所有患者进行追踪，即使他们已经停用了试验用药。对于受试者和研究者来说，在治疗期间和治疗结束后的 12 个月内始终遵循试验方案的要求非常困难。研究者应在整个试验过程中尽量避免受试者失访。在知情同意书中应向受试者强调全程参与试验的重要性，而且试验方案中也应明确如果受试者未能参与试验访视应如何联系。鉴于可能会发生数据缺失，试验方案中应说明在主要疗效分析中如何解决数据缺失的问题。不同治疗组中数据缺失的比例或原因失衡应该给予关注并在最终报告中进行详细讨论。

（四）特殊情况临床试验

除了上述肺结核药物临床试验设计一般考虑外，尚需要结合药物研发目的，有针对性设计临床试验。

1. 关键性试验

依据既往非临床和临床研究的数据积累情况，包括既往剂量和治疗方案探索试验的范围和结果，关键试验可能可对包含至少一种新药的多个治疗方案、新药的不同剂量和 / 或不同的治疗持续时间进行研究。关键性试验须结合药物研发目的、拟研发药物的临床价值等综合考虑。

1.1　缩短治疗持续时间的治疗方案中新药的开发

1.1.1 固定治疗方案中的新药

最有可能的研究是证明在对固定方案中的所有药物敏感的结核病患者中，与当前建议的标准治疗相比，包含至少一种新药的固定治疗方案可缩短治疗的持续时间。进行新治疗方案评估的患者人群将取决于多个因素，包括预期的治疗方案安全性特征、其简化程度和给药途径（例如，是否有一种或多种药物需要非消化道给药）。

1.1.2 适用于有多种其他治疗选项的患者的试验治疗方案

方法之一是，随机分配对试验方案中所有药物敏感的肺结核患者，让他们接受试验治疗方案或建议标准治疗方案（一线治疗可治愈结核）。也可让患者随机分配接受不同持续时间的试验治疗方案。主要分析的目标是证明试验治疗方案组和标准治疗组之间的非劣效性。阳性结果应支持用于治疗肺结核的固定剂量复合剂（FDC）或治疗方案中的新药在不劣于标准治疗情况下最短试验治疗方案持续时间。

对试验治疗方案中所有药物敏感的病原菌但不适合接受一线治疗方案的患者可能患有更晚期的肺部疾病，或有影响他们对治疗的应答的其他宿主因素（可能导致需要更长的治疗持续时间）。为对该可能性进行研究，可由该等患者组成的一个额外组，让他们接受持续时间固定的试验治疗方案，或让他们随机分配接受不同持续时间的试验治疗方案。可将这些患者的结局与主要分析中观察到的结局进行对比，以研究是否应考虑或建议采用其他治疗持续时间。

1.1.3 不适用于有多种其他治疗选项的患者的试验治疗方案

在这种情况中，一个潜在可行的方法是随机分配对多种市售药物耐药但对试验治疗方案敏感的结核患者，让他们接受根据个体结核菌敏感性定制的有一个或多个持续时间的试验治疗方案或标准治疗方案。另一种方法是，采用广泛建议的单一标准治疗方案，前提是能识别预期适合大多数合格患者的该等治疗方案。在上述的每个潜在试验设计中，考虑到感染敏感结核菌的患者中的多数复发发生在治疗完成后 6 个月内，疗效的主要分析可基于在固定时间（从随机分配开始，且在试验治疗方案中持续时间最长的治疗方案末次给药至少 6 个月后）开展的访视时确定的持续SCC 率。或者，主要终点可定义为不良细菌学和临床结局（即未能达到持续 SCC的所有患者、复发和死亡归为不良结局）的发生率。该等分析可作为初始批准的依据。为疗效非劣效性的结论设定界值并不简单，应与药品监管机构进行沟通。

应采用直至随机分配后第 24 个月的随访的所有数据进行次要分析。在该末次访视中，次要分析应比较不同治疗方案之间的持续 SCC 和治愈率。这些结果可能可以在上市许可后进行报告。

需考虑的其他问题包括任何伴随抗菌治疗的情况，这些伴随治疗可能是试验治疗期中必须用于治疗其他感染的治疗。例如，具有已知或潜在的抗结核菌疗效的抗菌药物可能会干扰培养的结果。尤其应避免使用与试验治疗方案中包含的药物类别相同的抗菌药物。

1.1.4 可变治疗方案中的新药物

申请人可能希望对以下项目进行评估：通过在根据个体患者病原学的敏感性定制的治疗方案中纳入对个体患者的病原学有效的一种或多种新药，评估是否能缩短治疗的持续时间。包含新药的治疗方案的疗效必须至少不劣于包含广泛建议的且为个体患者定制的治疗方案。试验和对照治疗方案的总体内容应按预先规定的算法进行选择，以在一定程度上限定潜在治疗方案的范围。

该策略为确定适当的非劣效性界值带来了更多困难。由于总体组成不同的短持续时间治疗方案可能存在疗效差异，也为分析带来了很大困难。因此，可能存在以下情况：主要分析符合预设非劣效性界值，但驱动总体结果的是因特定治疗方案中和其他治疗方案的不佳疗效而得出的良好疗效，以及接受更佳治疗方案的患者比例。但是，试验又不具有评估各个治疗方案的疗效的效力。该策略较为复杂，因此本指导原则不作进一步讨论。如申请人考虑采用该策略，应与药品监管机构进行早期沟通。

1.2 疗效更佳的治疗方案中新药物的开发

对于一线药物敏感的肺结核患者，标准或更短持续时间的新治疗方案的疗效不太可能会优于建议标准治疗方案。然而，如非劣效性试验符合主要分析预设的界值，则方案和统计分析计划可预先对优效性检测作出规定。此外，可预先规定对次要终点进行探索（例如，基于至 SCC 时间）为优效性提供证据。

通过将单一新药和安慰剂加入定制的背景治疗方案中证明新药相对于安慰剂的优效性的可行性较小，且该可能性预计会随着更多新药和更有效治疗方案的问世而减小。同时，无法排除包含一种或多种活性极高的新药的新治疗方案（具有标准或更短持续时间）的疗效优于可按个体患者的微生物敏感性组合的治疗方案或外部对照。

如寻求采用该策略，建议按基线病原学中的耐药程度进行分层。应就适当的主要终点与药品监管机构进行沟通。在该患者剩余治疗选项极少的试验情境中，不应在治疗后不足 6 个月时进行试验和对照治疗方案间的主要比较。患者随访必须持续至治疗开始后至少 24 个月，且最好直至试验治疗结束后至少 12 个月。

1.3 有其他潜在获益的新药的开发

申请人可能希望证明，与广泛建议的适当治疗方案相比，包含至少一种新药的固定方案具有更好的安全性特征和 / 或更低的药物间相互作用风险。

如包含新药的治疗方案预期没有治疗持续时间变化或疗效改善，则与适当对照组相比的疗效非劣效性足以支持批准。申请人可考虑尝试基于预设的参数证明包含新药的治疗方案的优异安全性。对有临床重要性的药物间相互作用的评定依据应结合体外数据与临床药理学研究。

2. 直接观察治疗

尽管双盲和双模拟设计是首选设计，特别是对关键性研究，但由于联用多种药物（其中一些药物通过注射给予）的需要，该设计不一定是切合实际的选择。此外，有时从策略角度可能需要按个体患者病原学的敏感性定制治疗方案的组成。

如果申请人认为双盲设计不可行，则必须考虑试验和参比治疗方案的退出人数不均所带来的后果。应采取相应措施尽可能减小失访的人数，特别是在治疗后期的失访。

直接观察治疗方案应解决以下问题：

（1）在随机分配和治疗开始后发现基线培养物呈阴性的患者是否继续参与试验。如基于临床情况以及结核菌的既往记录和敏感性结果或筛选时的快速诊断检测阳性结果，认为这些患者可以继续参与试验，则研究方案和统计分析计划应指出该等患者是否可用于主要分析。

（2）如何处理随机分配和治疗开始后发现对分配的一种或多种药物耐药的病原菌感染患者。这些患者一般需要被剔除出试验。也有一些例外情况存在，包括在某些类型的试验中保留对利福平敏感但对异烟肼耐药的病原菌感染患者。针对该情况的方法应考虑有该敏感性模式（基于当地研究中心数据）的患者的预计纳入总数，以及引入对试验评估的新治疗方案有利的偏倚的可能性。对于退出试验并被转介接受常规当地治疗的患者，方案应详细规定末次给药后安全性随访的适当持续时间。

（3）如何处理治疗期间和治疗后采用基于培养的方法和 / 或非培养方法获得的结果。方案必须适当说明支持主要分析所用结果的方法适当性。基于检测的范围和主要分析的结果纳入标准，应计划开展适当的灵敏度和 / 或次要分析。

（4）对于主要分析得出单一阳性结果但某些既往和所有连续样本呈阴性的患

者，应如何处理。方案也应明确说明，对于阳性结果，是否需要通过额外访视采集另一份样本（基于试验访视时间表和得出阳性结果的时间）。

（5）对于虽然采取了诱导痰液产生的措施但仍无法获得符合要求的呼吸道样本的访视，应如何处置。方案应详细说明在主要分析以及灵敏度和 / 或次要分析中，应如何对该等访视的实验室结果缺失进行计数。

（6）在有或没有非培养检测结果的情况下，主要分析中如何处置在一次或多次访视中获得的受污染的培养物。

四、术语

单耐药结核病（mono-resistant tuberculosis，MR-TB）：结核病患者感染的结核分枝杆菌（mycobacterium tuberculosis，Mtb，简称结核病）经体外药敏试验（drug susceptibility testing，DST）证实对 1 种一线抗结核药物耐药。

多耐药结核病（poly-resistant tuberculosis，PR-TB）：结核病患者感染的 Mtb 经体外 DST 证实对 1 种以上一线抗结核药物耐药（但不包括同时对异烟肼和利福平耐药）。

耐多药结核病（multidrug-resistant tuberculosis，MDR-TB）：结核病患者感染的结核分枝杆菌经体外 DST 证实至少同时对异烟肼和利福平耐药。

准广泛耐药结核病（pre-extensively drug-resistant tuberculosis，Pre- XDR-TB）结核病患者感染的 Mtb 经体外 DST 证实在耐多药的基础上对一种喹诺酮类或一种二线注射类抗结核药物耐药。

广泛耐药结核病（extensively drug-resistant tuberculosis，XDR-TB）：结核病患者感染的结核菌经体外 DST 证实在耐多药的基础上至少同时对一种氟喹诺酮类和一种二线注射类抗结核药物耐药。

利福平耐药结核病（rifampicin-resistant tuberculosis，RR-TB）：结核病患者感染的结核菌经体外 DST 证实对利福平耐药，包括对利福平耐药的上述任何耐药结核病类型：MR-TB、PR-TB、MDR-TB、Pre- XDR-TB、XDR-TB。

参考文献

1. EMEA：Addendum to the note for guidance on evaluation of medicinal products indicated for treatment of bacterial infections to specifically address the clinical development of new agents to treat disease due to Mycobacterium Tuberculosis . 2018 年 2 月 1 日 .

2. CFDA：药物临床试验的一般考虑指导原则 .2017 年 1 月 .

3. CFDA：抗菌药物药代动力学 / 药效学研究技术指导原则 .2017 年 .

4. CFDA：抗菌药物折点研究技术指导原则 .2017 年 .

5. U.S. Department of Health and Human Services，National Institutes of Health，National Cancer Institute. Common Terminology Criteria for Adverse Events（CTCAE）

Version 5.0. November 2017.

6. CFDA：抗菌药物临床试验技术指导原则 . 2015 年 4 月 .

7. World Health Organization：Global Tuberculosis Report，20th edition. 2015 年 .

8. EMEA：AuthorizationforDeltyba（delamanid）to treat multi-drug resistant pulmonary tuberculosis. 2014 年 4 月 28 日 .

9. EMEA：Addendum to the note for guidance on evaluation of medicinal products indicated for treatment of bacterial infections（CPMP/EWP/558/95 REV 2）to address indication-specific clinical data. January 2013.

10. FDA：Guidance For Industry：Pulmonary Tuberculosis：Developing Drugs For Treatment. 2013 年 11 月 .

11. FDA：Approval for Sirturo（bedaquiline）as part of combination therapy to treat adults with multi-drug resistant pulmonary tuberculosis. 2012 年 12 月 28 日 .

12. EMEA：Guideline on the evaluation of medicinal products indicated for treatment of bacterial infections. January 2012.

13. EMEA：Note For Guidance On Evaluation Of Medicinal Products Indicated For Treatment of Bacterial Infections.2010 年 8 月 .

14. CFDA：化学药物临床药代动力学研究技术指导原则 . 2005 年 7 月 .

15. EMEA：Note for Guidance on Evaluation of Medicinal Products Indicated for Treatment of Bacterial Infections. October 2004.

化学药品改良型新药临床试验
技术指导原则

一、前言

改良型新药是在已知活性成分（Active Pharmaceutical Ingredient，API）的基础上，对其结构、剂型、处方工艺、给药途径、适应症等进行优化，具有明显临床优势的药品。与全新靶点和结构的创新药相比，改良型新药具有更多可以借鉴的已知活性成分药品的研究数据，可缩短临床研发的周期。随着制药工业技术的快速发展，改良型新药已成为当前新药研发的热点方向之一。

化学药品改良型新药（以下简称化药改良新药）是重要的改良型新药类型。现行《化学药品注册分类及申报资料要求》明确要求改良型新药应具备明确的临床优势，但目前我国尚无明确的技术指导原则阐述化药改良新药应具备的临床优势，以及如何通过临床试验证明其临床优势。且我国与国外部分监管机构对化药改良新药的临床相关技术要求也存在差异。为进一步明确我国改良新药的临床优势定义、鼓励我国改良新药的临床开发，制定本指导原则。因化药复方制剂与其他化药改良新药的临床开发考虑不同，本指导原则未涵盖复方制剂。

二、背景

改良型新药是对已知活性成分的上市药品进行优化，被改良药品的结合靶点、作用机制、药效学数据、人体药代动力学数据、有效性证据和安全性特征均较为明确。因此，化药改良新药的临床研发可借鉴已上市药品的临床开发经验，立足于明确的临床需求——如现有已上市药品疗效待提高、毒性待改善或给药方式待优化等，进行优化。开展必要的临床试验，通常在临床试验中对临床优势进行概念验证，并最终确证。

本指导原则将阐述化药改良新药的临床优势，以及不同优势的化药改良新药的临床试验设计与评价原则，以期为化药改良新药临床研发提供技术指导和参考。本指导原则适用于拟在境内申报上市许可申请的化学药品改良型新药，包括境外已上市但境内未上市的化学药品改良型药品。

本指导原则仅代表药品监管部门当前的观点和认识，随着科学试验的进展，本指导原则中的相关内容将不断完善与更新。应用本指导原则设计和实施研究时，还请同时参考药物临床试验质量管理规范（Good Clinical Practice，GCP）、国际人用药品注册技术协调会（International Council for Harmonisation of Technical Requirements for Pharmaceuticals for Human Use，ICH）和其他国内已发布的相关指导原则。

三、临床优势考虑

临床优势即患者未被满足的临床需求。在目标适应症中，对比已有的标准治疗，新药或新的治疗手段可显著提高疗效；或在不降低疗效的同时，显著降低当前用药患者的不良反应或用药的相关风险，或显著提高患者用药依从性。化药改良新药的临床优势也遵循上述原则。

化药改良新药的有效性优势可以表现在通过改良已上市药品，在境内已上市药品获批的适应症中提高有效性——如某抗肿瘤化药的改良型新药，通过剂型优化，其客观缓解率（objective response rate，ORR）显著提高并转化为生存获益，认为是明确的疗效优势；或者改良后药品用于境内已上市药品未获批的适应症，与该适应症的标准治疗相比，具有明显的临床获益，如果该适应症尚无标准治疗，通过安慰剂对照等试验确证化药改良新药的临床获益也是明确的疗效优势。

化药改良新药的安全性优势通常是与境内已上市药品对比，在不降低疗效、不增加新的重要安全性风险的前提下，取得了具有临床意义的安全性优势，如某降压药的改良型新药，通过结构修饰后其选择性更好，使得其在未降低血压控制、未增加远期心血管事件的前提下，显著改善了肾脏毒性；如某抗肿瘤化学药，通过改良处方工艺后，由静脉给药改为皮下给药，在不降低疗效的同时，显著改善了静脉给药的严重神经毒性。

化药改良新药依从性方面的优势是指改良后的新药更便于患者使用。例如对于需要长期皮下给药的患者，通过制剂技术的改良，使得人体药代动力学（pharmacokinetics，PK）特征变化，用药方案由原来每天 1~2 次注射改良为每周 1 次注射，显著提高患者用药的依从性。依从性方面的优势，还有诸多利于患者用药的改良方向，需要在立题目的和依据基本确定的研发之初，基于患者的临床需求，与临床专家和药品审评中心共同讨论确定。

四、临床试验设计与评价

提高有效性、改善安全性或依从性是化药改良新药的临床目标。根据目标不同，应分类阐述临床试验设计与评价考虑。化药改良新药可具有上述一种或多种优势，在研发设计中应依据主要优势综合考虑试验设计。

（一）提高有效性

提高有效性是化药改良型新药的重要目标，具有明确的临床意义。以提高现有药物有效性为目的的化药改良新药，其目标适应症应存在明确的提高疗效的临床需求，预期通过优化目标化合物结构（如更高的靶点选择性和更强的抑制活性）和／或优化制剂处方（如特殊制剂）等方式，提高疗效。

以提高疗效为目的化药改良型新药的临床开发通常包含以下两种路径：

1. 与被改良的已上市药品目标适应症相同

当化药改良新药的临床目标为提高已上市药品的有效性时，原则应采用以境内已上市药品为对照、逐步证实优效的临床研发策略。

在开展临床试验前，应当在相对敏感的非临床药效学模型中获得化药改良新药对比已有药品增效的证据，并具有增效的机制解释，如改良后提高了靶点结合力提高疗效、改变了药物 PK 特征和组织分布提高疗效，或改良脱靶毒性、进一步提高剂量后提高疗效等机制。

早期探索性试验中，可参照已上市药品的临床信息考虑化药改良新药的早期临床药理学探索。化药改良新药的用法用量可与已上市药品不同，如用法用量不同，应在早期剂量探索中重点关注用法用量，并探索具有疗效优势的用法用量。考虑历史对照可能存在的不确定性，推荐采用小样本、与已上市药品对照设计的试验探索其疗效优势。

如早期研究显示化药改良新药具有显著的有效性优势，即可考虑在已上市药品所获批的目标适应症中，开展随机、与境内已上市药品阳性对照、优效设计的Ⅲ期确证性试验，以证实疗效的提高。需综合临床优势和风险获益比选择合适的统计分析方法，除非有充足的的理由一般不接受等效或非劣设计。

2. 与被改良的已上市药品目标适应症不同

部分化药改良新药可能具备探索新适应症的潜力。如通过优化结构、剂型或改变给药方式等途径开发新适应症，可借鉴已上市药品的临床试验数据，对结构或靶点已知的毒性进行风险控制，适当简化早期剂量探索试验，进行探索新适应症的概念验证试验时，则应遵照创新药研发的一般规律，逐步递进以证实获益。

（二）改善安全性

改善已上市药品安全性是化药改良新药的重要临床获益之一，在不降低疗效、不增加新的重要安全性风险的前提下，显著改善了具有重要临床意义的安全性风险，最终提高现有治疗的获益风险比。

以改善现有药物安全性为目的的化药改良新药，首先应明确待改善的不良反应的药物相关机制——是与化药活性成分单体的脱靶毒性或某毒性代谢产物相关，与原制剂的组织分布和药代动力学特征相关，还是与处方中的某辅料相关；并在非临床研究中对相关机制进行研究，在临床试验中对安全性优势进行概念验证。以改善安全性为目的的化药改良新药，通常须开展确证性试验，以证实在有效性未降低的情况下，化药改良新药显著降低了重要的安全性风险。

以提高安全性为目的化药改良新药的临床开发通常包含如下两种路径：

1. 优化具有明确不良反应的 API 结构

优化具有明确不良反应的 API 结构时，应在化学药品注册分类中改良型新药的范围内对 API 结构进行优化，不应改变其对疾病治疗的药理药效特征。通常，对于 API 结构进行优化的改良型新药，须按照创新药的研发思路，循序渐进开展临床试验，最终通过确证性试验证实化药改良新药在未降低有效性的前提下，降低了待改良药品的重要风险。

在 API 结构优化的改良型新药的探索性试验中，应分析与待改善不良反应相关的药效学指标或代谢产物等，如某治疗性小分子多靶点激酶抑制剂，通过结构优化，改良其对胰岛素样生长因子受体 1（insulin-like growth factor receptor-1，IGF-1R）的结合活性以降低血糖升高的不良反应，应分析化药改良新药对 IGF-1R 的结合活性，并将血糖作为重要的安全性评价指标；如某化药改良新药预期通过改变代谢位点去除某毒性代谢产物时，应在 PK 分析中关注代谢产物——改构是否去除了目标毒性代谢产物，是否新增了非预期代谢产物，新代谢产物是否具有毒性等。在关注目标安全性的同时，还需考虑是否增加了新的不可接受的不良反应，在替代终点上是否降低了疗效等。

建议依据前期探索性试验的有效性结果考虑确证性试验的总体设计，推荐为随机、双盲、等效 / 非劣、与已上市被改药品对照设计的Ⅲ期确证性试验。主要终点应为能够反映目标适应症中现有治疗临床获益的金标准，或具有明确临床获益预测作用的替代终点，具备严谨的统计假设。应当在有效性等效 / 非劣结论成立的前提下，在拟改进的目标安全性事件上取得具有临床意义的改善。如果优化 API 结构、改善安全性的同时可能达到优效，推荐采用优效设计。根据目标适应症的现有治疗和改良的安全性优势，可以接受有效性为非劣的研究设计。

2. API 结构以外的改良途径

部分化药改良新药可通过 API 结构以外的优化途径改善安全性，如优化处方工艺、改变剂型或用法等方式。此情况较为复杂，须根据不同的情况考虑临床试验设计。

如优化剂型或给药方式，通过改变 API 的药代动力学特征及组织分布，达到提高安全性的目标，通常须开展 PK 比对试验，评价化药改良新药的 PK 特征是否符合预期；之后再开展随机对照临床试验确证 PK 的改善是否具有临床获益。确证性临床试验的设计与评价的考虑原则同优化具有明确不良反应的 API 结构。

部分情况下，通过替换或去除某不良反应明确的辅料的手段，即可达到直接提高安全性的目的，如通过处方优化去除了乙醇，对需接受本品治疗但对乙醇过敏患者具有明确的临床意义。该优化不改变 API 的药代动力学和安全有效性特征，此情况下，申请人可与药品审评中心沟通，讨论是否可以采用非临床研究数据豁免临床试验。

（三）提高依从性

在不影响化药安全有效性的前提下，通过改良提高患者用药的依从性和方便性，也是较为常见的一种改良新药类型。较为常见的情形包括：（1）改变给药途径，如静脉注射剂改为其他剂型以方便患者给药并 / 或能够提高局部药物浓度；（2）普通剂型改为缓控释长效制剂以延长给药间隔，既方便患者用药也可以避免因患者漏服药物引起的临床指标波动；（3）为特定患者人群研发的特殊制剂。

若改良后新药与原药品相比，PK 行为发生了变化，需首先通过 PK 研究，探索合理的剂量与给药间隔，满足预设的临床用药要求，之后再开展随机对照临床试验验证化药改良新药至少在保持不劣于被改药品的有效性和安全性前提下，提高患者用药依从性。

对于避免特定患者用药困难（吞咽困难、逃避用药）等特殊制剂的化药改良新药，针对的用药人群为特定疾病的特殊患者，例如婴幼儿的特殊剂型等，临床获益是明确的，可在设计改良新制剂前，与药品审评中心沟通，根据剂型的特征，制定特定的临床研发要求。

（四）其他

部分化药改良新药可能还存在其他优势，例如精神类药品开发防止药物滥用的特殊处方工艺等。未尽事宜，建议与药品审评中心沟通相关临床研发总体思路和具体临床试验设计关键要素。

五、小结

化药改良新药的研发通常基于已上市的活性成分，具有明确的临床需求和改良方向。相比于创新药，其研发成本低、成功率高，具有重要社会意义。鼓励申请人参照本技术指导原则所提供的临床开发路径，合理有序研发。对于本指导原则尚未涵盖的化药改良型新药的临床优势及试验设计等考虑，鼓励申请人与药品审评中心沟通交流，共同促进化药改良新药的临床研发。

复杂性尿路感染抗菌药物临床试验技术指导原则

一、概述

（一）前言

《抗菌药物临床试验技术指导原则》于 2015 年由原国家食品药品监督管理总局（CFDA）在我国颁布并实施，其对全身用的各种抗菌药临床试验的技术要求进行了全面的阐述，为药品注册申请人和临床试验研究者在整体规划、设计、实施临床试验中提供了技术指导，但未针对各种细菌性感染制定不同临床适应证治疗药物临床试验技术指导。为针对拟用于复杂性尿路感染抗菌药物临床试验提供更加精准的技术指导，解决临床试验中的重点问题，规范其临床试验，保证数据完整性，在遵循《抗菌药物临床试验技术指导原则》基本要求的基础上，制定了《复杂性尿路感染抗菌药物研发临床试验技术指导原则》，为注册申请人、临床试验研究者在规划、设计、实施临床试验中提供技术指导。

（二）目的及适用范围

本指导原则适用于在细菌所致的复杂性尿路感染（包括急性肾盂肾炎）（complicated urinary tract infection，cUTI）患者人群中开展的治疗用抗菌药物临床试验。

本指导原则适用于全身给药（口服或静脉给药）的抗菌药物的临床试验，包括作为单药使用的抗菌药物，也包括与其他活性药物联合使用的抗菌药物。

本指导原则并不具有强制性，而仅作为技术层面的建议和推荐，供申办者及研究者参考。

（三）临床试验前提

研发药物已经完成基本的药学研究，制备工艺、稳定性研究、质量控制等基本符合开展临床试验的基本要求。

研发药物已经完成基本的药理毒理学研究，包括基本的毒理及毒代研究，且体外药效学和动物体内药效学数据足够，能基本阐明研究药物的抗菌作用特点，如抗菌谱、作用机制、抗菌活性（抑菌及杀菌活性）、抗生素后效应、耐药性及其形成机制等，特别是对 cUTI 的常见病原微生物的作用特点。

此外，研发药物已经完成基本的非临床药代动力学 / 药效学研究，能够通过体外药效学研究、体外 PK/PD 研究和感染动物 PD 研究以及感染动物 PK/PD 研究初步阐明研究药物的药效学特征，确定研究药物 PK/PD 特性属浓度依赖性抑或时间依赖性、PK/PD 指数和非临床 PK/PD 靶值。同时，也已经完成基本的流行病学界值（Epidemiological Cutoff, Ecoff）、非临床 PK/PD 界值（体外 PK/PD 及动物 PK/PD 界值）研究。

研发药物的申请人已经获得国家药品监管机构同意开展临床试验的许可，并在临床试验机构内组织实施临床试验。

二、临床试验规划和方案

（一）总则

1. 复杂性尿路感染定义

复杂性尿路感染是指以白细胞尿和经尿培养证实有微生物病原为特征的临床综合征，其伴有局部或全身症状及体征，包括发热（口腔或鼓室温度 >38℃）、寒战、全身不适、胁腹痛、背痛和 / 或肋脊角疼痛或触痛，同时存在尿路功能或解剖结构异常、导尿管置入或免疫力低下等复杂因素。通常具有下列复杂因素一项或一项以上者增长了复杂性尿路感染发病的危险性：①留置导尿管；②排空后残余尿 ≥ 100ml（神经源性膀胱）；③尿路梗阻（肾石症、纤维化）；④既往的原发性或继发性肾病所致氮质血症；⑤尿潴留，包括良性前列腺肥大引起的尿潴留。

肾盂肾炎者诊断定义同复杂性尿路感染，但可伴有或不伴有复杂因素。

2. 目标病原菌

复杂性尿路感染的病原菌主要为肠球菌、变形杆菌、克雷伯杆菌、铜绿假单胞菌等。

3. 目标人群

临床试验人群为复杂性尿路感染，包括肾盂肾炎患者（约占试验人群的 ≥ 30%），其具有前文所述复杂性尿路感染临床表现，且可自抗菌治疗中获益者。

4. 有效性评估

临床适应证为 cUTI 的临床试验，可采用非劣效试验设计评估其有效性；如为优效性试验设计，则仅在采用活性药物作对照时可被接受。

对 cUTI 治疗药物有效性评估建议以临床和微生物学应答结果作为主要疗效终

点在固定时间点进行评估。一般设定在完成研究药物治疗后至少 5 天（治愈检验）时进行主要疗效评估。临床症状缓解及基线病原菌被清除（定义为尿培养基线病原菌 <10³CFU/ml）者，视作为临床和微生物学应答（成功）；临床症状未缓解或进展，尿培养基线病原菌 ≥ 10³CFU/ml 者为临床和微生物学失败。

对于有静脉制剂又有口服制剂的研究药物，可采用初始静脉给药，继以口服给药的序贯治疗，完成抗菌药物治疗的总疗程至少 7 天。前提是经过对静脉和口服制剂的药代动力学进行的充分评估，确保药物暴露量的可比性以制定合适的给药方案。

对于仅有静脉注射剂的研究药物可全程静脉输注给药，也可治初静脉给药，继而转为口服给药（需为监管机构批准的口服药）以完成全疗程。静脉给药在转口服前应维持约 5 天，以对静脉注射剂的安全性和有效性进行评估。cUTI 主要症状的持续缓解和微生物学清除情况应在随机后固定点进行评估。例如研究药物静脉给药 5 天后转口服给药 2 天，总疗程共 7 天，在随机后 14 天，即完成药物治疗后 7 天评估治疗反应。在非劣效（或优效）设计的静脉用研究药物临床试验中应在两个终点进行评估：①研究药物静脉给药约 5 天时作为主要疗效终点评估；②在完成研究药物静脉给药以及口服抗菌药总疗程后增加观察期作疗效评估。此评估时间点按随机后时间计。

5. 安全性评估

在临床试验过程中应收集所有不良事件信息及安全性实验室数据，无论患者是否在使用药物，均应在每次访视时予以评估，所有不良事件需随访至消失或稳定或缓解。

研发药物的安全性数据主要来源于 cUTI 临床试验，但在其他临床适应证的临床试验中，如使用药物剂量和疗程相同或更高时，其安全性数据亦可纳入总体安全性数据库以支持 cUTI 临床试验的安全性评估。

6. 药代动力学／药效学研究

药代动力学／药效学（pharmacokinetics/pharmacodynamics，PK/PD）研究始于非临床研究阶段，在此阶段通过体外药效学研究、体外 PK/PD 研究和感染动物 PD 研究以及感染动物 PK/PD 研究阐明研究药物的药效学特征，确定研究药物 PK/PD 特性属浓度依赖性抑或时间依赖性、PK/PD 指数和非临床 PK/PD 靶值。

在临床试验阶段，需要在临床研究早期，即 I 期临床试验中设计药代动力学方案时，除血药浓度测定外，尚应包括研究药物尿排出测定，需对研究药物在尿液中是否可达到有效药物浓度进行评估。由于 cUTI 可累及肾实质和伴有菌血症，因此测定血药浓度同等重要。基于血、尿药物浓度与药物对目标病原菌最低抑菌浓度（MIC）的相关性分析的 PK/PD 特征可用于研究药物给药方案中剂量和给药间期的选择。此外由于肾功能减退时可能影响药物浓度，在临床研究早期就应评估肾功能减退对血、尿药物浓度的影响。此后，综合非临床 PK/PD 研究和 I 期临床试验 PK 研究结果确定 II 期临床试验适宜的给药剂量与给药方案。推荐在进行 II 期剂量探索研究时，也应包括血、尿药物浓度测定，以探索药物暴露量与安全性和疗效之间的关系。

在 II 期和 III 期临床试验中应考虑开展群体药代动力学（Population Pharmacokinetics，PPK）研究，建立 PPK 模型，定量描述研究药物在患者体内 PK 特点，以及患者个体间存在的 PK 差异，确定主要影响 PK 的生理或者病理因素。回顾性分析患者体内药物暴露量与所观察到的临床疗效和微生物疗效之间以及与药物相关不良事件的定量关系，从而为不同患者群体（如老年人、肝肾功能减退者）给药方案的制定提供依据。

7. 药物敏感试验折点

目标病原菌对抗菌药物敏感试验折点（Antibacterial Susceptibility Testing Breakpoints）研究始于非临床研究阶段，在临床试验阶段，需根据抗菌药物折点研究的需要，在综合前期非临床研究的基础上，主要研究为从确证性 III 期临床试验中获取临床 PK/PD 靶值，如尚不能获得该靶值时，则可采用先前建立的动物 PK/PD 靶值及体外 PK/PD 靶值作为初步的 PK/PD 界值。在上市后临床研究中继续累积资料以获取该药的敏感性折点，并酌情根据细菌耐药性变迁进行更新。具体药物敏感试验折点的制定可参见《抗菌药物折点研究技术指导原则》。

8. 批准后的药物敏感性和耐药性研究

在研究药物获批上市后初 3~5 年应对细菌耐药性进行监测，如在此期间出现耐药菌，则需继续延长监测时间。对在监测中发现的最低抑菌浓度（MIC）超过药敏折点或流行病学界值细菌的耐药性、耐药模式和耐药机制进行跟踪研究。

（二）临床试验方案

1. 试验设计

cUTI 试验设计应为随机、双盲、阳性药物对照的多中心临床试验，非劣效或优效设计，本适应证不宜进行安慰剂对照试验，除非是加载（add-on）优效设计，即两组患者在接受标准抗菌治疗基础上，分别接受试验药或安慰剂。如果有充足的理由该试验需单盲或开放设计，申办者应与监管机构讨论其潜在的偏倚以及这些偏倚如何处理。

2. 试验人群

试验人群为临床诊断复杂性尿路感染的 18 岁及以上患者，其中至少有 30% 的患者为肾盂肾炎。

在临床试验早期，儿童、妊娠期及哺乳期妇女不作为受试人群，65 岁以上老年患者应占一定比例。

3. 入选标准和排除标准

3.1　复杂性尿路感染

3.1.1　入选标准

（1）具有尿路功能或解剖异常等复杂因素至少一项（参见复杂性尿路感染定义）。

（2）具有下列症状或体征中的至少 2 项：

- 畏寒、寒战或发热（口腔温度 >38℃）
- 胁腹痛或下腹痛
- 恶心或呕吐
- 尿频、尿急、尿痛或排尿困难
- 肋脊角触痛或肾区叩痛

（3）尿液检查显示白细胞尿，即非离心尿液检查白细胞 ≥ 10/ml、尿沉渣镜检白细胞 >5/HP 或试纸条测定白细胞酯酶阳性。

3.1.2　排除标准

（1）在入组前 72 小时内接受过有效抗菌药治疗 >24 小时者。

（2）同时使用非研究抗菌药治疗，此将对复杂性尿路感染患者结局评价有潜在影响者。

（3）怀疑或证实有前列腺炎的患者。

（4）肾移植患者。

（5）回肠襻患者。

（6）在临床试验期间有可能继续接受抗菌药预防性治疗者，如膀胱 – 输尿管反流患者。

（7）任何近期的骨盆或尿路创伤。

（8）单纯性尿路感染患者。

3.2　急性肾盂肾炎

入选及排除标准同复杂性尿路感染，但可不伴有尿路功能或解剖异常等复杂因素。

4. 临床微生物学评估

在接受临床试验药物治疗之前，所有患者都应留取清洁中段尿液标本进行培养和体外抗菌药物敏感性试验。有留置导尿管的患者应在放置新导管后采集尿液样本，如果留置导管不能被移除，可以通过对收集尿液的导管端口进行消毒后采取无菌技术留取尿培养标本。

尿液标本的微生物学检测应进行尿液显微镜下革兰染色涂片或试纸条检测白细胞脂酶、亚硝酸盐或过氧化氢检测。尿液培养应遵循标准化微生物学实验室操作规程进行。申办者应描述尿液收集及培养方法，并提供给临床试验各中心的微生物学实验室对培养结果最终报告的解读标准。一般而言，清洁中段尿培养结果为单一细菌纯培养，菌量 $\geq 10^5$ CFU/ml 者，应视作为真正的病原菌，经研究药物治疗后，尿培养结果细菌未生长或细菌生长菌量 $<10^3$ CFU/ml 者应视作为微生物学成功。对试验中的临床分离菌应采用标准化方法进行研究药物和推荐用于 cUTI 的其他抗菌药物的体外药物敏感性测定。

推荐在开始研究药物治疗前分别在两个不同部位无菌静脉穿刺留取血培养标本，培养获病原菌者亦需进行体外药物敏感性测定。

5. 特殊人群

该临床试验受试人群应包括男、女两种性别以及老年患者。对于肾功能减退和肝功能减退患者，如已在上述人群中进行了研究药物的药代动力学研究并确定了适宜的给药方案，则也可在Ⅱ、Ⅲ期临床试验中入选肾或肝功能减退患者。如果有意向在儿童中实施 cUTI 临床试验，则应与监管机构先期讨论研发计划。

6. 药代动力学 / 药效学评价

在Ⅰ期临床试验中设计药代动力学方案时，除血药浓度测定外，尚应包括研究药物尿排出测定，需对研究药物在尿液中是否可达到有效药物浓度进行评估，即测定尿液浓度是否足以达到或超过对目标病原菌 MIC_{90} 值的水平，并可维持一定的时间，结合药效学资料分析研究药物尿药浓度是否可以达到杀菌水平，此为制定给药方案的重要依据。由于 cUTI 可累及肾实质和伴有菌血症，因此测定血药浓度同等重要。基于血、尿药物浓度与药物对目标病原菌最低抑菌浓度（MIC）的相关性分析的 PK/PD 特征可用于研究药物给药方案中剂量和给药间期的选择。此外由于肾功能减退时可能影响药物浓度，在临床研究早期就应评估肾功能减退对血、尿药物浓度的影响。

此后，综合非临床 PK/PD 研究和Ⅰ期临床试验 PK 研究结果确定Ⅱ期临床试验适宜的给药剂量与给药方案。在推荐进行Ⅱ期剂量探索研究时，也应包括血、尿药物浓度测定，以探索药物暴露量与安全性和疗效之间的关系。

根据剂量－反应试验设计，在Ⅱ、Ⅲ期 cUTI 临床试验中应考虑开展群体药代动力学研究，通过测定患者血药浓度（稀疏采样法），以评估患者个体的药物暴露情况，构建 PPK 模型，回顾性分析在感染患者接受不同给药剂量时药物暴露量－反应，以评价药物暴露量与所观察到的临床疗效及微生物疗效之间的相关性，并应探索药物暴露量与药物相关不良事件之间的相关性，以确定不同的给药方案和在不同生理（如老年人）和病理情况下（肝、肾功能减退）患者人群中可能出现的风险。

有关研究药物在 cUTI 患者中Ⅱ期和Ⅲ期 PPK 及 PK/PD 研究设计、分析及结果评价可参见《抗菌药物药代动力学 / 药效学研究技术指导原则》中相关章节。

7. 剂量选择和剂型

为确定Ⅲ期临床试验的药物剂量，申办者应整合临床前毒理学研究、体外动物研究、动物感染模型、药代动力学、Ⅰ期临床试验的安全性和耐受性信息，以及来自剂量探索的Ⅱ期临床试验的安全性和有效性信息。对动物试验中组织穿透性的评估以及Ⅰ期和Ⅱ期临床试验中是否能够达到足够的血液和尿液药物浓度作为剂量选择的支持依据，所选剂量可以达到足以发挥抗菌和临床效应的药物浓度。另外，应在开始Ⅲ期临床试验之前评估药物在特定人群（例如，肝、肾功能减退患者）中的药代动力学，以确定是否需要调整剂量。这种评估可能有助于避免将这些患者排除在Ⅲ期临床试验之外。

cUTI 临床试验抗菌药物治疗通常先予静脉给药，继以口服给药，完成抗菌药物治疗的整个过程至少 7 天。对于同时有静脉和口服制剂的药物，可以在试验期间从静脉给药转为口服给药，前提是基于对静脉和口服制剂的药代动力学的充分评估，已确定了合适的给药方案。

对于只有静脉制剂的药物，可从试验药物转换为其他的口服药物，但静脉给药至少 5 天（4~6 天），以评估静脉制剂在治疗 cUTI 的安全性和有效性，转口服药物后至少完成 7 天的总疗程。

8. 对照药选择

临床试验中的活性对照药应选择已获得国家监管机构批准的临床用于复杂性尿路感染和 / 或肾盂肾炎的治疗药物。

9. 合并用药

在研究期间不允许合并使用抗菌谱覆盖 cUTI 目标病原菌的其他抗菌药，直至判断为治愈访视为止。对合并使用其他抗菌药的患者，依据其使用情况及使用时间不纳入有效性评估人群或视作治疗无效。

在研究期间不应合并使用可能影响在研药物消除与代谢的其他药物。

在研究期间可以合并使用不会影响研究药物抗菌活性的对症治疗药物，并应详细注明用药情况。

10. 有效性评估

10.1 疗效评估标准

（1）临床疗效

临床应答（成功）：在治疗结束后访视（TOC）时入组时呈现的 cUTI 或肾盂

肾炎的症状体征缓解或消失，或恢复至感染前状态，无新的症状出现，尿液脓细胞和其他非微生物学实验室检查指标恢复正常。

临床失败：在接受研究药物治疗后，患者 cUTI 或肾盂肾炎的症状体征未缓解或有新的症状出现，尿液脓细胞和其他非微生物学实验室检查指标仍异常。

不确定：因缺少数据，无法确定临床成功或失败。

（2）微生物学疗效

微生物学成功：在治疗结束后访视（TOC）时入组时尿培养病原菌（基线病原菌）被清除或菌量减少至 <10^{3}CFU/ml。

微生物学失败：在治疗期间或治疗完成后的任一时间尿培养基线病原菌生长≥10^{3}CFU/ml。

不确定：因缺少尿培养结果，无法确定其疗效。

（3）综合疗效

综合疗效在尿培养获病原菌的患者中进行评估，评价时间点在治疗结束后访视时。

临床和微生物学应答（成功）：临床应答和微生物学成功

临床和微生物学失败：临床失败和 / 或微生物学失败，或患者死亡。

不确定：临床疗效和微生物学疗效中任一项为不确定或两者均为不确定者。

10.2　疗效终点

（1）主要疗效终点

cUTI 治疗药物有效性评估的主要疗效终点为临床和微生物学应答结果，在完成研究药物治疗后至少 5 天（治愈检验）时进行评估。

一般而言，对 cUTI 研究药物治愈检验（TOC）疗效评估是在完成抗菌药物治疗后经过一段时间观察期后方可进行，此观察期应至少 5 天。

对于仅有静脉制剂的研究药物，在转为口服抗菌药物前静脉给药需维持约 5 天（4~6 天），然后口服给药完成总疗程。在转为口服药物前应对静脉用药的安全性和有效性给予恰当的评估。在完成静脉继以口服给药总疗程后的一个固定时间点（以随机后计时间）观察 cUTI 主要症状的缓解和微生物学成功的疗效是否继续维持，此观察点在随机后约 14 天，即完成总疗程至少 7 天(静脉给药 5 天＋口服给药 2 天)后，再观察 7 天。因此仅有静脉注射剂的研究药物初静脉给药继以口服另一抗菌药者，应在两个终点评估以证实非劣效（或优效）成功：①静脉给药后约 5 天作为主要疗效终点；②在随机后的固定时间点评估，包括静脉及口服给药总疗程加完成治疗后观察期。

（2）次要终点

在随机后 21 ~ 28 天评估 cUTI 症状是否持续缓解以及微生物学是否保持成功，此作为次要终点；在每个固定时间点将临床结果和微生物学结果分别进行的评估也应作为次要终点。

11. 安全性评估

可参见原国家食品药品监督管理总局颁布的《抗菌药物临床试验技术指导原则》中的相关内容，或美国卫生及公共服务部、国立卫生研究院、国家癌症研究所颁布的常见不良事件评价标准（Common Terminology Criteria for Adverse Events，CTCAE）中相关内容进行安全性评估。

12. 试验访视及评价时间

12.1 入组访视

在入组访视时收集基线人口统计学和临床信息，包括临床症状和体征，微生物学标本检测（革兰染色、尿培养、血培养）和其他实验室检查。

12.2 治疗中和治疗结束时访视

在治疗过程中或治疗结束时至少访视一次，在固定时间点对患者的临床征象、为安全性所做的实验室检测结果进行评估。如果研究药物使用有可能需要超过方案规定的持续时间，那么治疗时间的客观标准应在方案中预先说明。在治程中如为静脉用药转为口服者，则需留取尿标本进行显微镜检及尿培养并观察临床症状。

12.3 治疗结束后访视

此次访视为治疗反应终点评估，以随机后固定时间点计，此包括抗菌药治疗总疗程加完成抗菌药治疗后至少 5 天观察期（例如，固定时间点为随机后约 14 天），通过对患者病史询问和体检对临床症状和体征（包括生命体征）进行评估。并留取尿液标本用于显微镜检查和培养。治疗后随访评估约在随机后 21~28 天，此次访视是临床应答是否持续的评估。

13. 统计学

在试验开始前，申办者应制定详细的统计分析计划，明确试验假设和统计分析方法与分析策略。主要疗效指标一般基于治疗的反应计算出有效率，并对组间有效率进行统计学比较以获得结论。

13.1 分析人群

（1）安全性分析人群：临床试验期间至少接受过一剂研究药物的患者。

（2）意向治疗（ITT）人群：接受随机分组的所有患者。

（3）改良的意向治疗（mITT）人群：在 ITT 人群中，符合 cUTI 诊断标准，且至少用药一次并有临床疗效评估的患者。

（4）微生物学意向治疗（micro-ITT）人群：在 ITT 人群中，基线标本经标准培养方法分离获 cUTI 病原菌，且研究药物对其具有抗菌活性的所有患者。

（5）微生物学改良的意向治疗（m-mITT）人群：在 mITT 人群中，至少获一株基线病原菌的患者。

（6）临床可评价（CE）或符合方案（PP）人群：在 mITT 人群中，遵循试验方案主要组成部分完成试验的受试者。

（7）微生物学可评价（ME）人群：在 m-mITT 人群中，遵循试验方案主要组成部分的完成试验的受试者。

13.2　非劣效界值

如果有可靠的、可重复的证据证明对照药物的有效性，则可采用非劣效试验设计确证试验药物的有效性。对 cUTI 试验而言，不大于 10% 的非劣效性界值已被临床普遍认可。如申办者提出 >10% 的非劣效界值，应与监管机构讨论，获得同意后方可开展试验。

13.3　样本量

抗菌药物临床试验往往都采用阳性对照的非劣效设计，采用 1∶1 随机分组可以提高功效。非劣效性界值一般取为 $\delta=10\%$，一般可以假定试验药和对照药的临床成功率相同，记为 π。单侧 $\alpha=0.025$，相应的正态分布界值 $Z_{0.025}=1.96$，统计功效 Power=$1-\beta$，相应的正态分布界值为 $Z_{1-\beta}$，则 micro-ITT 人群的每组样本量估计如下：

$$n = \frac{2\left(Z_{\alpha}+Z_{1-\beta}\right)^2 \pi\left(1-\pi\right)}{\delta^2}$$

例如：对照组在 micro-ITT 人群的临床成功率为 80%，假定试验组的预期临床有效率与对照组的相同，取单侧 $\alpha=0.025$，检验效能 85%，对应的正态分布界值 $Z_{0.85}=1.04$，非劣效界值为 10%，将上述参数代入上述公式，micro-ITT 人群的样本量为每组 288 例患者。假如有 80% 的患者入组后能培养出细菌病原体，据此每组应随机入组约 288/0.8=360 例，合计 720 例患者。如果病原体培养率低于 80%，则要相应的扩大样本量。

对于优效性试验，抗生素临床试验一般采用加载设计：对照组为阳性对照药 + 安慰剂，试验组为阳性对照药 + 试验药，采用 1∶1 随机分组可以提高功效。假定试验组的临床成功率为 π_1，对照组的临床成功率为 π_2，记 $\pi_0 = \frac{\pi_1+\pi_2}{2}$。双侧 $\alpha=0.05$，相应的正态分布界值 $Z_{0.05/2}=1.96$，统计功效 Power=$1-\beta$，相应的正态分布界值为 $Z_{1-\beta}$，则 micro-ITT 人群的每组样本量估计如下：

$$n = \frac{[Z_{0.05/2}\sqrt{2\pi_0(1-\pi_0)} + Z_{1-\beta}\sqrt{\pi_1(1-\pi_1)+\pi_2(1-\pi_2)}]^2}{(\pi_1-\pi_2)^2}$$

例如：采用优效性试验（常用安慰剂加载对照），假定 micro-ITT 人群的临床成功率试验组为 80%，对照组为 65%，采用 1∶1 随机分组，取双侧 $\alpha=0.05$，检验效能 85%，对应的正态分布界值 $Z_{0.85}=1.04$，将对应的参数代入上述公式中，

micro-ITT 人群的样本量为每组 158 例名患者，假如有 80% 的受试者入组后能培养出细菌病原体，据此每组应随机入组约 158/0.8=198 例，合计 396 例患者。如果病原体培养率低于 80%，则要相应的扩大样本量。

14. 说明书

药品说明书中〔适应证〕〔用法用量〕〔不良反应〕等各项内容撰写均基于临床试验结果。以说明书中的适应证为例，在 cUTI 适应证中需列出由何种病原菌所致者，可列入适应证的细菌种类必须是 cUTI 的目标病原菌，其所致感染临床疗效为治愈和微生物学疗效为细菌清除。有关说明书撰写详见《抗菌药物说明书技术指导原则》中相关内容。

主要参考文献

1. 国家食品药品监督管理局：抗菌药物临床试验技术指导原则 . 2015 年 .

2. U.S. Department of Health and Human Services，Food and Drug Administration，Center for Drug Evaluation and Research（CDER）. Guidance For Industry：Complicated Urinary Tract Infections：Developing Drugs for Treatment. June 2018.

3. European association of urology. G. Bonkat（Chair），R. R. Bartoletti，F. Bruyère，T. Cai，S. E. Geerlings，B. Köves，S. Schubert，F. Wagenlehner Guidelines Associates：T. Mezei，A. Pilatz，B. Pradere，R. Veeratterapilla. Guideline of urological infection. 2019.

4. European Medicine Agency，Committee for Medicinal Products for Human Use（CHMP）：Guideline on the evaluation of medicinal products indicated for treatment of bacterial infections. January 2012.

5. European Medicine Agency，Committee for Medicinal Products for Human Use（CHMP）：Addendum to the note for guidance on evaluation of medicinal products indicated for treatment of bacterial infections（CPMP/EWP/558/95 REV 2）to address indication-specific clinical data. January 2013.

6. U.S. Department of Health and Human Services，Food and Drug Administration，Center for Drug Evaluation and Research（CDER）. Guidance for Industry：Evaluating Clinical Studies of Antimicrobials in the Division of Anti-infective Drugs Products. February 1997.

7. European Medicine Agency，Committee for Medicinal Products for Human Use（CHMP）. Note For Guidance on Evaluation of Medicinal Products Indicated for Treatment of Bacterial Infections. October 2004.

8. 国家食品药品监督管理局：抗菌药物药代动力学 / 药效学研究技术指导原则 . 2017.

9. 国家食品药品监督管理局：抗菌药物折点研究技术指导原则 .2017.

10. 国家食品药品监督管理局：抗菌药物说明书撰写技术指导原则 .2018.

11. U.S. Department of Health and Human Services，National Institutes of Health，National Cancer Institute. Common Terminology Criteria for Adverse Events（CTCAE）Version 5.0. November 2017.

12. 夏结来，中国临床试验统计学组工作小组 . 非劣效临床试验的统计学考虑 . 中国卫生统计 .2012, 29（2）：270-274.

13. 李湘燕，郑波，刘玉村 .2012 年中国女性尿路感染细菌分布及耐药情况 . 中国临床药理学杂志，2015，31（11）：1014-1021.

14. 郑波，吕媛 . 卫生部全国细菌耐药监测网 2010 年男性尿标本细菌耐药监测 . 中国临床药理学杂志，2011，27（12）：905-912.

15. 尿路感染诊断与治疗中国专家共识（2015 版）—复杂性尿路感染 . 中华泌尿外科杂志，2015，36（4）：241-244.

单纯性尿路感染抗菌药物临床试验技术
指导原则

一、概述

（一）前言

《抗菌药物临床试验技术指导原则》于 2015 年由原国家食品药品监督管理总局（CFDA）在我国颁布并实施，其对全身用的各种抗菌药临床试验的技术要求进行了全面的阐述，为药品注册申请人和临床试验研究者在整体规划、设计、实施临床试验中提供了技术指导，但未针对各种细菌性感染制定不同临床适应证治疗药物临床试验技术指导。为针对拟用于单纯性尿路感染抗菌药物临床试验提供更加精准的技术指导，解决临床试验中的重点问题，规范其临床试验，保证数据完整性，在遵循《抗菌药物临床试验技术指导原则》基本要求的基础上，制定了《单纯性尿路感染抗菌药物研发临床试验技术指导原则》，为注册申请人、临床试验研究者在规划、设计、实施临床试验中提供技术指导。

（二）目的及适用范围

本指导原则适用于在细菌所致的单纯性尿路感染（uncomplicated urinary tract infection，uUTI）患者人群中开展的治疗用抗菌药物临床试验。

本指导原则适用于全身给药（口服或静脉给药）的抗菌药物的临床试验，包括作为单药使用的抗菌药物，也包括与其他活性药物联合使用的抗菌药物。

本指导原则并不具有强制性，而仅作为技术层面的建议和推荐，供申办者及研究者参考。

（三）临床试验前提

研发药物已经完成基本的药学研究，制备工艺、稳定性研究、质量控制等基本符合开展临床试验的基本要求。

研发药物已经完成基本的药理毒理学研究，包括基本的毒理及毒代研究，且体外药效学和动物体内药效学数据足够，能基本阐明研究药物的抗菌作用特点，如抗菌谱、作用机制、抗菌活性（抑菌及杀菌活性）、抗生素后效应、耐药性及其形成机制，等等，特别是对 uUTI 的常见病原微生物的作用特点。

此外，研发药物已经完成基本的非临床药代动力学/药效学研究，能够通过体外药效学研究、体外 PK/PD 研究和感染动物 PD 研究以及感染动物 PK/PD 研究初步阐明研究药物的药效学特征，确定研究药物 PK/PD 特性属浓度依赖性抑或时间依赖性、PK/PD 指数和非临床 PK/PD 靶值。同时，也已经完成基本的流行病学界值（Epidemiological Cutoff, Ecoff）、非临床 PK/PD 界值（体外 PK/PD 及动物 PK/PD 界值）研究。

研发药物的申请人已经获得国家药品监管机构同意开展临床试验的许可，并在临床试验机构内组织实施临床试验。

二、临床试验规划和方案

（一）总则

1. 单纯性尿路感染定义

单纯性尿路感染是一种以白细胞尿和经尿培养证实的菌尿为特征的临床综合征，伴有下腹部不适、尿频、尿急、尿痛等尿路刺激症状，部分患者可以有排尿困难。单纯性尿路感染也称急性膀胱炎，其发生于泌尿道解剖正常和不伴有全身症状或体征，如体温 >38℃或肋脊角疼痛的女性患者。

2. 目标病原菌

单纯性尿路感染的病原菌主要为大肠埃希菌，少数为奇异变形杆菌、腐生葡萄球菌等。

3. 目标人群

临床试验人群为单纯性尿路感染，包括泌尿道解剖正常的女性，其具有前文所述单纯性尿路感染临床表现，且预期可自抗菌治疗中获益者。

4. 有效性评估

临床适应证为 uUTI 的临床试验，可采用非劣效试验设计评估其有效性；如为优效性试验设计，则仅在采用活性药物作对照时可被接受。如果采用延迟治疗的安慰剂对照设计（treatment-delay placebo-controlled trial），事先必须与监管机构沟通，获得同意后方可开展试验。

对 uUTI 治疗药物有效性评估以临床和微生物学应答结果作为主要疗效指标，在固定时间点进行评估。该时间点可设定为完成研究药物治疗后 5~9 天（至少 5 天）。临床症状缓解及基线病原菌被清除（定义为尿培养基线病原菌 <10^3CFU/ml），视为临床和微生物学应答（成功）；临床症状未缓解或进展，尿培养基线病原菌 ≥

$10^3CFU/ml$ 者为临床和微生物学失败。

5. 安全性评估

在临床试验过程中应收集所有不良事件信息及安全性实验室数据，无论患者是否在使用药物，均应在每次访视时予以评估，所有不良事件需随访至消失或稳定或缓解。

研发药物的安全性数据主要来源于 uUTI 临床试验，但在其他临床适应证的临床试验中，如使用药物剂量和疗程相同或更高时，其安全性数据亦可纳入总体安全性数据库以支持 uUTI 临床试验的安全性评估。

6. 药代动力学 / 药效学研究

药代动力学 / 药效学（pharmacokinetics/pharmacodynamics，PK/PD）研究始于非临床研究阶段，在此阶段通过体外药效学研究、体外 PK/PD 研究和感染动物 PD 研究以及感染动物 PK/PD 研究阐明研究药物的药效学特征，确定研究药物 PK/PD 特性属浓度依赖性抑或时间依赖性、PK/PD 指数和非临床 PK/PD 靶值。

在临床试验阶段，需要在临床研究早期，即 I 期临床试验中设计药代动力学方案时，除血药浓度测定外，尚应包括研究药物尿排出测定，需对研究药物在尿液中是否可达到有效药物浓度进行评估。此后，综合非临床 PK/PD 研究和 I 期临床试验 PK 研究结果确定 II 期临床试验适宜的给药剂量与给药方案。在推荐进行 II 期剂量探索研究时，也应包括血、尿药物浓度测定，以探索药物暴露量与安全性和疗效之间的关系。

在 II 期 和 III 期 临 床 试 验 中 应 考 虑 开 展 群 体 药 代 动 力 学（Population Pharmacokinetics，PPK）研究，建立 PPK 模型，定量描述研究药物在患者体内 PK 特点，以及患者个体间存在的 PK 差异，确定主要影响 PK 的生理或者病理因素。回顾性分析患者体内药物暴露量与所观察到的临床疗效和微生物疗效之间，以及与药物相关不良事件的定量关系，从而为不同患者群体（如老年人、肝肾功能减退者）给药方案的制定提供依据。

7. 药物敏感试验折点

目标致病菌对抗菌药物敏感试验折点（Antibacterial Susceptibility Testing Breakpoints）研究始于非临床研究阶段，在临床试验阶段，需根据抗菌药物折点研究的需要，在综合前期非临床研究的基础上，主要研究为从确证性 III 期临床试验中获取临床 PK/PD 靶值，如尚不能获得该靶值时，则可采用先前建立的动物 PK/PD 靶值及体外 PK/PD 靶值作为初步的 PK/PD 界值。在上市后临床研究中继续累积资料以获取该药的敏感性折点，并酌情根据细菌耐药性变迁进行更新。具体药物敏感试验折点的制定可参见《抗菌药物折点研究技术指导原则》。

8. 批准后的药物敏感性和耐药性研究

在研究药物获批上市后初 3~5 年应对细菌耐药性进行监测，如在此期间出现耐药菌，则需继续延长监测时间。对在监测中发现的最低抑菌浓度（MIC）超过药敏折点或流行病学界值细菌的耐药性、耐药模式和耐药机制进行跟踪研究。

（二）临床试验方案

1. 试验设计

uUTI 试验设计应为随机、双盲、阳性药物对照，非劣效或优效设计。本适应证不宜进行安慰剂对照试验，除非是加载（add-on）优效设计，或延迟治疗的安慰剂对照设计。前者为两组患者在接受标准抗菌治疗基础上，分别接受试验药或安慰剂。后者在采用安慰剂为对照的设计人群选择时要做充分的伦理学评估，要设置详细可操作的治疗无效（lost of effect）的早期脱离标准（early escape criteria）和无效脱离后的延迟治疗（treatment-delay）方案，以充分保护受试者的权益。

2. 试验人群

试验人群为临床诊断单纯性尿路感染的 18 岁及以上女性患者。

在临床试验早期，儿童、妊娠期及哺乳期妇女不作为受试人群，65 岁以上老年患者可占一定比例。

3. 入选标准

（1）年龄 18 周岁及以上的女性。

（2）尿液检查显示白细胞尿，即非离心尿液检查白细胞 >10 个 /ml、尿沉渣镜检白细胞 >5/HP 或试纸条测定白细胞脂酶阳性。

（3）在进入研究前 72 小时内，出现下列症状或体征中的至少 2 项：排尿困难、尿频、尿急、耻骨上疼痛。

（4）在进入本研究前 48 小时内可留取清洁中段尿培养标本者，尿培养结果细菌菌量 ≥ 10^5CFU/ml 者，则定义为菌尿。

4. 排除标准

（1）有全身感染征象，如体温 >38℃、寒战等临床表现提示为复杂性尿路感染者。

（2）患者存在易诱发尿路感染的各种复杂因素，包括尿路结石、尿路狭窄等解剖异常或神经源性膀胱等尿路功能异常。

（3）在进入研究前 48 小时内使用过对现患 uUTI 有效的其他抗菌药物。

5. 临床微生物学评估

在接受临床试验药物治疗之前，所有患者都应留取清洁中段尿液标本进行培养和体外抗菌药物敏感性试验。

尿液标本的微生物学检测应进行尿液显微镜下革兰染色涂片或试纸条检测白细胞脂酶、亚硝酸盐或过氧化氢检测。尿液培养应遵循标准化微生物学实验室操作规程进行。申办者应描述尿液收集及培养方法，并提供给临床试验各中心的微生物学实验室对培养结果最终报告的解读标准 。一般而言，清洁中段尿培养结果为单一细菌纯培养，菌量 ≥ 10^5CFU/ml 者，应视作为真正的病原菌，经研究药物治疗后，尿培养结果细菌未生长或细菌生长菌量 <10^3CFU/ml 者应视作为微生物学成功。对试验中的临床分离菌应采用标准化方法进行研究药物和推荐用于 uUTI 的其他抗菌药物的体外药物敏感性测定。

6. 特殊人群

临床试验中应包括老年患者人群。对于肾功能减退和肝功能减退患者，如在上述人群中已进行了研究药物的药代动力学研究并确定了适宜的给药方案，则也可在 Ⅲ 期临床试验中入选肾或肝功能减退患者。如果有意向在儿童中实施 uUTI 临床试验，则应与监管机构先期讨论研发计划。如考虑妊娠患者从研究药物使用中可能有潜在获益，意向开展临床试验时，则应与监管机构进行沟通讨论。

7. 药代动力学 / 药效学评价

在 Ⅰ 期临床试验中设计药代动力学方案时，除血药浓度测定外，尚应包括研究药物尿排出测定，需对研究药物在尿液中是否可达到有效药物浓度进行评估，即测定尿液浓度是否足以达到或超过对目标病原菌 MIC_{90} 值的水平，并可维持一定的时间，结合药效学资料分析研究药物尿药浓度是否可以达到杀菌水平，此为制定给药方案的重要依据。

此后，综合非临床 PK/PD 研究和 Ⅰ 期临床试验 PK 研究结果确定 Ⅱ 期临床试验适宜的给药剂量与给药方案。在推荐进行 Ⅱ 期剂量探索研究时，也应包括血、尿药物浓度测定，以探索药物暴露量与安全性和疗效之间的关系。

根据剂量 – 反应试验设计，在 Ⅱ、Ⅲ 期 uUTI 临床试验中应考虑开展群体药代动力学研究，通过测定患者血药浓度（稀疏采样法），以评估患者个体的药物暴露情况，构建 PPK 模型，回顾性分析在感染患者接受不同给药剂量时药物暴露量 – 反应，以评价药物暴露量与所观察到的临床疗效及微生物疗效之间的相关性，并应探索药物暴露量与药物相关不良事件之间的相关性，以确定不同的给药方案和在不同生理（如老年人）和病理情况下（肝、肾功能减退）患者人群中可能出现的风险。

有关研究药物在 uUTI 患者中 Ⅱ 期和 Ⅲ 期 PPK 及 PK/PD 研究设计、分析及结果评价可参见《抗菌药物药代动力学 / 药效学研究技术指导原则》中相关章节。

8. 剂量选择和剂型

为确定 Ⅲ 期临床试验的药物剂量，申办者应整合临床前毒理学研究、体外动物研究、动物感染模型、药代动力学、Ⅰ期临床试验的安全性和耐受性信息安全性，以及来自Ⅱ期临床试验的安全性和有效性信息。对动物试验中组织穿透性的评估以及Ⅰ期和Ⅱ期临床试验中是否能够达到足够的血液和尿液浓度作为剂量选择依据，证实所选剂量可以达到足以发挥抗菌和临床效应的药物浓度。另外，应在开始Ⅲ期临床试验之前评估药物在特定人群（例如，肝、肾功能减退患者）中的药代动力学，以确定是否需要调整剂量。这种评估可能有助于避免将这些患者排除在Ⅲ期临床试验之外。

9. 对照药选择

临床试验中的活性对照药物应选择已获得国家监管机构批准临床用于单纯性尿路感染的治疗药物，且为我国治疗单纯性尿路感染指南中基于临床证据和反映目前临床实践中的其他可靠信息推荐的药物。对于非劣效性试验，非常重要的是分析人群仅包括体外药敏试验中对活性对照药物完全敏感的患者。

10. 合并用药

在研究期间不允许合并使用抗菌谱覆盖 uUTI 目标病原菌的其他抗菌药，直至判断为治愈访视为止。对合并使用其他抗菌药的患者，依据其使用情况及使用时间不纳入有效性评估人群或视作治疗无效。

在研究期间不应合并使用可能影响在研药物消除与代谢的其他药物。

在研究期间可以合并使用不会影响研究药物抗菌活性的对症治疗药物，并应详细注明用药情况。

11. 有效性评估

11.1　疗效评估标准

（1）临床疗效

临床应答（成功）：在治疗结束后访视时（TOC），患者入组时呈现的 uUTI 症状体征缓解或消失，且未出现新的症状，尿液脓细胞检查指标恢复正常。

临床失败：在接受研究药物治疗后，患者入组时的 uUTI 症状体征未缓解或有新的症状出现，尿液脓细胞检查指标仍异常。

不确定：因缺少数据，无法确定临床成功或失败。

（2）微生物学疗效

微生物学成功：在治疗结束访视（TOC）时，入组时尿培养病原菌（基线病原菌）被清除或菌量减少至 $<10^3$CFU/ml。

微生物学失败：在治疗期间或治疗完成后的任一时间尿培养基线病原菌生长≥ 10^3CFU/ml。

不确定：因缺少尿培养结果，无法确定其疗效。

（3）综合疗效

综合疗效在尿培养获病原菌的患者中进行评估，评估时间点在治疗结束后访视（TOC）。

临床和微生物学应答（成功）：临床应答和微生物学成功。

临床和微生物学失败：临床失败和 / 或微生物学失败，或患者死亡。

不确定：临床和微生物学疗效中任一项为不确定或两者均为不确定者。

11.2　疗效终点

（1）主要疗效终点

uUTI 治疗药物有效性评估的主要疗效终点为临床和微生物学应答结果，评估在随机化后的固定时间点进行，此时间点可依据治疗时间和研究药物的半衰期而定，可在研究药物治疗完成后经过一段时间观察期（TOC）后方可进行，此观察期至少 5 天。

（2）次要终点

在随机后 21~28 天的固定时间点对患者的症状是否持续缓解和微生物学结果是否持续清除进行的评估作为次要终点。在每个固定时间点对临床结果和微生物学结果分别进行的评估也应作为次要终点。

12. 安全性评估

可参见原国家食品药品监督管理总局颁布的《抗菌药物临床试验技术指导原则》中的相关内容，或美国卫生及公共服务部、国立卫生研究院、国家癌症研究所颁布的常见不良事件评价标准（Common Terminology Criteria for Adverse Events，CTCAE）中相关内容进行安全性评估。

13. 试验访视及评价时间

13.1　入组访视

在入组访视时收集基线人口统计学和临床信息，包括临床症状和体征、微生物学标本检测（革兰染色、尿液培养和血培养）和其他相关的实验室检查结果。

13.2　治疗中和治疗结束时访视

在治疗过程中和治疗结束时至少访视一次，在固定时间对患者的临床症状和体征、为安全性所做的实验室检测结果进行评估。如果研究药物使用有可能需要超过方案规定的持续时间，那么延长治疗时间的客观标准应在方案中预先说明。

13.3　治疗结束后访视

研究药物治疗结束后，经一段时间观察期后的治疗结束后访视，进行治疗反应终点评估，一般观察期为 5~9 天，至少 5 天（即固定时间点为随机后约 14 天）。此次访视通过对患者病史询问和体检，对临床症状体征，包括生命体征进行评估，并留取尿液标本用于显微镜检查和培养。治疗后随访评估应至少在随机化后 21~28 天，此次访视是对临床和微生物学治疗反应是否可持续的评估。

14. 统计学

在试验开始前，申办者应制定详细的统计分析计划，说明试验假设和分析方法。主要疗效通常是基于治疗反应获得成功患者比例的差异进行分析。

14.1 分析人群

（1）安全性分析人群：临床试验期间至少接受过一剂研究药物的患者。

（2）意向治疗（ITT）人群：接受随机分组的所有患者。

（3）改良的意向治疗（mITT）人群：在 ITT 人群中，符合 uUTI 诊断标准，且至少用药一次并有临床疗效评估的患者。

（4）微生物学意向治疗（micro-ITT）人群：在接受随机分组患者中，基线标本经标准培养方法分离获 uUTI 病原菌，且研究药物对其具有抗菌活性的所有患者。

（5）微生物学改良的意向治疗（m-mITT）人群：在 mITT 人群中，至少获一株基线病原菌的患者。

（6）临床可评价（CE）或符合方案（PP）人群：在 mITT 人群中，遵循试验方案主要组成部分完成试验的受试者。

（7）微生物学可评价（ME）人群：在 m-mITT 人群中，遵循试验方案主要组成部分完成试验的受试者。

14.2 非劣效性界值

如果有可靠的、可重复的证据证明对照药物的有效性，则非劣效试验可以用于确证试验药物的有效性。对 uUTI 试验而言，不大于 10% 的非劣效性界值已被临床普遍接受。如申办者提出 >10% 的非劣效界值，应与监管机构讨论，获得同意后方可开展试验。

14.3 样本量

抗菌药物临床试验往往都采用阳性对照的非劣效设计，采用 1∶1 随机分组可以提高功效。非劣效性界值一般取为 $\delta=10\%$，一般可以假定试验药和对照药的临床成功率相同，记为 π。单侧 $\alpha=0.025$，相应的正态分布界值 $Z_{0.025}=1.96$，统计功效 Power$=1-\beta$，相应的正态分布界值为 $Z_{1-\beta}$，则 micro-ITT 人群的每组样本量估计如下：

$$n=\frac{2\left(Z_\alpha+Z_{1-\beta}\right)^2\pi\left(1-\pi\right)}{\delta^2}$$

例如：对照组的临床成功率为 $\pi=80\%$，假定试验组的预期临床有效率与对照组的相同，取单侧 $\alpha=0.025$，检验效能 Power$=85\%$，对应的正态分布界值 $Z_{0.85}=1.04$，非劣效界值为 10%，将上述参数代入上述公式，得到 micro-ITT 人群的样本量为每组 288 例患者。假如有 80% 的患者入组后能培养出细菌病原体，据此每组应随机入组约 288/0.8=360 例，合计 720 例患者。如果病原体培养率低于 80%，则要相应的扩大样本量。

对于优效性试验，抗生素临床试验一般采用加载设计：对照组为阳性对照药 + 安慰剂，试验组为阳性对照药 + 试验药，采用 1 ∶ 1 随机分组可以提高功效。假定试验组的临床成功率为 π_1，对照组的临床成功率为 π_2，记 $\pi_0 = \dfrac{\pi_1 + \pi_2}{2}$。双侧 $\alpha = 0.025$，相应的正态分布界值 $Z_{0.05/2} = 1.96$，统计功效 Power$=1-\beta$，相应的正态分布界值为 $Z_{1-\beta}$，则 micro-ITT 人群的每组样本量估计如下：

$$n = \frac{\left[Z_{0.05/2} \sqrt{2\pi_0 \left(1-\pi_0 \right)} + Z_{1-\beta} \sqrt{\pi_1 \left(1-\pi_1 \right) + \pi_2 \left(1-\pi_2 \right)} \right]^2}{\left(\pi_1 - \pi_2 \right)^2}$$

例如：采用优效性试验（常用安慰剂加载对照），假定 micro-ITT 人群的临床成功率试验组为 80%，对照组为 65%，采用 1 ∶ 1 随机分组，取双侧 $\alpha = 0.05$，检验效能 85%，对应的正态分布界值 $Z_{0.85} = 1.04$，将对应的参数代入上述公式中，得到 micro-ITT 人群的样本量为每组 158 例名患者，假如有 80% 的受试者入组后能培养出细菌病原体，据此每组应随机入组约 158/0.8=198 例，合计 396 例患者。如果病原体培养率低于 80%，则要相应的扩大样本量。

15. 说明书

药品说明书中〔适应证〕〔用法用量〕〔不良反应〕等各项内容撰写均基于临床试验结果。以说明书中的适应证为例，在 uUTI 适应证中需列出由何种病原菌所致者，可列入适应证的细菌种类必须是 uUTI 的目标病原菌，其所致感染临床疗效为治愈和微生物学疗效为细菌清除。有关说明书撰写详见《抗菌药物说明书技术指导原则》中相关内容。

主要参考文献

1. 国家食品药品监督管理局：抗菌药物临床试验技术指导原则 .2015 年 .

2. U.S. Department of Health and Human Services，Food and Drug Administration，Center for Drug Evaluation and Research（CDER）. Guidance For Industry：Uncomplicated Urinary Tract Infections：Developing Drugs for Treatment. August 2019.

3. European association of urology. G. Bonkat（Chair），R. R. Bartoletti，F. Bruyère，T. et al. Guidelines Associates：T. Mezei，A. Pilatz，B. Pradere，et al. Guideline of urological infection. 2019.

4. European Medicine Agency，Committee for Medicinal Products for Human Use（CHMP）：Guideline on the evaluation of medicinal products indicated for treatment of bacterial infections. January 2012.

5. European Medicine Agency，Committee for Medicinal Products for Human Use（CHMP）：Addendum to the note for guidance on evaluation of medicinal products indicated for treatment of bacterial infections（CPMP/EWP/558/95 REV2）to address indication-specific clinical data. January 2013.

6. U.S. Department of Health and Human Services，Food and Drug Administration，Center for Drug Evaluation and Research（CDER）. Guidance for Industry：Evaluating Clinical Studies of Antimicrobials in the Division of Anti-infective Drugs Products. February 1997.

7. European Medicine Agency，Committee for Medicinal Products for Human Use（CHMP）. Note For Guidance on Evaluation of Medicinal Products Indicated for Treatment of Bacterial Infections. October 2004.

8. 国家食品药品监督管理局：抗菌药物药代动力学 / 药效学研究技术指导原则 .2017.

9. 国家食品药品监督管理局：抗菌药物折点研究技术指导原则 .2017.

10. 国家食品药品监督管理局：抗菌药物说明书撰写技术指导原则 . 2018.

11. U.S. Department of Health and Human Services，National Institutes of Health，National Cancer Institute. Common Terminology Criteria for Adverse Events（CTCAE）Version 5.0. November 2017.

12. 夏结来，中国临床试验统计学组工作小组 . 非劣效临床试验的统计学考虑 . 中国卫生统计 .2012, 29（2）：270-274.

13. 李湘燕，郑波，刘玉村 .2012 年中国女性尿路感染细菌分布及耐药情况 . 中国临床药理学杂志，2015，31（11）：1014-1021.

14. 郑波，吕媛 . 卫生部全国细菌耐药监测网 2010 年男性尿标本细菌耐药监测 . 中国临床药理学杂志，2011，27（12）：905-912.

15. 乔庐东，陈山，杨勇，等 . 国内不同类型下尿路感染患者尿路病原菌构成及药敏分析的多中心研究 . 中华泌尿外科杂志，2015，36（9）：690-693.

抗肿瘤创新药上市申请安全性总结资料准备技术指导原则

一、概述

抗肿瘤创新药针对疾病的治疗靶点多，作用机制复杂，药物结构特征各异，因此不同药物的安全性特征具有很大差异。随着抗肿瘤创新药研发的模式不断创新，越来越多的创新药在早期研究中即可明确治疗人群，结合药代动力学和药效动力学研究结果可以确定有效治疗的剂量范围和给药方式，加之有效性数据突出，可以相对于经典临床试验更少的样本量的临床研究获得研发成功，例如采用单臂研究等。因此，在递交上市申请时，一些抗肿瘤创新药存在总体安全性暴露量较少和重要器官毒性暴露不充分的问题；另一方面，部分研究报告中不良事件术语不规范和相关性判定依据不充分，且安全性数据来自于术语标准不统一、难以进行汇总合并的多个临床试验，上述问题为科学评价抗肿瘤创新药的安全性，以及制定合理可行的风险管理计划带来了困难和挑战。

系统和全面的安全性评价是抗肿瘤创新药上市申请的审评重点，为鼓励确能带来更好治疗获益的抗肿瘤创新药尽早上市，满足肿瘤患者迫切的临床需求，我们制定了本指导原则，以期帮助申请人在递交新药上市申请时能更有序和高效的准备资料，提高抗肿瘤创新药安全性方面的申报资料质量。

本指导原则从抗肿瘤创新药的安全性数据来源、标准化和具体撰写建议方面，针对首次递交上市申请的抗肿瘤创新药产品，在安全性资料的整理、分析和汇总方面提供建议，为申请人后续参照 ICH 相关技术指导原则准备申报资料的安全性部分内容提供参考。本指导原则不能涵盖在安全性资料准备遇到的所有情况。如有未能阐明的个性化问题，可采用沟通交流的方式解决，后续我们也会结合研发和审评实际以及未来的发展，不断丰富和完善本指导原则。

二、数据来源

抗肿瘤创新药的安全性数据主要来自申办方已完成的全部临床试验，包括早期的健康受试者试验（如有）、剂量递增及扩展试验、物质平衡试验和特殊人群试验等早期探索性试验，以及针对目标适应症开展的关键注册试验和其他适应症的相关研究（如有）。安全性资料的准备范围应包括上述所有试验。对于疗效特别突出的产品，可能在相对较少的早期研究结果基础上就进入关键研究，递交首次上市申请时，新药安全性暴露量较少（如关键研究剂量下多次给药暴露量累计不足 300 例）时，也可在独立数据监查委员会（independent data monitoring committee，IDMC）保障不破盲情况下纳入双盲设计的随机对照试验中已按方案设计揭盲并完成数据清理的病例数据，以及开放标签试验中已完成数据清理的病例数据，在纳入正在开展的随机对照试验的数据前应与药品审评中心沟通。

建议基于以上数据来源，撰写申报资料的安全性内容，为产品说明书的撰写提供参考。

总结报告的人群定义有如下建议：

A. 健康受试者数据单独分析（如有）；

B. 接受过任何剂量的所有疾病受试者；

C. 接受 Ⅱ 期 /Ⅲ 期试验推荐剂量（recommended phase 2/3 dose，RP2D/3D）、关键临床试验剂量及更高剂量下连续给药的所有肿瘤受试者，此为新药上市申请的审评及撰写说明书核心数据。

在上述人群定义原则下，申请人可根据不同设计所提供的证据级别考虑是否合并。对于抗肿瘤细胞免疫治疗产品的临床试验，所有接受细胞输注的受试者（包括剂量探索试验和确证性临床试验）可统一分析。

考虑部分抗肿瘤创新药需要联合用药，因此，在撰写总结报告时，应区分单药和联合用药的安全性数据。当存在多种联合治疗方案时，可以将相似的联合治疗方案（如化疗）合并分析。

三、数据标准化和不良反应判定建议

（一）术语的标准化

不良事件（adverse event，AE）的标准化至关重要，建议参照监管事务医学词典（MedDRA）对 AE 术语标准化，并根据标准化后的词条，合并去重。参照国际协调会议（international conference for harmonization，ICH）认可的《MedDRA 术语选择：考虑要点》文档中的建议，选择最准确地反映原始报告信息的 MedDRA 低位语（low level language，LLT）。对于 MedDRA 未涵盖的医学概念，申请人可以借鉴 MedDRA 中相近的术语，辅以必要的解释，对相关术语进行定义和标准化，需谨慎考虑术语的科学性和严谨性，尤其是新术语的临床意义和判定标准，必要时与研究者及监管机构沟通商榷并反馈至 MedDRA 维护和支持服务组织（MSSO）。

对于定义相近不易区分的概念（例如"血钠降低"和"低钠血症"），应在研究方案中明确判定的标准，规范 AE 报告的原则。在数据分析阶段，对于定义相近或临床意义相同的医学概念，可以根据医学逻辑适当合并分组，以免造成同一医学状况发生率的分散。合并分组的方法应在统计分析报告中具体说明。

在 AE 术语标准化和合并分组时，均应参照 MedDRA 和试验方案所执行的常见不良反应事件评价标准（如 CTC AE 5.0 版本）的定义和标准，检查 AE 的判定和分级是否准确，避免出现自造 AE 或 AE 分级错误等情况。

（二）不良反应的判定

药物不良反应（adverse drug reaction，ADR）的判定主体为申办方的医学团队，研究者也在相关性判定中发挥了重要作用。建议基于基础疾病特点、药物作用机制以及累积的 AE 数据等，通过专业的医学判断综合分析，以确定产品的 ADR。建议申请人明确定义不同试验设计（如单臂试验和随机对照试验）中 ADR 判定的方法学，并在申报资料中详细描述，同时递交遵照此原则产生的说明书〔不良反应〕项的原始数据。对于单臂设计的 I / II 期临床试验，将研究者判定与治疗相关的 AE 作为 ADR 也是识别的方法之一。如果采用五分法的单臂试验存在较多研究者判定为可能无关的 AE，申请人的医学团队应与研究者及时沟通，确认每一例 ≥ 3 级且有严重临床后果的可能无关 AE 的判定依据，详细记录并提供给技术审评机构。当申办方稽查或监查发现无依据判定或判定不合理时，应及时与研究者沟通确认，必要时参照当前药物临床试验质量管理规范（good clinical practice，GCP）原则修正判定结果并保留相关记录。

对于 III 期随机对照设计的临床试验，建议由申请人方的专业医学团队判定不良反应以及每一例次严重不良事件（serious adverse event，SAE）的相关性。为保障评价结果的可靠性，应提前建立合理的判定流程和判定逻辑（可体现在试验方案中），并保留逐例 SAE 相关性的判定依据备查，同时需保留研究者对 SAE 相关性的判定依据。

通常经上述整理后，确定为可能无关的 AE 不列入 ADR 中。

四、具体撰写建议

申请人在安全性汇总分析报告的撰写过程中，应充分参考 ICH 相关指导原则的要求，同时需关注以下内容：

（一）呈现逻辑

建议以系统器官分类（system organ class，SOC）为总体分类原则，再以每个 SOC 的各个首选语（preferred term，PT）的发生率由高至低排序。对于一个 AE/ADR 适用于不同 SOC 的情况，一般遵照 MedDRA 主 SOC 的分类，当 MedDRA 不能涵盖时应当提前定义医学分类逻辑并依据该逻辑进行分类，如某具有眼毒性的药物，"包括视网膜病、黄斑病变、角膜脱落、结膜沉积物、视神经乳头水肿、干眼、白内障、干眼症、视力疲劳、眼睑水肿、眼睑松垂、倒睫、流泪增加、眼睛不适和眼异物感"等眼相关毒性纳入"眼器官疾病"项下，再将各项按发生率由高至低排序。

（二）分级和剂量建议

建议将人群 A、B 和 C 的 AE 和 ADR 列表呈现，呈现 AE 和 ADR 的总体发生率、3 级及以上 AE 和 ADR 的发生率。3 级及以上数据表格呈现时，建议既包括合计的 3~5 级 AE 和 ADR，也包括各类统计的 AE 和 ADR，如 3 级、4 级和 5 级或 3~4 级和 5 级。

例如：人群 C 中 AE 发生情况表（N=?）

AE	总发生率	≥3 级	3 级	4 级	5 级
消化系统					
恶心					
呕吐					
腹痛					
…					

建议将人群 B 和 C 按"RP2D/3D"和"RP2D/3D 及其以上剂量"列出 AE 和 ADR 的发生率，关于分级建议同上。

（三）治疗暴露量

建议呈现现有数据下，多次给药的总体剂量暴露特征，包括治疗时间、平均剂量（治疗次数）、中位剂量（治疗次数）、剂量强度和相对计量强度等信息，呈现 RP2D/3D 剂量下剂量中断、减量及停药的发生率，具体导致发生剂量中断、减量（如适用）及停药的 AE 和 ADR 建议按 SOC/PT 发生率由高至低排列。

（四）安全性特征撰写

安全性汇总分析报告中，建议呈现出研究药物的总体不良反应特征，包括不良反应的发生系统（如消化系统、呼吸系统和神经系统等）、具体靶器官以及常见的不良反应。此处"常见"可定义为 ADR 发生率 ≥ 5%，或 3 级及以上 ADR 发生率 ≥ 1%，或 RCT 试验中试验组较对照组发生率绝对值高 2% 及以上等，申请人可根据药物安全性特征和不良反应发生率进行合理的自定义；安全性数据充分时，建议按照国际医学科学组织委员会（council for international organizations of medical sciences，CIOMS）Ⅲ 定义的频率呈现：[十分常见（ ≥ 1/10）；常见（ ≥ 1/100 至 <1/10）；偶见（ ≥ 1/1000 至 <1/100）；罕见（ ≥ 1/10000 至 <1/1000）；十分罕见（<1/10000）]。

（五）呈现特别关注的不良事件

安全性汇总分析报告中，建议呈现由药物结构或靶点特有的效应而导致的不良事件，通常为重要不良事件（发生率高，或发生率低但后果严重，如特别关注的不良事件（adverse events of special interest，AESI）。例如与部分小分子靶向药相关的间质性肺炎，建议描述其总体发生率，3 级以上的发生率，出现的时间、与剂量的相关性、易感 / 敏感人群（如有）、合并治疗情况和转归等，如有毒性机制的研究结果，建议一并呈现。对于抗肿瘤细胞免疫治疗产品，除上述要素外，还应呈现细胞在体内的药代动力学和药效学特征，如增殖、分布、细胞因子释放等结果，以及与 AESI 的相关性分析。

（六）严重不良事件和死亡病例

建议总结并提供每例 SAE 和死亡病例报告，分析与药物的相关性，并提供判定依据；对于 SAE 和死亡病例报告已作为临床试验报告（clinical study report，CSR）附件的情况，建议注明引用位置，可不重复准备。

建议将疾病进展或其它原因导致的 SAE 和死亡，与治疗相关的 SAE 和死亡区分总结，重点为死亡与治疗的相关性，并提供判定依据。

对于可疑且非预期严重不良反应（suspected unexpected serious adverse reaction，SUSAR），建议申请人判定其与研究药物的相关性，并提供相应判定依据，将 SUSAR 进行单独总结分析。

针对第（五）部分中已呈现的 AESI，以及第（六）部分中与治疗相关的 SAE 和死亡事件，建议描述指导患者合理用药、预防、监测减轻该 AESI 的具体有效医学措施，如特定人群症状体征或实验室检查的监测项目及频率、毒性预测范围（如有）、毒性预防和处理措施（停药、减药或对症治疗，如高血压的处理，皮肤毒性的护理等），必要的就医提示等。

（七）其它安全性资料

建议将产品的安全性特征，与同类药（已上市同靶点药物或结构相似的改良型新药）对比分析，系统性总结和描述产品的安全性特征，特别是试验药为明确已上市产品的改构产品，且不良反应与已上市产品存在显著差异时，建议阐述差异的机制原因，包括不同的理化特征、吸收、分布、代谢特征、代谢酶、靶点及靶点活性、脱靶毒性等。

申请人应递交安全性总结报告所涉及的已完成临床试验报告（clinical study report，CSR），递交 CSR 数据截止时间的所有死亡病例和 SAE 病例的报告小结。死亡病例和 SAE 病例的报告小结应当是在安全性总结报告撰写的截止日期内，已完成的研究的相关病例，包括已完成研究并锁库但尚未完成 CSR 的相关病例，尚未完成研究但已锁库的病例也应酌情提供。

五、小结

上述考虑内容和具体措施贯穿于临床试验的设计、实施、数据清理和上市申请安全性资料的准备，不能涵盖在安全性评价中遇到的所有情况，鼓励新药研发人员与药品技术审评机构密切沟通，不断完善，以提高抗肿瘤创新药安全性数据的评价质量。

临床药理

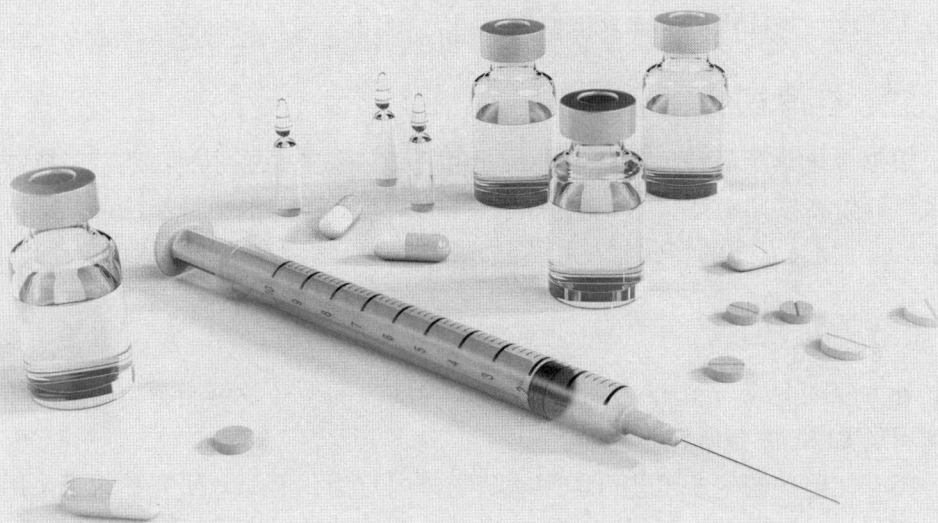

化学药品注射剂仿制药（特殊注射剂）质量和疗效一致性评价技术要求

特殊注射剂是指与普通注射剂相比，特殊注射剂的质量及其活性成分的体内行为受处方和工艺的影响较大，可能进一步影响制剂在体内的安全性和有效性，例如脂质体、静脉乳、微球、混悬型注射剂、油溶液、胶束等。

特殊注射剂化学仿制药原则上应符合《化学药品注射剂仿制药质量和疗效一致性评价技术要求》的要求，本文件系在此基础上的补充，旨在提出特殊注射剂仿制药研发的整体思路和一般原则，为特殊注射剂仿制药的研发提供技术指导。

一、总体考虑

对于特殊注射剂，由于制剂特性的复杂性，应基于制剂特性和产品特征，采取逐步递进的对比研究策略，通常首先开展受试制剂与参比制剂药学及非临床的比较研究，然后进行人体生物等效性研究，必要时开展进一步的临床研究。若药学研究和 / 或非临床研究结果提示受试制剂与参比制剂不一致，申请人应考虑对受试制剂处方工艺进一步优化后重新开展研究。

二、药学研究

根据《化学药品注射剂仿制药质量和疗效一致性评价技术要求》，特殊注射剂一致性评价在按照上述技术要求开展研究的同时，还需根据特殊注射剂的特点，参照 FDA、EMA 发布的特殊制剂相关技术要求，科学设计试验。建议关注以下问题。

（一）处方工艺

处方原则上应与参比制剂一致，建议对辅料的型号及可能影响注射剂体内行为的辅料的 CQA 进行研究。

特殊注射剂的生产工艺可能影响药物体内行为，需深入研究；对于采用无菌工艺生产的特殊注射剂，需特别注意各生产步骤的无菌保证措施和验证。

注册批和商业批的生产工艺及批量原则上应保持一致。注册批样品批量参照发布的《化学仿制药注册批生产规模的一般性要求（试行）》执行。

（二）质量研究

考察的关键质量属性可能包括但不限于以下内容：理化性质（如性状、黏度、渗透压摩尔浓度、pH 值 / 酸碱度等），Zeta 电位，粒子形态，粒径及分布（如 D_{10}、D_{50}、D_{90} 等），体外溶出 / 释放行为，游离和结合药物，药物晶型和结晶形态。

原则上应提供至少 3 批次参比制剂样品的质量对比考察数据。

对于 FDA 或 EMA 已公布指导原则的特定注射剂品种，建议参照其技术要求开展与参比制剂的对比研究。

三、非临床研究

与普通注射剂不同，特殊注射剂进入体内后通常存在释药过程和体液成分吸附等因素，因此，受试制剂与参比制剂处方和工艺的差异可能导致药物体内药代动力学行为发生改变，从而带来有效性和毒性的变化，而仅通过药学体外对比研究往往不足以充分反映受试制剂与参比制剂体内行为的差异。基于上述考虑，在开展人体生物等效性研究或临床试验前，应选择合适的动物种属进行非临床药代动力学对比研究，必要时进行组织分布比较，以充分提示受试制剂与参比制剂在系统暴露和 / 或在药效 / 毒性靶器官分布上的一致性。

鉴于通常只有从制剂中释放出来的药物才能在体内发挥活性，建议在测定血药浓度时分别测定负载药物和释放药物的浓度。

鉴于特殊注射剂的复杂性和多样性，特殊情况时，可事先与监管机构沟通。

四、临床研究

在研究评估受试制剂与参比制剂在药学及非临床上具有一致性的基础上，方可开展临床研究。临床研究通常应采用逐步递进研究策略，应首先进行人体生物等效性研究，必要时开展进一步的临床研究。

（一）人体生物等效性研究

建立具有区分力的人体生物等效性研究方法。一般要求和试验设计可参照《以药动学参数为终点评价指标的化学仿制药人体生物等效性研究技术指导原则》《生物等效性研究的统计学指导原则》《高变异药物生物等效性研究技术指导原则》等相关指导原则。具体研究建议关注以下方面：

研究设计：通常采用随机、单次给药、交叉研究设计。特殊情况下，应基于药物特点、适应症人群等选择合理的研究设计。

受试者：通常采用健康受试者。当入选健康受试者参与试验可能面临安全性方面的风险时，建议选择试验药物的拟定适应症患者。

样本量：入选受试者的例数应使生物等效性评价具有足够的统计学效力。

检测物质：特殊注射剂活性物质在体内如同时存在多种形态，生物等效性研究应充分考虑各种形态药物对安全性和有效性的影响，结合药物特点选择科学、合理的检测物质。检测方法需经过充分验证，并对目标检测物质具有足够区分力，对受试制剂和参比制剂的差异具有足够灵敏度。

生物等效性评价指标：应提供包括受试制剂和参比制剂的 AUC_{0-t}、$AUC_{0-\infty}$、C_{max} 几何均值、几何均值比值及其 90% 置信区间等。特殊情况下，可能需要增加部分暴露量指标来观测早期暴露量或特定时段的暴露量。

生物等效的接受标准：一般情况下，对于主要终点指标，上述参数几何均值比值的 90% 置信区间数值应不低于 80.00%，且不超过 125.00%。对于窄治疗窗药物，应根据药物的特性适当缩小 90% 置信区间范围。

预试验：正式试验之前，可在少数受试者中进行预试验，用以验证分析方法（包括对检测物质的区分力）、评估变异程度、优化采样时间，以及获得其他相关信息。预试验的数据不能纳入最终统计分析。

其他：注册申报时，除了应满足现行的相关申报资料要求之外，还应基于药物特点，对相关关键问题的科学合理性进行充分论证，包括但不限于试验设计、受试者选择、样本量、检测物质、生物等效性评价指标等。特殊情况时，可事先与监管机构沟通。

（二）随机对照临床试验

是否需要进行随机对照临床试验，应基于药物特点，以及前期药学、非临床、人体生物等效性研究结果等讨论确定。对于人体生物等效性研究结果显示受试制剂与参比制剂不等效的，申请人应对受试制剂处方工艺进一步优化，重新开展对比研究。

对于以下情况（不限于），建议开展随机对照临床试验研究，证明受试制剂与参比制剂的等效性：

（1）体循环中的药物浓度与疗效或安全性相关性较差，人体生物等效性研究不足以评价受试制剂与参比制剂的疗效、安全性一致。

（2）缺乏准确可靠的生物样本测定方法，无法通过生物等效性研究评价受试制剂与参比制剂是否具有生物等效性。

（3）人体生物等效性研究结果显示受试制剂与参比制剂存在差异，且尚不确定该差异是否会对药物的安全有效性产生明显影响。

对于开展临床试验的情况，建议事先与监管机构沟通。

参考文献

1.（原）国家食品药品监督管理总局药品审评中心.《已有国家标准化学药品研究技术指导原则》（2007 年 8 月）.

2.《化学药品注射剂基本技术要求（试行）》（国食药监注〔2008〕7 号）.

3.（原）国家食品药品监督管理总局.《以药动学参数为终点评价指标的化学药物仿制药人体生物等效性研究技术指导原则》（2016 年第 61 号通告）.

4. 药品审评中心电子刊物.《对已有国家标准的靶向乳剂品种临床试验的基本考虑》（2005 年 11 月）.

5. 国家药品监督管理局.《化学药品注射剂仿制药质量和疗效一致性评价技术要求》.

6. 国家药品监督管理局药品审评中心.《化学仿制药注册批生产规模的一般性要求（试行）》（2018 年 6 月）.

7. European Medicines Agency. Reflection paper on the data requirements for intravenous liposomal products developed with reference to an innovator liposomal product. EMA/CHMP/806058/2009/Rev. 02.2013.

8. Food and Drug Administration，Center for Drug Evaluation and Research（CDER）. Guidance for Industry：Liposome Drug Products：Chemistry，Manufacturing，and Controls；Human Pharmacokinetics and Bioavailability；and Labeling Documentation. April 2018.

9. Food and Drug Administration. Draft Guidance on AmphotericinB：https：// www. accessdata. fda.gov/drugsatfda_ docs/psg/Amphotericin%20B_%20Liposomal%20injection_ RLD%20050740_RV01-16.pdf.

10. Food and Drug Administration. Draft Guidance on Doxorubicin Hydrochloride：https：//www. accessdata.fda.gov/ drugsatfda_docs/psg/Doxorubicin%20Hydrochloride_ draft_Injection%20injec%20lipo_RLD%2050718_RC09-18.pdf.

11. Food and Drug Administration. Draft Guidance on Leuprolide Acetate：https：// www.accessdata.fda.gov/drugsat fda _docs/psg/Leuprolide_acetate_inj_19732_20011_20263_ RV02-14.pdf.

12. Food and Drug Administration. Draft Guidance on Leuprolide Acetate：https：// www.accessdata. fda.gov/_docs/ psg/Leuprolide_acetate_inj_20517_20708_RV02-14.pdf.

13.Food and Drug Administration. Draft Guidance on Propofol：https：//www. accessdata.fda.gov/drugsatfda_docs/ psg /Propofol_injectable%20injection_RLD%2019627_ RC06-16.pdf.

14. European Medicines Agency. Committee for Medicinal Products for Human use（CHMP）.Guideline on the investigation of bioequivalence. CPMP/EWP/QWP/1401/98 Rev.1/Corr.

经口吸入制剂仿制药生物等效性研究指导原则

一、前言

经口吸入制剂（Orally Inhaled Drug Products，OIDPs），指通过吸入途径将药物递送至呼吸道和 / 或肺部以发挥局部或全身作用的制剂，主要用于呼吸系统疾病以及其他疾病的治疗。本指导原则主要适用于如哮喘、慢性阻塞性肺疾病（Chronic Obstructive Pulmonary Diseases，COPD）等呼吸系统疾病用经口吸入制剂。

对于全身作用的口服药品，在相似的试验条件下单次或多次给予相同剂量的受试制剂后，受试制剂中药物的吸收速度和吸收程度与参比制剂的差异在可接受范围内，通常认可其生物等效。但经口吸入制剂存在其特殊性，此类药品首先被递送到作用部位，而后进入体循环，同时还通过其他部位如口、咽、胃肠道等进入体循环，药代动力学和局部递药等效性之间关系复杂，通常仅采用药代动力学方法评价其与参比制剂等效依据尚不充分。

本指导原则根据经口吸入制剂的特殊性，提出在仿制药开发时进行药学和人体生物等效性研究的方法，旨在为经口吸入制剂仿制药的研发提供技术指导。

在开展人体生物等效性研究时，除参考本指导原则的内容外，还应综合参考《以药动学参数为终点评价指标的化学药物仿制药人体生物等效性研究技术指导原则》和《药物临床试验的生物统计学指导原则》等相关指导原则。

二、药学研究的评价方法

（一）供雾化器用的液体制剂

对于吸入溶液剂，仿制制剂应通常采用与参比制剂相同的处方，关键质量属性一致。

对于吸入混悬剂，通常要求仿制制剂和参比制剂的处方、原料药的存在形式（如晶型、形状 / 晶癖、粒径等）和制剂的雾化特性（如递送速率和递送总量、微细粒子空气动力学特性、雾滴粒径等）等关键质量属性一致。

（二）吸入气雾剂

通常要求仿制制剂和参比制剂的处方中辅料种类一致，用量相似。制剂中原料药的存在形式（如溶解状态、颗粒的晶型、形状 / 晶癖、粒径等）和吸入特性（如递送剂量、微细粒子空气动力学特性等）等关键质量属性一致，建议提供喷射特性（如喷雾模式、喷雾几何学等）研究资料。

包装材料（定量阀体积、罐体材质与涂层）和驱动器（如喷射孔径等）应近似，并考虑包装材料批间差异可能对产品质量产生的影响。

（三）吸入粉雾剂

通常要求仿制制剂和参比制剂的处方中辅料种类一致，用量相似。吸入特性（如递送剂量、微细粒子空气动力学特性）等关键质量属性一致。应特别关注仿制制剂和参比制剂中原辅料的存在形式（如原料药的晶型、形状/晶癖、粒径等，辅料的形状、表面形态、粒径，原辅料结合形式等）。

吸入粉雾剂给药装置的原理、内在阻力和给药方式（预定量或使用时定量，单剂量或多剂量）近似。

其他：对于质量特性对比研究，原则上应选用至少3批仿制制剂和3批参比制剂用于研究，推荐使用统计学方法进行质量特性相似性比较。对于与参比制剂药学性质差异较大的品种，申请人需提交详细的研究资料，以证明在符合化学药品注册分类要求的前提下，这些差异对仿制制剂与参比制剂的生物等效性不产生影响。

三、临床研究的评价方法

（一）研究总体要求

为充分评价经口吸入制剂仿制药与参比制剂的一致性，桥接参比制剂的临床安全性和有效性等数据，在受试制剂与参比制剂体外药学质量一致的前提下，一般需通过以下方法评价经口吸入制剂仿制药品与参比制剂的人体生物等效性：①药代动力学研究（PK-BE 研究），②药效动力学研究（PD-BE 研究）或随机对照临床试验。

对于吸入溶液剂，如证明与参比制剂药学质量一致，通常不再要求进行人体生物等效性研究；对于吸入混悬剂、吸入气雾剂、吸入粉雾剂，在与参比制剂药学质量一致的前提下，一般还应进行人体生物等效性研究。

如申请人采用不同的评价方法，应事先与监管机构沟通。

（二）PK-BE 研究

一般要求和试验设计可参考《以药动学参数为终点评价指标的化学药物仿制药人体生物等效性研究技术指导原则》及其他相关指导原则，在试验质量可控的前提下可参考《高变异药物生物等效性研究技术指导原则》。具体研究应关注以下方面：

研究类型：空腹研究。

研究设计：随机、单次给药、交叉设计的人体内研究。

给药剂量：应采用敏感的分析方法，在参比制剂说明书规定的用法用量范围内，选择足以表征 PK 特性和现有技术可检测到的最小吸入量。

受试者：健康受试者。

给药方式：经口吸入制剂的给药方式及给药过程的质量控制对试验结果有较大的影响，临床试验应根据研究药物的特点制定标准操作规程，并对受试者进行培训，对给药过程进行质量控制。

待测物：通常为血浆中的原形药物。

生物等效性评价指标：应提供包括受试制剂和参比制剂的 AUC_{0-t}、$AUC_{0-\infty}$、C_{max} 几何均值、几何均值比值及其 90% 置信区间等。

生物等效的接受标准：上述 PK 参数几何均值比值的 90% 置信区间应为 80.00%~125.00%。

（三）PD–BE 研究

对于支气管扩张剂［包括短效 β_2 受体激动剂（SABA）、长效 β_2 受体激动剂（LABA）和抗胆碱能药物］，可进行充分验证的 PD–BE 研究，如单次给药支气管舒张试验或支气管激发试验等。PD–BE 研究建议预先设定等效性终点，选择剂量应答曲线上陡峭部分的敏感剂量，评价药物有效性方面等效。通常其几何均值比值的 90% 置信区间应为 80.00%~125.00%；特殊药物可参考相关指导原则适当放宽置信区间范围，但应事先与监管机构沟通。

如申请人采用 PD–BE 试验设计，建议事先与监管机构沟通。

（四）随机对照临床试验

对于含吸入性糖皮质激素（Inhaled Corticosteroid，ICS），或其他采用临床试验评价人体生物等效性的制剂，建议进行随机、盲法、阳性药平行对照的试验设计，证明受试制剂非劣效于参比制剂。研究人群需代表目标适应症人群；疗效终点根据目标适应症确定，主要疗效终点通常选择肺功能指标，其他疗效指标如急性加重、生活质量或症状、运动能力、缓解用药等，根据试验目的可作为次要终点；根据药物种类和治疗目的确定观察期限。

对于适应症同时包括哮喘和 COPD 的产品，一般证明了对哮喘治疗的等效性，可类推于 COPD，故可同时获得 2 个适应症。

（五）对固定剂量复方制剂的研究

对已知活性成分的固定剂量复方制剂，在 PK–BE 研究中应分别证明复方中每种活性成分的 PK–BE，在 PD–BE 或随机对照临床试验时应综合考虑所有活性成分的有效性。

（六）对存在多个规格制剂的研究

对于需要进行 PD-BE 或随机对照临床试验的经口吸入制剂仿制药，通常可选择最小规格进行研究。特殊情况可与监管机构沟通。

参考文献

1. CFDA. 以药动学参数为终点评价指标的化学药物仿制药人体生物等效性研究技术指导原则 . 2016 年 3 月 .

2. CFDA. 药物临床试验的生物统计学指导原则 . 2016 年 6 月 .

3. CFDA. 生物等效性研究的统计学指导原则 . 2018 年 10 月 .

4. 国家呼吸系统疾病临床医学研究中心、CDE. 慢性阻塞性肺疾病药物临床试验规范 . 2018 年 1 月 .

5. Lawrence X. Yu，Bing V. Li. FDA Bioequivalence Standards. Jul 2014.

6. EMA. Rcquircments for clinical documentation for orally inhaled products（OIP）including the requirements for demonstration of therapeutic equivalence between two inhaled products for use in the treatment of Asthma and Chronic Obstructive Pulmonary Disease（COPD）in adults and for use in the treatment of asthma in children and adolescents. CPMP/EWP/4151/00 Rev.1. 2009.

7. EMA. Guideline of clinical investigation of medicinal products in the treatment of chronic obstructive pulmonary disease（COPD）. Sep 2012.

8. EMA. Guideline on the clinical investigation of medicinal products for the treatment of asthma. May 2016.

附录

术语表

英文全称	英文缩写	中文全称
Orally Inhaled Drug Products	OIDPs	经口吸入制剂
Chronic Obstructive Pulmonary Diseases	COPD	慢性阻塞性肺疾病
Bioequivalence	BE	生物等效性
Pharmacokinetics	PK	药代动力学
Pharmacodynamics	PD	药效动力学
Short−acting β_2 agonists	SABA	短效 β_2 受体激动剂
Long−acting β_2 agonists	LABA	长效 β_2 受体激动剂
Inhaled Corticosteroid	ICS	吸入性糖皮质激素

窄治疗指数药物生物等效性研究技术指导原则

一、概述

窄治疗指数（Narrow therapeutic index，NTI）药物或窄治疗窗药物一般是指剂量或血药浓度的微小变化即可能导致治疗失败和/或严重不良反应，进而危及生命，或者导致永久或严重的残疾或功能丧失的药物。窄治疗指数药物通常具有以下特点：有效剂量与中毒剂量（或有效浓度与中毒浓度）接近；血药浓度低于有效浓度可能导致治疗失败，高于有效浓度可能导致严重不良反应；需要基于药动学或药效学指标进行治疗药物监测；具有较低或中等程度的个体内变异；临床应用中，剂量调整幅度通常较小等。

与一般化学药物相比，窄治疗指数药物进行生物等效性评价时，应采用更严格的等效性判定标准，以保证有效性和安全性。

本指导原则作为《以药动学参数为终点评价指标的化学药物仿制药人体生物等效性研究技术指导原则》及《生物等效性研究的统计学指导原则》等的补充，旨在为窄治疗指数药物开展以药动学参数为主要终点指标的生物等效性研究提供研究设计、统计分析、结果报告等方面的技术指导。

本指导原则仅代表药品监管部门当前的观点和认识。随着科学研究的进展，本指导原则中的相关内容将不断完善与更新。应用本指导原则时，请同时参考《药物临床试验质量管理规范》（GCP）、国际人用药品注册技术协调会（ICH）和其他国内外已发布的相关指导原则。

二、研究总体设计

窄治疗指数药物的生物等效性研究，一般建议采用完全重复（两制剂、四周期、两序列）交叉设计，以获得参比制剂和受试制剂的个体内变异。常采用的完全重复交叉设计见表1。

表 1　两制剂、四周期、两序列重复交叉设计

序列	周期			
	1	2	3	4
1	T	R	T	R
2	R	T	R	T

试验前需充分估计所需的样本量，以保证足够的检验效能。试验通常应在同一中心完成，并应避免试验质量对个体内变异的估计引入偏倚。

试验设计的一般要求，建议参照《以药动学参数为终点评价指标的化学药物仿制药人体生物等效性研究技术指导原则》及《生物等效性研究的统计学指导原则》等。

三、统计分析方法

窄治疗指数药物进行生物等效性评价时，应针对主要药动学参数（AUC_{0-t}、$AUC_{0-\infty}$ 和 C_{max}）分别计算，并采用以下 3 个等效性判定标准同时进行评价：

1. 采用参比制剂标度的平均生物等效性方法评价等效性

根据参比制剂的个体内变异，采用参比制剂标度的平均生物等效性（Reference-scaled average bioequivalence，RSABE）方法对主要药动学参数进行评价。

受试者两次服用参比制剂后，主要药动学参数的个体内标准差（S_{WR}）可通过下式计算：

$$S_{WR}^2 = \frac{\sum_{i=1}^{m} \sum_{j=1}^{n_i} \left(D_{ij} - \overline{D_{i.}} \right)^2}{2\,(n-m)}$$

式中，i 为研究中的序列编号；m 为序列数，在完全重复交叉设计中为 2；j 为序列内受试者编号；n_i 为第 i 个序列中受试者人数；$D_{ij} = R_{ij1} - R_{ij2}$，代表参比制剂两次给药后自然对数转换后药动学参数的差值；$\overline{D_{i.}} = \frac{\sum_{j=1}^{n_i} D_{ij}}{n_i}$；$n$ 为研究中受试者总人数。

运用 Howe 一阶逼近法（Howe's Approximation Ⅰ）计算下式的单侧 95% 置信区间上限：

$$\left(\overline{Y}_T - \overline{Y}_R \right)^2 - \theta S_{WR}^2$$

式中，$\overline{Y}_T$ 和 $\overline{Y}_R$ 分别表示受试制剂和参比制剂经自然对数转换的主要药动学参数的均值。

$$\theta = \left(\frac{\ln\,(\Delta)}{\sigma_{w0}} \right)^2$$

σ_{w0} 为法规常数（Regulatory constant），一般取 $\sigma_{w0}=0.10$；Δ 为生物等效性上限（Upper bioequivalence limit），一般取 $\Delta=1/0.9$。

$\left(\overline{Y}_T - \overline{Y}_R \right)^2 - \theta S_{WR}^2$ 的单侧 95% 置信区间上限应小于等于零。

2. 采用平均生物等效性方法评价等效性

采用平均生物等效性（Average bioequivalence，ABE）方法对主要药动学参数进行评价，受试制剂与参比制剂的主要药动学参数几何均值比的双侧 90% 置信区间应为 80.00%~125.00%。

3. 比较受试制剂与参比制剂的个体内标准差

按下式计算受试制剂与参比制剂个体内标准差比值（σ_{WT}/σ_{WR}）的双侧 90% 置信区间：

$$\left(\frac{S_{WT}/S_{WR}}{\sqrt{F_{\alpha/2}(v_1, v_2)}}, \frac{S_{WT}/S_{WR}}{\sqrt{F_{1-\alpha/2}(v_1, v_2)}} \right)$$

式中，S_{WT} 是自由度为 v_1 时的 σ_{WT} 的估计值；S_{WR} 是自由度为 v_2 时的 σ_{WR} 的估计值；$F_{\alpha/2}$（v_1，v_2）是自由度为 v_1（分子）和 v_2（分母）的 F 分布的 $\alpha/2$ 分位数；$F_{1-\alpha/2}$（v_1，v_2）是自由度为 v_1（分子）和 v_2（分母）的 F 分布的 $1-\alpha/2$ 分位数；$\alpha=0.1$。

σ_{WT}/σ_{WR} 的双侧 90% 置信区间上限应小于等于 2.5。

只有主要药动学参数（AUC_{0-t}、$AUC_{0-\infty}$ 和 C_{max}）同时符合上述 3 个等效性判定标准（即采用 RSABE 方法评价等效性、采用 ABE 方法评价等效性和比较受试制剂与参比制剂的个体内标准差），才可判定受试制剂与参比制剂具有生物等效性。

统计分析的一般要求，建议参照《生物等效性研究的统计学指导原则》等。

四、结果报告

生物等效性研究报告除应符合《生物等效性研究的统计学指导原则》和临床试验数据管理相关技术要求以外，还应分别针对主要药动学参数（AUC_{0-t}、$AUC_{0-\infty}$ 和 C_{max}）提供如下信息：

1. 受试制剂和参比制剂的个体内标准差 S_{WT} 和 S_{WR}，并与文献相应数据进行比较；

2.（$\overline{Y}_T - \overline{Y}_R$）$^2 - \theta S_{WR}^2$ 的单侧 95% 置信区间上限；

3. 受试制剂与参比制剂几何均值比的双侧 90% 置信区间；

4. σ_{WT}/σ_{WR} 的双侧 90% 置信区间上限。

五、其他考虑

对于窄治疗指数药物的判定，通常需针对具体药物进行具体分析，可参考本指导原则概述章节所述此类药物的定义和一般特点，以及国际先进监管机构相关技术要求，并结合国内外临床应用经验和文献资料等综合考虑。

窄治疗指数药物生物等效性研究的研究设计和统计分析等存在特殊情况时，可事先与监管机构沟通。

参考文献

1.（原）国家食品药品监督管理总局 . 以药动学参数为终点评价指标的化学药

物仿制药人体生物等效性研究技术指导原则 .2016 年 3 月 .

2. 国家药品监督管理局 . 生物等效性研究的统计学指导原则 .2018 年 10 月 .

3. 国家药品监督管理局 . 高变异药物生物等效性研究技术指导原则 .2018 年 10 月 .

4. Food and Drug Administration. Draft Guidance on Warfarin Sodium. Dec 2012.

5. Food and Drug Administration. Draft Guidance on Tacrolimus. Dec 2012.

6. Food and Drug Administration. Draft Guidance on Carbamazepine. Sept 2015.

7. Yu L X, Li B V. FDA Bioequivalence Standards［M］. New York：Springer，2014：191-216.

8. Jiang W，Makhlouf F，Schuirmann D J，et al. A Bioequivalence Approach for Generic Narrow Therapeutic Index Drugs：Evaluation of the Reference-Scaled Approach and Variability Comparison Criterion［J］. AAPS J，2015，17（4）：891-901.

群体药代动力学研究技术指导原则

一、概述

药物在人体内的药代动力学（Pharmacokinetics，PK）行为普遍存在个体间变异。这种变异可由内在因素和外在因素导致，当其具有临床意义时，需要根据患者个体情况调整给药方案。因此，合理、定量分析内在因素和外在因素对药物暴露等体内 PK 行为的影响，是药物临床研究的重要部分。通常有两种 PK 分析方法，一种为标准两步法（Standard Two Stage），首先获得个体 PK 参数，之后采用统计学方法考察这些参数的统计学特征及其与潜在因素的相关性；另一种为群体 PK 分析（Population Pharmacokinetics Analysis），当前主要采用非线性混合效应模型方法（Nonlinear Mixed-effects Modeling Approach），在获得 PK 参数群体典型值的同时，可识别并量化影响群体 PK 参数的协变量因素。相较于标准两步法，群体 PK 分析可有效整合多个临床研究数据，在表述药物体内 PK 行为的同时，获取 PK 参数的群体典型值及其变异，并诠释和量化药物在个体间 PK 差异的影响因素和随机效应等，是目前应用广泛的定量分析方法。

通常通过独立的临床药理学研究对可能影响药物暴露的内在因素和外在因素进行考察。合理设计、良好实施的独立临床研究，可为考察内在因素和外在因素的影响提供较为可靠的评估。但独立临床研究通常通过事先判断和设计对最有可能影响药物暴露的内外因素进行评估，可能造成一些潜在影响因素的遗漏，采用群体 PK 分析方法可在一定程度上予以补充。相较于独立临床研究，群体 PK 分析可整合临床研究各阶段中健康受试者和患者在不同剂量下单次和多次给药后密集和稀疏采集的 PK 相关信息，有助于研究未在独立临床研究中考察过的其他影响药物暴露的潜在因素。群体 PK 分析中纳入了相对较大样本量受试者的 PK 信息，可提高影响药物暴露的协变量参数估算的可靠性，也有助于识别、确认对药物暴露影响较小的内外因素。

通过数据整合、协变量分析和模型模拟，群体 PK 分析有助于更好地理解药物 PK 特征，帮助制定后续研究计划包括为目标人群优化用药策略等。但在开展群体 PK 分析时，需充分考虑药物的特性、所处的研发阶段以及用于群体 PK 分析的数据和信息等引起的局限性。

本指导原则内容主要基于当前对群体 PK 研究的理解和认识，提供相关考虑要点和一般的科学性指导，以帮助合理开展和应用群体 PK 研究。未来随着学科的不断发展，需基于科学判断开展研究和分析。

二、适用范围

目前，群体 PK 研究主要可应用于以下场景。用于评价其他内容时，应谨慎评估。

（一）给药方案的优化

群体 PK 研究可帮助识别显著影响药物暴露的内外因素，为临床试验的给药方案提供指导。如当体重和药物暴露之间相关性强时，可考虑按体重（如 mg/kg）或体重分组进行给药。群体 PK 分析应结合对药物暴露与药物疗效、靶点占有率或药物毒性之间关系的充分理解，共同指导优化给药方案。

在合理假设的前提下，群体 PK 分析可模拟未经临床试验过的给药方案的药物暴露水平。如群体 PK 分析可预测增加负荷剂量、改变给药剂量或给药频率引起的暴露变化，为药物研发后期临床试验的剂量选择和调整提供依据。

在极少数具备充分科学依据的情况下，此类分析还可与暴露 – 效应（Exposure–Response）分析一起，用于支持尚未在临床试验中直接评估的给药方案的申请。

（二）特定人群用药方案的选择

群体 PK 分析通常会合并来自不同研究的信息，评估协变量对药物及其代谢产物（如适用）PK 的影响。当协变量对药物暴露产生影响时，应结合药物暴露 – 效应关系充分考量，决定是否需要基于该协变量进行剂量调整。

群体 PK 研究结果可考虑纳入药品说明书，用于描述药物在一般或特定患者人群中的 PK 特征。例如，由于高毒性药物在无相关临床状况的肝 / 肾功能损害患者中进行独立的 PK 研究有可能违背伦理，可考虑在临床试验目标人群中纳入肝 / 肾功能损害的患者。通过良好的 PK 研究设计获得足够的 PK 信息，进行群体 PK 分析考察肝 / 肾功能损害对 PK 特征的影响，以帮助判断此类患者是否需要进行剂量调整，并支持说明书中的用药方案。

协变量分析结果能否用于支持说明书取决于多种因素，如协变量分析中受试者特征和样本量、协变量分布以及可用的 PK 数据量等。基于群体 PK 分析结果对特定人群的用药建议中，通常包括协变量对药物 PK 的影响程度和对临床相应有效性和安全性影响的评估，并可包含剂量调整的建议。

一些潜在影响因素，如性别、年龄、体重、药物代谢酶的基因多态性、疾病因素等，可能会因缺乏对药物 PK 有重大影响的先验假设，未开展独立的临床药理学研究。群体 PK 分析可用于在没有独立临床试验考察的情况下，分析上述潜在因素对药物 PK 特征的潜在影响。

（三）儿科人群的用药研究

与传统 PK 分析相比，群体 PK 分析可分析稀疏采样数据，有助于优化采样方案、减少总采血量。在儿科人群的 PK 研究中具有重要意义。

基于成人数据的群体 PK 分析用于模拟并支持儿科剂量选择时，对儿科参数的外推建议考虑以下几点：

1. 生长发育对 PK 数据外推的影响（如异速增长模型）。
2. 不同年龄段儿科受试者吸收、分布、代谢、排泄的差异。
3. 儿科剂型的生物利用度。

同时，建议关注和充分评估成人和儿科患者在疾病进展、治疗方案和药物暴露 – 效应关系等方面是否存在差异。若群体 PK 分析数据中包含国外成人和 / 或儿科受试者信息，还应考虑种族因素及国外成人、儿科受试者剂量 – 暴露 – 效应关系的一致性。

（四）种族因素分析

群体 PK 分析可整合多个密集或稀疏采样的临床试验数据信息，并通过协变量分析等方法得到特定种族人群相关的 PK 参数，相关结果可作为种族因素评价的支持性信息。

是否需根据种族因素调整给药方案，须结合暴露 – 效应关系分析以及疾病机理和医疗背景等多方面的种族差异进行综合判断。

（五）药物相互作用评价

在设计良好的临床研究中，有足够信息支持的情形下，可通过群体 PK 分析方法评价药物相互作用，具体内容可参考相关指导原则。

（六）生成暴露 – 效应分析的暴露指标

药物暴露 – 效应关系在新药研发中的重要性，已在多个指南或专业共识中进行了阐述。除上述应用场景外，群体 PK 分析可用于生成患者的个体 PK 暴露指标，如药 – 时曲线下面积（AUC）、峰浓度、谷浓度、平均稳态血药浓度等，用于进行后续暴露 – 效应分析。基于群体 PK 分析生成药物暴露指标时建议考虑以下因素：剂量中断或调整，药物的 PK 特征是否随时间或疾病状态的变化而改变等。

群体 PK 分析可预测个体患者在特定时间点的暴露情况，而不受采样设计的限制（如可预测所有受试者的谷浓度）。当少数受试者的 PK 信息缺失时，群体 PK 分析可基于这些受试者的协变量特征（如体重、年龄、性别、药物代谢酶的基因多态性等）预测其最有可能的药 – 时曲线。这种预测方法在个体间变异和残差变异较小，并且观察到的协变量对药物 PK 特征影响较大时，可提供可靠信息。

基于经验贝叶斯估计（Empirical Bayes Estimation，EBE）方法估算个体受试者的暴露指标时，若个体数据稀疏或缺乏足够信息，需评估个体暴露指标预测的可靠性。

三、在临床研究设计中的相关考虑

群体 PK 分析所需的数据一般需依托单个或合并多个临床试验获得。为获得满足群体 PK 研究目的的数据信息，从临床试验规划与设计到结果分析与评价的全过程，建议多专业合作，如临床药理学、生物统计学、系统生物学、临床医学等专业，并需考虑研究的科学性、协同性、阶段性以及可行性等。在包含群体 PK 研究的临床试验中，建议在满足主要研究目的的基础上，根据群体 PK 研究目的，在计划临床试验时考虑以下几点，并在合适情况下，在临床试验方案中概述拟进行的群体 PK 分析。群体 PK 分析的详细信息可在单独的群体 PK 分析计划中进行描述。

（一）研究人群

建议根据临床试验的主要研究目的和群体 PK 研究目的，合理选择研究人群。受试人群的协变量分布需足以支持拟开展的群体 PK 协变量分析。纳入群体 PK 分析的人群可以是涵盖主要研究目的的全部人群或部分人群。两种情形下均需在群体 PK 分析计划中明确纳入分析的人群范围和剔除标准，表征其代表性。对于包含亚群体或特定人群的群体 PK 研究，如儿科患者、老年患者等人群，可考虑根据研究需要，按照人群的特征变量如年龄等分层入组受试者。肝 / 肾功能损害患者，也可考虑根据研究需要按照疾病严重程度分层入组，以考察药物 PK 行为与肝 / 肾功能损害等基础疾病严重程度的相关性。

（二）样本量

样本量对于群体 PK 参数的估算具有重要影响。通常在临床试验前可能无法获得全部重要影响因素信息，因此，在满足临床试验自身主要研究目的的基础上，尽可能多地将受试者纳入群体 PK 研究，以便考察不同受试者特征对药物体内 PK 行为的影响，优化给药方案，受试者特征可参见本文"协变量"一节。对于重要的待评价影响因素，应在不同水平有充分的样本量且具有代表性。考虑到分析效能，建议尽可能合并多个临床研究进行群体 PK 分析。

（三）协变量

协变量的选择、分布特征及其样本量是开展群体 PK 分析的重要基础。群体 PK 分析考察的协变量一般需包括受试人群的人口统计学信息（如种族、性别、年龄、体重、体表面积等），同时，根据研究目的收集相关协变量信息，如实验室检测指标（如肝、肾功能指标，血常规等）、合并用药、遗传信息（如基因型等）、病理学信息（如疾病分型、严重程度、发病历史、并发症等）等。应避免盲目筛选协变量，建议基于研究目的、临床实际情况、药物作用机制、生理学和临床药理学考虑等进行分析。

当群体 PK 分析中某个连续型协变量分布较窄、某个分类协变量的类别中受试者样本量不足（对于分类协变量）或当协变量数据代表性不足时，群体 PK 分析结果可能无法充分支持该协变量对药物暴露的影响情况。目前已有多个连续型协变量定义了不同分级的临界值（如年龄、体重、肌酐清除率等），若考虑基于这些连续型协变量的不同分级进行剂量调整，其协变量信息需覆盖目标分级的整个范围，而不仅仅是分布在目标分级的上端和 / 或下端。协变量分布范围和频率的增加，可提高发现具有临床意义协变量的概率，并降低协变量假阳性的概率。

（四）采样设计

群体 PK 分析中 PK 参数的精密度和准确度取决于多种因素，包括受试者总样本量、个体采样样本量、采样设计等。用于群体 PK 分析的采样时间窗可根据执行的可操作性（如儿科患者人群的 PK 采样）进行设计，临床试验过程中需准确记录实际的给药时间和采样时间。若需评估合并用药的影响，需同时收集合并用药的给药信息。

当个体受试者的采样样本量有限时，采样时间的设计尤为重要。建议根据研究目的和药物特点，前瞻性地设计 PK 采样时间表，以提高群体 PK 分析结果的可靠性。

以下为一些采样设计的举例，可根据研究目的和可操作性选择其中 1 种或几种的组合：

1. 为受试者随机分配基于最佳设计方法得到的采样时间。单个受试者的样本数量和采样时间亦需基于最佳设计方法确定。

2. 单个受试者随机采集两个或多个样本，总体样本合并使用时可覆盖整个给药间隔。

3. 受试者在指定时间进行稀疏采样，通常为谷浓度和 / 或峰浓度。

4. 对全部或部分具有代表性的受试者进行密集采样。

鼓励从所有受试者中收集 PK 数据。具体的采样设计取决于研究目的，如，若拟在后续暴露 – 效应分析中使用峰浓度，考虑选定涵盖达峰时间的时间窗，在此范围内获得足够的样本。需关注 PK 数据缺失的原因，是否为随机性缺失，或与疾病进展和药物治疗有关（如由于缺乏疗效或不良事件导致患者退出）等。场景间变异（Inter-occasion Variability，IOV）较大时，忽略其影响可影响协变量、个体内变异和个体间变异的准确估算。在临床试验中需有足够的受试者在大于 1 个场景采样，确保至少有一个适度规模的受试者子集提供各场景下的数据，以可靠估算场景间变异和随时间变化的 PK 特征。

（五）检测物质

群体 PK 分析的对象通常为原形药。在代谢物有活性、代谢物水平较高或其影响药物暴露 – 效应关系等情形下，根据研究目的可考虑对代谢产物进行分析。群体 PK 分析的指标包括但不限于体循环中的药物暴露、其他生物样品（如尿液、唾液、脑脊液，药物作用靶点器官或组织等）中的药物暴露以及通过影像学方法量化组织中药物浓度所得到的暴露等。

（六）生物样品分析

建议评估生物样品分析的误差对于群体 PK 研究的影响。需采用符合相关指导原则要求、经过验证的分析方法进行待测物生物样品分析。建议采用中心实验室进行检测，若在不同检测机构进行生物样品分析，需对各机构间检测结果的一致性进行评价。生物样品的采集、处置、保存、转运以及生物样品分析建议参考符合监管要求的相关指导原则。

（七）其他

用药依从性差也可能导致群体 PK 参数解读偏差。建议在临床试验中采取适当措施提高依从性，并在受试者日志或病例报告表中做好与用药依从性相关的客观记录。

四、数据分析

（一）分析计划

建议前瞻性地根据群体 PK 分析的研究目的制定分析计划，包括数据收集和数据分析方法等。通常建议考虑纳入所有数据，并在分析计划中详细说明拟纳入的研究和研究数据选择的合理性，同时需要说明未纳入数据处置的合理性。

分析计划中通常包含以下内容：研究目的、数据来源说明、拟分析数据的性质（如密集和稀疏数据）、整体建模策略和流程、常见分析问题的处理（如缺失值、低于定量下限的数据以及离群值的处理）、建模软件、拟考察的结构模型和误差模型、拟考察的协变量和协变量模型、模型选择标准、模型评价方法以及计划的模拟研究（如适用）等。

若群体 PK 研究包含多个研究目的，建议列明主要研究目的和次要研究目的。

若基于已有模型开展新的群体 PK 分析，如将研究药物在其他适应症或已知患者人群中建立的模型应用于新适应症的目标人群，或将基于成人患者建立的群体 PK 模型应用于儿科患者，需详细说明已有模型的应用情况，如评价已知人群和目标人群的异同，提出当前研究从已知人群到目标人群（如成人到儿科患者）的外推假设，并阐述在当前研究可被采用的理由和外推分析计划，以及降低不确定性和风险的要素等。

若需开展分析计划中未包括的附加分析，建议在开展分析前完成分析计划的更新；若仅可在已开展分析过程中完成计划更新，需在分析报告（参见本文"附录 1　分析报告和数据提交"）中的附加分析部分描述分析背景，以减少附加分析所产生的潜在偏倚对结果的影响。

（二）数据处理

数据文件的创建：数据质量是群体 PK 分析的根本前提。建议制定相关文件进行分析数据的管理，如预先规定的标准操作程序（Standard Operating Procedure，SOP），严格记录数据相关的问题和处置。在基于临床试验数据创建分析数据文件的过程中，推荐使用程序脚本进行数据操作，以确保数据处理全过程可溯源。

对于由多个临床试验数据整合的分析数据集，群体 PK 分析指标和协变量可能会由于所处研发阶段、试验设计、受试人群、检测方法、试验开展时间、试验机构和所在地区等情况而变化，在探索性分析和建模分析时需考虑进行适当考察或处理。

数据检视：对于创建的分析数据文件，需首先初步判断数据是否可满足分析需要。通常从数据检视开始，可采用图表化和描述性统计初步考察数据集的特征。同时，探索性分析可用于帮助识别模型假设。当协变量之间高度相关时，如体重和通过 Cockcroft-Gault 公式计算得到的肌酐清除率，可能无法提供有关群体的唯一信息。数据初步检视的相关内容需在群体 PK 分析报告中简要描述。

效能（Power）分析：可开展效能分析，用于说明既定研究设计是否足以支持群体 PK 分析识别和准确估算具有临床意义的协变量。

特殊数据：建议在群体 PK 分析中使用所有可用数据（参考"（一）分析计划"）。对于预期出现的特殊数据情况，基于研究目的，需在分析计划中预先规定处理原则，并在分析报告中说明处理方法的合理性，以下为特殊数据的示例：

1. 缺失数据

群体 PK 分析中可能出现几种形式的缺失数据，如浓度数据缺失、PK 采样时间缺失、协变量缺失、给药时间或剂量的缺失等。对于不同类型的缺失数据，需要按照具体情况采用不同的处理方法。建议重点关注缺失值的出现是否随机，当其在特定人群或者特殊场景下的出现频率明显升高时应尤为注意。

对缺失值不当的处理可能会导致参数估计偏差，进而可能导致结论错误。在临床试验过程中，建议采取适当措施尽量减少缺失值。另外，缺失值可能会使分析结果的解释复杂化，在分析计划中应预先考虑缺失值的处理方法，并根据需要开展敏感性分析等研究以考察缺失值造成的影响。

2. 低于定量下限数据

建议首先初步评估低于定量下限数据的影响。从分析数据集中直接剔除低于定量下限（Lower Limit of Quantitation，LLOQ）的数据可能会导致参数估计偏差。建议根据分析数据的特征及研究目的，选择适当的方法处理低于 LLOQ 的数据。

3. 离群值

离群值的定义及处理方法需在分析计划中明确阐述。需关注和区别异常受试者和异常数据点。在模型开发过程中，有时可考虑剔除单个离群数据，但建议利用最终模型对离群值进行敏感性分析，考察离群值对最终参数估计的影响，并在最终分析报告中进行描述。除因违反方案或其他人为错误导致的异常受试者外，通常不建议剔除异常受试者。对于剔除离群值后进行的群体 PK 分析，建议从生理和临床试验相关事件等角度解释数据剔除的原因。

（三）模型建立

模型建立通常需遵循逐步递进和不断优化的原则。基于前期累积的研究数据或者已评价过的模型构建最初模型后，随着临床研究项目的不断推进，建议将新的数据一并纳入分析中，对模型进行更新和优化。另一方面，模型评价通常会贯穿模型化分析的整个过程，在分析的各个阶段和各次模型更新中不断进行评价及优化（图 1）。

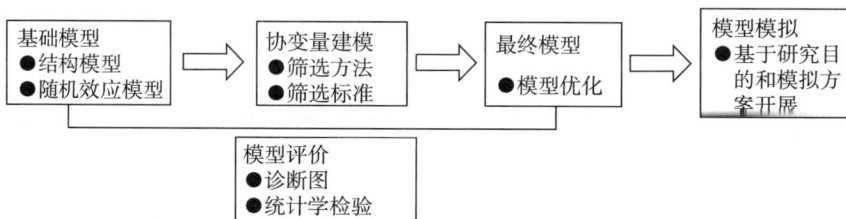

图 1 模型建立流程的简要示意图

在基础模型建立过程中，若存在已知的、对固定效应参数有特定影响的协变量，可考虑将其直接纳入基础模型，如在建模数据中同时包含成人和儿科数据时，可考虑将体重作为结构模型协变量。随机效应可划分为个体内随机效应和个体间随机效应。个体内随机效应包括个体内变异（如残差），必要时也可考虑在模型中加入 IOV。个体间随机效应也称为个体间变异，在探索个体间变异时，个体间随机效应之间的相关性也需谨慎评估，以避免不合理的参数组合。

协变量分析过程中，需考虑协变量的样本量、协变量间的相关性 / 共线性以及协变量分布不均衡等因素造成的影响，并建议从以下几个角度考量拟考察协变量：

1. 科学性，如从生物学、药理学、病理学、临床医学等方面考虑协变量和模型参数的潜在关系。

2. 先验信息，如临床前信息、文献信息、早期临床证据以及类似药物的相关研究信息等。

3. 数据探索性分析，如非房室模型参数与协变量的关系等。

协变量中存在缺失值时，需结合数据情况选择适宜的处置方法。对协变量筛选后得到的模型，可根据研究目的并基于科学和统计检验考量进行优化，经评价后，确立最终模型。模型建立过程中选取的具体分析方法，需在报告中说明选用原因。在分析方法改变时，亦需阐述原因，并讨论新的分析方法对结果的可能影响及其他偏倚等。

模型建立方法随着学科的不断发展在不断进步，具体的建模过程在本指导原则中不作详述，可参考国内外相关指导原则和专业共识。为便于监管审查，需在分析报告中说明模型的建立过程，参见附录 1。

（四）模型评价

模型评价是群体 PK 分析的关键组成部分，可贯穿于建模的整个过程。

通常情况下，一个合适的模型应该是生物学上合理，与当前的认知相符合，并且其参数估计值可靠。因此，模型评价需考察构建的模型是否可充分描述观测数据的特征，参数估算值是否可靠，基于构建模型的模拟是否能够满足分析需求等。建立的模型需具有可接受的稳定性和可靠性，参数估计值应合理，并具有一定的预测性能，可满足研究目的。单一评价方法通常仅能展现模型在某一方面的特征，故实际应用中应采用多种评价方法相结合的方式，对模型进行综合评估。

通常，根据数据集的来源，模型评价方法包括内部评价（Internal Evaluation）和外部评价（External Evaluation）两种。用于内部评价的数据源自构建模型的数据集，用于外部评价的数据则需来源于独立于建模数据外的其他数据集。

按照具体实施手段，模型评价可包括诊断图和统计学检验。

诊断图可包括基于预测、基于残差、基于随机效应和基于模拟的诊断图。其中，基于预测的诊断图包括：因变量 – 群体预测值（Dependent Variable versus Population Prediction，DV vs. PRED）散点图，因变量 – 个体预测值（Dependent Variable versus Individual Prediction，DV vs. IPRED）散点图，含观测值、群体预测值和个体预测值的个体药 – 时曲线图等。常用的基于残差的诊断图包括：条件

加权残差 – 群体预测值 / 时间（Conditional Weighted Residuals versus Population Prediction/Time，CWRES vs. PRED/TIME）散点图、绝对个体加权残差 – 个体预测值 / 时间（Absolute Individual Weighted Residuals versus Individual Prediction/Time，|IWRES| vs. IPRED/TIME）散点图、CWRES 和 IWRES 的直方图和 Q–Q 图（Quantile–quantile plot）等。常用的基于随机效应的诊断图包括：随机效应的直方图和 Q–Q 图，随机效应的相关性图，随机效应和协变量的关系图（如随机效应对连续协变量的散点图，随机效应对分类协变量的箱形图）等。基于模拟的诊断图包括可视化预测检验（Visual Predictive Check，VPC）、数值预测检验（Numerical Predictive Check，NPC）、正态预测分布误差（Normalized Predictive Distribution Error，NPDE）等。

当个体观测信息不足时，个体参数的估计值将趋近于群体典型值，称之为"收缩"现象。收缩值较高时，经验贝叶斯估算值、个体预测值或个体权重残差的诊断图可能无法提供可靠信息。高收缩值可导致经验贝叶斯法难以准确估算个体暴露值，其用于后续暴露 – 效应分析的可靠性存疑，但可用于对收缩不敏感的协变量分析。此外，基于模拟的诊断图受收缩的影响较小，在收缩值较高时仍可提供有用信息。

基于统计学检验的模型评价方法可根据具体情况选择自举法（Bootstrap）等方法。另外，建议对模型参数估计的精密度（Precision），参数估计的相关性（Correlation）以及模型的条件数（Condition number）等方面进行综合评价。

同时，建议对不确定性因素如离群值、模型假设、固定效应或随机效应参数等进行敏感性分析，定量描述模型输入变量对模型输出结果的影响。若模型结果对不确定因素敏感，需作相关处理和分析解释。

模型评价方法在不断发展之中，可基于研究目的，参考国内外相关指导原则和专业共识，选择合适的评价方法，并在报告中说明方法的选择依据和具体步骤，科学规范地开展模型评价。

（五）模型模拟

模型模拟需基于分析计划中的模拟方案开展。用于模拟的模型应是经过模型评价的，评价方法和内容取决于模型模拟拟回答的特定问题。即使一个模型已经过评价，但若新的研究目的与原有研究目的不同，则需考虑重新评价模型，必要时优化模型。

群体 PK 模型的模拟可以提供固定效应、个体间变异及相关性、残差、参数不确定性等多个层级信息的预测。常用的模拟层级包括但不限于以下示例：

1. 基于固定效应，如典型受试者药 – 时曲线的模拟。应注意基于参数典型值的典型个体药 – 时曲线与平均预测值不同。

2. 基于固定效应及其参数不确定性，如说明典型个体药物暴露达到或保持在特定临界点以上的概率，或者说明协变量的影响（如协变量作用的森林图）。

3. 基于固定效应、个体间变异及相关性、残差的模拟，如药 – 时曲线分布区间的模拟。

开展模拟时，需考虑随机效应之间的相关性，以避免参数组合的不合理情况。带有个体间变异和协变量效应的模拟需在具有合理人口统计学特征的群体中进行。人口统计学信息可以从数据库中获得，也可通过对原始研究中的个体重抽样获得，或根据目标人群中的协变量分布及其相关性通过采样生成。

模型模拟中引入的信息量取决于研究目标，基于研究目的在模型模拟中纳入不同程度的不确定性和变异。

五、质量控制

建议在群体 PK 研究的全过程中，对数据管理、模型分析和分析报告等进行严格质量控制，可预先制定 SOP，以确保群体 PK 研究的过程可溯源、可重现和可靠。应同时参考相关规范和指导原则中对质量控制的要求。

附录 1　分析报告和数据提交

分析报告：提交的分析报告通常需包含以下几个部分。

章节	内容
摘要	主要包含研究背景，研究目的，主要假设，整体研究设计，数据和方法学概述，重要结果，影响药物评价或说明书的结论。对决策有重要影响的图表和说明也可呈现在摘要中
研究背景	主要描述开展群体 PK 研究的背景情况，拟解决的研究问题，待分析药物的 PK 特点等信息
研究目的	描述研究目的，包括主要目的和次要目的
数据	包含纳入群体 PK 分析数据集中的临床研究的相关信息，如研究设计、研究人群及样本量（包括受试者样本量和采样样本量）、给药信息（如药物名称、剂量、给药间隔、给药时长、依从性等）、采样方案、生物样品分析方法（如定量下限，若不同临床研究采用的生物样品分析方法不同应分别描述，并对基于此合并数据对分析结果的影响给予说明）等。描述衍生变量的计算方法、数据格式、质量控制和数据整理过程。对于未纳入群体 PK 分析的临床研究、个体数据等，需详细说明原因
分析方法	描述模型建立和评价的标准和步骤，各类缺失值的处理、低于定量下限数据的处理以及离群值的识别和处理。描述拟合算法（如 FOCE）、模型假设（如参数分布）、模型构建的标准、使用的软件及其版本等内容。描述基础模型（以图解和公式等形式），协变量模型，协变量分析的方法和标准（如目标函数值，Objective Function Value，OFV；临床相关性等），个体间变异、残差以及时间相关的随机效应模型，图形或统计的模型评价方法，以及敏感性分析等内容。对于复杂分析，建议包含分析流程。对于参数呈现形式与模型控制文件中不同的，需提供参数转换公式。需提供模型评价方法的选择原因。详细描述关键模拟方案，包括虚拟人群的产生方法等。若分析中存在与标准程序的偏离，需说明。必要时，需提供足够信息和文件以重现有分析及开展进一步分析
结果	通常包括基础模型、协变量分析过程中的关键步骤和评价，最终模型的模型结构、固定效应和随机效应的参数估计值以及参数精度（RSE%、95% CI），模型评价结果，模型应用（包括协变量对参数的影响，剂量调整的模拟）等内容，并围绕研究目的和模型应用进行重点阐述。 通常在结果部分提供包括但不限于以下图表： 1. 分析数据总结和检视结果，如 PK 数据分布的总结、数据处理（如缺失值处理、离群值处理等）总结、协变量总结、观测值检视图表等内容。 2. 关键模型的建立过程表，包括结构模型和协变量筛选的描述和 OFV 变化情况。 3. 基础模型和最终模型的参数对比表，其中通常包含固定效应和随机效应的参数估计值、精度（RSE%、95% CI）和收缩值。 4. 基础模型和最终模型等关键模型的关键诊断图，如 GOF、VPC、pcVPC 等。若存在具有统计学显著影响的协变量或关注的亚群体，GOF 和 / 或 VPC 图等需基于上述因素提供分层结果。 5. 适用时，敏感性分析结果以及基于模型的模拟应用的关键结果等。需说明是否按照已制定的群体 PK 分析计划进行，若与分析计划偏离，需说明原因
讨论	需包括对模型结果的解读，并在已有研究基础上说明模型结果的临床意义。围绕研究目的评价模型的效能，包括用于建模数据的充分性和局限性、建模方法、假设验证和不确定性评估，对模型结果（如协变量对暴露影响）的解释，模型结果（包括结构模型、协变量模型以及 BSV 等）是否符合现有科学认知，其他研究对模型的支持（如类似药物研究），以及和常规独立临床药理学研究结果的异同。模型结果对给药方案的优化也需呈现在讨论中，如结合后续的安全性和有效性的暴露 – 效应分析为特殊人群调整给药方案提供依据等
结论	采用简洁语言描述模型重要结果和应用，如对 III 期给药方案的优化、说明书的支持等
附录	应包括但不限于以下方面：分析计划、未包含在正文中的其他非关键性图表、关键模型的控制文件和输出文件、关键图形的绘制方法和代码、罗列分析中剔除数据及其原因的表格、罗列模型构建各步骤的表格，同时罗列所提交数据文件、控制文件和输出文件对应关系的表格等

数据提交：建议提交支持药物评价和对结论有重要影响的群体 PK 研究（如用于支持Ⅲ期给药方案的优化、说明书中目标适应症和特定人群用药方案的撰写等）所采用的全部数据和代码的电子版，并提交数据库和代码的说明文件。

附录 2　中英文术语对照表

英文缩写	中文术语	英文释义	中文释义
BSV	个体间变异	Between-subject variability, a measure of variability between subjects	受试者间的变异，是受试者间变异性的度量指标
Covariate	协变量	An observed factor that correlates with drug exposure in subjects（e.g., renal function, body weight, age, sex, genetic polymorphism）	与药物暴露相关的受试者因素（如肾功能、体重、年龄、性别、遗传多态性）
CWRES	条件加权残差	Conditional weighted residuals, a type of diagnostic	条件加权残差，一种模型诊断的度量指标
DV	因变量（观测值）	Dependent variable（e.g., drug plasma concentrations）	因变量（如药物血浆浓度）
EBE	经验贝叶斯估计值	Empirical Bayes estimates, or individual parameter estimates in a mixed-effects model	经验贝叶斯估计值，或混合效应模型中的个体参数估计值
Fixed Effect	固定效应	Parameters in the pharmacokinetic model that do not vary across subject	药代动力学模型中受试者间没有变化的参数
GOF	拟合优度	Goodness of fit, a collection of diagnostic criteria used to evaluate model performance	拟合优度，用于评估模型性能的系列诊断标准
IOV	场景间变异	Variability arising from changes in parameters for a subject during the evaluation period. It is generally modeled as a random effect between periods	同一个体在不同场景下参数差异的大小
IPRED	个体预测值	Individual predicted data, based on individual empirical Bayes parameter estimates	个体预测值，基于个体经验贝叶斯参数估计
IWRES	个体加权残差	Individual weighted residuals, a type of residual	个体加权残差，残差的一种类型
NPC	数值预测检验	Numerical predictive check, a GOF method related to VPC	数值预测检验，一种与视觉预测检验相关的基于模拟的评价方法
NPDE	正态预测分布误差法	Normalized predictive distribution error	正态预测分布误差法，一种基于模拟的评价方法
PRED	群体预测值	Predicted data, based on population parameter estimates	基于群体参数估计的预测数据
pcVPC	预测校正的可视化预测检验	Prediction corrected VPC, a GOF plot related to VPC	预测校正的可视化预测检验，与视觉预测检验相关的基于模拟的诊断图

续表

英文缩写	中文术语	英文释义	中文释义
QQ	分位数图	Quantile–quantile, a type of GOF plot	分位数图，用于评价数据是否符合正态分布，一般用于评价残差
Random effect	随机效应	Effects varying in a random way between subjects, between occasions, or within subject	受试者间、场景间或受试者内以随机方式变化的效应
Residual error	残差变异	An estimate of the remaining nexplained variability	无法解释的剩余变异的估算值
Shrinkage	收缩	A phenomenon in which post hoc individual parameters (empirical Bayes estimates) shrink around the population mean (η–shrinkage) or the distribution of residual error shrinks toward zero (ε–shrinkage), due to excessive random effect parameters	由于过度的随机效应，个体参数趋向于群体典型值、残留误差分布趋向于 0 的现象
VPC	可视化预测检验	Visual predictive check, a type of GOF plot	可视化预测检验，一类基于模拟的诊断图

参考文献

1. U.S. Food and Drug Administration. Guidance for Industry: Population Pharmacokinetics (Draft guidance). https://www.fda.gov/media/128793/download.

2. Pharmaceuticals and Medical Devices Agency. Guideline on Population Pharmacokinetic and Pharmacodynamic Analysis. https://www.pmda.go.jp/files/000230073.pdf#page=2.

3. European Medicines Agency. Guideline on reporting the results of population pharmacokinetic analyses. https://www.ema.europa.eu/en/documents/scientific–guideline/guideline–reporting–results–population–pharmacokinetic–analyses_en.pdf.

4. U.S. Food and Drug Administration. Guidance for Industry: Exposure–Response Relationships – Study Design, Data Analysis, and Regulatory Applications. https://www.fda.gov/media/71277/download.

5. European Medicines Agency. Guideline on the use of pharmacokinetics and pharmacodynamics in the development of antimicrobial medicinal products. https://www.ema.europa.eu/en/documents/scientific–guideline/guideline–use–pharmacokinetics–pharmacodynamics–development–antimicrobial–medicinal–products_en.pdf.

6. European Medicines Agency. Guideline on the clinical investigation of the pharmacokinetics of therapeutic proteins. https://www.ema.europa.eu/en/documents/scientific–guideline/guideline–clinical–investigation–pharmacokinetics–therapeutic–proteins_en.pdf.

7. 国家药品监督管理局 . 儿科人群药代动力学研究技术指导原则 .http：//www. nmpa.gov.cn/WS04/CL2196/324067.html.

8. 国家药品监督管理局 . 抗菌药物药代动力学药效学研究技术指导原则 . http：// www.nmpa.gov.cn/WS04/CL2138/300379.html.

9. 国家药品监督管理局 . 成人用药数据外推至儿科人群的技术指导原则 . http：// www.nmpa.gov.cn/WS04/CL2138/300344.html.

10. FDA. General clinical pharmacology considerations for pediatric studies for drugs and biological products：Guidance for industry（draft guidance）. https：//www.fda.gov/ media/90358/download.

11. 新药研发中定量药理学研究的价值及其一般考虑 . 中国临床药理学与治疗学，2018（9）：961-973.

12. 新药研发中群体药动学 / 药效学研究的一般考虑 . 中国临床药理学与治疗学，2019（11）.

13. Bergstrand Martin，Karlsson Mats O. Handling data below the limit of quantification in mixed effect models［J］.AAPS J, 2009, 11：371-380.

14. Byon W，Smith M K，Chan P，et al. Establishing best practices and guidance in population modeling：an experience with an internal population pharmacokinetic analysis guidance［J］.CPT Pharmacometrics Syst Pharmacol, 2013, 2：e51.

15. EFPIA MID3 Workgroup，Marshall S F，Burghaus R，et al. Good Practices in Model-Informed Drug Discovery and Development：Practice，Application，and Documentation［J］.CPT Pharmacometrics Syst Pharmacol, 2016, 5：93-122.

16. Johansson Åsa M，Karlsson Mats O. Comparison of methods for handling missing covariate data［J］.AAPS J, 2013, 15：1232-1241.

17. Keizer Ron J，Jansen Robert S，Rosing Hilde，et al. Incorporation of concentration data below the limit of quantification in population pharmacokinetic analyses［J］.Pharmacol Res Perspect, 2015, 3：e00131.

18. Mould D R，Upton R N. Basic concepts in population modeling，simulation，and model-based drug development-part 2：introduction to pharmacokinetic modeling methods ［J］.CPT Pharmacometrics Syst Pharmacol, 2013, 2：e38.

19. Nyberg Joakim，Bazzoli Caroline，Ogungbenro Kay，et al. Methods and software tools for design evaluation in population pharmacokinetics-pharmacodynamics studies［J］. Br J Clin Pharmacol, 2015, 79：6-17.

20. Ogungbenro Kayode，Aarons Leon. Optimisation of sampling windows design for population pharmacokinetic experiments［J］.J Pharmacokinet Pharmacodyn, 2008, 35：465-482.

21. Ogungbenro K, Aarons L. Design of population pharmacokinetic experiments using prior information[J].Xenobiotica, 2007, 37: 1311-1330.

22. Savic Radojka M, Karlsson Mats O. Importance of shrinkage in empirical bayes estimates for diagnostics: problems and solutions[J].AAPS J, 2009, 11: 558-569.

23. Wang Diane D, Yu Yanke, Kassir Nastya, et al. The Utility of a Population Approach in Drug-Drug Interaction Assessments: A Simulation Evaluation[J].J Clin Pharmacol, 2017, 57: 1268-1278.

24. Wählby Ulrika, Jonsson E Niclas, Karlsson Mats O. Comparison of stepwise covariate model building strategies in population pharmacokinetic-pharmacodynamic analysis [J].AAPS PharmSci, 2002, 4: E27.

25. Wählby U, Jonsson E N, Karlsson M O. Assessment of actual significance levels for covariate effects in NONMEM[J].J Pharmacokinet Pharmacodyn, 2001, 28: 231-252.

26. Wang Yaning, Jadhav Pravin R, Lala Mallika, et al. Clarification on precision criteria to derive sample size when designing pediatric pharmacokinetic studies[J].J Clin Pharmacol, 2012, 52: 1601-1606.

模型引导的药物研发技术指导原则

一、概述

模型引导的药物研发通过采用建模与模拟技术对生理学、药理学以及疾病过程等信息进行整合和定量研究，从而指导新药研发和决策。

建模与模拟技术已应用于药物研发的多个阶段，可在药物研发的多个关键决策点发挥重要作用。为引导和规范模型引导的药物研发相关方法的合理使用，制定本指导原则，旨在提出模型引导药物研发的一般考虑。

本指导原则仅代表药品监管部门当前的观点和认识。随着科学研究的进展，本指导原则中的相关内容将不断完善与更新。建模与模拟的具体技术要求可参考相关技术指导原则。

二、基本理念

模型引导的药物研发理念贯穿药物研发全过程。建模与模拟技术在新药研发领域的应用已有一定的历史，在不同历史发展时期，其在不同资料中存在不同术语：建模与模拟（Modeling and Simulation）、定量药理学（Pharmacometrics）、模型辅助的药物研发（Model-aided Drug Development）、基于模型的药物研发（Model-based Drug Development）、模型引导的药物研发（Model-informed Drug Development）、模型引导的药物发现与开发（Model-informed Drug Discovery and Development）等。

建模与模拟在药物研发及其全生命周期管理中的应用涉及多个方面，涵盖从非临床到临床研究以及上市后临床再评价的各个阶段（图1）。基于分析技术和应用场景的不同，常用的模型及分析方法种类包括但不限于：群体药代动力学（Population Pharmacokinetics）模型、药代动力学/药效动力学（Pharmacokinetics/Pharmacodynamics）模型、群体药效动力学（Population Pharmacodynamics）模型、暴露-效应关系（Dose-exposure-response）模型、基于生理的药代动力学（Physiologically Based Pharmacokinetics）模型、疾病进展（Disease Progression）模型、基于模型的荟萃分析（Model-based Meta-analysis）等。

国际上已有多个药物研发案例体现了建模与模拟方法在指导药物研发、上市以及全生命周期管理中的价值。具体而言，通过建模与模拟技术对生理学、药理学以及疾病过程等信息进行定量分析，深入理解药物的作用机理、作用特点、疾病发生发展的原理和进程等，从而为获益风险比的评估、研发决策、剂量选择以及药物在患者亚群体中用法用量的调整等提供支持，并可用于支持药品说明书的撰写。

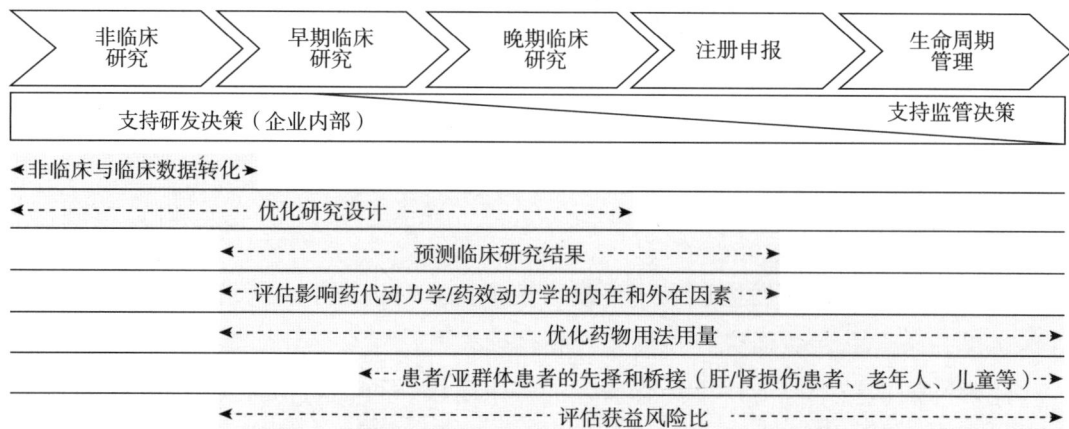

图 1　建模与模拟技术在药物研发生命周期中的应用示意图

通常，科学合理的模型分析可以提供较强的"证据基础"，对于药物研发决策的制定和方向具有指导意义。模型，特别是基于机理的模型，是总结既往的已有知识或数据然后据此预测未来结果的工具。从提高药物研发效率的角度出发，参与新药研发的研究者和决策者应合理运用建模与模拟技术，在药物研发的关键点（如 Ⅱ/Ⅲ 期临床试验前）积极寻求基于一个或多个相关联模型分析的证据，结合模型分析结果和实测研究结果，循环更新模型和模拟预测，综合判断后续研究方向。建议参与模型分析的专业人员在药物研发过程中尽早介入，参与研究设计和数据分析，形成模型引导的药物研发模式，可提高研发效率。

三、建模与模拟在药物研发中的应用

建模与模拟的意义在于其对药物研发决策的支持和指导，主要体现在模型预测结果与实测研究结果的循环递进和相互补充。模型分析与实测研究的关系应遵循"学习与确认"循环（"Learn and confirm" cycle），两者应是一个有机整体，通过已有信息建立模型，预测相关研究结果，然后进一步通过后续实测数据验证模型分析结果的可靠性以及判断后续研究方向，并随着研发过程的推进对模型进行不断更新和完善，从而实现模型与后续临床研究的共同推进。此外，还需关注药物研发不同阶段，为回答研发过程中一系列问题而开发的不同模型（如疾病进展模型和暴露 - 效应关系模型等）之间的联系。

建议制定模型引导药物研发的整体研究策略，包括拟定临床研究计划、拟收集的数据以及模型分析计划等，应考虑药物研发进程中各阶段的模型分析计划以及需通过模型分析回答的问题，并讨论各阶段具体模型应用之间及与临床研究之间的连贯性，以及与其他内外因素的相关性和因果关系。模型引导的药物研发计划可随研究进程的推进而不断完善和更新，以优化药物研发不同阶段的研究策略。

模型引导的药物研发包括多种模型分析的应用。模型分析在药物研发中的应用范围较广泛，包括但不限于指导药物研究方案设计、优化用法用量、分析影响药代动力学/药效动力学的内在因素和外在因素、对患者亚群体(如老年人、孕妇、儿童、肝/肾功能损伤患者、不同种族患者、不同基因型患者等)用法用量的调整提供支持、对与临床终点相关生物标志物或替代终点的选择提供支持等。基于模型种类的差异和应用场景的不同，分析方法存在差异，具体技术要求可参考相关技术指导原则。

四、模型分析的数据来源和质量

数据质量是保证模型分析可靠性的根本前提。用于模型分析的数据量充分程度以及来源的真实性和可靠程度可直接影响相关研究结果的可靠程度。

建模数据可来源于临床研究、非临床研究以及文献资料等。采用充分质量保证的实际研究中收集的数据用于模型分析，可提高模型研究结果的可靠性。出于了解疾病进展过程、药物作用机理、初步评估药物效应等目的，也可采用药物在临床实践中收集的数据或文献报道的相关研究数据开展模型分析。考虑到该类数据的来源可能未经严格质量控制，数据选择可能存在偏倚，数据质量无法得到充分保证，基于该类数据开展的模型分析结果应谨慎解读。

五、建模与模拟的实施

（一）建模与评价

1. 分析计划

通常，药物研发早期的模型分析多数用于支持申请人内部的研发决策，该类分析的实施情况由申请人内部自行评估和决定，可参考本指导原则的科学性考虑。

对于支持监管决策有重要影响的模型分析，应提供充分证据证明模型分析的科学性和可靠性，相关资料中应包括事先制定的分析计划。

模型分析应有清晰的研究目的，建议基于研究目的制定相应的分析计划，包括但不限于模型分析计划和模型模拟计划（表1）。分析过程中如需对分析计划进行修改，应保留修改痕迹或历史版本，并对修改内容的合理性进行说明。

2. 模型假设

模型假设是模型分析的重要部分。需关注模型假设可能带来一定的不确定性。有条件时，模型假设应在符合生理学、药理学以及疾病进展基本特征等基础上提出，应具有科学性和合理性，应考虑生物统计学因素。详细说明模型建立所用的假设，便于理解模型在某些方面的不确定性，从而增强后续模型应用时的把握度。

　　模型假设的使用和评估应遵循"学习与确认"循环，以便在后续试验中对不合理假设进行辨别。模型分析结果用于药物研发的重要决策时，建议明确阐述模型假设并特别关注假设的验证及其可接受性，以降低不合理假设导致的决策风险。对于不能基于已有数据或通过后续研究进行验证的假设，应开展适当的敏感性分析，评估不同假设对模型分析结果的影响。

3. 模型评价

　　模型评价是对所建模型的可靠性和稳健性进行评价的过程，是模型分析的重要步骤。应基于模型特点、分析目的等选择合适的方法进行评价。每种模型评价方法具有相对的优势和不足，通常只能评价模型某一方面的特征，因此建议采用多种方法对模型进行综合评估，并关注每种模型评价方法的适用范围。模型评价结果显示所建模型不合适的，应重新建立模型或对模型进行优化，重建模型前建议对已有模型进行充分分析，了解根本原因。

（二）模拟与应用

　　建模的目的之一是为了模拟不同场景下的应用。最终模型确认并经充分评价后，可基于研究目的进行模拟和应用，用于支持模型分析拟说明的科学问题。模型模拟通常可分为内推和外推，基于外推的模拟结果建议谨慎解读。模拟方案的合理性将对药物研发决策产生影响。

（三）研究报告

　　模型分析结果如拟作为药物注册上市的支持性证据，应提供完整的分析报告（表1）。分析报告应提供足够详细的内容，确保药品监管部门可基于分析报告准确评估模型分析过程和结果，并对模型分析进行重现，以确保基于模型分析结果作出的科学判断准确可靠。

表 1　模型分析计划和分析报告的常用结构

分析计划	分析报告
1. 背景（药物背景、疾病背景、前期研究概要等） 2. 目的（模型分析目的） 3. 研究概述（与分析数据相关的研究设计等） 4. 分析用数据（数据内容、来源、处理方法、数据量等） 5. 分析方法（模型假设、建模方法、模型评价方法、模拟方法等） 参考文献	1. 摘要 2. 背景（药物背景、疾病背景、前期研究概要等） 3. 目的（模型分析目的） 4. 研究概述（与分析数据相关的研究设计等） 5. 分析用数据（数据内容、来源、处理方法、数据量等） 6. 分析方法（模型假设、建模方法、模型评价方法、模拟方法等） 7. 结果（数据探索、模型结果、模型评价、模型应用等） 8. 讨论（对模型分析结果、应用等进行解释，模型结果、模型假设及数据的局限性，分析的临床意义等） 9. 结论 参考文献 附录

（四）质量控制

为确保基于模型的分析结果回答的科学问题准确可靠，应对分析的全部过程进行严格质量控制。除常规质量控制要求外，还应重点关注以下方面：

应保证分析流程等的完整性，确保可从最终报告的分析结果追溯到模型分析所用的原始数据库，保留稽查轨迹或过程操作轨迹。分析人员应接受过专业培训。相关软件应能满足相应的研究目的。

为进一步确保模型分析的质量，建议由未直接参与分析的专业人员进行独立审核，主要根据研究目的严格评估分析过程和结果的科学性。

质量控制的审核包括从原始数据到最终数据集的生成、模型描述、模型代码及其他相关分析代码（例如：诊断图代码、模拟代码）等。对于分析报告，应对分析报告内容（包括图和表格）、归纳总结过程中涉及数据的完整性和准确性进行审核，确保报告中记录的数值与软件输出的一致。

六、监管考虑

模型引导的药物研发对药物研发决策的制定具有指导意义。在满足药品申报要求的前提下，鼓励相关研究人员提高模型引导的药物研发意识，科学运用建模与模拟技术指导药物研发，提高研发效率，考虑将模型引导的药物研发纳入相应产品的研究策略。但是，需充分认识到模型分析可能存在的不确定性，基于模型分析结果制定相关决策时，应综合评估相应风险。

模型引导的药物研发应用范围广泛，包含的定量模型种类较多。其中一部分模型在国际药品监管决策中应用较多，具有较为成熟的应用经验。采用该类模型进行分析的结果，在满足一定条件的情况下（包括但不限于模型分析符合相关指导原则要求），可考虑作为药物申报时对某些问题的支持性证据，在回答关键问题时，应确保用于模型分析的数据充足，并对模型进行充分评价，确保模型分析的科学性和可靠性。另外，还有一部分模型应用经验相对较少，对采用该类模型进行分析的结果需关注其不确定性，建议谨慎解读。

模型分析结果用于药物注册时，应基于药物特征和模型分析目的等，对相关问题的科学合理性进行充分论证，包括但不限于：用于模型分析的数据的代表性和充分性、模型分析过程的科学性、模型假设的合理性、结果的可解释性、研究结论对相关决策的适用性等。基于模型的分析在药物注册中的适用情况和可接受度等，需基于具体品种情况进行个案讨论。必要时可与监管机构沟通。

参考文献

1. EFPIA MID3 Workgroup. White Paper – Good practices in model–informed drug

discovery and development: practice, application, and documentation. CPT Pharmacometrics Syst. Pharmacol, 2016, 5: 93–122.

2. EMA Modelling and Simulation Working Group. Commentary on the MID3 good practices paper. CPT Pharmacometrics Syst. Pharmacol, 2017, 6: 416–417.

3. U.S. FDA. Guidance for Industry (Draft) – Population Pharmacokinetics. Jul.2019.

4. U.S. FDA. Guidance for Industry – End–of–Phase 2A Meetings. Sep. 2009.

5. U.S. FDA. Guidance for Industry – Physiologically Based Pharmacokinetic Analyses–Format and Content. Aug. 2018.

6. EMA. Guideline on reporting the results of population pharmacokinetic analyses. Jan.2008.

7. EMA. Guideline on the reporting of physiologically based pharmacokinetic (PBPK) modelling and simulation. Dec. 2018.

8. PMDA. Guideline on Population Pharmacokinetic and Pharmacodynamic Analysis. May. 2019.

9. ICH E4: Dose–response information to support drug registration. Mar. 1994.

10. Wang Yaning, Zhu Hao, Madabushi Rajanikanth, et al. Model–Informed Drug Development: Current US Regulatory Practice and Future Considerations. Clinical Pharmacology & Therapeutics, 2019, 105 (4): 899–911.

11.（原）国家食品药品监督管理总局.《成人用药数据外推至儿科人群的技术指导原则》, 2017 年 5 月.

12.（原）国家食品药品监督管理总局.《抗菌药物药代动力学药效学研究技术指导原则》, 2017 年 8 月.

13.（原）国家食品药品监督管理总局.《药物临床试验的一般考虑指导原则》, 2017 年 1 月.

14. 新药研发中定量药理学研究的价值及其一般考虑. 中国临床药理学与治疗学, 2018, 23 (9): 961–973.

15. 新药研发中群体药动学 / 药效学研究的一般考虑. 中国临床药理学与治疗学, 2019, 24 (11): 1201–1220.

儿科用药临床药理学研究指导原则

一、概述

儿科人群临床药理学（pediatric clinical pharmacology）是临床药理学的一个重要分支。其研究对象为未成年人，一个生长发育处于动态变化的群体，解剖、生理结构和脏器功能与成人差异较大，不同年龄阶段（新生儿期、婴幼儿期、儿童期、青少年期）有不同的解剖学和生理学特点。

儿科人群的临床药理学研究，通常需收集不同年龄段的药代动力学（PK）、药效动力学（PD）及其影响因素数据，支持最优剂量的探索与确定，支持儿科人群临床治疗方案的制定，以及安全性、有效性评估。

由于儿科人群临床研究的特殊性，如伦理学考虑、实际操作困难等，较难按照成人药物研发的一般步骤开展临床试验。定量药理学的方法能够通过整合利用已有临床研究信息（如儿科人群生理特征、成人临床研究数据等），为儿科人群用药提供依据，同时又可避免不必要的临床研究。

本指导原则适用于化学药品、生物药物的研发。本指导原则仅代表药品监管部门当前的观点和认识，供研发企业参考，不具有强制性的法律约束力，随着科学研究的进展，本指导原则中的相关内容将不断完善与更新。应用本指导原则时，可同时参考人用药品注册技术要求国际协调会（ICH）和其他已发布的相关技术指导原则，如《儿科人群药代动力学研究技术指导原则》《成人用药数据外推至儿科人群的技术指导原则》《儿科人群药物临床试验技术指导原则》《真实世界研究支持儿童药物研发与审评的技术指导原则》等。

二、研究内容及特点

儿科人群临床药理学研究内容与一般临床药理学的研究内容相同，然而儿科人群的临床药理学研究具有其特点。应根据药物特点以及儿科生理学和药理学特征来确定开展临床试验的受试者年龄及年龄分层。尽可能获得药代动力学、药效动力学数据以及暴露–效应关系（Exposure–Response relationship）数据，同时应收集不同年龄层药物代谢酶、排泄特征及转运体的信息，为研发策略的决策提供充分的依据。在研究实施时，一般应在获得成人的数据之后开展儿科人群的研究，按照青少年、儿童、婴幼儿等年龄段顺序逐步进行。

儿科人群的生长发育变化可引起药代动力学的实质性改变，通常需在拟使用的不同年龄段儿科人群开展研究，以评价其药代动力学特征，并将研究药物的药代动力学特征与表征儿科人群发育阶段的参数（如身高、体重或体表面积（BSA）等）联系起来。

儿科人群的成长和发育影响着药物吸收、分布、代谢和排泄过程，导致药物在儿科人群体内暴露的差异。体内产生的代谢物比例和主要代谢途径在儿科人群与成人间，以及儿科人群不同年龄段内可能不同。清除率是确定儿科人群不同年龄段用药剂量的重要参数，是儿科人群临床药理学研究中重要的内容。这是通常需在不同年龄段儿科人群开展药代动力学研究的主要原因。

如在儿科人群开展标准药代动力学研究，通常需密集采血，一般在儿科人群较难实施。可采用模型模拟的方法优化试验设计，如 popPK 模型。与标准药代动力学分析相比，群体药代动力学可分析不富集（即稀疏）的采样数据，从而优化采血方案、减少采血量，因此常用于儿科人群的药代动力学研究。

如无成人 PK 数据基础，或仅在儿科人群开展研究的药物，应结合研究目的及可行性开展研究，以获得不同年龄段的 PK 特征。研究剂量应基于已有知识确定，避免不必要的探索试验。

应在成人研究结果的基础上，获得并分析儿科人群的药代动力学特征、药效动力学特征及暴露 – 效应关系。PD 研究包括药物与有效性及安全性生物标志物的关系，和 / 或临床终点的关系。

在药效动力学研究中，无法直接测定临床终点，那么可以选择合适的生物标志物代替临床疗效或安全性终点。生物标志物通常应首先在成年人群开展评价，其是否适用于儿科人群将取决于儿科疾病的病理生理学和药理反应与成人的相似程度。

儿科制剂是儿科临床药理学研究的重点关注问题，旨在为儿科患者提供精确的给药方案和提高依从性。如果药物存在儿科适应症，需提供与儿科患者的年龄阶段相适应的制剂。亦可研发适用儿科患者的药物配方制剂。如需开展儿科制剂与成人制剂的生物等效性或相对生物利用度对比研究，可在成年健康受试者中实施。同时需关注食品或赋形剂对生物利用度的潜在影响。

三、主要应用

因儿科人群较难开展常规的标准的临床试验，而儿科患者的剂量合理性和有效性、安全性仍需要数据支持，通常借助临床药理学及定量药理学的方法，对已有的数据做合理科学的外推。故设计儿科人群临床试验前，需要对所有可获得的信息和数据进行综合分析，包括不同年龄段人群器官功能的差异、对药理学特征的影响、疾病知识、流行病学情况、非临床实验数据、相同或类似机制药物在成人及儿科人群间的 PK、PD、临床有效性和安全性差异等。在已有人群数据的基础上，通过模拟预测其他亚群的有效剂量，进而通过儿科人群临床数据最终确认。

（一）数据外推

当目标适应症的疾病进程和治疗反应在成人和儿科人群间相似或不同年龄段间相似，已有数据说明药物体内暴露与效应关系明确，药物（或活性代谢物）浓度可测定并且可预测临床反应时，可基于已有成人研究数据外推至儿科人群，或基于已有年龄段的儿科人群研究数据外推至其他年龄段儿科人群。通过数据外推，可减少或豁免部分儿科临床试验，优化儿科人群临床试验。

通常先基于已有的信息，进行推算或模型模拟，推测能够达到与成人暴露相似的预测剂量，而后开展研究，确认预测剂量获得的暴露与成人暴露相似后，可基于成人 PK/PD 数据，桥接剂量及有效性数据。

如果药物的体内暴露效应关系在成人和儿科人群间没有完全明确，需开展 PK/PD 研究，比较成人和儿科人群中的暴露 – 效应关系的相似性，并根据在儿科患者中看到的暴露 – 效应关系确定儿科剂量。

开展儿科人群 PK/PD 研究前，应有较明确的成人暴露效应关系，在成人研究结果基础上在合适的范围内，开展儿科人群 PK/PD 研究。PD 指标可以是临床疗效指标，也可以是生物标志物。选择的 PD 指标需经成人研究验证。

（二）无法外推

如果综合分析所获信息和数据，提示目标适应症的疾病进程和治疗反应、药物的体内暴露效应关系在成人和儿科人群间均不相似或难以确定，则无法通过模型模拟的方法外推研究数据，需开展儿科人群药物临床试验。

即使在该情况下，定量药理学的方法仍然可以通过建模模拟，减少临床试验数量或试验的样本量。在已有数据能够充分说明剂量合理性的情况下，可以避免在每个年龄段都开展完整的 PK 研究。

四、研究方案设计要点

（一）剂量确定

选择儿科人群最优剂量，是儿科人群临床药理学研究的核心问题，由于试验药物在儿科尤其是新生儿或婴幼儿人群的安全性信息十分有限，需要对在药代动力学研究中采用的给药剂量进行仔细考量。

首次儿科人群临床试验剂量的预估，应充分考量发育药理学特征、非临床试验数据、成人临床药理学数据以及相同或类似机制药物的 PK、PD 数据等。以往常采用经典的方法，如标准化体重法（mg/kg）或 BSA 法（mg/m^2）。随着技术的发展，在确定儿科人群最优剂量时，常用到定量药理学的模型，如群体药动学（popPK）模型、PBPK、暴露－效应（E-R）分析模型。应根据研究目的，选择合适的模型，注意模型假设成立的前提，并对模型进行验证，以得出可靠的结果。例如，可采用 PBPK 模型帮助确定每个年龄段的最佳初始剂量。使用 PBPK 模型方法预测儿童药动学特征的挑战在于确定引起儿童和成人体内 PK 差异的关键生理或药物因素，并用合理的数学方程描述这种差异。如果使用境外儿童数据支持中国儿科临床试验，需关注儿童种族差异性。

（二）受试者样本量

人群 PK 和暴露－效应参数的精密度及变异是样本量计算的关键。从成人和其他相关儿科数据中获得的疾病、暴露和效应的数据（包括变异性）可用于推导样本量，以获得较稳健的参数估计。

年龄分布应基于药物代谢及排泄过程，并应考虑安全性。如果该药物拟用于新生儿，应明确受试人群是否纳入早产儿。

年龄分布及各年龄段受试者例数选择与药物特性相关，研究者需提供样本量选择依据。如疾病原因导致无法招募到足够符合统计要求的受试者数量，可根据实际情况决定样本量，需事先与监管机构沟通。

（三）生物样本采集

通过儿科人群暴露－效应分析，药物（或代谢物）血液、血清或血浆浓度可用于评价疗效和选择给药剂量。采血量和采血频率通常是儿科人群研究中最为关注的问题。在儿科人群采血应遵循最小伤害原则和获益原则等。通过使用微量药物分析和适宜采血方案（如机会采血法、稀疏取样技术等），最大限度地减少采血量和采血频率，尤其是新生儿研究。采集目标器官的样本（如脑脊液、肺泡灌洗液等）将有利于临床研究结果的解读。若已证实唾液等与血液／血浆浓度相关，可考虑收集唾液等，但对其中药物分析结果的解释可能比较复杂，故应慎用。

现代分析技术允许使用少量样品来测定药物浓度，但如果样品量不足以进行必要的再分析，数据质量可能会受到影响。应记录采样时间、样本运输和储藏过程、样本处理方法等。如采用机会采血的方法，亦应记录准确的给药时间，及采样时间。

应仔细考虑临床药理学研究中采集的样品数量，以评估研究中每个受试者的 PK 参数。对于儿科患者，如新生儿，样品数量可能非常有限。可对临床研究模拟方法或最佳采样技术提出建议，以说明采样方案的合理性。

考虑到儿科人群中收集血样的难度，应仔细考虑采样时间，合理设计采样方案，以确保从有限样本量中获取最多信息。在符合相关要求的前提下，可以考虑同时收集药物基因组学研究数据。

（四）协变量

应获得每个儿科受试者的协变量数据：年龄、体重、BSA 等，新生儿受试者需记录胎龄、出生体重等，还需记录种族、性别以及反映药物主要清除器官功能的相关实验室检测指标，并记录合并用药和近期用药情况。如介导试验药物代谢的 CYP450 酶已知，应关注基因多态性对 PK、PD 及暴露 - 效应关系的影响，为儿科药物的研发和个体化治疗提供依据。应考察试验药物的 PK 参数与体重、BSA 及年龄等协变量的关系，并评估对 PK 参数的影响。

五、其他考虑

儿科人群的临床药理学研究应在预期能够获益的儿科患者中进行，在充分知情的前提下，遵循风险最小化和痛苦最小化原则。在良好临床研究设计的基础上，通过模型模拟等先进手段，尽量减少受试者的数量、采血量、采血次数等。

儿科患者超说明书用药在国际上是较普遍存在的问题。鼓励探索新技术、新方法，如生物信息学、机器学习等信息领域技术，充分有效利用已有临床实践数据、真实世界数据等支持儿科人群用药剂量的合理性。如拟采用新方法获得数据以支持审评决策，建议与监管部门沟通交流。

参考文献

1.（原）国家食品药品监督管理总局 . 儿科人群药代动力学研究技术指导原则 .2014 年 7 月 .

2.（原）国家食品药品监督管理总局 . 成人用药数据外推至儿科人群的技术指导原则 .2017 年 5 月 18 日 .

3.（原）国家食品药品监督管理总局 . 儿科人群药物临床试验技术指导原则 .2016 年 3 月 1 日 .

4. Clinical Investigation of Medicinal Products in the Pediatric Population，ICH E11.2000 年 7 月 .

5. E11（R1）：Clinical Investigation of Medicinal Products in the Pediatric Population. 2017 年 7 月 .

6. General Clinical Pharmacology Considerations for Pediatric Studies for Drugs and Biological Products，Guidance for Industry，FDA.2014 年 11 月 .

7. Guideline on pharmaceutical development of medicines for pediatric use，EMA.2014 年 2 月 .

8. 国家药品监督管理局 . 群体药代动力学研究技术指导原则（征求意见稿）.2020

年 8 月 .

9. EMA. Guideline on the qualification and reporting of physiologically based pharmacokinetic（PBPK）modelling and simulation .2016 年 .

10. FDA. Physiologically Based Pharmacokinetic Analyses—Format and Content Guidance for Industry.2018 年 .

附录　中英文对照表

BA：Bioavailability，生物利用度

BE：Bioequivalence，生物等效性

BSA：Body surface area，体表面积

E‑R：Exposure‑Response，暴露 – 效应

PBPK：Physiologically based pharmacokinetic，基于生理的药动学模型

PD：Pharmacodynamics，药效动力学

PK：Pharmacokinetics，药代动力学

popPK：Population Pharmacokinetics，群体药代动力学

生物统计

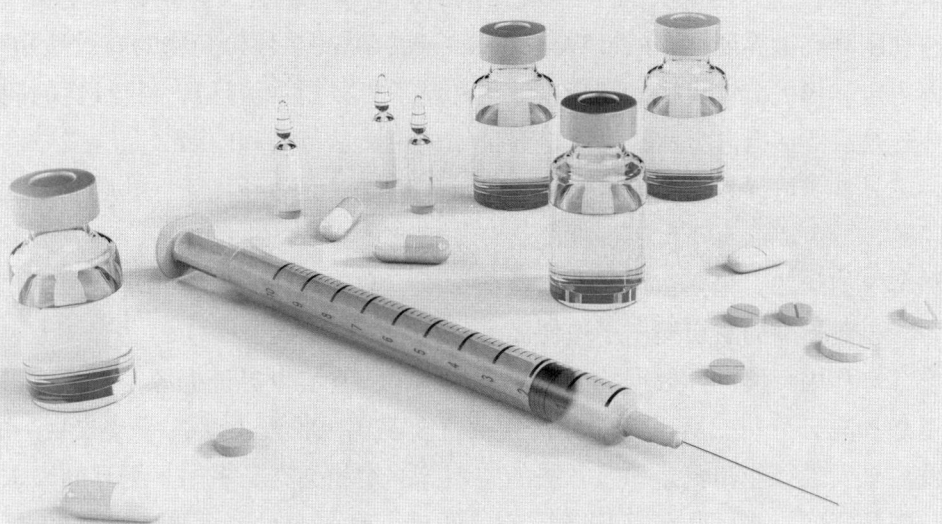

真实世界证据支持药物研发与审评的指导原则（试行）

一、引言

（一）背景与目的

随机对照试验（Randomized Controlled Trial，RCT）一般被认为是评价药物安全性和有效性的金标准，并为药物临床研究普遍采用。RCT 严格控制试验入组、排除标准和其它条件，并进行随机化分组，因此能够最大限度地减少其它因素对疗效估计的影响，使得研究结论较为确定，所形成的证据可靠性较高。但 RCT 有其局限性：一是 RCT 的研究结论外推于临床实际应用时面临挑战，如严苛的入排标准使得试验人群不能充分代表目标人群，所采用的标准干预与临床实践不完全一致，有限的样本量和较短的随访时间导致对罕见不良事件探测不足等；二是对于某些疾病领域，传统 RCT 难以实施，如某些缺乏有效治疗措施的罕见病和危及生命的重大疾病；三是传统 RCT 或需高昂的时间成本。因此，在药物研发和监管领域如何利用真实世界证据（Real World Evidence，RWE）评价药物的有效性和安全性，已成为全球相关监管机构、制药工业界和学术界共同关注且具有挑战性的问题。

一是需要从概念上厘清真实世界证据的定义、范畴和内涵。

二是真实世界数据（Real World Data，RWD）是否适用于回答临床所关注的科学问题，所生成的真实世界证据能否或如何起到充分的支撑作用，涉及诸多亟待商榷和解决的问题，包括数据来源、数据标准、数据质量、数据共享、数据的基础建设等，也对指南的制定提出了迫切需求。

三是利用真实世界数据的方法学有待规范。真实世界证据源于对真实世界数据的正确和充分分析，所采用的分析方法主要是因果推断方法，涉及较复杂的模型、假设甚至人工智能和机器学习方法的应用等，对相关人员提出了更高的要求。

四是真实世界证据的适用范围有待明确。真实世界证据与传统 RCT 提供的证据均可以是药物监管决策证据的组成部分，支持监管决策形成综合、完整而严谨的证据链，从而提高药物研发和监管的科学性和效率。因此，需要根据药物研发和监管的现实情况明确真实世界证据的适用范围，并能够随现实情况变化进行调整。

鉴于上述情况，本指南旨在厘清药物研发和监管决策中真实世界证据的相关定义，指导真实世界数据收集以及适用性评估，明确真实世界证据在药物监管决策中的地位和适用范围，探究真实世界证据的评价原则，为工业界和监管部门利用真实世界证据支持药物监管决策提供参考意见。本指导原则仅代表当前的观点和认识，随着研究和认识的深入将不断修订和完善。

（二）国内外监管机构在法规或指南制定方面的进展

2009 年美国复苏与再投资法案对实效比较研究（Comparative Effectiveness Research，CER）起到了巨大推动作用。基于 CER 的真实世界环境的背景，真实世界研究（Real World Research/Study，RWR/RWS）得以更广泛的应用。

美国于 2016 年 12 月通过《21 世纪治愈法案》，鼓励美国食品药品管理局（The Food and Drug Administration，FDA）开展研究并使用真实世界证据支持药物和其它医疗产品的监管决策，加快医药产品开发。在该法案的推动下，2017~2019 年 FDA 先后发布了《使用真实世界证据支持医疗器械监管决策》《临床研究中使用电子健康档案数据指南》《真实世界证据计划的框架》和《使用真实世界数据和真实世界证据向 FDA 递交药物和生物制品资料》。

欧盟药品管理局（European Medicines Agency，EMA）于 2013 年参与的 GetReal Initiative 项目，致力于开发出收集与综合 RWE 的新方法，以便更早地用于药品研发和医疗保健决策过程中。EMA 于 2014 年启动了适应性许可试点项目，探索利用真实世界数据包括观察性研究数据等用于监管决策的可行性。2017 年药品局总部（Heads of Medicines Agencies，HMA）与 EMA 联合成立大数据工作组，旨在使用大数据改进监管决策并提高证据标准，其中 RWE 是大数据的一个子集，包括电子健康档案、登记系统、医院记录和健康保险等数据。

日本药品和医疗器械管理局（PMDA）在国际人用药品注册技术要求协调会（International Council for Harmonisation of Technical Requirements for Pharmaceuticals for Human Use，ICH）层面提出更高效利用真实世界数据开展上市后药物流行病学研究的技术要求新议题。

事实上，全球使用真实世界数据对医疗产品进行安全性评价已经积累了丰富的实践经验，例如 2008 年美国 FDA 启动了哨点计划，利用现有的电子医疗健康数据实现对上市后医疗产品安全性的主动监测。

我国系统性开展使用真实世界证据支持药物监管决策的工作尚处于起步阶段。国家药品监管部门在审评审批实践中开始应用真实世界证据，相关示例参见附 2。

二、真实世界研究的相关定义

真实世界研究是指针对预设的临床问题，在真实世界环境下收集与研究对象健康有关的数据（真实世界数据）或基于这些数据衍生的汇总数据，通过分析，获得药物的使用情况及潜在获益 – 风险的临床证据（真实世界证据）的研究过程（图 1）。

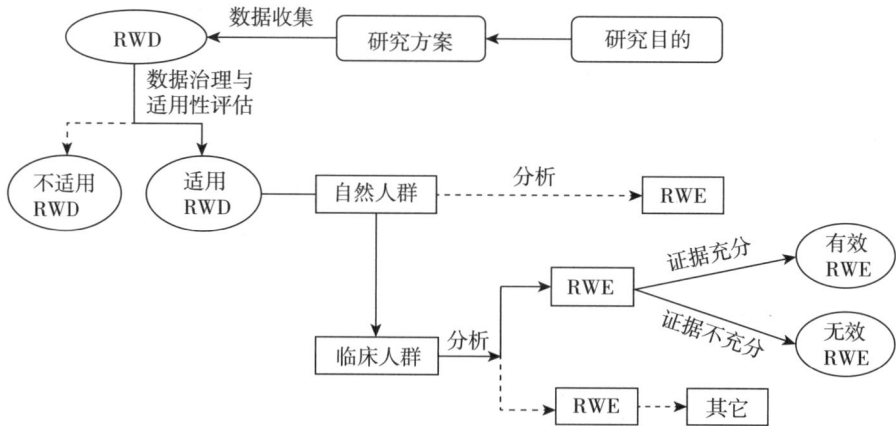

图 1　支持药物监管决策的真实世界研究路径（实线所示）

真实世界研究所产生的真实世界证据既可用于支持药物研发与监管决策，也可用于其它科学目的（如不以注册为目的的临床决策等）。本指南主要用于支持药物监管决策、以临床人群为研究对象的真实世界研究，个别情形下也会涉及更广泛的自然人群，如疫苗等健康人群的预防用药。

真实世界研究的类型大致分为非干预性（观察性）研究和干预性研究。前者包括不施予任何干预措施的回顾性和前瞻性观察性研究，患者的诊疗、疾病的管理、信息的收集等完全依赖于日常医疗实践；后者与前者最大的不同是主动施予某些干预措施，如实用临床试验（Pragmatic Clinical Trial，PCT）等。由于真实世界研究的多样性、设计的复杂性、分析方法的高要求和对结果解释的不确定性，对药物的安全性和有效性的评价以及监管决策提出了更高的要求。

（一）真实世界数据

1. 定义

真实世界数据是指来源于日常所收集的各种与患者健康状况和 / 或诊疗及保健有关的数据。并非所有的真实世界数据经分析后都能成为真实世界证据，只有满足适用性的真实世界数据才有可能产生真实世界证据。

2. 真实世界数据的来源

真实世界数据的常见来源包括但不限于：

（1）卫生信息系统（Hospital Information System，HIS）：类似于电子健康档案，包括结构化和非结构化的患者记录，如患者的人口学特征、临床特征、诊断、治疗、实验室检查、安全性和临床结局等。

（2）医保系统：包含患者基本信息、医疗服务利用、诊断、处方、结算、医疗付费和计划保健等结构化字段的数据。

（3）疾病登记系统：特定疾病（通常是慢性病）患者的数据库，通常来源于医院的疾病人群队列登记。

（4）国家药品不良反应监测哨点联盟（China ADR Sentinel Surveillance Alliance，CASSA）：利用医疗机构电子数据建立药品及医疗器械安全性的主动监测与评价系统。

（5）自然人群队列和专病队列数据库：国内已经建立或正在建立的自然人群队列和专病队列数据库。

（6）组学相关数据库：采集患者的生理学、生物学、健康、行为和可能的环境相互作用的组学相关信息，如药物基因组学、代谢组学和蛋白质组学的数据库。

（7）死亡登记数据库：由医院、疾病预防控制中心和户籍部门联合确认的死亡登记所形成的数据库。

（8）患者报告结局数据：由患者自行填报的自我评估或测量的数据。

（9）来自移动设备端的数据：应用医用移动设备，如可穿戴设备，检测受试者获得的相关数据。

（10）其他特殊数据源：部分地区医疗机构根据相关政策、法规，因临床急需进口少量境外已上市药品等用于特定医疗目的而生成的有关数据；为特殊目的创建的数据库，如法定报告传染病数据库、国家免疫规划数据库等。

3. 数据标准

统一的数据标准使递交的资料具有可预测性和一致性，并能与其它数据库之间共享信息。递交的数据应当在数据标准的规划、数据的采集和编码及储存、分析数据的格式、数据的核查和可溯源性、电子递交的格式等方面有统一的标准。

（二）数据的适用性

真实世界数据的适用性主要通过数据相关性和可靠性进行评估。

1. 相关性

评估真实世界数据是否与所关注的临床问题密切相关，其重要因素包括但不限于：

（1）是否包含与临床结局相关的重要变量和信息，如药物暴露、患者人口学和临床特征、协变量、随访时间、结局变量等。

（2）临床结局定义是否准确，相应的临床意义是否明确。

（3）真实世界数据中的患者对于研究的目标人群是否具有代表性。

（4）是否有足够的样本量以及随访时间以证明疗效并获取充分的潜在安全性事件。

2. 可靠性

真实世界数据的可靠性主要从数据的完整性、准确性、透明性和质量保证方面进行评价。

（1）完整性：真实世界数据无法避免数据缺失问题，包括变量的缺失和变量值的缺失。当数据缺失比例超过一定限度时，尤其涉及研究的关键变量时，例如影响研究结局的诸多重要预后协变量缺失或变量值缺失，会加大研究结论的不确定性，此时，需要慎重考虑该数据能否支持产生真实世界证据。

（2）准确性：数据的准确性极为重要，通常需要参照较权威的数据来源进行识别或验证。数据元素和转化数据的算法均应保证其正确。数据的准确性还反映在数据的一致性和合理性上，一致性包括数据库内部的相关数据标准、格式和计算方法等必须一致；合理性包括变量数值的唯一性、合理的区间和分布、相关变量的预期依从关系以及时变型变量是否按预期改变等。

（3）透明性：数据的来源、收集与治理的全过程应透明、清晰，并具有可溯源性，尤其是关键的暴露、协变量以及结局变量等应能追溯到源数据。数据的透明性还包括数据的可及性、数据库之间的信息共享和对患者隐私的保护方法的透明。

（4）质量保证：真实世界数据的可靠性需考虑数据质量，质量保证的措施包括但不限于：数据收集是否有明确流程和合格人员；是否使用了共同定义框架，即数据字典；是否遵守采集关键数据点的共同时间框架；是否建立与收集真实世界数据有关的研究计划、协议和分析计划的时间安排；用于数据元素采集的技术方法是否充分，包括各种来源数据的集成、药物使用和实验室检查数据的记录、随访记录、与保险数据的链接以及数据安全等。

（三）真实世界证据

真实世界证据是指通过对适用的真实世界数据进行恰当和充分的分析所获得的关于药物的使用情况和潜在获益－风险的临床证据，包括通过对回顾性或前瞻性观察性研究或者实用临床试验等干预性研究获得的证据。

三、真实世界证据支持药物监管决策

真实世界证据应用于支持药物监管决策，涵盖上市前临床研发以及上市后再评价等多个环节。例如，为新产品批准上市提供有效性或安全性的证据；为已获批产品修改说明书提供证据，包括增加或修改适应症，改变剂量、给药方案或给药途径，增加新适用人群，增加实效比较信息，增加安全性信息等；作为上市后要求的一部分支持监管决策的证据等。

下面是真实世界证据支持药物监管决策的某些应用范围，但并不排除其它合理的应用。

（一）为新药注册上市提供有效性和安全性的证据

根据不同疾病的特征、治疗手段的可及性、目标人群、治疗效果和其它与临床研究相关的因素等，可以通过真实世界研究获得药物的效果和安全性信息，为新药注册上市提供支持性证据。

常见的为新药注册上市提供有效性和安全性证据的真实世界研究有：使用真实世界数据获得的结局或安全性数据的随机临床试验，包括 PCT 设计等；以及针对某些缺乏有效治疗措施的罕见病和危及生命的重大疾病，而采用基于真实世界证据作为外部对照的单臂临床试验。

（二）为已上市药物的说明书变更提供证据

对于已经上市的药物，新增适应症通常情况下需要 RCT 支持。但当 RCT 不可行或非最优的研究设计时，采用 PCT 或观察性研究等生成的真实世界证据支持新增适应症可能更具可行性和合理性。

在儿童用药等领域，利用真实世界证据支持适应症人群的扩大也是药物监管决策可能适用的情形之一。

总的来说，真实世界证据支持已上市药物的说明书变更主要包括以下几种情形：

1. 增加或者修改适应症。
2. 改变剂量、给药方案或者用药途径。
3. 增加新的适用人群。
4. 添加实效比较研究的结果。
5. 增加安全性信息。
6. 说明书的其它修改。

（三）为药物上市后要求或再评价提供证据

基于 RCT 证据获批的药物，通常由于病例数较少、研究时间较短、试验对象入组条件严格、干预标准化等原因，存在安全性信息有限、疗效结论外推不确定、用药方案未必最优、经济学效益缺乏等不足，需要利用真实世界数据对药物在真实医疗实践中的效果、安全性、使用情况，以及经济学效益等方面进行更全面的评估，并不断根据真实世界证据做出决策调整。

（四）名老中医经验方、中药医疗机构制剂的人用经验总结与临床研发

对于名老中医经验方、中药医疗机构制剂等已有人用经验药物的临床研发，在

处方固定、生产工艺路线基本成型的基础上，可尝试将真实世界研究与随机临床试验相结合，探索临床研发的新路径。

应用真实世界证据支持已有人用经验中药的临床研发策略可以有多种，应根据产品的特点、临床应用情况以及数据适用性等方面的考虑，选择不同的研发策略。例如可以探索将观察性研究（包括回顾性和前瞻性）代替常规临床研发中Ⅰ期和 / 或Ⅱ期临床试验，用于初步探索临床疗效和安全性；在观察性研究的基础上，再通过 RCT 或 PCT 进一步确证已有人用经验中药的有效性，为产品的注册上市提供支持证据。如果经过评价，存在适用的高质量真实世界数据，且通过设计良好的观察性研究形成的真实世界证据科学充分，也可与药品监管部门沟通，申请直接作为支持产品上市的依据。

针对观察性研究与 RCT 或 PCT 研究相结合的研发策略，其实现也可以有多种路径，图 2 和图 3 是可能路径中的两种，但不限于此。图 2 是观察性研究与 RCT 研究相结合的路径，第一阶段先开展回顾性观察性研究，此阶段应尽可能地收集既往与使用该药品有关的真实世界数据，包括所有可能的协变量；制定数据清理规则；选择可能的对照；对数据质量进行评估；采用恰当的统计方法进行全面详细的分析。如果通过回顾性观察性研究得出该药品在临床应用中对患者具有潜在获益，可以进入下一研究阶段，否则研究终止。第二阶段开展前瞻性观察性研究。由于有了第一阶段的研究基础，该阶段可以将前瞻性观察性研究设计得更加周密，包括数据的采集及其系统、数据的质量控制、数据清理的规则、明确定义对照等。在前瞻性观察性研究进展到某一时期，如果数据分析结果与回顾性观察性研究结果一致，且继续显现出该药品在临床应用中对患者具有明显获益，可适时平行开展第三阶段的 RCT 研究。RCT 研究可以先进行探索性 RCT 研究，但如果前期的观察性研究证据较充分，也可以直接进行确证性 RCT 研究。从时间上看，RCT 研究的周期可被前瞻性观察性研究所覆盖，后者可以在 RCT 研究开始前结束，也可与 RCT 研究同时结束，甚至在 RCT 研究结束后继续延展一段时间，以积累更充分的真实世界证据，或用于其他目的，如增加适应症或扩大适用人群范围等。

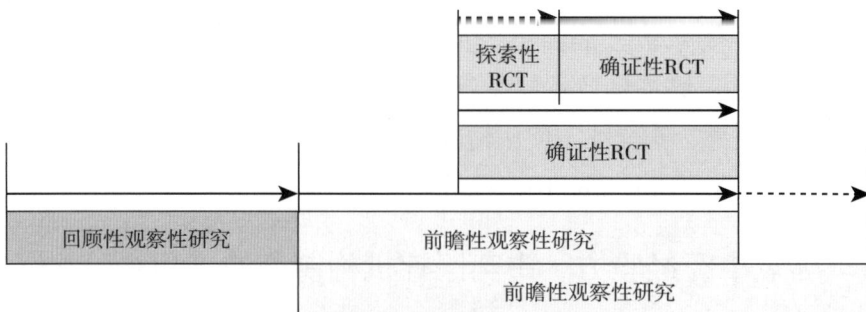

图 2　已有人用经验中药临床研发的路径之一

观察性研究与 PCT 研究相结合的路径如图 3 所示，第一阶段先开展回顾性观察性研究，如果得出该药品在临床应用中对患者具有潜在获益，可以进入下一研究阶段，否则研究终止。第二阶段开展 PCT 研究，它所提供的证据可以用于支持其临床有效性和安全性的评价。

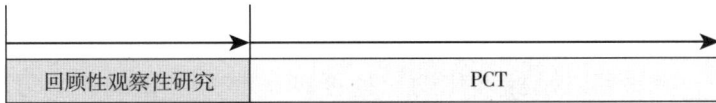

图 3 已有人用经验中药临床研发的路径之二

已有人用经验中药的临床研发应根据产品的特点、基础研究的信息（如毒理试验）、临床应用情况、既往临床实践的有效数据积累等采取恰当的策略，并不局限于上述两种可能的策略。

（五）真实世界证据用于监管决策的其它应用

1. 指导临床研究设计

利用真实世界证据指导临床研究设计有着现实的用途。例如，前述两种中药临床研发的路径，都采用了回顾性观察性研究所产生的真实世界证据，包括疾病的自然史、疾病在目标人群的流行率、标准化治疗的疗效和效果，以及与疗效和效果有关的关键协变量在目标人群中的分布和变化等，为下一阶段的研究设计提供了依据。更为普遍的应用是真实世界证据可为入选和排除标准、样本量估计的参数、非劣效界值的确定等提供有效的参考依据，有助于审评中对设计合理性的判断。

2. 精准定位目标人群

精准医疗旨在更好地预测药物对特定人群（亚组）的治疗获益和风险，基于真实世界数据的真实世界证据为精准医疗提供了可能。例如，传统临床试验因样本量有限，往往在研究计划中忽略或无暇顾及亚组效应，使得潜在的治疗应答者或具有严重副作用的高风险人群的重要信息不能充分体现，从而导致目标人群失准。由于真实世界数据往往是不同类型的大数据，通过详尽的分析，可以充分考察不同亚组的治疗获益和风险，进而得到真实世界证据以支持更精准的目标人群定位。

对于靶向治疗药物的临床前和早期临床研究，生物标记物的识别甚为关键。利用人群队列中的组学数据、公共基因库信息以及相关的临床资料等真实世界数据，通过多种机器学习类的目标靶向分析技术得到真实世界证据，可以支持靶向治疗药物的精确人群定位。

四、真实世界研究的基本设计

（一）实用临床试验

实用临床试验又称实操临床试验和实效临床试验，是指尽可能接近真实世界临床实践的临床试验，是介于 RCT 和观察性研究之间的一种研究类型。与 RCT 不同的是：PCT 的干预既可以是标准化的，也可以是非标准化的；既可以采用随机分组方式，也可以自然选择入组；受试病例的入选标准较宽泛，对目标人群更具代表性；对干预结局的评价不局限于临床有效性和安全性；PCT 一般使用临床终点，而避免使用传统 RCT 中可能使用的替代终点；可以同时考虑多个对照组，以反映临床实践中不同的标准化治疗；一般不设安慰剂对照；在大多数情况下不采用盲法，但对于如何估计和纠正由此产生的测量偏倚，需给予足够的重视；数据的收集通常依赖于患者日常诊疗记录。与观察性研究不同的是，PCT 是干预性研究，尽管其干预的设计具有相当的灵活性。

例如，一项以患者为中心的、评价不同剂量阿司匹林的获益和长期有效性的研究采用了随机化的 PCT 设计，研究纳入患有动脉粥样硬化性心血管疾病且具有高风险缺血事件的患者，随机分配到两个不同剂量的阿司匹林治疗组（外加日常医疗保健），主要终点为来自电子健康档案和保险索赔数据库的全因死亡、非致死性心梗导致的住院以及由中风引起的住院的复合终点。

设计 PCT 时还应考虑以下因素：①收集到的数据是否适用于支持产生真实世界证据；②治疗领域和干预措施等是否符合各种形式的常规临床实践；③是否具有足够的可以用于评价的病例数（特别是临床结局罕见的情况）；④参与 PCT 的各试验中心甚至不同的数据库之间对终点的评价和报告方法是否一致；⑤是否采用随机化方法控制偏倚；⑥当盲法不可行时，应考虑非盲对结局变量（特别是患者报告的结局）可能产生的影响，可使用不受治疗分组影响的终点（如中风、肿瘤大小等），以减少非盲带来的可能偏倚。

由于 PCT 需要考虑所有可能的潜在因素的影响，包括各种偏倚和混杂因素的影响，故其研究设计和统计分析较为复杂，所需的样本量通常远超 RCT 设计。PCT 如果采用随机化方法将减小混杂因素的影响从而提供稳健的因果推断。由于是在更接近真实临床实践环境下开展的研究，PCT 所获得的证据在多数情况下被视为是较好的真实世界证据。

（二）使用真实世界证据作为外部对照的单臂试验

单臂临床试验也是验证研究药物有效性和安全性的一种方法。例如，针对某些罕见病的临床试验，由于病例稀少导致招募困难；针对某些缺乏有效治疗措施的危及生命的重大疾病，随机对照试验往往存在伦理问题。因此，以上两种情况可以考虑以自然疾病队列形成的真实世界数据作为外部对照的基础。

外部对照主要用于单臂试验，可以是历史对照也可以是平行对照。历史外部对照以早先获得的真实世界数据作为对照，需考虑不同历史时期对疾病的定义、诊断、分类、自然史和可用的治疗手段等对可比性的影响；平行外部对照则是将与单臂试验同期开展的疾病登记数据作为对照。采用外部对照需考虑目标人群的可比性对真实世界证据的影响；对于接受其它干预措施的病人的数据，应考虑是否有足够的协变量以支持正确和充分的统计分析。

使用外部对照具有局限性，主要包括医疗环境不同、医疗技术随时间变化、诊断标准不同、结局的测量和分类不同、患者的基线水平不同、干预多样化、数据质量难以保证等。这些局限使得研究对象的可比性、研究结果的精确性、研究结论的可靠性和外推性等均面临挑战。

为克服或减少这些局限，一是要确保所采集的数据符合真实世界数据的适用性要求。二是采用平行外部对照设计要优于历史对照，平行外部对照可采用疾病登记模式，保障数据记录尽可能完整、准确。三是采用恰当的统计分析方法，如合理利用倾向评分（Propensity Scores，PS）方法，虚拟匹配对照方法等。四是要充分使用敏感性分析和偏倚的定量分析来评价已知或已测的混杂因素和未知或不可测量的混杂因素以及模型假设对分析结果的影响。

（三）观察性研究

观察性研究所采集的数据接近真实世界，其最主要的局限在于存在各种偏倚、数据质量难以保证、已知或已测和未知或不可测量的混杂因素较难识别等，使得研究结论具有很大的不确定性。

观察性研究所收集的数据是否适合产生真实世界证据，以支持监管决策，关注要点至少应包括：①数据特征：例如，数据来源及其质量、研究的人群、暴露和相关终点的数据采集、记录的一致性、数据治理过程、缺失数据的描述等；②研究设计和分析：例如，有无合适的阳性对照，是否考虑了潜在未测或不可测混杂因素以及可能的测量结果的变异，分析方法是否严谨、透明且符合监管要求等；③结果的稳健性：为保证结果的稳健性，预先确定了何种敏感性分析、偏倚定量分析和统计诊断方法。

观察性研究的主要分析方法是因果推断（附3）。

五、真实世界证据的评价

评价真实世界证据应依从两个主要原则：真实世界证据是否可以支持需要回答的临床问题；已有的真实世界数据是否可以通过科学的研究设计、严谨的组织实施及合理的统计分析得到所需的真实世界证据。

（一）真实世界证据和其所支持的临床问题

在决定使用包括真实世界证据在内的任何证据之前，首先应明确需要回答的临床问题。例如，药品上市后和其它药品联合使用的安全性考虑；已获批产品的新增适应症研究；为某罕见病的单臂临床试验建立稳健可靠的历史或者外部对照等。其次需要考虑使用真实世界证据是否能够回答面对的临床问题，应从科学方面的有效性（例如，科学上的可解释性、假设的合理性、Ⅰ类误差控制等）、监管要求（是否与其他监管要求冲突、有无特殊疾病领域的监管要求等）、伦理方面的问题（如果不使用真实世界证据是否会带来伦理问题）和可操作性（例如，是否有独立统计师以及确保统计师对结局变量的盲态，以避免匹配时可能带来的偏倚；是否有其他操作上的挑战等）四个方面评价。以上问题综合考虑，是衡量真实世界证据应用的重要准则。

（二）如何从真实世界数据到真实世界证据

一般至少应考虑以下几点：①研究环境和数据采集接近真实世界，如更有代表性的目标人群，符合临床实践的干预多样化，干预的自然选择等；②合适的对照；③更全面的效果评价；④有效的偏倚控制，如随机化的使用，测量和评价方法的统一等；⑤恰当的统计分析，如因果推断方法的正确使用、合理的缺失数据处理、充分的敏感性分析等；⑥证据的透明度和再现性；⑦合理的结果解释；⑧各相关方达成共识。

需要特别注意的是，所有与产生真实世界证据相关的研究设计、假设以及具体定义，均应事先在研究方案中明确阐述。事后补充的数据引用、定义、分析以及解释，通常不能用于监管决策。

六、与审评机构的沟通交流

以药品注册为目的使用真实世界证据，需要与药品审评部门进行充分的沟通交流，以确保双方对使用真实世界证据以及开展真实世界研究等方面达成共识。

申请人计划使用真实世界证据支持药品注册事项时，在研究实施前，应当按照药品审评部门的沟通交流途径主动提出沟通交流申请，就研究目标、真实世界证据使用的可行性、研究设计、数据收集和分析方法等方面进行书面或会议的沟通与讨论。

申请人完成真实世界研究后，计划递交申报资料前，也应当申请与审评部门进行沟通交流，就研究的实施情况、研究结果与结论、申报资料要求等内容进行沟通确认。

参考文献

1. 孙宇昕，魏芬芳，杨悦. 真实世界证据用于药械监管与卫生决策的机遇与挑战. 中国药物警戒，2017，14（6）：353–358.

2. 吴一龙，陈晓媛，杨志敏，等（吴阶平医学基金会，中国胸部肿瘤研究协作组）. 真实世界研究指南. 2018.

3. 中共中央办公厅，国务院办公厅. 关于深化审评审批制度改革鼓励药品医疗器械创新的意见. 2017.

4. ADAPTABLE Investigators. Aspirin Dosing：a Patient–Centric Trial Assessing Benefits and Long–Term Effectiveness（ADAPTABLE）study protocol. http：//pcornet. org/wp–content/uploads/2015 /06/ADAPTABLE–Protocol–Final–Draft–6–4–15_for–post_06–26–. pdf［J］. Published June，2015，5.

5. Berger M，Daniel G，Frank K，et al. A frame work for regulatory use of real–world evidence［J］. White paper prepared by the Duke Margolis Center for Health Policy，2017，6.

6. Cave A，Kurz X，Arlett P. Real–world data for regulatory decision making：challenges and possible solutions for europe［J］. Clinical pharmacology and therapeutics，2019，106（1）：36.

7. Dreyer NA. Advancing a framework for regulatory use of real–world evidence：when real is reliable［J］. Therapeutic innovation & regulatory science，2018，52（3）：362–368.

8. Egger M，Moons K G M，Fletcher C，et al. GetReal：from efficacy in clinical trials to relative effectiveness in the real world［J］. Research synthesis methods，2016，7（3）：278–281.

9. Ford I，Norrie J. Pragmatic trials［J］. N Engl J Med，2016，375（5）：454–463.

10. Institute of Medicine 2009. Initial national priorities for comparative effectiveness research. Washington，DC：The National Academies Press. https：//doi.org/10.17226/12648.

11. James S. Importance of post–approval real–word evidence［J］. European Heart Journal–Cardiovascular Pharmacotherapy，2018，4（1）：10–11.

12. Kohl S. Joint HMA/EMA task force on big data established［J］. Eur J Hosp Pharm，2017，24（3）：180–190.

13. Lash TL，Fox MP，Fink AK. Applying quantitative bias analysis to epidemiologic data［M］. Springer Science & Business Media，2011.

14. Makady A，de Boer A，Hillege H，et al. What is real–world data? A review of definitions based on literature and stakeholder interviews［J］. Value in health，2017，20（7）：858–865.

15. Olariu E，Papageorgakopoulou C，Bovens S M，et al. Real world evidence in Europe：a snapshot of its current status［J］. Value in Health，2016，19（7）：A498.

16. Roland M，Torgerson D J. Understanding controlled trials：What are pragmatic trials?［J］.BMJ，1998，316（7127）：285.

17. Sherman RE，Anderson SA，Dal Pan GJ，et al. Real-world evidence—what is it and what can it tell us［J］. N Engl J Med，2016，375（23）：2293-2297.

18. Sugarman J，Califf RM. Ethics and regulatory complexities for pragmatic clinical trials［J］.JAMA，2014，311（23）：2381-2382.

19. US Food and Drug Administration. Framework for FDA's real-world evidence program. December 2018［J］.2019.

20. Velentgas P，Dreyer NA，Nourjah P，et al. Developing a Protocol for Observational Comparative Effectiveness Research：A User's Guide. AHRQ Publication No. 12（13）-EHC099. Rockville，MD：Agency for Healthcare Research and Quality；January 2013. www.effectivehealthcare.ahrq.gov/ Methods-OCER.cfm.

21. Von Elm E，Altman D G，Egger M，et al. The Strengthening the Reporting of Observational Studies in Epidemiology（STROBE）statement：guidelines for reporting observational studies［J］. Annals of internal medicine，2007，147（8）：573-577.

　　附：1. 真实世界研究有关词汇表

　　　　2. 真实世界证据应用示例

　　　　3. 真实世界研究常用统计分析方法

　　　　4. 真实世界研究有关中英文词汇对照

附 1

真实世界研究有关词汇表

1. 病例登记（Patient Registry）：根据一个或多个预定的科学、临床或政策目的，使用观察性研究方法收集统一的临床和其它数据的系统，以评价特定疾病、病症或暴露人群的特定结局。

2. 单臂临床试验（Single-arm/One-arm Trial）：一种只设置试验组的非随机临床试验，通常采用外部对照，如历史对照或平行对照。

3. 观察性研究（Observational Study）：根据特定研究问题，不施加主动干预的、以自然人群或临床人群为对象的、探索暴露/治疗与结局因果关系的研究。

4. 回顾性观察性研究（Retrospective Observational Study）：在研究开始时确定目标人群、并根据历史数据（研究开始前生成的数据）开展的观察性研究。

5. 历史事件率比（Prior Event Rate Ratio）：由暴露组和非暴露组在暴露后发生某一事件的率比与暴露组和非暴露组在暴露前发生该事件的率比的比值求得，用以估计消除了不可测量的混杂因素影响之后的效应量。

6. 临床人群（Clinical Population）：接受医疗处置及观察和/或参加临床研究的人群，包括参加药物临床试验的受试人群。

7. 临床试验（Clinical Trial）：属于干预性临床研究，是将一种或多种干预（可能包括安慰剂或其它对照）前瞻性地分配给人类受试者，以评估这些干预对健康相关的生物医学或行为结局的影响。

8. 前瞻性观察性研究（Prospective Observational Study）：在研究开始时确定目标人群、并在研究开始前确定将要收集的暴露/治疗和结果数据的观察性研究。

9. 实效比较研究（Comparative Effectiveness Research）：一种适合大多数研究类型的研究方法，指在尽可能接近真实世界的环境下，从个体或群体层面考虑，通过比较，从临床有效性和安全性、社会人文效应或经济效益等方面评价其利弊，帮助患者、医生、决策者和服务购买者等利益相关方做出改善医疗服务的决策，以使最恰当的干预或策略在最适宜的目标人群和最佳的时机获得最好的效果。

10. 实用临床试验（Pragmatic Clinical Trial/Pragmatic Trial，PCT）：又称实操/实效临床试验，指尽可能接近临床真实世界环境的临床试验，是介于 RCT 和观察性研究之间的一种研究类型。

11. 数据标准（Data Standard）：是关于如何在计算机系统之间构建、定义、格式化或交换特定类型数据的一系列规则。数据标准可使递交的资料具有可预测性和一致性，使数据具有信息技术系统或科学工具可以使用的形式。

12. 数据治理（Data Curation）：指针对特定临床研究问题，为适用于统计分析而对原始数据所进行的治理，其内容至少包括数据采集（可包含多个数据源）、数据安全性处理、数据清洗（逻辑判断及异常数据处理、数据完整性处理等）、数据导入和结构化（通用数据模型、归一化、自然语言处理、医学编码、衍生点位等）、数据传输等若干环节。

13. 随机对照试验（Randomized Controlled Trial，RCT）：一种采用随机化分组方法并选择合适对照设计的临床试验。

14. 外部对照（External Control）：在临床试验中，以试验对象以外的数据为对照，以评价所研究的干预效果。外部对照可以是历史数据，也可以是平行观测所获得的数据。

15. 医保数据（Medical Claims Data）：医疗保健提供者向保险公司提交的用以获得治疗和其它干预措施赔付的医疗费用及相关医疗信息汇编。

16. 因果推断（Causal Inference）：基于真实世界数据，刻画干预或暴露与临床结局或健康结局的因果关系路径，充分考虑各种协变量和已测或未测混杂因素的影响，并控制可能的偏倚，采用恰当的统计模型和分析方法，做出干预或暴露与临床结局或健康结局的因果关系的推断结论。

17. 真实世界数据（Real-World Data，RWD）：来源于日常所收集的各种与患者健康状况和 / 或诊疗及保健有关的数据。并非所有的真实世界数据经分析后都能成为真实世界证据，只有满足适用性的真实世界数据才有可能产生真实世界证据。

18. 真实世界研究（Real-World Research/Study，RWR/RWS）：指针对预设的临床问题，在真实世界环境下收集与研究对象健康状况和 / 或诊疗及保健有关的数据（真实世界数据）或基于这些数据衍生的汇总数据，通过分析，获得药物的使用情况及潜在获益 – 风险的临床证据（真实世界证据）的研究过程。

19. 真实世界证据（Real-World Evidence，RWE）：指通过对适用的真实世界数据进行恰当和充分的分析所获得的关于药物的使用情况和潜在获益 – 风险的临床证据。

20. 自然人群（Natural Population）：又称全人群，包括临床人群和非临床人群。

21. 中间变量（Intermediate Variable）：指处于因果关系链中间、既受药物暴露影响、同时又影响结局的变量，或与结局有关联的变量；前者又称中介变量（mediator）。

附 2

真实世界证据应用示例

示例 1：利用真实世界证据支持新增适应症

申办方在某药上市后发起一项通过真实世界数据评价其在中国女性中减少临床骨质疏松性骨折的有效性和安全性研究。该研究遵循真实世界研究的良好实践，研究方案事先公开。真实世界数据来源具有良好的研究人群代表性，样本量达 4 万余人，该研究的主要终点通过病历审查进行验证，以倾向评分匹配作为主要分析方法，同时使用逆概率加权法、高维倾向评分调整等多种方法进行敏感性分析，并定量评估未测量到的混杂因素的影响。该真实世界研究的结果与全球 RCT 研究相近，并用不同数据来源、不同研究机构的真实世界数据重现出该结果。

示例 2：利用真实世界证据支持扩大联合用药

贝伐珠单抗（Bevacizumab）是一种血管内皮生长因子（Vascular Endothelial Growth Factor, VEGF）人源化单克隆抗体制剂，于 2015 年在中国获批联合化疗（卡铂与紫杉醇）用于不可切除的晚期、转移性或复发性非鳞状非小细胞肺癌患者的一线治疗。真实世界中患者所联合的化疗方案并不局限于卡铂与紫杉醇，还包括培美曲塞联合铂类、吉西他滨联合顺铂等。2018 年 10 月该药获批将治疗方案扩展为联合以铂类为基础的化疗方案，其中三项真实世界研究结果提供了强有力的支持证据。这三项研究回顾性分析了三家医院的患者数据，均显示在含铂双药化疗基础上联合贝伐珠单抗较单纯化疗显著延长 PFS 和 OS，与全球人群数据具有一致性，并且未发现新的安全性问题。此外，相关真实世界研究还提供了 EGFR 突变和脑转移等不同患者亚组中的疗效数据，从多角度证实了贝伐珠单抗联合疗法的有效性和安全性。

附 3

真实世界研究常用统计分析方法

相较于 RCT 研究，真实世界研究中的统计分析方法主要是因果推断方法，其中特别需要注意对混杂效应的控制或调整，以避免得出有偏倚的效应估计。以下仅对部分常用的因果推断方法做概括性说明，具体的技术细节和使用参见相关文献（不排除其他方法的合理应用）。

一、描述性分析和非调整分析

对于真实世界研究，正确有效的描述性统计分析可以发挥较为重要的作用。例如，在疾病登记队列研究中，按暴露因素的不同水平对相关协变量进行分层描述统计有助于比较组间的均衡性；在倾向评分匹配数据集中，按暴露因素分组汇总统计相关协变量可帮助发现残余不均衡等。真实世界研究通常需要从大量协变量中考虑可能的混杂因素，利用描述性统计分析对受试者的相关特征进行广泛和全面的探索性分析是非常必要的。

二、调整分析

（一）协变量的选择

对于采用调整协变量的因果推断方法，协变量选择方法大致分为两类，一类是基于暴露至结局相关路径构成的因果关系网络，识别出风险因子、混杂因素、中间变量（Intermediate Variable）、时变型混杂因素（Time-varying Confounder）、碰撞节点变量（Collider Variable）及工具变量（Instrumental Variable），将风险因子和混杂因素作为协变量纳入模型，同时避免纳入中间变量、碰撞节点变量和工具变量，但对于时变型治疗或混杂等复杂情况，可能需要调整中间变量和碰撞节点变量，对此额外引入的偏倚，应注意采用合理的统计分析方法同时进行控制。在实际应用中，当部分因果结构已知时，协变量的选择方法可以基于相关疾病和治疗领域的背景知识，对所有观测到的、可能与结局相关的基线变量，已知的结局相关危险因素，以及治疗或结局的所有直接起因变量，都进行调整。另一类协变量选择方法是基于高维自动变量选择的方法，从数据中的经验学习变量间的相关关系，筛选出与处理因素和 / 或结局变量相关的变量作为协变量。上述两类方法可以结合使用，即首先利用专业经验知识，确定一个变量集合，然后使用适宜的经验学习方法，从中筛选出纳入最终分析模型的协变量。这样做的优点是限制了对经验学习的依赖性，在减小混杂效应的同时也减小了过度调整的风险。需注意的是，协变量的选择过程必须是公开、透明的。

（二）利用回归模型进行调整分析

利用各类回归模型对潜在混杂因素进行调整，从而估计药物暴露的效应，一般调整的变量可能同时与研究的处理因素和结局指标相关，且在因果路径上位于处理因素之前。回归模型的选择应考虑：模型的假设是否成立，自变量的选择是否恰当，是否需要利用汇总的协变量（如 PS 或疾病风险评分），暴露变量和反应变量（结局事件）的发生率等。

（三）倾向评分

倾向评分定义为在观察到的协变量条件下，观察对象接受某种处理（或暴露）的概率，可以综合概括所有已观测到的协变量的组间均衡性。对基于这些协变量的倾向评分进行调整，可以有效地控制混杂效应，是一种在有较多协变量的情况下对混杂效应的调整方法。通常可采用倾向评分匹配法（Propensity-score Matching），倾向评分分层法（Stratification / Subclassification），逆概率加权法（Inverse Probability of Treatment Weighting，IPTW），以及将倾向评分作为唯一协变量纳入统计模型进行调整分析等方法进行因果效应估计。

利用倾向评分进行因果效应估计时，需要判断倾向评分接近的患者在不同组间的协变量分布是否均衡、不同组间倾向评分分布的重合性如何。对于重合性不好的情况可以考虑补救方案，如限制研究对象范围为各组倾向评分分布的重叠区域，但应注意由此引发的目标人群变化可能导致因果效应估计结果不适用于原始目标人群。需注意的是，倾向评分匹配方法只能对已知的观测到的协变量进行调整，对未知或未观测到的协变量需要借助敏感性分析进行评价。另外，传统回归方法与倾向评分匹配法各有利弊，前者不能保证研究协变量一定均衡，后者可能会导致样本量减少，因此进一步的敏感性分析是非常必要的。

（四）疾病风险评分（Disease Risk Score，DRS）

疾病风险评分与倾向评分作用相似，是一个基于所有协变量的综合指标，定义为假定无暴露和特定协变量条件下，发生结局事件的概率。估计 DRS 的方法一般分为两类：一类是利用研究样本的所有观测值进行拟合，将暴露（设值为无暴露）与协变量作为自变量，研究结局作为因变量得到相应的 DRS 预测值；另一类是仅利用无暴露的样本估计 DRS，然后将所有研究样本的协变量取值回代入 DRS 模型，对所有研究样本计算相应的 DRS 预测值。

对于结局事件常见但处理（暴露）因素罕见或者可能存在多重暴露的研究，DRS 方法是一种较好的选择，能够平衡不同组间样本的基线疾病风险。对于处理（暴露）因素多水平，且部分水平较罕见的情况，建议选择 DRS 方法而非 PS 方法。

（五）工具变量

上述传统多元回归、倾向评分和疾病风险评分等方法只能控制已测混杂，对未知或无法测量的混杂因素无法调整。工具变量能够控制未观测到的混杂因素，进而估计出处理与结局的因果效应，不涉及具体地对混杂因素/协变量的调整。如果某变量与处理因素相关，并且对结局变量的影响只能通过影响处理因素实现，同时与暴露和结局的混杂因素不相关，那么该变量可以称为一个工具变量。

使用工具变量最大的难点在于找到合适的工具变量。首先，工具变量必须与暴露和结局的所有观测到或未观测到的混杂因素不相关。其次，工具变量对结局不能有直接影响，除非通过处理至结局的通路间接作用于结局。最后，工具变量必须与研究的处理因素相关，而且相关性越高越好。可采用二阶段最小二乘估计等方法利用工具变量进行因果效应估计。

三、缺失数据考虑

缺失数据在真实世界研究中通常难以避免，不仅结局变量可能缺失，协变量也有可能缺失。研究者和申办方应考虑优化试验设计，尽可能地将缺失率降到最低。

在进行主要分析前，应先尝试分析数据缺失的原因。通常缺失数据按缺失机制可以分为三种情况：完全随机缺失（Missing Completely At Random，MCAR）、随机缺失（Missing At Random，MAR）和非随机缺失（Missing Not At Random，MNAR）。完全随机缺失指数据缺失的概率与所有已测或未测的协变量及结局变量均无关。随机缺失指在给定的已测协变量取值和结局变量条件下，数据是否缺失是随机的，与潜在结局无关。而非随机缺失指数据的缺失概率与缺失值本身有关，同时也可能与已测协变量及结局变量有关。

对于缺失数据，选择正确的方法进行填补和分析是避免偏倚和信息损失的有效手段，否则会因剔除缺失数据而导致样本量减少、降低研究效率。恰当的填补方法应根据缺失机制和临床问题建立相应的假设来确定。一般来说，对于完全随机缺失，可以只对数据完整的样本进行分析；对于随机缺失，可以构建统计模型进行预测填补，例如多重填补（Multiple Imputation，MI）、传统回归模型方法、马尔科夫链蒙特卡洛（Markov Chain Monte Carlo，MCMC）方法、全条件定义法（Fully Conditional Specification，FCS）等；对于非随机缺失，可利用模式混合模型（Pattern Mixture Models，PMM）方法，分别对缺失数据和非缺失数据构建不同的统计模型进行分析。此外，还有单一值填补方法，其优点是原理简单、易于操作，缺点是即使在随机缺失条件下也不能保证结果正确有效，且没有考虑缺失值的变异性，因此一般不建议用于主要分析。

在可能有协变量缺失的观察性研究中，对不同缺失模式可考虑使用一些常规统计方法，包括完整数据分析法、多重填补法和倾向评分法。

需要明确的是，三种数据缺失机制假设通常均无法直接检测，只能通过对数据收集过程的描述和理解来说明其合理性。现实中，难以确定最佳的或唯一适用的缺失数据处理方法，也没有任何方法可以得到与原始完整数据一样的稳健无偏估计。应对缺失数据的最佳策略，关键在于研究的合理设计和实施。

四、敏感性分析和偏倚的定量分析

上述各种因果推断方法均有各自的适用条件和假设，例如未观测协变量的可交换性、一致性和正相关性，因此需要针对这些假设进行敏感性分析，以期对因果推断结果的稳健性进行评价。例如，两个基线协变量相同的患者，其未观测的协变量可能会导致接受治疗的概率完全不同。敏感性分析可以检测未观测的协变量对疗效估计偏倚的影响，协助确定基于接受治疗概率而估计的疗效的上下限。

关于偏倚的定量分析，应保证分析过程透明、可信，一般采用以下步骤：①结合因果结构模型和观测数据，以鉴别可能的偏倚；②利用含有假设的因果图计算偏倚的大小及其对因果效应解释的影响；③结合研究目的和偏倚模型，利用偏倚参数的分布来评价偏倚的大小和不确定性。

最后需要特别说明的是，对于分析结果的解释，真实世界研究与其它确证性研究一样，应尽可能全面、客观、准确、充分，不能仅仅强调统计学意义（如 P 值和置信区间），更要注重临床实际意义；不仅要看最终的结论，还要看形成该结论的整个证据链的逻辑性和完整性；不仅要看整体结论，也要关注亚组效应；不仅要控制已测或可测的混杂因素，还需控制潜在未测或不可测混杂因素（如采用历史事件率比进行调整）；此外，对各种可能偏倚和混杂的控制和影响需要给予尽可能详尽的阐述。

附 4

真实世界研究有关中英文词汇对照

中文	英文
病例登记	Patient Registry
单臂临床试验	Single-arm/One-arm Trial
电子健康档案	Electronic Health Record，EHR
多重填补	Multiple Imputation，MI
非随机缺失	Missing Not At Random，MNAR
工具变量	Instrumental Variable
观察性研究	Observational Study
国家药品不良反应监测哨点联盟	China ADR Sentinel Surveillance Alliance，CASSA
患者报告结局	Patient Reported Outcome，PRO
回顾性观察性研究	Retrospective Observational Study
疾病风险评分	Disease Risk Score，DRS
历史事件率比	Prior Event Rate Ratio
临床人群	Clinical Population
临床试验	Clinical Trial
马尔科夫链蒙特卡洛	Markov Chain Monte Carlo，MCMC
美国食品药品管理局	Food and Drug Administration，FDA
模式混合模型	Pattern Mixture Models，PMM
逆概率加权法	Inverse Probability of Treatment Weighting，IPTW
欧盟药品管理局	European Medicines Agency，EMA
欧盟药品局总部	Heads of Medicines Agencies，HMA
碰撞节点变量	Collider Variable
前瞻性观察性研究	Prospective Observational Study
倾向评分	Propensity Scores，PS
倾向评分匹配法	Propensity-Score Matching
国际人用药品注册技术要求协调会	International Council for Harmonisation of Technical Requirements for Pharmaceuticals for Human Use，ICH
日本药品和医疗器械管理局	Pharmaceutical and Medical Devices Agency，PMDA
时变型混杂因素	Time-varying Confounder
实效比较研究	Comparative Effectiveness Research，CER

续表

中文	英文
实用 / 实操临床试验	Pragmatic Clinical Trial，PCT
数据标准	Data Standard
数据治理	Data Curation
随机对照试验	Randomized Controlled Trials，RCT
随机缺失	Missing At Random，MAR
外部对照	External Control
完全随机缺失	Missing Completely At Random，MCAR
卫生信息系统	Hospital Information System，HIS
血管内皮生长因子	Vascular Endothelial Growth Factor，VEGF
医保数据	Medical Claims Data
因果推断	Causal Inference
真实世界数据	Real World Data，RWD
真实世界研究	Real World Research/Study，RWR/RWS
真实世界证据	Real World Evidence，RWE
中间变量	Intermediate Variable
自然人群	Natural Population

药物临床试验数据递交指导原则（试行）

一、背景与目的

药物临床试验数据是申办方向监管机构递交的重要资料之一，对于监管机构和申办方来说都是宝贵的资源。规范地收集、整理、分析和呈现临床试验数据对于提高药物临床研发的效率和质量、缩短审评时间具有重要的作用，并且有利于药品全生命周期管理，促进研发或监管的信息互通或共享。

申办方递交的临床试验数据若不遵循一定的规范，熟悉和理解数据结构及内容将占用大量的审评资源。某些情况下，申办方或监管机构可能需要针对多来源的临床试验数据进行汇总分析，如果数据没有规范化，整合利用也几乎难以实现。

临床试验数据相关的申报资料通常包括数据库及其相应的数据说明文件、数据审阅说明、程序代码和注释病例报告表（annotated Case Report Form，aCRF）。本指导原则主要对临床试验数据递交的内容及格式提出具体要求，旨在指导申办方规范递交临床试验数据及相关资料，同时有助于数据管理、统计分析等相关从业人员更好地开展临床试验中的相关工作。

本指导原则主要适用于以支持药品注册上市为目的的关键性临床试验，也可供以非注册为目的的临床试验参考使用。本指导原则基于国际监管机构数据递交要求以及国内现状制定，申办方应基于本指导原则要求准备相关资料。鼓励申办方参照临床数据交换标准协会（Clinical Data Interchange Standards Consortium，CDISC）标准递交临床试验数据及相关的申报资料。随着临床试验数据标准的发展以及对其认识与实践的提高，本指导原则会酌情修订完善。

二、临床试验数据相关资料及其说明

（一）原始数据库

原始数据库通常包含从病例报告表和外部文件中直接收集的原始数据，还可能包含极少量的衍生数据，如序号。原始数据库中的缺失数据不应进行填补。为满足数据递交的要求，直接收集的数据可能需要进行必要的标准化或编码，例如，调整数据库中数据集名称/标签/结构、数据集中变量名称/标签，或在适用的情况下对变量值进行标准化编码，如监管活动医学词典（Medical Dictionary for Regulatory Activities，MedDRA）等。如果申办方参照 CDISC 标准递交数据，则可将原始数据标准模型（Study Data Tabulation Model，SDTM）数据库视为原始数据库。

原始数据库通常包含多个原始数据集，原始数据集应按主题进行组织并命名，数据集通常以两个英文字母组成的代码命名，如人口学（dm）、不良事件（ae）、实验室检查（lb）等数据集。临床试验中常见的原始数据集命名详见附录 1。

所有递交的原始数据集必须包含研究标识符（STUDYID）变量；反映各受试者观测结果的数据集（如附录 1 中的 dm、ae、lb 等数据集）中还必须包含受试者唯一标识符（USUBJID）变量；另外，受试者标识符（SUBJID）变量必须包含在 dm 数据集中。常用到的标识符举例说明如下：

研究标识符：变量名为 STUDYID，字符型，研究的唯一标识符，即研究编号。

受试者唯一标识符：变量名为 USUBJID，字符型，每一受试者在同一产品的整个试验申请（包含多个临床研究）过程中应当赋予相同的唯一标识符。在所有数据集（包括原始数据集与分析数据集）中，同一个受试者应当有完全相同的唯一标识符。当受试者参加了多个研究，各个研究之间的 USUBJID 应当保持一致。遵循这一规则对于合并同一受试者在不同研究中的数据尤其重要（如随机对照试验或扩展性研究）。

受试者标识符：变量名为 SUBJID，字符型，SUBJID 是参加试验的受试者的标识符。

访视名称（VISIT，字符型）和访视编号（VISITNUM，数值型）等时间变量应包含在适用的数据集中。计划访视的 VISITNUM 应根据时间顺序从小到大赋值，并与 VISIT 一一对应。

（二）分析数据库

分析数据库是为统计分析衍生新建的数据库，用于产生和支持临床总结报告等文件中的统计分析结果。分析数据库中一般包含原始数据及基于原始数据按照一定规则衍生的数据，如对缺失数据填补后的数据等。如果申办方参照 CDISC 标准递交数据，则可将分析数据标准模型（Analysis Data Model，ADaM）数据库视为分析数据库。

分析数据库通常包含多个分析数据集。构建分析数据集时，可能会将收集和衍生的数据（来自各原始数据集或其它分析数据集）合并到一个数据集中，构建时应遵循以下原则：①用于支持统计分析的分析数据集，其内容与来源必须清晰。②分析数据集必须具备可追溯性，数据衍生的具体规则应在相应的数据说明文件中加以详细说明。③分析数据集结构和内容应满足只需要很少的编程即可进行统计分析。

分析数据库应包含分析时所需的所有变量，包括衍生变量，且所有衍生变量均应能通过原始数据库及其它支持性数据文件生成。分析数据集通常以"ad××××××"命名，分析数据集的命名应尽量与原始数据集保持对应，如：adcm、adae、adlb 等。

受试者水平分析数据集（命名为 adsl）是必不可少的一个分析数据集。在该数据集中，每一受试者应仅有一条记录，内容应包括但不限于人口学、重要的基线特征 / 分层因素、治疗组、预后因素、重要日期、分析人群划分等信息。

对于有些终点（如某些量表评分），从原始数据集到可用于最终统计分析的分析数据集需要经过一系列衍生过程，为方便最终分析数据集创建而衍生的中间变量 / 数据集必要时也应一同包含在分析数据库中。

（三）数据说明文件

递交的原始数据库和分析数据库必须有相应的数据说明文件。数据说明文件是一份用来描述递交数据的文件，至少应包含递交数据库中各数据集名称、标签、基本结构描述及每一数据集中各变量的名称、标签、类型、来源或衍生过程。

数据说明文件是监管机构审评时准确理解递交数据内容最重要的文件之一。申办方应确保每个变量的编码列表和来源都有清晰的定义，并且易于查找。如果使用外部词典，需要在数据说明文件中指明所用的词典及版本。需要通过数据说明文件建立起数据间良好的可追溯性（如原始数据集与 CRF、分析数据集与原始数据集之间），以便于监管机构的审阅。申办方需要在数据说明文件中提供相关细节，尤其是和衍生变量相关的详细说明，必要时可使用关键程序代码辅助说明。

数据说明文件一般为可扩展标记语言（Extensible Mark-up Language，XML）或便携文档格式（Portable Document Format，PDF）文件。如递交 XML 格式数据说明文件，对应的可扩展样式表语言（Extensible Stylesheet Language，XSL）文件也应一并递交。

（四）数据审阅说明

为了帮助审评人员更好地理解与使用递交的数据，鼓励申办方递交数据审阅说明。数据审阅说明是对数据说明文件的进一步补充，其内容包括但不限于研究数据使用说明、临床总结报告与数据之间的关系、研究文档（如试验方案、统计分析计划、临床总结报告等）中部分关键信息、所递交程序代码的使用说明、数据集所用编码（如 utf-8、euc-cn 等）及其它特殊情形说明等。数据审阅说明并不旨在取代数据库的数据说明文件，而是通过文档描述的方式来帮助审评人员更准确、高效的理解与使用所递交的数据库、相关术语、程序代码及数据说明文件信息等。数据审阅说明应采用 PDF 文件。

（五）注释病例报告表

注释病例报告表是在空白 CRF 的基础上，对采集的受试者数据（电子化的或者纸质的）信息单元（即字段信息）与递交原始数据集中对应的变量或变量值之间映射关系的具体描述。aCRF 文件应采用 PDF 文件。

实践中，CRF 中可能会收集一些递交数据库中没有的数据内容，这类数据应在 aCRF 上明确标注为"不递交"（"NOT SUBMITTED"），并在数据审阅说明中阐明不递交这些数据的理由。

（六）程序代码

申办方需要递交的程序代码包括但不限于：分析数据集中衍生变量的衍生过程、疗效指标分析结果的生成过程等。申报资料中递交的程序代码应当易懂、可读性强，建议提供充分的注释、避免外部（宏）程序调用。程序代码一般采用 TXT 文件。

三、临床试验数据相关资料的格式

（一）便携文档格式

便携文档格式（PDF）是一种开放文档格式，其独立于应用软件、硬件和操作系统。申报递交资料中遵循国际人用药品注册技术要求协调会（International Council for Harmonization of Technical Requirements for Pharmaceuticals for Human Use，ICH）电子通用技术文档（Electronic Common Technical Document，eCTD）格式要求的其它文档可采用 PDF 文件。建议使用 PDF 1.4 以上的版本进行文档的递交。所有 PDF 文件都应以 .pdf 作为文件扩展名。

（二）可扩展标记语言格式

可扩展标记语言（XML）是由国际万维网协会（World Wide Web Consortium，W3C）定义的一种数据交换语言。它可以被任何文本编辑器打开、编辑和创建，用来传输和存储数据。XML 格式文件能够便捷地在不同系统之间进行信息交互。所有 XML 格式文件必需以 .xml 作为文件扩展名。

（三）纯文本格式

纯文本格式文档（TXT）具有格式简单、体积小、存储简单方便等诸多特点，也是计算机及许多移动终端支持的通用文件格式。所有 TXT 文件都应以 .txt 作为文件扩展名。

（四）研究数据传输格式

申报资料中的数据集通常采用 SAS 数据传输格式（SAS Transport Format，XPT）。一个 XPT 文件对应一个数据集，数据集名称需要与 XPT 文件名保持一致，其文件后缀名统一为 .xpt。例如不良事件数据集 ae.xpt，既往与合并用药数据集

cm.xpt 等。建议采用 XPT 第 5 版本（简称 XPT V5）或以上版本作为数据递交格式。申办方应说明所用编码（如 utf–8、euc–cn 等），以避免所递交的数据集出现乱码的情形。

（五）数据集拆分

当数据库中单个数据集因存储大小不满足申报资料相关要求而需要拆分时，可仅递交拆分后的数据集。在数据审阅说明中，应详细说明数据集的拆分规则及合并的详细步骤，以确保审评人员能够生成与申办方拆分前相同的数据集。

（六）数据集名称、变量名称及变量长度

对数据集名称和变量名称要求如下：

数据集名称只能包含小写英文字母和数字，并且必须以小写字母开头。且数据集名称的最大长度为 8 个字节。

变量名称只能包含大写英文字母、下划线和数字，并且必须以字母开头。且变量名称的最大长度为 8 个字节。

每个字符型变量的长度，应该设置为在此研究所有数据集里该变量的最大实际变量值长度，有效控制文件的大小。

（七）数据集标签及变量标签

为了便于审阅，数据集标签和变量标签应使用中文，建议长度不超过 40 字节，必要时可以包含英文字符、下划线或数字，但不能以数字开头，另外，也不能包含下列情形：

- 不成对的半角或全角单引号、双引号；
- 不成对的半角或全角括号；
- 特殊字符（如 ">""<"）。

四、其它相关事项

（一）试验数据的可追溯性

审评中的一个重要环节是对数据来源的准确理解，即数据的可追溯性。可追溯性为审评人员理解统计分析结果（临床总结报告中的报表）、分析数据及与原始数据之间的关系提供了技术许可。

数据的可追溯性确保审评人员能够准确地：

- 理解分析数据集的构建；
- 确定用于衍生变量的观测记录以及相应算法；
- 理解相关统计结果的计算方法；

- 建立从原始数据到相应报表之间的关联。

申办方在递交数据库时应确保监管部门能够利用原始数据库衍生出与申办方一致的分析数据库，利用分析数据库能够直接重现出与申办方一致的统计分析结果。可追溯性还可以通过提供数据从收集阶段到递交阶段的详细流程图来辅助解释。

（二）电子通用技术文档下的数据文件

在采用 eCTD 申报时，所有文档、试验数据和相关支持性文件需要按照指定的文件夹结构进行整理。所有递交的文件都应该在正确的文件夹内，并使用适当的研究标签文件（Study Tagging File，STF）进行标识。STF 和文件夹结构见附录 2 和附录 3。

（三）外文数据库

临床试验数据相关的申报资料应以中文为主，申报资料不同文件之间的中文表述应保持一致，例如分析数据集中的不良事件名称与临床总结报告报表中的不良事件名称应互相对应。为了提高审阅效率，临床试验数据相关的申报资料由外文翻译为中文的最低要求如下：

递交数据库中至少以下内容应为中文：数据集标签和变量标签；在临床总结报告等文件中出现的不良事件名称、合并用药名称、病史名称。

数据说明文件中至少以下内容应为中文：数据库中各数据集的描述/标签和说明；数据集中各变量的描述/标签和衍生过程；涉及疗效指标的取值或编码列表。

注释病例报告表中至少以下内容应为中文：为了收集数据所设计的问题描述；涉及疗效指标问题的取值或编码。

数据审阅说明应为中文。

（四）与监管机构的沟通

申办方根据具体临床试验数据特点及复杂程度，若需要，可按照药物研发与技术审评沟通交流的相关管理办法，与审评机构就临床试验数据库及相关资料的递交进行沟通，以方便审评人员快速、准确地理解申办方递交的临床试验数据。

参考文献

1. CFDA. 临床试验数据管理工作技术指南 . 2016 年 7 月 .

2. FDA. Study Data Technical Conformance Guide. Mar 2020.

3. PMDA. Revision of Technical Conformance Guide on Electronic Study Data Submissions. Jan 2019.

4. CDISC. Study Data Tabulation Model Implementation Guide. Nov 2018.

5. CDISC. Analysis Data Model Implementation Guide. Oct 2019.

附录 1 常用原始数据集

表 1 常用原始数据集及命名

数据集	命名	递交要求
人口学	dm	必须递交
病史	mh	如适用
不良事件	ae	如适用
既往与合并用药	cm	如适用
暴露	ex	如适用
受试者分布	ds	如适用
问卷与量表	qs	如适用
方案偏离	dv	如适用
实验室检查	lb	如适用
心电图	eg	如适用
生命体征	vs	如适用
临床事件	ce	如适用
体格检查	pe	如适用

附录 2 研究标签文件

标题元素的 name 属性值	说明
data-tabulation-dataset-legacy	原始数据库（非 CDISC 标准）
data-tabulation-dataset-sdtm	原始数据库（CDISC 标准）
data-tabulation-data-definition	原始数据库数据说明文件、数据审阅说明
analysis-dataset-legacy	分析数据库（非 CDISC 标准）
analysis-dataset-adam	分析数据库（CDISC 标准）
analysis-data-definition	分析数据库数据说明文件、数据审阅说明
annotated-crf	注释 CRF
analysis-program	编程程序代码

附录 3　文件夹结构

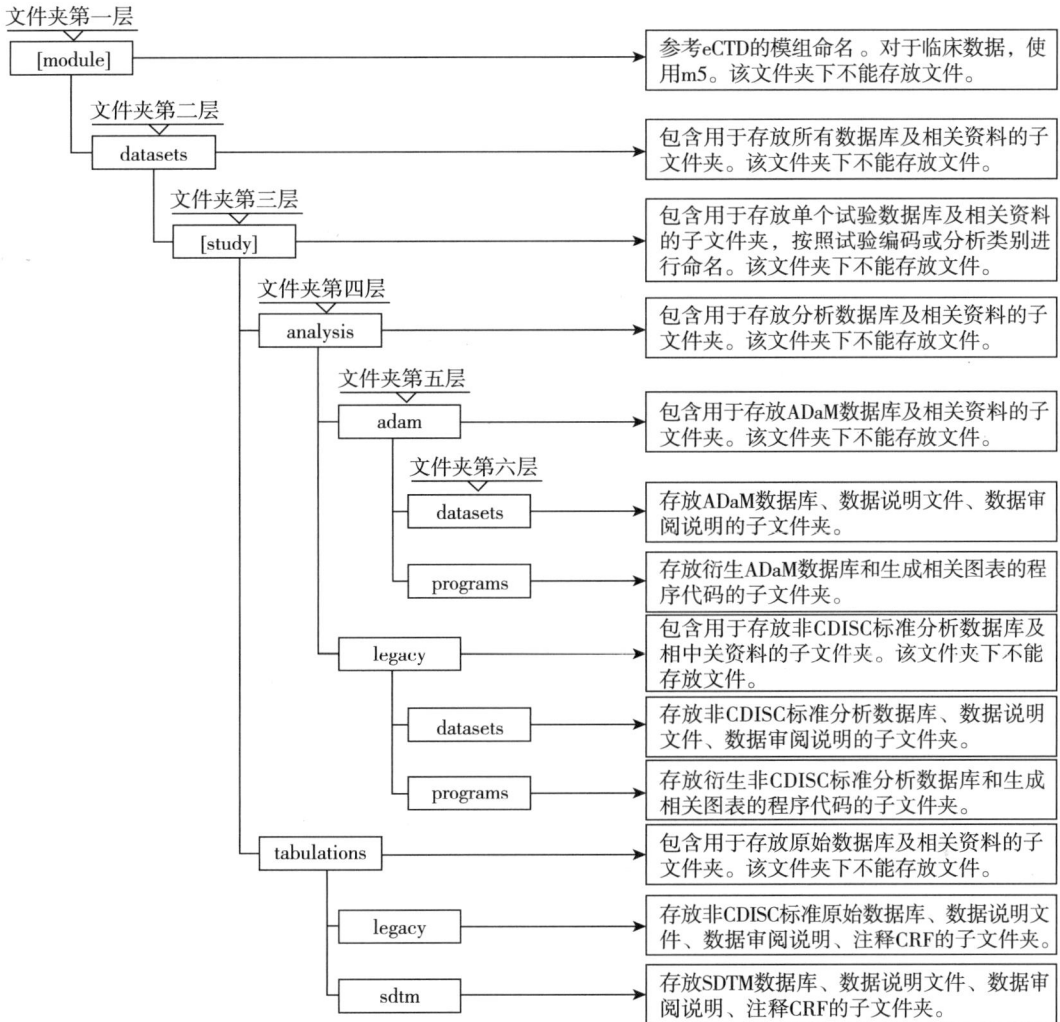

文件夹第一层

[module] ──────────────────→ 参考eCTD的模组命名。对于临床数据，使用m5。该文件夹下不能存放文件。

　　文件夹第二层

　　datasets ──────────────→ 包含用于存放所有数据库及相关资料的子文件夹。该文件夹下不能存放文件。

　　　　文件夹第三层

　　　　[study] ──────────→ 包含用于存放单个试验数据库及相关资料的子文件夹，按照试验编码或分析类别进行命名。该文件夹下不能存放文件。

　　　　　　文件夹第四层

　　　　　　analysis ──────→ 包含用于存放分析数据库及相关资料的子文件夹。该文件夹下不能存放文件。

　　　　　　　　文件夹第五层

　　　　　　　　adam ──────→ 包含用于存放ADaM数据库及相关资料的子文件夹。该文件夹下不能存放文件。

　　　　　　　　　　文件夹第六层

　　　　　　　　　　datasets ──→ 存放ADaM数据库、数据说明文件、数据审阅说明的子文件夹。

　　　　　　　　　　programs ──→ 存放衍生ADaM数据库和生成相关图表的程序代码的子文件夹。

　　　　　　　　legacy ──────→ 包含用于存放非CDISC标准分析数据库及相中关资料的子文件夹。该文件夹下不能存放文件。

　　　　　　　　　　datasets ──→ 存放非CDISC标准分析数据库、数据说明文件、数据审阅说明的子文件夹。

　　　　　　　　　　programs ──→ 存放衍生非CDISC标准分析数据库和生成相关图表的程序代码的子文件夹。

　　　　　　tabulations ────→ 包含用于存放原始数据库及相关资料的子文件夹。该文件夹下不能存放文件。

　　　　　　　　legacy ──────→ 存放非CDISC标准原始数据库、数据说明文件、数据审阅说明、注释CRF的子文件夹。

　　　　　　　　sdtm ────────→ 存放SDTM数据库、数据说明文件、数据审阅说明、注释CRF的子文件夹。

附录 4　词汇表

编码列表（Code List）：是指变量可能的取值，包括在试验数据中涉及数据相应的标准编码、行业通用编码或申办方自定义的编码。

病例报告表（Case Report Form，CRF）：指按照试验方案要求设计，向申办者报告的记录受试者相关信息的纸质或者电子文件。

电子通用技术文档（Electronic Common Technical Document，eCTD）：用于药品注册申报和审评的电子注册文件。通过可扩展标记语言将符合 CTD 规范的药品申报资料以电子化形式进行组织、传输和呈现。

数据说明文件（Data Definition File）：用来描述递交数据的文件，至少应包含递交数据库中各数据集名称、标签、基本结构描述及每一数据集中各变量的名称、标签、类型及来源或衍生过程。

数据审阅说明（Data Reviewer's Guide）：是对数据说明文件的进一步补充，通过文档描述的方式来帮助审评人员更准确、高效的理解与使用所递交的数据库、相关术语、程序代码及数据说明文件信息等。

注释病例报告表（aCRF）：是在空白病例报告表的基础上，对采集的受试者数据（电子化的或者纸质的）信息单元（即字段信息）与递交原始数据集中对应的变量或变量值之间映射关系的具体描述。

附录 5　中英文词汇对照

中文	英文
便携文档格式	PDF（Portable Document Format）
病例报告表	CRF（Case Report Form）
电子通用技术文档	eCTD（electronic Common Technical Document）
分析数据标准模型	ADaM（Analysis Data Model）
国际人用药品注册技术要求协调会	ICH（International Council for Harmonization of Technical Requirements for Pharmaceuticals for Human Use）
国际万维网协会	W3C（World Wide Web Consortium）
监管活动医学词典	MedDRA（Medical Dictionary for Regulatory Activities）
可扩展标记语言	XML（Extensible Mark-up Language）
可扩展样式表语言	XSL（Extensible Stylesheet Language）
临床数据交换标准协会	CDISC（Clinical Data Interchange Standards Consortium）
临床总结报告	CSR（Clinical Study Report）
受试者水平分析数据集	ADSL（Subject Level Analysis Dataset）
新药申请	NDA（New Drug Application）
研究标签文件	STF（Study Tagging File）
原始数据标准模型	SDTM（Study Data Tabulation Model）
注释病例报告表	aCRF（annotated Case Report Form）

药物临床试验非劣效设计指导原则

一、概述

当确证某个药物疗效时，优效试验（如证明试验药与安慰剂或阳性药相比较的优效性）一般是理想选择。当优效试验不适用，比如使用安慰剂对照不符合伦理要求时，可考虑采用非劣效试验。非劣效试验是为了确证试验药的临床疗效，即使低于阳性对照药，但其差异也是在临床可接受范围之内。

本指导原则旨在阐述非劣效试验的应用条件、设计要点、非劣效界值设定、统计推断以及其他监管考虑等方面内容，以指导临床试验各相关方能够正确地认识、实施和评价非劣效试验。本指导原则主要适用于支持药品注册上市的确证性临床试验，也可供探索性临床试验参考使用。

二、应用条件

非劣效试验以阳性药作为对照，目的是确证虽然试验药的疗效低于阳性对照药的疗效，但差异在可接受的范围之内。非劣效试验中阳性对照药相对于安慰剂的疗效无法在本试验中直接观察，因此需要假定阳性对照药有确切的疗效。非劣效试验应确保具有足够的检定敏感性，即具有区分阳性对照药为有效、低效或无效的能力。关于检定敏感性的详细阐述可参考 ICH E10《临床试验中对照组的选择和相关问题》。

要确保非劣效试验具有一定的敏感性，应着重考虑以下三个方面。

（一）阳性对照药疗效的既往证据

通常阳性对照药相对于安慰剂的疗效差异来源于已知的、具有良好设计和实施的临床试验结果。根据这些既往试验，在充分考虑不同试验结果变异程度的基础上，可以估计出较为可靠的阳性对照药相对于安慰剂的疗效差异，该疗效差异是非劣效试验中用于确定非劣效界值的关键参数。

对于某些症状性治疗或一些适应症，如精神类适应症等，在既往试验中难以获得阳性对照药相对于安慰剂的稳健疗效差异，若使用该阳性对照药进行非劣效试验，则很难确证试验药的疗效。因此，对于这些疾病领域，谨慎使用非劣效试验，或者在伦理许可的前提下采用包含安慰剂的三臂非劣效试验。

（二）恒定假设

阳性对照药相对于安慰剂的疗效差异估计多源于既往临床试验，因此在非劣效试验中应尽可能确保阳性对照药的疗效与既往临床试验保持一致，即满足恒定假设。恒定假设会受到很多因素的影响，诸如既往试验中的受试人群、是否有合并用药、疗效指标的定义与判定、阳性对照药的剂量、耐药性以及统计分析方法等。如果随着年代迁移，所治疗疾病的定义、诊断标准及其治疗方法等已经发生变化，则会影响恒定假设的成立，进而导致非劣效试验的检定敏感性不足，难以解释试验结果。因此，当恒定假设难以验证时，谨慎使用非劣效试验。

（三）良好的研究质量

临床试验质量是非劣效试验具有足够的检定敏感性的基础。各种试验质量缺陷，包括偏离方案中规定的入组标准、依从性差、合用影响疗效评价的药物、测量偏倚、分组错误、受试者脱落率高等，都有可能导致试验药与阳性对照药的疗效差异估计出现偏倚。这些试验质量缺陷在优效试验中通常不利于优效结论成立，但在非劣效试验中却可能有利于非劣效结论成立。因此，在非劣效试验的设计和实施阶段保证研究质量尤为重要。

三、设计要点

临床试验设计时，要考虑试验目的、研究人群、对照选择、评价指标、统计假设、样本量、数据分析和解读方法等要点。对于其他指导原则（如 ICH 相关指导原则和我国发布的《药物临床试验的生物统计学指导原则》）涉及的临床试验设计通用内容，在试验设计时应遵循，本指导原则不再赘述。本指导原则着重阐述非劣效试验特有的设计要点，包括统计假设（其中非劣效界值在第四章中阐述）、阳性对照药的选择和分析人群。

（一）统计假设

试验方案中应明确非劣效统计假设。对于不同度量和指标类型，非劣效试验统计假设的表述会有所不同，见表 1。原假设（H_0）对应为劣效，备择假设（H_1）对应为非劣效，M 为非劣效界值，绝对度量指标包括均值差和率差等，相对度量指标包括率比、风险比、比值比等，高优指标是其值越大表明疗效越好的指标，低优指标是其值越小表明疗效越好的指标。

表 1　非劣效试验的原假设（H_0）和备择假设（H_1）*

指标类型	高优指标	低优指标
绝对度量	$H_0: T-C \leqslant -M\,(M>0)$ $H_1: T-C > -M\,(M>0)$	$H_0: T-C \geqslant M\,(M>0)$ $H_1: T-C < M\,(M>0)$
相对度量	$H_0: T/C \leqslant 1/M\,(M>1)$ $H_1: T/C > 1/M\,(M>1)$	$H_0: T/C \geqslant M\,(M>1)$ $H_1: T/C < M\,(M>1)$

*T 代表试验组效应，C 代表阳性对照组效应，M 代表非劣效界值。

（二）阳性对照药

非劣效试验所选择的阳性对照药必须具有其疗效优于安慰剂的明确和充分的证据，包括可靠的疗效差异估计。阳性对照药应选择当前标准疗法或者最佳疗法的药物。如果所选的阳性对照药的疗效证据不充分，那么将其用于评价其他新药疗效会存在巨大风险。

（三）分析人群

优效试验基于意向性治疗原则进行统计分析通常被认为是保守的，但应用于非劣效试验则不一定保守。一些试验质量问题，如依从性差、脱落率高、主要终点错误分类等，可能会掩盖试验组和对照组之间的治疗差异，从而导致实际上比对照药劣效的试验药错误的获得非劣效于对照药的结论。

另一方面，受试者是否遵守试验方案可能与接受何种药物和治疗的结果有关，因此按符合方案集进行分析也可能引入偏倚。比如要评价能够耐受并继续接受治疗的受试者的疗效，符合方案集未必反映了不同治疗方案下相似的受试者。任何按符合方案集进行的分析都应针对临床所关注的人群的疗效，确认是由于治疗而不是潜在的混杂因素（例如观察时间或患者特征的差异等）引起的效应。

建议在非劣效试验设计阶段就应该重视研究质量，并且在实施和分析阶段持续的监测以减少发生上述质量问题。如果非劣效试验是开放试验，由于很难证明试验入组、终点评估以及其他研究操作未引入偏倚，所以关注研究质量就更为重要。

四、非劣效界值确定与统计推断

非劣效界值是指试验药与阳性对照药相比在临床上可接受的最大疗效损失。因此，非劣效界值不应大于阳性对照药相对于安慰剂的临床获益，以确保试验药的疗效至少能够优于安慰剂。非劣效界值的确定通常应根据统计分析和临床判断综合考虑，并在试验方案中说明非劣效界值确定的依据。

非劣效界值的确定及其统计推断主要包括固定界值法和综合法，一般情况下固定界值法可以更直观地描述试验药物的疗效。

（一）固定界值法

阳性对照药与安慰剂的疗效差异用 M_1 表示，其估计通常依赖于既往阳性对照药与安慰剂的优效试验的疗效差异的 meta 分析，通过分析得到疗效差异的单侧 97.5%（或双侧 95%）置信区间。M_1 的确定方法详见图 1 和图 2。如果对既往证据的变异性和恒定假设存在顾虑，可采用"折扣"策略确定 M_1，即将 M_1 通过一定幅度的"折扣"（如减半）转换为更加保守的 M_1。

非劣效界值 M_2（对应于前文表 1 中的 M）是试验药与阳性对照药相比在临床上可接受的最大损失，可通过 M_1 的某一比例来定义。设 f（$0 < f < 1$）为至少保留 M_1 的比例，则最大可损失比例为 $1-f$。M_2 的确定公式详见附录 2，M_1 和 M_2 的相对关系参见图 1 和图 2。确定 f 则依赖于临床判断。当阳性对照药与安慰剂的疗效差异很大时，或当终点指标为不可逆的发病率或死亡率时，对 f 的选择应该慎重考虑。

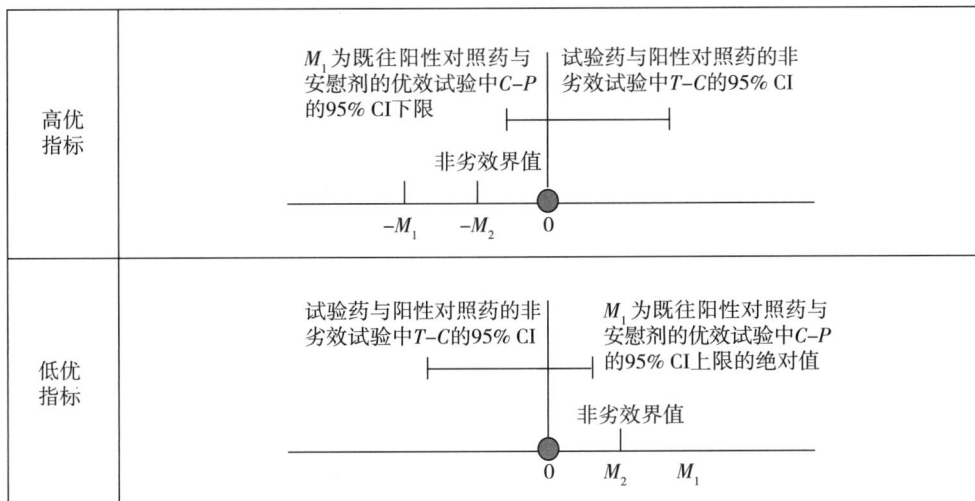

注：T 指试验药，C 指阳性对照药，P 指安慰剂，CI 指置信区间

图 1 绝对度量指标的非劣效界值确定过程图示

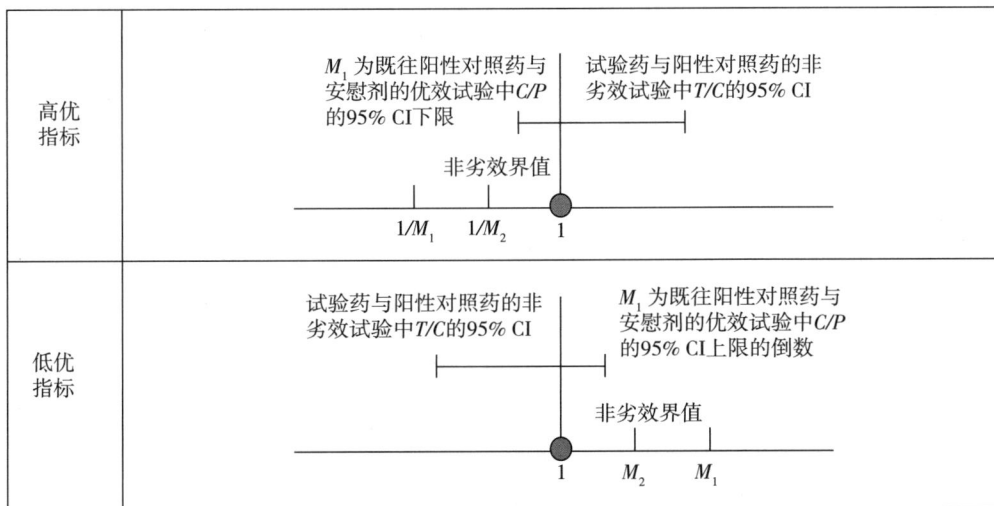

注：T 指试验药，C 指阳性对照药，P 指安慰剂，CI 指置信区间

图 2 相对度量指标的非劣效界值确定过程图示

若检验水准（α）设为单侧 0.025（或双侧 0.05），对于高优疗效评价指标，若为绝对度量值，而试验药相对于阳性对照药的疗效差异的单侧 97.5%（或双侧 95%）置信区间的下限大于负的非劣效界值（若为相对度量值，下限大于非劣效界

值的倒数），则可推断试验的非劣效结论成立；对于低优疗效评价指标，无论是绝对度量值还是相对度量值，如果试验药相对于阳性对照药的疗效差异的单侧 97.5%（或双侧 95%）置信区间的上限小于非劣效界值，则可推断试验的非劣效结论成立。

（二）综合法

综合法不要求预先确定 M_1，而是将既往阳性对照药与安慰剂的优效试验和当前试验药与阳性对照药的非劣效试验的数据进行合并或综合，构建一个检验统计量 Z 来表达试验药是否保留了阳性对照药疗效的一部分。检验统计量 Z 的计算公式详见附录 2。如果用 $Z_{1-\alpha/2}$ 表示标准正态分布的 $100(1-\alpha/2)$% 百分位数，对于高优疗效评价指标，若 Z 大于 $Z_{1-\alpha/2}$，或对于低优疗效评价指标，若 Z 小于 $Z_{1-\alpha/2}$，则可推断试验药非劣效于阳性对照药。

只要恒定假设成立，使用综合法相对于使用固定界值法可以提高研究效率（减少样本量或样本量不变而获得更大的检验效能）；综合法虽然在开展非劣效试验之前不需要预先确定 M_1，但需要在方案中基于临床判断预先确定 f 值。

五、其他考虑

（一）相对于疗效损失的潜在获益

非劣效设计允许试验药疗效相对于阳性对照药有一定的损失，相应地也要考虑试验药在其他方面是否有潜在获益，以对其疗效损失进行必要补偿。例如，与阳性对照药相比，其他方面的潜在获益可能包括疗程更短、使用更方便、不良反应更少、依从性更好等。对潜在获益的评估应综合考虑非劣效试验目的和关注的临床问题。

（二）非劣效与优效检验的转换

在非劣效试验方案中可以预先定义非劣效与优效检验的转换，即先进行非劣效检验，如果非劣效结论成立，可进一步进行优效检验，如果优效结论成立，则研究结论为优效；如果优效结论不成立，则研究结论为非劣效。当非劣效结论不成立时，研究结论不支持非劣效，也不应再进行优效检验。

若计划在采用阳性对照药的优效检验不成立时进行非劣效检验，则须在试验方案中预先考虑优效与非劣效检验的转换，包括事先定义非劣效检验假设、非劣效界值，以及多重性校正的策略等。

（三）三臂非劣效设计

为了考察试验药是否非劣效于阳性对照药，还可以考虑包含试验组、阳性对照组和安慰剂组的三臂非劣效设计，前提条件是符合伦理。三臂非劣效设计在检验试验药非劣效于阳性对照药的同时，还可以考察阳性对照药是否优效于安慰剂，从而在临床试验内部建立确切的检定敏感性。因此，在伦理许可的情况下，三臂非劣效设计是确证试验药非劣效于阳性对照药的较理想的试验设计。

（四）与监管机构的沟通

当申请人计划采用非劣效试验时，鼓励与监管机构及时沟通。沟通的问题包括但不限于阳性对照药的选择、非劣效界值的确定、主要分析人群、非劣效与优效检验的转换、替代设计的考虑等问题。进行沟通前，申请人应该向监管机构预先提供包含统计分析考虑的试验方案等相关资料。例如，在沟通非劣效界值时，申请人应预先提供确定非劣效界值的详细过程，包括所用到的文献及 meta 分析结果等。

附录 1　中英文词汇对照

中文	英文
检定敏感性	assay sensitivity
非劣效界值	non-inferiority margin
恒定假设	constancy assumption
固定界值法	fixed margin method
综合法	synthesis method
人用药品注册技术要求国际协调会议	the International Conference on Harmonisation of Technical Requirements for Registration of Pharmaceuticals for Human Use, ICH
意向性治疗	intention-to-treat, ITT
符合方案集	per protocol set, PPS

附录 2　主要公式

（一）固定界值法

若 M_1 为绝对度量，则 $M_2 = (1-f) M_1$

若 M_1 为相对度量，则 $M_2 = e^{(1-f) \ln (M_1)}$

（二）综合法

对于绝对度量的疗效评价：

$$Z = \frac{(\widehat{T-C_n}) + (1-f)(\widehat{C_h-P})}{\sqrt{(SE^2_{\widehat{T-C_n}}) + (1-f)^2 SE^2_{\widehat{C_h-P}}}}$$

对于相对度量的疗效评价：

$$Z = \frac{\ln(\widehat{T/C_n}) + (1-f) \ln(\widehat{C_h/P})}{\sqrt{(SE^2_{\ln(\widehat{T/C_n})}) + (1-f)^2 SE^2_{\ln(\widehat{C_h/P})}}}$$

式中，C_h 和 P 分别为既往优效试验中阳性对照药和安慰剂的效应；T 和 C_n 分别是当前非劣效试验中试验药和阳性对照药的效应；f 为根据预先确定的 C_h 相对于 P 的疗效差异的所保留的比例；SE 为标准误，既往优效试验的 SE 需要根据阳性对照药相对于安慰剂的疗效差异的 meta 分析进行估计。此处相对度量以简单比值（如相对风险）示例。某些相对度量值（如通过等比例风险模型估计的风险比）在大多数情况下并不能表示为简单比值，但可同理推导。

附录3　应用示例

（一）固定界值法

以一项用于评估新型抗凝血剂希美加群与阳性对照药华法林的非劣效试验为例。华法林是一种高效的口服活性抗凝剂，已被批准用于治疗具有血栓栓塞并发症风险的非瓣膜性心房颤动患者。1989~1993 年发表了六项华法林用于治疗非瓣膜性心房颤动患者的安慰剂对照试验，主要试验结果汇总于附表 1，为评估希美加群与华法林的非劣效试验确定非劣效界值提供基础。

附表 1　华法林用于治疗非瓣膜性心房颤动的安慰剂对照试验

试验	概要	事件 / 人年		华法林与安慰剂的相对风险（95% CI）
		华法林	安慰剂	
AFASAK	开放，1.2 年随访	9/413 = 2.18%	21/398 = 5.28%	0.41（0.19，0.89）
BAATAF	开放，2.2 年随访	3/487 = 0.62%	13/435 = 2.99%	0.21（0.06，0.72）
EAFT	开放，2.3 年随访	21/507 = 4.14%	54/405 = 13.3%	0.31（0.19，0.51）
CAFA	双盲，1.3 年随访	7/237 = 2.95%	11/241 = 4.56%	0.65（0.26，1.64）
SPAFI	开放，1.3 年随访	8/260 = 3.08%	20/244 = 8.20%	0.38（0.17，0.84）
SPINAF	双盲，1.7 年随访	9/489 = 1.84%	24/483 = 4.97%	0.37（0.17，0.79）

将上述六项试验结果合并进行固定效应 meta 分析，华法林相对于安慰剂的相对风险点估计值为 0.361，95% 置信区间（CI）为（0.267，0.489）。由于该主要评价指标为低优指标，因此，M_1 为 95% CI 上限的倒数，即 1/0.489=2.04。

本项非劣效试验的主要目的是证明希美加群保留了华法林相当大一部分疗效，因此 f 至少为 50%，则代表在对数风险尺度上最大可接受的非劣效水平为（1-50%）ln（M_1），根据公式进行指数变换计算出 M_2 为 1.43。

在希美加群与华法林的非劣效试验中，考虑到试验的主要评价指标为低优指标，希美加群相对于华法林的相对风险为 1.39，95% CI 为（0.91，2.12），其上限大于 M_2。因此，根据该试验结果尚不能认为希美加群降低风险的作用非劣效于华法林。

（二）综合法

继续以上述试验为例。综合法比较了当前非劣效试验中希美加群相对于既往华法林与安慰剂的优效试验中安慰剂的疗效，这是一种不基于在当前试验中设置安慰剂组的间接比较。综合法将既往华法林与安慰剂的优效试验的数据与当前希美加群与华法林的非劣效试验的数据合并进行假设检验，证明在非劣效试验中保留了一定比例的华法林相对于安慰剂的疗效。

综合法有别于固定界值法的关键点在于不需要在开展当前非劣效试验之前预先

确定华法林相对于安慰剂的疗效（M_1）。虽然在当前非劣效试验中并不对华法林与安慰剂进行比较，但其前提假设是，当前非劣效试验中华法林与安慰剂之间的疗效差异（如果有的话）与既往华法林与安慰剂的优效试验所观察到的疗效差异相同。

在此基础上，综合法在统计上检验原假设，即希美加群与华法林相比，其劣效性低于华法林与安慰剂相比风险降低的一半（即预设 50%）。这是固定界值法不能直接解决的问题，因为在固定界值法中，安慰剂仅存在于既往试验中，而不存在于当前非劣效试验中。在对数（log）风险尺度上进行检验，其原假设 H_0 为：

ln（希美加群与华法林的相对风险）$\geq$ –0.5ln（华法林与安慰剂的相对风险）

在非劣效试验中，希美加群与华法林的相对风险为 1.39，95% CI 为（0.91，2.12）。从便于解释的角度，以固定界值法中 meta 分析结果为参考，华法林与安慰剂的相对风险为 0.361，95% CI 为（0.267，0.489）。基于此，希美加群相对于华法林的相对风险点估计值在对数尺度上为 0.329，即 ln（1.39），标准误为 0.216，而华法林相对于安慰剂的相对风险点估计值在相应的对数尺度上为 –1.02，即 ln（0.361），标准误为 0.154。

根据综合法的统计检验公式有：

$$Z = \frac{0.329+0.5（-1.02）}{\sqrt{0.216^2+\left[0.5（0.154）\right]^2}} = -0.789$$

其 Z 大于 –1.96，据此推断该试验结果尚不能认为希美加群非劣于华法林。

药物临床试验数据监查委员会指导原则
（试行）

一、概述

临床试验中，应保证受试者不会承担可以避免的安全性风险。另一方面，保证试验持续足够的时间，不会因过早终止而不能回答预设的科学问题也十分重要。因此，临床试验有时需要成立临床试验数据监查委员会（Data Monitoring Committee，DMC）来承担这些任务。数据监查委员会是一个独立的具有相关专业知识和经验的专家组，负责定期审阅来自一项或多项正在开展的临床试验的累积数据，从而保护受试者的安全性、保证试验的可靠性以及试验结果的有效性。数据监查委员会又称数据安全监查委员会（Data and Safety Monitoring Board，DSMB）或独立数据监查委员会（Independent Data Monitoring Committee，IDMC）。为统一起见，本指导原则一律称为数据监查委员会，简称 DMC。

本指导原则主要阐述 DMC 在临床试验中的职责、任务和组成，以及 DMC 运行过程中的操作规范和统计学考虑，并强调 DMC 的独立性以及对利益冲突的规避原则，旨在为申办者提供 DMC 建立与实施的指导性建议，以确保 DMC 的规范运作和顺利实施。本指导原则主要适用于以支持药品注册上市为目的的关键性临床试验，也可供以非注册为目的的临床试验参考。

二、DMC 的职责和任务

DMC 和申办者、研究者、监督临床试验其他方面的委员会等均有相应的责任共同高质量地完成临床试验。DMC 和其他各相关方最主要的区别在于，为了保障临床试验受试者的利益并提高试验的完整性和可靠性，DMC 需要审阅临床试验过程中收集的有效性和安全性数据，执行周期性的或临时动议的风险 – 获益评估，为申办者提供建议。

DMC 的职责可以包括以下方面：安全性监查、有效性监查、试验操作质量监查、试验设计调整建议等。DMC 的主要作用是提供建议，而其建议是否被接受则由申办者决定。

在临床试验中，是否需要设立 DMC，可视研究项目的具体需求而定。例如，大多数早期探索性试验、没有重大安全性问题的短期研究，可能不需要设立专门的 DMC；而确证性临床试验，特别是大样本、安全性风险高、包含适应性特征的复杂设计，或者观察周期较长的临床试验，设立 DMC 就显得非常必要。即使是开放性试验，包括单臂试验，若有必要在试验过程中评估汇总数据，申办者也应考虑设立 DMC。

如果开展的项目设立 DMC，应在研究方案中明确规定；对于 DMC 的职责和任务，应在方案中描述并在 DMC 章程中详细阐述。

（一）安全性监查

DMC 的首要任务是进行安全性监查以保护受试者的安全。若试验前有证据显示研究干预可能存在重大安全隐患，如严重不良反应、严重毒性、特殊安全性问题，或者针对的是危及生命的疾病，以及涉及临床试验的特殊患者群体（如未成年人、妊娠妇女、高龄或晚期疾病患者）等，尤其应考虑设立 DMC。

在试验开始前，申办者应与 DMC 成员充分讨论试验中可能观察到的所有值得特别关注的潜在不良事件和不良反应。即便如此，在安全性监查时仍可能遇到一些事先未曾考虑到的情况，比如其它已完成或正在进行的相关临床试验发布的外部安全性信息，对此 DMC 需要了解更多的细节和额外信息，才能做出正确判断。

如果对临床试验的安全性问题存在严重担忧，DMC 可能会考虑向申办者提供终止临床试验、暂停试验并进一步查明试验的安全性问题等建议。

（二）有效性监查

DMC 的一个重要任务是通过审阅期中分析数据对有效性进行监查，并协助申办者做出是否提前终止试验的决策。通常情况，DMC 根据研究方案事先确定的统计决策准则，经对非盲数据进行期中分析后，判断有效性结果是否满足提前终止临床试验的条件。提前终止试验的建议主要包括以下两种情况：①期中分析的结果显示，预期按原计划完成试验得到阳性结果的概率较小，继续试验意义不大，故而提前终止试验；②期中分析的结果显示，试验的有效性结果满足预设的统计决策准则，以阳性结果提前终止试验。

DMC 应慎重考虑以阳性结果提前终止的决策，除满足统计学要求外，还需综合考虑期中分析数据的可靠性和成熟度、安全性信息的充分性、结果的内部和外部的一致性，以及监管部门对该类临床试验的相关要求。

对于多区域临床试验（Multi-regional Clinical Trial，MRCT），若考虑因有效性成立而提前终止试验，DMC 需要关注区域疗效，特别需注意在仅收集了部分数据进行期中分析时，区域疗效很可能与整体疗效不一致。参加多区域临床试验的 DMC 成员如果有区域代表性，可以更好地帮助监查整个试验以及各自区域试验的执行。

（三）试验操作质量监查

DMC 还可以通过审阅试验数据对试验操作质量进行监查，包括监查方案依从性、招募状态、受试者的脱落率和数据完整性等方面的信息。如果发现试验执行过程中出现严重质量问题，DMC 应建议申办者改善研究质量。例如，DMC 通过审阅对所收集数据的分析结果，发现随机化错误、缺失数据比例太大或组间基线严重不均衡等问题，有必要及时建议申办者找出产生问题的原因并加以解决。

（四）试验设计调整建议

对于采用适应性设计等复杂设计类型的临床试验，常需要基于已收集数据，对正在进行的试验要素进行调整和修改，如干预剂量、研究人群，或用于样本量估计的效应量及误差等。此时作为独立第三方的 DMC 的参与是非常必要的。可以由DMC 根据事先在研究方案及 DMC 章程中明确规定的规则，在保证试验完整性的前提下，对正在进行的试验设计提出调整的建议，这将有助于提升试验的科学性，并降低试验失败的风险。

DMC 应执行研究方案中预设的计划，而不应直接参与研究方案的修订，特别是与有效性评价相关的方案修订。当涉及根据外部数据对试验设计调整时，也应由申办者，而不是 DMC，提出试验设计调整（如调整终点指标、改变或增加预设亚组等）。

三、DMC 的建立

设立 DMC 的目的应在研究方案中明确阐述。建立 DMC 时需重点考虑成员的代表性、独立性和公正性，应规避利益冲突。DMC 的建立，包括成员的确定和章程的拟定，一般应在第一例受试者入组之前由申办者完成。

（一）DMC 的组成

DMC 的工作涉及多学科领域，故 DMC 成员应是来自于不同学科的专家。具体邀请哪些学科成员取决于试验中审阅数据的目的，以及研究的疾病领域和对试验用药相关知识的要求。通常，DMC 的成员主要来自具有相关疾病专业知识的资深临床专家和临床试验统计学专家，但有时根据特殊需要也会邀请其它学科的专家。例如，有些试验需要邀请毒理学、流行病学、药学或医学伦理学等方面的专家来审阅研究中的试验数据。在大规模的 MRCT 中，需要特别考虑 DMC 成员构成对 MRCT 各参与国家和区域的代表性，例如从样本量贡献较大的国家或地区聘请DMC 代表。

DMC 由主席和一般成员组成。DMC 主席通常由申办者推荐，全权负责 DMC 的运行。DMC 成员规模主要取决于工作范围和临床试验的复杂程度，应至少包含 3 名成员（含主席）。对于较为复杂的试验（如大型 MRCT 等），DMC 的规模可以更大一些。

DMC 成员不仅需要有研究项目相关领域的专业知识，而且还应具备丰富的临床试验经验。DMC 主席应该对所参与项目的研究目的和试验设计有深刻理解，熟悉临床试验的操作和 DMC 的运行，一般应有主持或参与 DMC 工作的经历。主席通常由临床试验经验丰富的临床医生或统计专家担任，具体取决于临床试验中设置 DMC 的主要目的。DMC 中所有成员均有相等的权利发表自己的看法，提出个人建议。DMC 设有投票机制，且相关的决策需要通过成员的投票而形成。然而，DMC 给出的建议最好通过达成内部共识而非简单投票的方式。

由于 DMC 可能需要审阅非盲数据的分析结果，与 DMC 的设立并行，还需要设立一个独立统计团队来支持 DMC 的工作。DMC 可能需要一名独立于研究相关方的行政助理人员承担行政协调工作。独立统计团队和行政助理人员均不具有 DMC 决策的投票权。在特殊情况下，若 DMC 邀请外部相关领域专家提供咨询意见，需要考虑规避泄盲风险，且这些专家必须独立于进行中的临床试验且不参与投票。DMC 章程和会议记录中应对此类活动有详细报告。

（二）DMC 的独立性

DMC 的独立性至关重要。客观的审阅数据有助于保护研究的完整性，并减少研究结果的偏倚。作为 DMC 成员不得在项目研究团队中任职或担任顾问，并且应与申办者仅保持必要的联系。

现实中难以保证 DMC 完全独立于申办者，但是应尽量使不独立的因素对试验产生的影响降至最低。

DMC 成员应尽可能地规避来自财务、学术以及其它方面的利益冲突。

财务利益冲突：一般而言，持有申办者或竞争对手的财务权益者，被视为存在潜在的财务利益冲突，不应参与 DMC 工作。此外，如果 DMC 成员从申办者处获得的服务报酬超出合理范围，也可能涉嫌利益冲突。

学术利益冲突：如果某些学者对研究项目具有预设观点，则可能无法对监查内容做出客观评估，因此不应参与 DMC 工作。如果 DMC 成员是或将是研究项目相关公开发表论文的主要作者，也有可能会影响到 DMC 的独立性。

其它利益冲突：当 DMC 成员是监管机构外聘的咨询专家时，若受邀审评的药品与本研究项目有直接关系，应该主动提出回避。

所有候选 DMC 成员应在 DMC 设立之前，向申办者或申办者的委托方报告其有可能被视为利益冲突的各方面信息，以供申办者判断其 DMC 成员角色是否适合。

DMC 成员在 DMC 正式运行后涉及的任何潜在利益冲突，均应立即向 DMC 和申办者公开，以便采取适当行动，包括 DMC 成员的退出、更换和增选等。

四、DMC 操作规范

（一）制定 DMC 章程

为保证 DMC 程序的规范透明，应在试验开始前制定 DMC 章程，清晰地说明

DMC 将如何开展工作以及如何与其他研究参与方沟通交流。该章程通常由申办者准备，且需得到 DMC 的批准。

DMC 章程的主要内容包括但不限于：

① 建立 DMC 的目的以及 DMC、申办者和独立统计团队主要职责的介绍；

② DMC 成员，包括成员的组成、利益冲突评估规则以及可能的利益冲突申明；

③ DMC 会议，包括启动会、数据审核会等会议计划与目的，计划外会议的组织等；

④ 确保保密性和交流的流程，包括会议的闭门和开放环节、盲态或非盲态报告、会议纪要，以及 DMC 与申办者、独立统计团队以及其他相关方的交流等；

⑤ 试验统计决策准则，包括数据分析方法（要与研究方案一致）；

⑥ DMC 盲态和非盲态报告的内容。

（二）DMC 会议

通常建议召开面对面的 DMC 会议，但在某些情况下，比如会议目的仅涉及常规的试验状态更新，DMC 的成员来自不同国家或地区的多区域临床试验，或试验发生了紧急情况等，也可以考虑网络会议。

1. 会议类型

DMC 会议有启动会、计划的数据审核会议和计划外会议三种类型。

（1）启动会

DMC 启动会是 DMC 设立后召开的第一个会议，目的是使 DMC 成员熟悉该研究项目背景、DMC 的工作流程和各自的职责，同时审阅、完善和审批 DMC 章程。启动会时间一般在方案制订的最后阶段，一般应在首例受试者入组前。参会人员通常包括但不限于：所有 DMC 成员、项目研究团队和独立统计团队。启动会的议程包括：了解研究产品；熟悉研究计划；审阅研究方案；明确 DMC 职责，讨论定稿 DMC 章程；讨论期中分析报告的格式和内容；确定 DMC 所要召开的会议及时间安排；确定 DMC 会议前将期中分析报告递交给 DMC 的时限；安排会议纪要的管理以及其他常规的事务性工作等。DMC 与申办者在启动会上进行充分讨论与沟通，将有助于双方就监查的计划，包括提前结束试验的准则达成一致。

（2）计划的数据审核会议

计划的数据审核会议的召开条件、时间和审核内容通常在 DMC 章程里阐明并在启动会上确定，其召开频率应视项目的研究设计、设立 DMC 目的以及预期试验执行情况（如预期入组率、事件发生率、随访期等）而定。

在召开计划的数据审核会时，DMC 会收到试验相关的更新信息，这些信息由

独立统计团队和 / 或申办者研究团队提供。根据需要，DMC 可以要求独立统计团队提供期中分析计划外的一些分析结果，以便进一步深入了解试验药物的安全性和有效性。此外，DMC 还需要考虑来自试验外部一些需特别关注的信息。

（3）计划外会议

除计划的数据审核会议以外，申办者可要求召开计划之外的 DMC 会议审阅安全性数据，并可向 DMC 提供额外的与试验相关的安全性信息。当申办者发现紧急安全性问题时，此类会议尤为常见。

DMC 也可在其认为必要的情况下召开计划外会议，包括增加计划外的统计分析内容。DMC 有权决定是否将计划外会议的信息告知申办者。若需告知申办者，DMC 应向申办者解释召开会议的原因，但要注意规避泄盲风险，不得向申办者提供可能对研究结果产生偏倚或影响试验完整性的信息。

2. 会议形式

在 DMC 运作过程中，DMC 需要定期接受申办者的信息更新（如研究的进行状态和可能对研究产生影响的外部信息），同时又需要对非盲数据及分析结果（例如，期中分析结果）绝对保密。因此，DMC 会议分为开放会议和闭门会议两种形式。

开放会议：主要在盲态情况下，讨论受试者招募、数据质量、依从性、药物安全性，以及其它可能影响试验操作和结果的问题。申办者可以提供其正在进行研究的内部盲态数据，还可以提供相关的外部数据。开放会议参与者除申办者代表、DMC 和独立统计团队成员外，如果需要还可包括研究者以及其他相关方。开放会议一般由申办者主持，也可以由 DMC 主席或主席指派的专人主持。

闭门会议：由 DMC 成员和来自独立统计团队的相关人员参加。在会议上，独立统计团队统计师提供非盲数据的分析结果。DMC 对这些数据和结果进行审阅，基于事先制定的计划，给出继续试验、暂停试验、终止试验或修改研究设计等方面的建议。会议由 DMC 主席或主席指派的专人主持。

在 DMC 会议之前，DMC 成员应收到并提前审阅报告。如果用于开放会议，报告应该是盲态的；如果用于闭门会议，报告通常是非盲态的，即报告中使用可区分治疗组的代码。应尽努力采取足够的保密安全措施，以保证不向闭门会议之外的各方泄盲。如果盲态分析报告和非盲态分析报告由不同团队准备，为降低泄盲的风险，两个团队应在正式的期中分析之前，相互确认数据结构、分析程序等分析要素，以确保提交给 DMC 会议的信息准确一致。

（三）提出建议

DMC 的一项基本职责是基于安全性、有效性和试验操作质量等方面的监查为申办者提供建议，DMC 应建立相关文档记录其建议以及提出这些建议的依据，给出的建议中不应包含具体的临床试验结果。这些建议应在试验方案或 DMC 章程中明确，包括但不限于：

- 无需修订方案继续试验（按既定的研究方案实施）；
- 修订方案后继续试验（如调整样本量等）；
- 暂停入组直至解决不确定性问题（如潜在严重安全性问题）；
- 终止试验（如基于已观测到的有效、无效或严重安全性问题）。

其中，提前终止临床试验对于临床研究是一项重大决策，DMC 必须非常谨慎地决定是否给出提前终止临床试验的建议，除考虑内外部的安全和有效性数据之外，在结果的解读过程中还必须充分考虑其它可能的相关因素。这些因素包括但不限于：

- 试验执行的严重质量问题，如数据质量差、随机化出错、方案不依从等；
- 期中分析数据的可靠性和成熟度，如组间基线数据（特别是基线预后因素）的均衡性、缺失数据对主要结果的影响等；
- 安全性信息的充分性，如出现新发不良事件；
- 数据内部和外部的一致性。例如，主要终点与次要终点结果是否一致；亚组间结果是否一致；申办者内部和外部类似研究的结果是否一致等；
- 监管部门的相关要求。

DMC 的建议内容应严格遵守预设的框架，并遵循与申办者共同决定的相应流程，最大程度地限制 DMC 与项目研究团队的接触，杜绝潜在的偏倚和对试验执行的影响。DMC 的建议应通过 DMC 主席签名的书面报告清晰地传达给 DMC 章程中指定的申办者决策管理人员。报告除了会议日期等基本信息外，只需要简短说明 DMC 的建议，比如试验按计划继续进行，不应说明任何非盲结果（如期中分析效应大小或 P 值等）。DMC 成员不应私下向申办者决策管理层或项目研究团队透露非盲结果以免影响试验完整性。

DMC 的建议对申办者不具有约束力。临床试验的最终责任由申办者承担，因此申办者可以选择接受或不接受 DMC 的建议，但如果申办者不采纳 DMC 的建议，特别是关于因安全性问题终止试验的建议，应以书面形式回复 DMC，并告知伦理委员会。

（四）会议记录

每次 DMC 会议都应提供会议纪要并经 DMC 全体成员批准。会议纪要通常由 DMC 主席、主席指定的 DMC 成员或独立统计团队准备。开放会议的纪要可向参会对象发布，并由申办者决定是否将会议相关讨论信息传递给伦理委员会、研究者和监管机构等相关方；闭门会议的纪要只限于发给 DMC 成员和独立统计团队。

开放会议纪要一般由申办者保存。所有闭门会议纪要应由 DMC 或独立统计团队负责保管并保密。研究结束后，申办者应将 DMC 的所有活动文件及期中分析数据集存档，以备监管机构审查。

五、DMC 运作中的统计学考虑

（一）期中分析计划

期中分析是指在试验过程中数据累积到一定程度时所做的数据分析，并且根据数据分析结果按照预设程序对试验后续过程做出决策，例如，基于安全性或有效性数据判定试验继续或终止；基于观测到的效应量和 / 或相应误差判定样本量是否需要调整；受试者人群是否需要富集或扩大，等等。期中分析计划中需要考虑一些评价可靠性和稳健性的统计方法，如敏感性分析等，以便为 DMC 的决策提供更充分的依据。期中分析计划通常在试验开始前由申办者提出，经 DMC 审阅并在第一次期中分析之前完成终稿。期中分析计划可以是整个研究统计分析计划的一部分，但如果存在泄盲的可能，则有必要单独准备一份期中分析计划。

DMC 通常遵循期中分析计划中事先规定的统计决策准则，就是否需要终止研究提出建议，但在提出建议时还应综合考虑其它因素。例如，有时即使期中分析数据显示出令人信服的治疗效果，并达到因有效而终止试验的统计决策准则，但试验可能仍需要收集更多的数据来回答安全性方面的问题，此时可根据风险 - 获益对是否建议继续试验进行评估；再如，即使期中分析数据显示主要疗效指标达到因有效而终止试验的统计决策准则，但重要的次要指标出现了相反的结果等。DMC 对没有达到统计决策准则的期中分析数据（例如，成组序贯分析中统计量没有跨过界值），一般不给出停止试验的建议。

如果期中分析结果显示试验不大可能达到最终目标疗效，DMC 应基于事先规定的统计决策准则，建议因无效提前终止试验。在建议因无效终止试验之前，DMC 通常会考虑 Ⅱ 类错误或条件检验效能等。

（二）统计师在 DMC 中的角色

DMC 的统计工作由项目统计师、独立统计团队和 DMC 统计专家负责。

项目统计师通常由申办者雇用或签约，对研究项目最为了解，负责统计设计和制定统计分析计划，包括期中分析计划、监查中所使用的统计方法以及提交给 DMC 的报告内容和格式，并于试验结束后实施最终的统计分析。需注意，由项目统计师负责期中分析甚至直接向 DMC 报告通常是不合适的。在试验过程中，除 DMC 成员或独立统计团队外，其他人一般均不应获得非盲态期中数据和期中比较分析的结果。

　　独立统计团队通常由统计师和统计程序员组成，需要对所收集数据进行统计分析，根据预设的统计分析计划以及 DMC 的要求，为 DMC 准备数据分析报告。独立统计团队必须独立于研究相关方，一般应来自申办者外部，通常不建议与项目统计师、DMC 统计专家来自同一组织或单位，以便较好地保持其独立性，从而保护试验的完整性。原则上，凡是有保持数据盲态要求的临床试验，独立统计团队只负责向 DMC 提供非盲态的数据及其分析结果，而不得向任何其他人员、机构和组织泄露非盲信息。项目统计师应保证独立统计团队熟悉研究设计、数据访问，以及与期中分析有关的统计方法，并且能够独立地进行分析工作。独立统计团队应直接向 DMC 报告，并具有进行期中分析及 DMC 要求的任何临时额外分析所必需的数据访问权限。对 DMC 要求的额外分析内容，通常不建议独立统计团队与申办者进行非必要的沟通，独立统计团队不应告知申办者额外分析的目的。

　　项目统计师应协助独立统计团队，准备程序并根据虚拟组别代码按照事先指定的期中分析计划产生闭门会议的报告模板。独立统计团队使用可区分治疗组的代码进行分析以产生结果。应注意避免项目统计师获得盲底资料。

　　DMC 统计专家主要负责 DMC 工作中所有与统计相关的事项，包括但不限于：审阅期中分析计划，审阅由独立统计团队提交的报告，向 DMC 成员解释期中分析结果，提出增加期中分析计划之外必要的数据分析，依据统计分析结果提出相关建议等。

六、相关方的互动

　　为确保研究项目规范和科学地进行，DMC 应了解各相关方在试验中所扮演的角色和职能，以便在保证试验完整性的基础上进行充分的交流和互动，推动临床试验顺利开展。

　　一般而言，在设立 DMC 的试验中，和 DMC 存在交流的各方包括申办者、独立统计团队和监管机构等。

（一）DMC 与申办者的必要交流

　　一方面，DMC 应保持与申办者的相对独立性，以提高 DMC 监查的客观性和试验结论的可信度；另一方面，DMC 也需要保持与申办者的联系，以充分利用其提供的信息，更好地提出建议。

　　申办者可以向 DMC 提供关于申办者的目标、计划和资源，以及外部重要信息，DMC 可以利用这些信息并将其融入其后续的监查中。当 DMC 对期中分析数据存在疑问并且独立统计团队无法做出合理解释时，DMC 可以要求申办者提供相应的信息，以提高 DMC 对当前试验的监查能力并帮助形成决策，同时保证试验的完整性。

由于申办者的决策管理层不参加项目研究团队的日常工作，为了减少对试验执行的影响，DMC 的建议应直接提交给申办者指定的决策管理人员，而不是申办者的项目研究团队。申办者的决策管理层根据 DMC 的建议对试验的执行、修订以及终止做出决策。

另外，申办者应妥当处理临床试验所涉及的其他委员会与 DMC 的关系和互动，如申办者有责任确保伦理委员会知悉 DMC 给出的修订方案或暂停、终止研究建议；终点事件判定委员会的成员不能在研究中从事 DMC 相关的工作等。

（二）DMC 与独立统计团队的互动

独立统计团队直接向 DMC 负责，不仅在 DMC 会议前应准备好 DMC 所需的分析结果或其它相关信息，还应在 DMC 会议期间随时回应 DMC 所需的统计方面的支持。除了计划所制定的分析内容外，DMC 有可能根据所获得的信息提出进一步分析的需求，需要独立统计团队能够及时地反馈，同时保证非公开信息的绝对保密。

（三）DMC 与监管机构的互动

监管机构一般不直接与 DMC 联系。在某些情况下，监管机构可能要求确认 DMC 是否了解某些特定信息，例如，是否了解正在进行的试验所递交申请中的现有安全性数据，并在审阅期中安全性数据时考虑到这些数据。在这种情况下，监管机构可以要求申办者安排其与 DMC 进行沟通。

特殊情况下，监管机构可能会接受 DMC 直接沟通的请求，例如，DMC 发现存在巨大安全性隐患而申办者却刻意隐瞒的情况。

（四）申办者与监管机构的互动

当申办者计划采用 DMC 时，鼓励在沟通方案时与监管机构就 DMC 相关内容进行沟通。沟通的内容包括但不限于 DMC 章程、期中分析计划等。进行沟通前，申办者应该向监管机构预先提供试验方案、DMC 章程、期中分析计划等相关资料。

在试验过程中，当 DMC 因安全性问题而建议终止试验时，通常需要申办者及时与监管机构沟通。申办者在实施 DMC 关于试验设计重大修改的建议之前，应与监管机构进行讨论，以确保这些变更符合法规要求。同样，当 DMC 因试验具有明显疗效优势而建议终止试验时，如果申办者同意这一建议并做出相应决策，建议与监管机构就新药上市申请进行沟通交流。

在新药上市申请时，应在临床总结报告中对 DMC 相关内容进行阐述，包括已召开的盲态和非盲态的、计划内和计划外的 DMC 会议相关内容。DMC 会议纪要和会上审阅的报告应作为临床总结报告的附件提交。建议申办者在进行任何期中数据揭盲前（最好是在试验开始前）向监管部门递交 DMC 章程（包括期中分析计划）。

参考文献

1. Bhattacharyya A，Gallo P，Crisp A，et al. The changing landscape of data monitoring committee – Perspectives from regulators，members，and sponsors. Biometrical Journal，2018，61（5）：1-10.

2. Calis KA，Archdeacon P，Bain R，et al. Recommendations for data monitoring committees from the Clinical Trials Transformation Initiative. Clinical Trials，2017，14（4）：342-348.

3. DeMets DL，Ellenberg SS. Data Monitoring Committees – Expect the Unexpected. the New England Journal of Medicine，2016，375（14）：1365-1371.

4. Ellenberg SS，Fleming TR，DeMets DL. Data monitoring committees in clinical trials：a practical perspective. 2nd. New York：John Wiley & Sons Ltd，2019.

5. European Medicines Agency. Guidance on data monitoring committees. 2005.

6. U.S. Food and Drug Administration.Guidance for clinical trial sponsors，establishment and operation of clinical trial data monitoring committees. 2006.

7. Friedman LM，et al. Fundamentals of clinical trials. 5th. Switzerland ：Springer International Publishing，2015.

8. Heart Special Project Committee. Organization，review，and administration of cooperative studies（Greenberg Report）：a report from the Heart Special Project Committee to the National Advisory Heart Council，May 1967. Control Clin Trials，1988，9：137-148.

9. Herson J. Data and Safety Monitoring Committees in Clinical Trials. Portland：Taylor & Francis Group，2016.

10. Shein-Chung Chow. Encyclopedia of Biopharmaceuticals Statistics. Boca Raton：Taylor & Francis Group，2016：811-821.

11. Walel H，Demets D，Deedwania P，et al. Challenges of subgroup analyses in multinational clinical trials：experiences from the MERIT-HF trial. Am Heart J，2001，142（3）：502-511.

附录 1　词汇表

多区域临床试验（Multi-regional Clinical Trial，MRCT）：是指一个根据单一方案在多个国家或地区进行的临床试验。

非盲态分析（Unblinded Analysis）：也称比较分析（Comparative Analysis），是指期中分析时使用实际试验分组信息（包括各组的真实名称或可区分的分组代码）的分析，分析内容涉及组间比较。

盲态分析（Blinded Analysis）：也称非比较分析（Non-comparative Analysis），是指期中分析时不使用实际试验分组信息的分析，或者虽然已知实际试验分组信息，但未做任何涉及组间比较的分析，如在期中分析时对两个治疗组的数据合并后做的汇总分析。

期中分析（Interim Analysis）：是指在试验期间使用试验累积数据进行的分析，如评价有效性的分析，评价安全性的分析，以及样本量的重新估计等。

适应性设计（Adaptive Design）：是指按照预先设定的计划，根据试验期间累积数据的分析，对试验进行修改的临床试验设计。

条件检验效能（Conditional Power）：是指最终分析达到具有统计意义结果的条件概率，这里的条件指根据现已获得的试验数据所做的疗效估计，以及关于在研究的剩余部分将会观察到的数据模式的具体假设，如假设原方案设计的预期疗效或从当前数据所估计的疗效。

统计分析计划（Statistical Analysis Plan，SAP）：是指比研究方案中阐述的统计分析的主要特征（如数据集定义、随机化方法、样本量估计、统计决策准则、统计量、统计分析方法、图表设计等）更具技术性和更加详细的文件，包括了对主要和次要指标及其它数据进行统计分析的详细过程。

附录 2　中英文词汇对照

中文	英文
适应性设计	Adaptive design
方案依从性	Adherence to protocol
不良事件	Adverse Event
盲态分析	Blinded analysis
盲态数据	Blinded data
终点事件判定委员会	Clinical Endpoint Committee / Clinical Event Committee, CEC or Event Adjudication Committee
条件检验效能	Conditional power
确证性临床试验	Confirmatory clinical trial
合同研究组织	Contract Research Organization, CRO
数据监查委员会	Data Monitoring Committee, DMC
数据安全监查委员会	Data Safety Monitoring Board, DSMB
DMC 章程	DMC Charter
效应量	Effect size
外部数据	External Data
整体 I 类错误率	Global type I error rate
成组序贯分析	Group sequential analysis
独立数据监查委员会	Independent Data Monitoring Committee, IDMC
独立统计团队	Independent Statistical Team, IST
期中分析	Interim analysis
缺失数据	Missing data
多区域临床试验	Multi-Regional Clinical Trial, MRCT
新发不良事件	Newly emerging adverse event
非盲态分析	Unblinded analysis
招募状态	Patient recruitment status
基线预后因素	Prognostic factors at baseline
样本量估计（重新估计）	Sample size estimation（re-estimation）
统计分析计划	Statistical Analysis Plan, SAP
项目统计师	Trial/study statistician
非盲数据	Unblinded data

药物临床试验亚组分析指导原则（试行）

一、概述

参与临床试验的患者由于受各种因素（如遗传学、人口学、环境、病理生理学、合并症、合并用药、区域等）的影响，往往具有不同程度的异质性，从而可能导致试验药物在不同患者中的疗效不同。临床试验中将具有不同特征的患者分组，是探索不同患者人群之间疗效差异的直观方法，同时也是获益 – 风险评估不可缺少的一部分。

对于事先未设定亚组分析的临床试验，在对亚组结果进行解读和下结论时需要特别慎重。事后根据数据驱动寻找有统计学意义的亚组，会导致总 I 类错误率膨胀，其结果通常不能用于确证该亚组的有效性。此外，因亚组的样本量较少而导致检验效能不足，可能会影响试验药物在这些亚组人群中疗效的精确估计，或者无法得出各亚组间疗效一致的结论。

本指导原则中将目标适应症人群称为总体人群，将通过入排标准纳入临床试验的人群称为全人群。亚组人群（简称亚群）指总体人群中具有某些特征的一个子集，亚组是全人群中的一个子集。亚组分析是指针对试验药物在亚组中的疗效和 / 或安全性进行试验设计与统计分析的过程，亚组是亚群的一个样本，将亚组结果推广到亚群时需要考虑亚组对亚群的代表性问题。

本指导原则主要阐述了亚组的识别和定义、亚组分析的类型、一般考虑以及确证性临床试验中的亚组分析等方面的内容，旨在为申办者能够在临床试验中对亚组分析进行正确地设计、实施和评价提供指导性建议。本指导原则主要适用于以支持药品注册上市为目的的确证性临床试验，也可供以非注册为目的的临床试验参考。

二、亚组的识别和定义

（一）亚组的识别

亚组的识别一般基于早期临床试验或确证性临床试验的探索性分析，可以使用定量的方法，如交互树和递归分割树等方法；也可以根据文献报道或者医疗实践积累的知识进行识别。

亚组识别主要关注不同亚组间疗效的差异及其临床意义，本质上属于探索性研究，一般无须控制总 I 类错误率。进行亚组识别时应考虑的因素包括但不限于以下方面：①临床上的可解释性；②临床上的可操作性；③药物的作用机理；④定义亚组的变量个数和类型（如连续变量、分类变量）；⑤误分或漏分亚组两种情况带来的风险；⑥亚组识别模型的选择（不宜过于复杂，以避免过拟合）。

（二）亚组的定义

亚组通常由患者的一个或多个内在和／或外在因素（见 ICH E5）来定义，而且应具有一定的临床意义。这些变量通常是基线变量，包括人口学特征（如年龄、性别等）、实验室检查指标、基因组相关标志物、疾病的严重程度或分型、临床状况（如合并症、伴随用药）、地区（如国家、试验中心）和环境因素等。

实际应用中，亚组大多由一到两个变量来定义，例如，把研究对象按照年龄分为 18~65 岁和 ≥ 65 岁两个年龄组；又如在抗肿瘤药物研究中，把患者按照 ECOG 评分和基因突变（或基因表达）水平，分成不同的亚组。需要注意的是，使用多于两个变量定义亚组的情况比较少见，主要是因为：①定义亚组的变量过多，容易出现误分的情况；②使用多个变量定义亚组时，对亚组分析结果的解释往往出现困难。当亚组的定义确实需要涉及多个变量时，可以考虑将这些变量通过一定的方法转换成单一的风险分数，并以此来定义亚组。例如，抗肿瘤药物试验中常用的 ECOG 评分，反应了患者自我保健、日常活动和体能状况等综合能力。

三、亚组分析的类型

在进行研究计划时，申办者应充分探索影响试验药物疗效的因素，并根据相关证据强度以及对药物疗效的影响程度等方面的知识确定相关影响变量。在制定方案时应充分讨论已知影响变量并具体说明对这些变量的考虑，如作为统计学检验策略中的一部分、作为随机分层变量或作为事先规定的支持性亚组分析变量等。

根据研究目的，亚组分析分为探索性亚组分析、支持性亚组分析和确证性亚组分析。对于探索性亚组分析，亚组既可以在设计阶段事先定义、也可以在分析阶段事后定义（如根据数据驱动划分亚组）。对于支持性亚组分析，亚组一般应在临床试验的设计阶段事先定义，并在试验方案中详细描述。而对于确证性亚组分析，则必须在临床试验的设计阶段事先对亚组进行定义，并在试验方案中详细描述。

（一）探索性亚组分析

探索性亚组分析主要用于早期临床试验或在确证性临床试验的探索性分析中，其目的是发现药物在不同亚组间疗效和／或安全性方面的差异，进而提出研究假设，以待在后续的临床试验中进一步探索和验证。因此，探索性亚组分析主要关注的是其结果在生物学上的合理性或临床上的可解释性，是否进行多重性调整由申办者自行决定。

（二）支持性亚组分析

在以考察试验药物在全人群中的疗效为目的的确证性临床试验中，当全人群的主要终点同时具有统计学意义和临床意义时，通常还需要进行支持性亚组分析，目的是进一步考察试验药物在各个亚组中疗效的一致性。如果试验药物在各亚组间的疗效一致，可为药物适用于全人群提供进一步支持性证据；如果各亚组间的疗效不一致，特别是方向相反时，则亚组分析结果的解释可能会出现困难，需要对其做进一步的分析和研究。当全人群的主要终点没有统计学意义或临床意义时，亚组分析结果只能为进一步研究提供线索。

（三）确证性亚组分析

确证性临床试验中，按照临床试验方案和 / 或统计分析计划中预先规定的亚组和多重性调整方法，考察试验药物在目标亚组和 / 或全人群中的疗效，其结果应同时具有临床意义和统计学意义，以支持药物说明书的撰写。确证性临床试验也可以对目标亚组进行确证性亚组分析，而对其它（非目标）亚组进行支持性或探索性亚组分析，以支持试验药物在目标亚组中的有效性和安全性的结论，并为非目标亚组的进一步研究提供线索。

四、一般考虑

除临床意义和获益 – 风险评估外，亚组分析中需要考虑的因素包括但不限于以下方面。

（一）生物学合理性

生物学合理性指亚组的生物学特征与研究终点（如主要疗效终点、不良事件等）之间的因果关联在生物学上的可解释性。例如，不同患者之间潜在的病理生理学或遗传学的差异可能导致药物治疗效果的不同，亚组分析能够据此给出合理的解释。

（二）异质性

亚组分析的主要目的是为了更好地了解试验药物在各亚组和全人群中的疗效，而是否需要和如何设计亚组关键在于临床试验中目标人群的异质性。异质性与预后因素或预测因素对试验药物疗效的影响程度有关。虽然试验前可能无法识别所有潜在的异质性因素，但在计划临床试验时，申办者应充分讨论已知的预后因素和预测因素对药物疗效评价可能带来的影响。

临床试验方案中应明确研究的目标人群。通常，入排标准的限制条件越严格，招募的患者异质性就越小；反之，宽松的入排标准可能导致入组患者的异质性增加，此时进行亚组分析就显得非常必要。

（三）一致性

一致性是指不同亚组间显示出相同或相似的治疗效果。它反映了亚组结果对全人群疗效适用于试验总体人群的支持程度。在临床试验中需要考虑药物在所关心的亚组间的疗效差异，若亚组间结果不一致则需进一步评估不一致的原因和在特定亚组的疗效。

（四）可信度

可信度是指亚组分析结果的可靠性或证据强度。可信度评估包括但不限于以下方面：①亚组是否预先定义；②定义亚组的变量是否具有生物学上的合理性，包括对患者预后因素的选择或治疗应答的预测是否有科学依据；③划分亚组的依据是否充分；④亚组分析结果的可重现性，即在相同或相似条件下的其他临床试验中，具有相同或相似的亚组效应。

在研究设计阶段，有时基于先验知识指定用于亚组分析的变量。这种预先指定亚组变量的方法，通常用在确证性和支持性亚组分析中，蕴含了亚组之间疗效有差异的推测，因此得到的亚组分析结果具有一定的可信度。然而，即使亚组分析的变量不是预先指定的，也要予以重视，尤其是对在安全性亚组分析中发现的亚组之间的差异，要特别关注其生物学上的合理性和结果的可重现性。

当亚组的样本量不足、无法准确估计药物在亚组中的疗效时，应主要考察其生物学上的合理性和结果的可重现性。当亚组疗效在试验条件（如研究设计、目标人群、亚组定义、治疗方案、结局测量等）相同或相似的一系列临床试验中一致时，即使没有明确的临床和生物学方面的解释，亚组结果也具有一定的可信度。另外，虽然随机化可以使不同治疗组间入组患者的基线变量分布趋于平衡，但由于亚组内样本量的减少，可能会出现亚组内不同处理组间基线不均衡的情况，因此必须检查药物在各亚组间的疗效差异是否是由于处理组间基线分布不均衡所致。

五、确证性亚组分析

确证性亚组分析是在确证性临床试验中对事先指定的目标亚组进行假设检验的分析，目标亚组可以作为主要或共同主要分析人群。确证性亚组分析的临床试验需要考虑的关键问题包括但不限于以下方面：①亚组的选择；②试验设计类型（如固定样本设计、适应性设计）；③多重性；④亚组分析结果的解释。

（一）亚组的选择

确证性亚组分析应在临床试验方案中预先规定目标亚组。关于亚组的选择，如果是基于医疗知识或实践，例如，按照疾病严重程度、人口学特征（性别、年龄等）或已知的能够分辨亚组的生物标志物（如基因突变）进行分类，通常具有一定的临床意义。另一方面，亚组的定义是否合理取决于亚组分类器（如标志物）是否能够可靠地识别最有可能从药物中获益的亚组人群。亚组分类器的确定通常基于早期临床研究数据，由于样本量往往不足，因此分类器的性能可能有限，在研究设计时要考虑到这一问题。

（二）试验设计

把亚组作为主要或共同主要分析人群的试验设计应考虑亚组的样本量以及是否使用分层随机化等关键问题。

在进行确证性亚组分析的样本量估计时，除了常用的试验设计参数（如期望治疗效应大小及其变异度、Ⅰ类错误和Ⅱ类错误等）之外，还必须考虑亚组分类器分辨亚组的准确度，以及亚组人群在总体人群中所占的比例。

如果有可靠的证据表明试验药物在不同亚组中的疗效不同，且其具有生物学上的合理性和重要的临床意义，可以采用固定样本量设计，以验证药物的疗效。此时，临床试验的目标人群可以是亚组人群和 / 或总体人群，设计时至少有以下三种方案（以标志物举例）：

（1）如果只有标志物阳性的患者才能从试验药物中获益，入组患者可以仅限于这个亚组。

（2）如果标志物阳性和阴性的患者都能从试验药物中获益，但阳性患者获益高于阴性患者，而试验的主要目的是验证药物在阳性患者中的疗效，则样本量和药物疗效的估计可以主要针对标志物阳性的亚组，但标志物阴性的亚组也可纳入试验，以便更好地了解试验药物在该人群中的疗效，用于获益 – 风险评估或后续研究设计。

（3）如果标志物阳性和阴性的患者都能从试验药物中获益，但不能确定哪个亚组人群的获益更大，而试验的主要目的是验证药物在总体人群中的疗效，则患者可以在总体人群中招募，也可以在两个亚组人群中进行分层随机化。如果是后者，则需要注意各亚组样本量的比例应与总体人群中各亚组人群患者的比例相近，以避免由于过多纳入疗效较好的亚组人群而夸大了药物在总体人群中的疗效。

如果没有充分的证据表明不同亚群间的疗效差异具有临床意义时，可以采用适应性设计的方法进行亚组的选择。例如，当试验药物在标志物阳性和阴性患者中的疗效不确定时，可以考虑两阶段适应性设计。第一阶段试验的数据可用于估计药物在亚组中的疗效，然后据此调整第二阶段的入组人群及其样本量。对于适应性设计中的亚组选择，应重点考虑试验设计和统计分析方法的有效性。

（三）多重性

多重性是确证性亚组分析中需要重点关注的问题之一。对于将全人群和亚组作为共同主要分析人群的临床试验，由于要进行多次检验，因此如果不进行多重性调整，会增加总Ⅰ类错误率。为了将总Ⅰ类错误率控制在预设的水平，有多种多重性调整方法，不同的多重性调整方法各有其优缺点。多重性调整的方法应在临床试验方案和／或统计分析计划中事先指定并阐明方法的合理性。

值得注意的是，由于亚组属于全人群的一部分，亚组和全人群的统计量呈正相关，因此使用统计量的联合分布来确定检验界值，可以提高检验效能；但通常由于数据有限，估计统计量的相关系数往往不可靠，并可能增加Ⅰ类错误。因此，使用基于统计量的联合分布来确定检验界值的多重性调整方法需要特别谨慎。

（四）结果的解释

亚组分析的结果提示不同亚组人群可能的获益与风险，因此直接影响决策和说明书的撰写。

在一项以预先规定的某一目标亚组和全人群作为共同主要分析人群的确证性临床试验中，与对照组相比，试验药物的疗效经过多重性调整后的统计分析可以得出下述四个统计学结论之一：①全人群中的疗效差异有统计学意义而目标亚组的疗效差异无统计学意义；②目标亚组的疗效有统计学意义而全人群的疗效无统计学意义；③全人群和目标亚组的疗效都有统计学意义；④全人群和目标亚组的疗效都没有统计学意义。需要注意的是，如果结论③是由于药物在目标亚组中的疗效较大所致，而其余亚组很少甚至不获益时，将其使用限定于该目标亚组可能更合适。

对亚组分析结果解释时，除了要考虑统计学意义，还需要考虑临床意义，只有同时具有统计学意义和临床意义，才可支持药物的上市和说明书的撰写。

六、支持性亚组分析

一般情况下，确证性临床试验的目的是验证药物在全人群中的有效性以及各主要亚组之间疗效的一致性，后者通过支持性亚组分析来实现。常用的支持性亚组分析方法包括但不限于：①描述性分析（如疗效的点估计）和区间估计；②图形显示（如森林图）；③模型法（包括协变量校正分析在内的估计、亚组与处理交互作用的检验等）。使用何种方法应在临床试验方案及统计分析计划中充分考虑和说明，当不同方法间结果不一致时需要进一步分析其不一致的原因。

需要指出的是，当各亚组的样本量较少或亚组间样本量分布不均衡时，药物与亚组变量交互作用的检验效能往往不足。为此，可以考虑选取大于 0.05 的检验水准进行检验。如果交互作用显著，则提示试验药物在各亚组间的疗效可能不同。

在确证性临床试验中，如果试验药物的疗效在全人群中有统计学意义，通常需要报告亚组分析的结果（如各亚组疗效的点估计、置信区间、森林图、交互作用等）。需要注意的是，如果对全人群疗效和各亚组的疗效同时进行分析，则各亚组疗效与全人群疗效的方向应该一致，否则需要进一步分析其不一致的原因。

如果各亚组间的疗效差异具有临床意义，应考虑按照以下步骤探索其可能的原因：

（1）定义亚组的变量是否与相应的预后或预测因素有关。这些因素通常从早期临床试验、文献报告或医疗实践中获知，可以是内在因素（如遇药物代谢酶相关的基因多态性等遗传因素）、外在因素（如疾病严重程度、吸烟状况和 BMI 等）或治疗方法（如不同剂量的合并用药）等。

（2）如果定义亚组的变量与相应的预后或预测因素有关，则应进行进一步分析。如首先分析预后因素是否具有预测作用，如果有预测作用说明该因素会影响患者对药物的应答或疗效；然后，分析预后因素在各亚组的试验组和对照组中的分布是否均衡，如果不均衡则其可能是造成亚组间疗效差异的原因。

（3）如果通过上述分析，亚组间疗效的差异仍无法解释，则需考虑进一步的探索性分析以识别造成此差异的其他可能原因，对试验结果给出合理的解释。

七、其他考虑

（一）非劣效试验中的亚组分析

在只有阳性对照的双臂非劣效临床试验中的亚组分析需十分谨慎。当在各亚组间对试验药疗效进行非劣效评价时，其结果依赖于阳性对照药相对于安慰剂的疗效在各亚组中的一致性。若阳性对照药相对于安慰剂的效应与定义亚组的变量有关时，则非劣效界值的选择应考虑这些特征变量在研究人群中的分布。由于非劣效界值的确定通常使用历史数据，因此，如果定义亚组的变量在试验人群中的分布与历史数据不同，则会影响非劣效检验结论的正确性。要强调的是，非劣效界值的确定应当基于阳性对照药疗效（相对于安慰剂）尽可能多的历史数据的 meta 分析结果，而不是基于主观选择部分试验数据或者部分亚组人群数据的分析结果。

（二）安全性亚组分析

安全性亚组分析主要用于研究与药物安全性相关的风险因素，即探究具有一定特征的亚组人群可能对药物产生的不良反应。安全性亚组分析可以由预后因素（如年龄、疾病分期、是否有并发症等）或预测因素（如基因分型等）定义亚组。

安全性亚组分析与有效性亚组分析略有不同，在有效性评价中划分亚组的因素用于划分安全性评价的亚组可能并不合适，因为：①药物的有效性和安全性一般使用不同的临床终点或者替代终点，其机理可能不同；②定义有效性亚组的变量（例如靶点受体）和安全性亚组的变量（例如年龄等因素）往往不同；③对可能导致潜在危害的药物，不同亚组患者的耐受程度可能不同（例如病情严重的患者为了治疗获益可能更容易耐受一定程度的不良反应），此时亚组的获益 – 风险评估非常重要。

亚组人群的安全性分析具有一定的挑战，特别是对低发生率或者潜伏期较长的安全性事件，由于样本量较小或随访时间较短，较难在试验期间发现和验证。如果现有数据提示试验药物在特定亚组人群中可能与某一严重不良事件（SAE）有潜在的关联，则需进一步评估试验药物在该亚组人群中是否会引起严重的不良反应，并且需要对其进行获益 – 风险评估。

（三）与监管机构的沟通

当临床试验设计包含确证性亚组分析时，鼓励申办者就临床试验设计中的关键问题与监管机构进行沟通，沟通的内容包括但不限于试验设计的类型、亚组的选择、Ⅰ类错误控制、一致性和可信性等方面。对于支持性亚组分析中的关键问题鼓励申办者与监管机构进行沟通。

参考文献

1.ICH. ICH E5：Ethnic Factors in the Acceptability of foreign Clinical Data E5（R1）. ICH Harmonised Tripartite（ https：//database.ich.org/sites/default/files/E5_R1 Guideline.pdf ），1998.

2.EMA. Guideline on the investigation of subgroups in confirmatory clinical trials. European Medicines Agency（EMA）（ https：//www.ema.europa.eu/en/documents/scientific–guideline/guideline–investigation–subgroups–confirmatory–clinical–trials_en.pdf ），2019.

3.Tanniou J，Van Der Tweel I，Teerenstra S，et al. Subgroup analyses in confirmatory clinical trials：time to be specific about their purposes. BMC Medical Research Methodology. 2016，16（1）：20.

4.Alosh M，Huque MF，Bretz F，et al. Tutorial on statistical considerations on subgroup analysis in confirmatory clinical trials. Statistics in Medicine. 2017，36（8）：1334–1360.

5.Lipkovich I，Dmitrienko A，B. R. D′ Agostino S. Tutorial in biostatistics：data–driven subgroup identification and analysis in clinical trials. Stat Med. 2017，36（1）：136–196.

6.Burke JF，Sussman JB，Kent DM，et al. Three simple rules to ensure reasonably credible subgroup analyses. BMJ，2015，351：h5651.

7.Loh WY，Cao L，Zhou P. Subgroup identification for precision medicine：A comparative review of 13 methods. 2019，9（5）：e1326.

8.Ondra T，Dmitrienko A，Friede T，et al. Methods for identification and confirmation of targeted subgroups in clinical trials: A systematic review. Journal of Biopharmaceutical Statistics. 2016, 26 (1): 99–119.

9.Rothwell, PM. Treating individuals 2. Subgroup analysis in randomised controlled trials: importance, indications, and interpretation. Lancet. 2005, 365 (9454): 176–186.

10.Dmitrienko A, Muysers C, Fritsch A, et al. General guidance on exploratory and confirmatory subgroup analysis in late-stage clinical trials. Journal of Biopharmaceutical Statistics. 2016, 26 (1): 71–98.

11.Dmitrienko A, D'agostino R. Traditional multiplicity adjustment methods in clinical trials. Statistics in Medicine. 2013, 32 (29): 5172–5218.

12.Zhao YD, Dmitrienko A, Tamura R. Tamura, Design and Analysis Considerations in Clinical Trials With a Sensitive Subpopulation. Statistics in Biopharmaceutical Research. 2010, 2 (1): 72–83.

13.Woodcock J, Lavange LM. Master Protocols to Study Multiple Therapies, Multiple Diseases, or Both. N Engl J Med. 2017, 377 (1): 62–70.

14.Stallard N, Todd S, Parashar D, et al. On the need to adjust for multiplicity in confirmatory clinical trials with master protocols. Ann Oncol. 2019, 30 (4): 506–509.

15.Cui L, Hung HM, Wang SJ, et al. Issues related to subgroup analysis in clinical trials. J Biopharm Stat. 2002, 12 (3): 347–358.

16.Bradley, CA. Pembrolizumab improves OS across PD–L1 subgroups. Nat Rev Clin Oncol. 2019, 16 (7): 403.

17.Ransohoff, RM. Natalizumab for multiple sclerosis. N Engl J Med. 2007, 356 (25): 2622–2629.

18.Kachuck, NJ. Registries, research, and regrets: is the FDA's post–marketing REMS process not adequately protecting patients? Ther Adv Neurol Disord. 2011, 4 (6): 339–347.

19.Chen J, Heyse J, Lai TL. Medical Product Safety Evaluation: Biological Models and Statistical Methods. New York: Chapman and Hall/CRC (https://doi.org/10.1201/9781351021982). 2018.

20.Hemmings, R. An Overview of Statistical and Regulatory Issues in the Planning, Analysis, and Interpretation of Subgroup Analyses in Confirmatory Clinical Trials. Journal of Biopharmaceutical Statistics. 2014, 24 (1): 4–18.

附录 1　词汇表

重现性（Reproducibility）：临床试验的结果可在相同或相似的研究条件下重现的能力。

分类器（Classifier）：分类器是对样本进行分类算法的统称，包括决策树、回归模型、支持向量机、神经网络等多种算法。其主要特点是可以使用已有的具有分类标签的数据，拟合一个函数或分类模型，使其能够对新的无标签数据所属类别进行预测。

风险分数（Risk Score）：将患者多个基线特征变量通过一定的方法转换成能够预测患者结局的单一变量，后者通常称为风险分数。

Ⅰ类错误（Type Ⅰ Error）：当原假设为真而检验结果拒绝了原假设的错误，其概率通常用 α 表示，并用其作为检验水准。

内在因素（Intrinsic Factors）：指患者个体的遗传、生理和病理特征，是一个人"内在"的生物特征，而不是由个人所在的环境决定。

确证性亚组分析（Confirmatory Subgroup Analysis）：按照预先制定的计划，以特定的亚组为研究的主要目标人群，能够对Ⅰ类错误进行控制的亚组分析，以确证目标亚群患者的疗效。

探索性亚组分析（Exploratory Subgroup Analysis）：通过亚组分析探索药物对不同亚组患者可能存在的疗效和 / 或安全性上的差异，主要关注的是其结果在生物学或者临床上的合理性。

异质性（Heterogeneity）：临床试验中的异质性体现在个体和群体两个水平，前者通常是指患者间具有不同的特征，个体性质或状态的不同可能会导致不同的患者对治疗有不同的应答；后者通常是指不同中心、种族、地域等患者群体具有不同的特征，有可能导致不同患者群体对治疗有不同的应答。

外在因素（Extrinsic Factors）：指与患者居住地的环境和文化相关的因素。外在因素往往与遗传和基因无关，更多是由文化和行为决定。

亚组分析（Subgroup Analysis）：将患者根据其特征变量值分成不同的亚组，并估计各亚组的疗效和 / 或安全性的分析策略。

支持性亚组分析（Supportivie Subgroup Analysis）：通过亚组分析探讨药物的疗效和 / 或安全性在各亚组中的一致性，为试验药物适用于全人群的结论提供进一步的支持。

附录 2 中英文对照表

中文	英文
重现性	Reproducibility
递归分割树方法	Recursive Partitioning Tree Method
多重性调整	Multiplicity Adjustment
分层随机化	Stratified Randomization
交互树方法	Interaction Tree Method
可信度	Credibility
内在因素	Intrinsic Factors
适应性设计	Adaptive Design
外在因素	Extrinsic Factors
异质性	Heterogeneity
一致性	Consistency
准确度	Accuracy
总 I 类错误率	Familywise Error Rate（FWER）

附录 3 亚组分析与设计研究案例

示例 1 确证性亚组分析案例：帕博利珠单抗治疗非小细胞肺癌的亚组分析

帕博利珠单抗单在获批用于 PD-L1 肿瘤细胞阳性比例分数（tumor proportion score，TPS）≥ 50%、且 EGFR 基因敏感突变阴性和 ALK 融合基因阴性的转移性非小细胞肺癌患者的一线治疗后，申办者进行了一项确证性亚组分析的Ⅲ期临床试验确证该药在 TPS ≥ 1% 患者中的疗效。

试验的目标人群为既往未经治疗的局部晚期或转移性非小细胞肺癌（EGFR 和 ALK 基因均无突变）且 PD-L1 表达水平 TPS ≥ 1% 的患者；试验目的是验证与铂类化疗相比帕博利珠单抗的优效性；主要终点指标为总生存率（OS）；预先定义三个确证性亚组：TPS ≥ 50%、20% ≤ TPS<50% 和 1% ≤ TPS<20%；检验水准为单侧 0.025，采用序贯检验法，即首先检验 TPS ≥ 50% 的亚组；如果该亚组有统计学意义，则再检验 20% ≤ TPS<50% 亚组，否则终止检验；如果 20% ≤ TPS<50% 亚组有统计学意义，则再检验 1% ≤ TPS<20% 亚组。随机分层变量包括地区、ECOG 评分、肿瘤组织类型和 PD-L1 TPS 比例分数，按照 1：1 的比例将 1274 名患者随机分配至帕博利珠单抗或铂类化疗。TPS ≥ 50% 亚组中，299 例接受帕博利珠单抗，

300 例接受铂类化疗；20% ≤ TPS<50% 亚组中，114 例接受帕博利珠单抗，105 例接受铂类化疗；1% ≤ TPS<20% 亚组中，224 例接受帕博利珠单抗，232 例接受铂类化疗。该研究的中位随访时间为 12.8 个月。

结果显示，TPS ≥ 50% 亚组：帕博利珠单抗与铂类化疗中位 OS（月）分别为 20.0 和 12.2，*P*=0.0003，HR 及其 95%CI 为 0.69（0.56~0.85），达到统计学假设。20% ≤ TPS<50% 亚组：帕博利珠单抗与铂类化疗中位 OS（月）分别为 17.7 和 13.0，*P*=0.0020，HR 及其 95%CI 为 0.77（0.64~0.92），达到统计学假设。1% ≤ TPS<20% 亚组：帕博利珠单抗与铂类化疗中位 OS（月）分别为 16.7 和 12.1，*P*=0.0018，HR 及其 95%CI 为 0.81（0.71~0.93），达到统计学假设。据此，帕博利珠单抗的适应症从 TPS ≥ 50% 扩展到 TPS ≥ 1%。

示例 2　获益 – 风险评估案例：那他珠单抗治疗复发 – 缓解型多发性硬化症的获益 – 风险评估

那他珠单抗（Tysabri）是用于治疗多发性硬化症（MS）的单克隆抗体，该药获批后不久就被迫退市，其原因是两名患者在服用了该药后发生了进行性多灶性白质脑病（PML），这是一种罕见的不可治愈且易于致命的脑部感染疾病（18 个月的随访期内，约有 1/1000 的患者并发感染 PML）。经过对患者使用该药的获益 – 风险进行重新评估后，认为对于其他药物治疗失败或不耐受的复发 – 缓解型硬化症（RRMS）亚型患者，与现有的其他治疗方法相比，该药更有效，患者完全可以接受用药带来的风险。于是，该药重新获批用于在其他药物治疗失败或不耐受的 RRMS 亚型患者。

药物临床试验协变量校正指导原则

一、概述

在随机对照临床试验中，除处理因素以外还存在其他协变量，如果在试验设计时不进行有效控制，或在统计分析时不进行合理的校正，则可能使检验效能降低，或使疗效估计产生偏倚。因此，在随机对照临床试验中对于协变量的处理应予以慎重考虑。

本指导原则中，协变量是指在干预之前（通常是在随机化之前）观测到的，并且预期与主要研究结果有关联的变量。校正协变量的意义是使得对于任意一个受试者，随机分组到试验组或对照组的预期疗效差异与协变量的观测值无关。由于随机分组的原因，随机对照试验中的各个协变量的取值在试验组与在对照组的概率分布是相同的，而任何观测到的分布不均衡都应归结于随机抽样误差。因此，随机对照试验中协变量校正的主要目的是减少终点变量中与处理因素无关的冗余变异从而使疗效估计更加精确。协变量可以是连续型的、有序分类或无序分类的。人口统计学指标（如年龄或体重）、疾病特征（如病程或严重程度）、预后因素、病理学结果、生理学因素、遗传因素、社会学因素（如经济状况、职业、教育水平），以及研究中心或研究者等都可能是协变量。同时，主要疗效指标的基线值也可能是非常重要的协变量。

在临床试验中，为了保证入组受试者对于目标人群的代表性，试验受试者的协变量通常对应一定的取值范围。当存在对终点变量影响较大的协变量时，终点变量的变异度会增加，导致疗效估计误差增大、相关假设检验的效能降低。因此，如何识别并控制潜在的协变量，更科学合理地分析处理因素与终点变量间的效应关系是临床试验中的关键问题。

本指导原则旨在阐明确证性随机对照临床试验中协变量的处理原则，并为试验设计、统计分析、临床试验报告中如何处理和解读重要的协变量提供建议。

二、试验设计中有关协变量的考虑

在临床试验中，有关协变量控制和校正的考虑起始于试验设计阶段，并需要在研究方案中事先确定。实际临床试验中可能有很多协变量与主要研究结果有关，因此在试验设计时需要识别重要的、具有生物学意义和临床意义的协变量，并在随机分组时加以控制，在统计分析时加以校正。

（一）常见的重要协变量

1. 与终点指标关联性较强的协变量

如果协变量与主要终点指标有较强的关联性，协变量的变异以及抽样误差更有可能影响终点变量，造成疗效估计的误差增大以及相应的统计学检验效能降低。因此，通常需要将该协变量引入疗效分析的统计学模型中以提高疗效估计的精度。例如，某病情评估指标属于反映受试者的病情严重程度的连续型变量，并且在基线和干预后均有观测。无论疗效的评估是基于该指标在治疗终点时的实际取值，还是治疗终点时较基线的取值变化，评估结果均与基线取值有较强的关联性。此时，该疾病评估指标的基线取值应纳入统计分析模型中，以在疗效估计时进行相应的协变量校正。

当协变量的变异度较大时，可能导致疗效估计的精度下降，也可能使疗效估计产生偏倚。因此，可以事先考虑把预期变异较大的协变量引入疗效估计的统计分析模型中，以校正协变量对疗效估计带来的潜在影响。

2. 中心因素

在多中心随机对照临床试验中，各研究中心在临床实践、试验条件、受试者基线特征等方面可能存在不同程度的差异，而这些因素可能与终点指标相关，故而在多中心临床试验中通常会选择中心因素作为需要校正的协变量。特别是在国际多区域临床试验中，不同区域的受试者可能存在种族、文化、饮食习惯、临床实践等方面的差异。区域因素通常综合性地包含这些特征和信息，可以考虑以国家或区域分类作为中心因素进行校正。当试验中心数量较多时，单个中心预期入组病人数量可能非常有限，此时以中心为协变量进行校正通常会带来模型估计和结果解读方面的挑战。此时，可以考虑不对中心因素进行协变量校正，或按预先定义的方式合并中心（或国家／地区）后进行校正。

（二）随机化的分层因素

在随机对照临床试验中，针对与终点变量有较强关联性的协变量，采用分层随机的方法将受试者分配到不同治疗组中，以进一步降低组间协变量的不均衡和控制偏倚。分层因素建议不宜过多，并且通常需要在统计分析模型中加以校正。

（三）对协变量数量的控制

如果在统计分析模型中纳入过多的协变量，特别是与终点变量关联性不大或者相互之间相关性很强的协变量，可能导致协变量某些取值组合情况下的样本量很少。这种情况下，经过协变量校正的疗效估计可能产生偏倚，检验效能出现下降，甚至可能导致模型的过度拟合、模型信息矩阵奇异等问题，给统计分析结果的科学性、可靠性和可解释性提出挑战。因此应在试验设计阶段尽可能地选取具有临床意义、与试验终点变量相关性强的关键协变量，以控制纳入统计分析模型的协变量个数。事实上，在随机对照临床试验中，除了分层因素等常规需要校正的协变量外，纳入统计分析模型的协变量数量建议尽可能少。

三、校正协变量的统计分析方法

在随机对照临床试验中，通常基于终点变量的类型选择不同的校正协变量的统计分析方法。例如，对于连续型疗效终点变量，协变量校正可以采用线性模型；对于时间 – 事件（time to event）型终点变量，协变量的校正可以采用 Cox 比例风险模型；对于二分类疗效终点变量（如有效 / 无效），每个组别的汇总统计量可以为率（如有效率），评估两组差异的统计量（以下简称为评估统计量）可以是处理组之间的率差、率比或率的优势比（Odds Ratio，OR），不同类型的评估统计量需用不同的协变量校正的统计学模型，例如 logistic 回归模型可以用于评估统计量为 OR 的协变量调整。

校正协变量的统计模型通常基于一系列的假设，因此需要关注模型的适用性要求，还需对模型的假设是否成立进行预先判断。例如，协方差分析模型需要进行残差分析和方差齐性评估，而 Cox 模型需要考虑比例风险模型的假定是否满足等。如果所选分析模型的假设不成立，可能导致对治疗效果的错误估计。

四、结果的报告和解读

除了在研究设计时采用分层随机控制协变量，在分析时用合适的方法对协变量进行校正以外，在研究总结报告中还要注意正确解释协变量对主要分析结果的影响，评价主要结论的稳健性，并且在试验报告中进行充分讨论。

（一）基线变量的特征分析

在随机对照试验中，一般需要报告各处理组的基线变量特征。由于是随机分组，基线变量的组间差异来自于随机误差。因此基线数据的分析和报告通常基于各处理组的描述性统计，而不进行假设检验或统计推断。

如果出现非预期的基线变量在各处理组间明显不均衡的情况，这可能影响疗效的估计。此时，可以考虑在统计分析计划内容以外增加补充分析对该协变量进行校正，进一步评估主要分析结果的稳健性。

（二）分析方法对结果解读的影响

协变量校正会基于特定的统计模型，因此分析结果的解读应结合模型假设的合理性。若发现对模型假定有较大的偏离，需在研究总结报告中予以描述，同时采用其它模型进行补充分析以支持主要分析结果的稳健性。

（三）校正与未校正协变量的分析

在随机对照临床试验中，通常根据研究目的和协变量特征确定将校正协变量的分析方法预设为主要分析方法，未采用校正协变量的方法作为敏感性分析。当校正和不校正的结论不一致时，则需要进行进一步的深入探讨。

（四）协变量与处理因素交互作用的探查

一般情况下，确证性临床试验的主要目的是衡量处理在目标人群中的整体效应。主要分析中通常不会纳入协变量与处理因素的交互作用项，而在敏感性分析中可以考虑对协变量与处理因素的交互作用进行统计分析。

事实上，除非在设计时有针对性的考虑，临床试验往往都不具有足够的检验效能对协变量和处理因素的交互作用进行检验。因此对于交互作用的检验即使没有统计学意义也不足以完全证明分层亚组间疗效的一致性。如果协变量和处理因素存在具有统计学和临床意义的交互作用，这说明疗效可能在分层人群中有所不同，这种情况下，需从临床角度探讨交互作用的潜在来源、对主要分析结果的影响，并对基于主要分析的结论予以谨慎解释。

参考文献

1. Altman D，Dore C. Randomization and baseline comparisons in clinical trials. The Lancet，1990，335（8682）：149-153.

2. Beach M L，Meier P. Choosing covariates in the analysis of clinical trials. Controlled Clinical Trials，1989，10（4）：161-175.

3. Committee for Proprietary Medicinal Products（CPMP），Points to consider on adjustment for baseline covariates. Statistics in Medicine，2004，23：701-709.

4. D. Tu，K. Shalay，and J. Pater. Adjustment of treatment effect for covariates in clinical trials：statistical and regulatory issues. Drug Information Journal，2000，34：511-523.

5. EMA. Guideline on adjustment for baseline covariates in clinical trials. 2015.

6. FDA. Adjusting for Covariates in Randomized Clinical Trials for Drugs and Biologics with Continuous Outcomes. Guidance for Industry（DRAFT GUIDANCE）. 2019.

7. G. Raab，S. Day，and J. Sales，How to select covariates to include in the analysis of a clinical trial. Controlled Clinical Trials，2000，21：330-342.

8. S. Assmann，S. Pocock，L. Enos，and L. Kasten，Subgroup analysis and other（mis）uses of baseline data in clinical trials. The Lancet，2000，255：1064-1069.

9. Senn S. Covariate imbalance and random allocation in clinical trials. Statistics in Medicine, 1989, 8（4）: 67–75.

10. Tukey J W. Use of Many Covariates in Clinical Trials. International Statistical Review, 1991, 59（2）: 123–137.

11. 赵耐青，陈峰. 基线与协变量. 临床试验统计学（第十三章）. 人民卫生出版社. 2018: 202–210.

附录 1 词汇表

协变量（Covariate）：在干预之前（通常是在随机化之前）观测到的，并且预期与主要研究结果有关联的变量。

多区域临床试验（Multi-regional clinical trial, MRCT）：一项按照单个方案在多个地区实施的临床试验。

分层随机（Stratified randomization）：依据关键因素（如年龄、性别、种族、疾病状态等）对研究对象进行分组（层），然后在每层内分别进行的随机化。分层随机可以有效地提高在关键因素或者特别关注的研究对象亚组中分布的平衡性。用于定义分层的因素称为分层因素。

过度拟合（Over-fitting）：在数据分析（如建模）中过于精确的契合或匹配某一数据集，导致分析结果与额外的观测数据不匹配或者无法可靠地预测未来的观测结果。

交互作用（Interaction）：当某一个因素（协变量）对于结局变量的影响随另一因素变化而变化时，则称这两个因素之间存在交互作用。

附录 2 中英文对照

中英文词汇对照

中文	英文
过度拟合	Over-fitting
交互作用	Interaction
分层随机	Stratified randomization
协变量	Covariate
抽样误差	Sampling error
偏倚	Bias
敏感性分析	Sensitivity analysis

药物临床试验富集策略与设计指导原则
（试行）

一、概述

临床试验的目的是在入组的受试者中验证试验药物的有效性和安全性。但实际上，由于受试者病理生理学特点和药物作用机理的复杂性，不同受试者的药物治疗效果不尽相同，从而影响临床试验的效率。为了入组能够从试验药物中获益最大化的受试者，以提高临床试验的效率，富集策略的概念应运而生。

富集是指在临床试验中根据受试者的某些特征（如人口学、病理生理学、组织学、基因组和蛋白质组学等）前瞻性地精准定义从试验药物中获益最大化的目标人群。临床试验中有多种选择受试者的富集策略，例如，可以选择因具有一定特征而对研究药物最有可能应答的受试者，也可以选择那些对现有药物治疗效果不明显而可能对试验药物敏感的受试者，或者单纯选择更容易出现终点事件的受试者等。

本指导原则阐述了常用的富集策略与设计的原理与方法、各自的优缺点，并从实际应用和监管角度说明需要考虑的关键问题。本指导原则中，"富集策略"主要是指随机对照临床试验中用于选择最有可能获益的受试者的方法，但也可以扩展到使用外部（历史或平行）对照的单臂试验。

本指导原则主要适用于以支持药品注册上市为目的的确证性临床试验，也可供以非注册为目的的临床试验参考使用。

二、富集策略与设计的适用性

广义来讲，所有临床试验设计都含有富集的概念，这主要反映在受试者的入选标准和排除标准的部分条目上，其目的是尽可能入选对试验药物有应答的受试者，从而提高临床试验的效率。例如，研究降胆固醇药物降低心血管事件发生率时，临床试验只入组血液中总胆固醇浓度高于某一阈值的患者。实际上，根据疾病领域、药物作用机理以及受试者的应答情况等，可选择不同的富集策略和设计。是否使用以及如何选择富集策略和设计，要从科学上的有效性、试验结果的可解释性和医疗实践中的可推广性等方面考虑。

1. 科学上的有效性

包括筛选受试者有科学依据，筛选工具的灵敏度和特异度符合一定要求，试验设计时使用避免偏倚的措施（如随机、盲法等），以及Ⅰ类错误的控制等。

2. 试验结果的可解释性

指试验药物在富集人群中的疗效可以从疾病的病理生理学、基因组学、遗传学或者药物作用机理等方面进行解释；如果限于生物学、医学或者药理学等方面的知识而无法解释，则试验药物在同样类似的富集人群中的疗效需要具有一定程度的重现性。

3. 医疗实践中的可推广性

包括富集策略能够在临床实践中被广泛地使用，以便及时、准确地识别对试验药物有应答或敏感的患者。有时，由于筛选患者的方法复杂、灵敏度偏低、成本高昂等原因而使其无法普及，或者筛选方法耗时较长而在治疗开始时无法富集患者，这些都会影响富集策略和方法的可推广性。

三、常用的富集策略与设计

根据临床试验关注的主要问题和实施过程，可以选择不同的富集策略，主要包括同质化富集、预后型富集、预测型富集、复合型富集和适应性富集五种策略类型。

实际应用中，通常依据与药物作用机理相关的标志物选择富集策略与设计。这里的"标志物"定义为与受试者预后或药物治疗应答有关的临床特征，包括人口学、既往病史、家族史、临床观测变量（如疾病严重程度）、实验室检查（如病理生理学、药物代谢）、生物标志物（如基因组学和蛋白质组学）等各种特征变量。根据标志物的不同作用，可分为预后型、预测型和混合型标志物。另外，在有些疾病领域，可能没有明显的标志物，这时一般根据受试者在筛选期间对治疗的应答情况，或者其他临床试验的数据以及相关文献报道选择富集的受试者。

（一）同质化富集

同质化富集是指通过减少受试者间的异质性以提高临床试验的检验效能的一种研究策略。减少异质性最简单且实用的方法是尽量选择病情稳定的受试者，同时对入选受试者进行精准定义，并对疾病的状态和有关变量进行精确测量。例如，在抗高血压药物试验中，为了筛选出血压相对稳定的受试者，可以在入组前对受试者的血压进行一段时间的观察，以排除血压变化较大的受试者。

一般来说，为了更加准确地定义富集人群，除常规的入选标准和排除标准外，还要考虑以下问题：

（1）入选标准：精准定义入选标准，以确保入选受试者间的基线特征具有较好的一致性。

（2）排除标准：①对安慰剂过于敏感的受试者；②基线检测结果不稳定的受试者，如在初筛期病情或症状不稳定的受试者；③伴随某种疾病可能导致过早死亡的受试者；④服用与试验药具有相似治疗作用的药物的受试者；⑤可能无法耐受试验药物治疗的受试者；⑥可能因并发症提前退出研究的受试者。

（3）依从性：应尽可能入选依从性好的受试者，即选择不会因为非医学原因（如不便前往研究地点）而退出的受试者，以及能够坚持按照试验方案进行治疗的受试者，从而减少由于受试者过多退出或未能遵循方案规定的治疗而导致的差异。对患者的依从性识别和选择必须在随机化分组之前进行。

（4）培训：研究人员和临床试验协调员应接受相关培训，确保严格按照方案入选和排除受试者，并按照方案进行研究。

（二）预后型富集

预后型富集是指通过对预后型标志物的识别，入选更有可能观察到终点事件或疾病进展的高风险人群（特指更容易出现预后结局或疾病进展的人群），以增加检验效能的一种策略。该策略主要增加试验的绝对效应，而非相对效应。例如，在一项降低终点事件发生率的临床试验中，经过一段时间的治疗，高风险人群的终点事件发生率由 10% 降低至 5%，低风险人群的终点事件发生率由 1% 降低至 0.5%，虽然两者相对效应均降低 50%，但前者显然需要较少的样本量或者较短的随访时间就可以观察到试验药物的绝对疗效。常用的预后型富集设计有以下两种：

1. 基于终点事件的富集设计

在以降低终点事件发生率为主要评价指标的研究中，一般认为有效的试验药物在高风险人群中能够减少或者避免发生更多的终点事件。因此，应考虑在高风险人群中招募受试者。通常，在样本量不变时，与低风险人群相比，高风险人群更容易发生终点事件，经治疗后终点事件发生率降幅较大，因此检验效能更高。这种策略经常用在抗肿瘤和治疗心血管疾病的药物研究中，例如，在基因 BRCA1/2 突变的女性人群中进行乳腺癌或卵巢癌预防的研究；又如，在降血脂药物的研究中，选择血液中低密度脂蛋白偏高、高密度脂蛋白偏低和 C 反应蛋白偏高的患者试验。在有些疾病领域，如阿尔茨海默症和各种癌症药物研究中，也可以通过基因组或蛋白质组学筛选高风险的患者。

2. 基于疾病进展的富集设计

预后型富集设计也可用于研究能够减缓疾病进展的试验药物，如在对阿尔茨海默症、帕金森病、类风湿关节炎、慢性阻塞性肺疾病和恶性肿瘤等疾病开展药物临床试验时，可以选择疾病进展可能较快的受试者。例如，在类风湿关节炎的患者中，具有以下特征的患者疾病往往进展较快，即类风湿因子阳性、具有某些临床特征（如多关节受影响、关节以外的病症、皮下结节、活动受限等）以及实验室指标异常（如血红蛋白降低）等；又如，在慢性阻塞性肺病的患者中，具有近期发作史（过去一年中至少发作一次）或血浆纤维蛋白原较高的患者疾病进展较快。在抗肿瘤药物研究中，常见的预后标志物包括组织学分级、血管浸润、分子亚型以及转移性肿瘤结节等指标。

需要注意的是，如果预后型标志物与试验药物之间存在交互作用，即试验药物对该标志物阳性和阴性的患者具有不同的疗效，则该预后型标志物也可以起到预测的作用，此类标志物通常称为混合型标志物。

（三）预测型富集

预测型富集是指根据受试者的病理生理、应答史或与药物作用机制有关的疾病特征选择对试验药物最可能有应答的受试者，以提高试验效率的一种研究策略。例如，在肿瘤靶向治疗中，可根据药物相关的靶向基因或蛋白，选择可能有应答的受试者。采用这一策略既能增加试验药物的绝对效应，也能增加其相对效应，因此能够以较小的样本量获得较高的检验效能。当患有某种疾病的受试者中只有一小部分对试验药物有应答时（如只有部分受试者具有药物作用的受体），使用这种富集策略十分有效。在实践中，既可以基于研究者对疾病的认识（如各种标志物），也可以根据以往的试验数据和结果选择受试者。

1. 基于病理生理学特征的富集设计

疾病的病理生理学特征可以提示对试验药物有更好应答的受试者。基于病理生理学的富集指标可以是生物标志物（如影响肿瘤生长的基因突变、基因 / 蛋白表达水平）、影像学特征，以及与疾病表型相关的一些临床特征（如疾病分期、分型等）。根据标志物的性质，可将其分为以下几类：

（1）基因或蛋白标志物

对于治疗肿瘤的药物，由于通常针对肿瘤细胞表面或细胞内相关的受体、酶、激素或其他内源活性物质，因此可根据一个或多个相应的基因或蛋白标志物选择富集人群。例如，曲妥珠单抗主要针对人表皮生长因子受体 2 蛋白阳性的乳腺癌患者。也有一些细胞受体最初作为蛋白标志物，但后来被确认为肿瘤基因标志物（如 EGFR 和 BRAF 基因突变），并用该基因标志物定义病理生理状态、选择最有可能获益的受试者。

当在富集设计中使用基因或蛋白标志物时，标志物检测的准确性和精确性至关重要。如果检测不准确，不仅会影响富集的效果导致检验效能降低，而且在非劣效试验中可能会增加 I 类错误。

（2）药物代谢物

不同受试者对试验药物的代谢能力不同，入组能够产生足够数量活性代谢物的受试者，可以提高临床试验的效率。在某些情况下，给予活性代谢物产生能力较弱的患者更高的剂量，有助于产生足够的活性物质，从而更可能观察到药物的疗效。对于确定完全不能代谢出有效活性成分而无法从试验药物中获益的患者，不应纳入试验。

（3）肿瘤代谢物

抗肿瘤药物试验可以通过检测组织或血液中的肿瘤代谢物含量选择受试者。例如，只入选那些代谢反应较强的受试者，或者在肿瘤患者中按代谢反应程度进行分组，并对代谢反应较强的受试者进行主要分析。

2. 基于对试验药物应答证据的富集设计

此类富集设计根据受试者在筛选期内对试验药物（或既往对类似药物）的应答情况，选择可能合适的受试者。

（1）筛选有应答的受试者

对于在研究开始前无法根据标志物识别出可能对试验药物有应答的受试者的临床试验，需要设置合理的筛选期，将试验药物用于所有受试者。根据事先确定的主要终点或其替代终点（如症状、体征、实验室检查或疾病复发等）来筛选治疗有效的受试者；然后将筛选期内对试验药物有应答的受试者进行随机分组。选择有应答的受试者可以使用随机撤药设计，该设计一般分为两个阶段，第一阶段测试受试者是否对试验药物有应答（可以是单臂开放试验或随机对照试验），第二阶段对试验药物有应答的受试者，随机分配到试验组（继续使用试验药物）或安慰剂组（将试验药物撤出），无应答的受试者退出试验。例如，某降胆固醇药物的试验可以采用随机撤药设计，第一阶段将试验药物用于入组的高胆固醇患者，经过一段时间治疗后通过生化检查判断患者对药物是否有应答（即胆固醇降低）；第二阶段将对药物有应答的患者随机分配到试验组和对照组。

随机撤药设计由于筛选了对试验药物有应答的受试者，从而提高了临床试验的效率；同时，可利用已经入组的受试者研究药物的长期疗效或安全性，以及利用退出试验的受试者研究撤药效应。另一方面，这种设计更符合伦理学要求，即一旦治疗失败可及时终止试验，可用于儿童药物研究。采用这种先筛选、后随机化分组的方法可以首先入选较多的受试者，对这些受试者还可以按筛选期的应答程度进行分层，将应答程度相对较好的亚组作为主要分析人群，同时可以进一步探索应答程度相对较弱的受试者。然而，这种设计并不适用于停药后药物作用持续时间相对较长（残留效应）或停药后会对受试者造成伤害的药物的研究，也不适用于对药物应答的终点衡量时间较长的研究。

（2）基于历史数据或文献报道确定入选受试者

根据既往研究中确定的亚组特征入选受试者，即在总体人群中很少或几乎没有观察到明显的治疗效果，但通过分析特定的亚组人群可能获得显著疗效，最后仅在亚组人群中招募受试者。例如，复方硝酸异山梨酯／盐酸肼屈嗪是一种治疗严重心力衰竭的药物，之前的研究发现其对非裔美国人的治疗效果明显优于高加索人，在后续设计的随机安慰剂对照试验中，入选了 1050 名心力衰竭的非裔美国人患者，由此验证了该复方药物在该心力衰竭患者亚组人群中的有效性。

3. 基于对现有药物无应答的富集设计

在富集设计中，除上述选择对试验药物有应答的受试者外，还可以考虑选择对现有对照药物无应答的受试者，目的是更好地显现出试验药物的治疗效果。

无应答的富集设计适用于满足一定条件的临床试验，即试验药物与现有对照药物具有不同的作用机制，或试验药物的疗效至少略优于现有对照药物。如果对受试者未加选择，则需要较大的样本量才能显示出试验药物的疗效；然而，如果只选择对现有对照药物无应答的受试者，由于对照组的应答率很低，则可能只需要较小的样本量，就能得出试验组优于对照组的结论。必须指出的是，对于某些可能危及生命、并不断进展的疾病来说，采用无应答的富集设计会将受试者随机分配到无应答的对照组，可能存在伦理问题。

（四）复合型富集

复合型富集指同时使用多个标志物（如同时使用预后型和预测型标志物）以减少受试者异质性的富集策略。对有些疾病领域，疾病的发生、发展和预后机制复杂、个体异质性高或伴有混合疾病风险，使用单一标志物不大可能富集最有可能获益的受试者，而使用复合标志物（例如综合评分）进行富集可以有效地降低受试者的异质性，从而提高试验效率。

需要注意的是，使用复合标志物评分时应列出其构成的单个标志物并阐明它们之间的关系，或其与临床疾病特征的关联；如果对不同的单个标志物赋予不同的权重，应详细说明其生物学上的原理。

（五）适应性富集

适应性富集策略是指按照预先制定的计划，根据临床试验期中分析结果，在保证试验的合理性和完整性的前提下，对目标人群进行调整，如改变入组标准或仅纳入一个亚组的受试者等。

当试验药物在标志物阳性和阴性的受试者中的疗效不确定时，试验可以同时入组标志物阳性和阴性的受试者，根据期中分析结果适应性地调整需要入选的受试者。当标志物阳性受试者的疗效比较为主要分析时，如果期中分析结果显示标志物阴性受试者的疗效远低于标志物阳性受试者，则应减少或完全停止标志物阴性的受试者入组。当标志物阳性受试者的疗效高于标志物阴性受试者的证据不够充分时，也可以考虑首先入组标志物阳性的受试者。如果期中分析结果表明试验药物在该标志物阳性的受试者中有疗效，则再考虑入组标志物阴性的受试者；否则，终止试验。

一般来说，如果标志物与疗效的关系越不确定，越需要包含标志物阴性的受试者，此时可以评估药物在全人群中使用时的获益与风险。当不确定一个标志物的预测性时，主要分析可以是全人群中的疗效比较；如果标志物阳性人群和全人群的疗效同时作为主要分析时，需要按照一定的规则将检验水准 α 进行分配。无论何种情况，都应事先在方案中明确规定检验假设，并需要对 I 类错误进行控制。

四、富集策略与设计的相关考虑

（一）生物标志物检测的灵敏度和特异度

当采用筛检试验选择受试者时，必须考虑检测方法的可靠性，以便能更准确地选择高风险或者对试验药物有应答的受试者。理想情况下，用于筛选受试者的检测方法，应该对选择高风险或对试验药物有应答的受试者有较高的灵敏度，同时对鉴别低风险或对试验药物无应答的受试者有较高的特异度。

当利用生物标志物筛选入组受试者时，如果不能准确给出预测标志物的阈值，可以通过受试者诊断特征曲线分析，即对预测标志物不同阈值点的灵敏度和特异度进行分析，并用受试者诊断特征曲线下面积衡量其筛检效果。一般可在早期研究阶段通过适当样本量的试验对预测标志物阈值进行探索，为确证性试验提供准确阈值。

（二）是否纳入标志物阴性的受试者

富集设计既可以只纳入标志物阳性的受试者，也可以同时纳入阳性和阴性的受试者。然而，富集设计的关键问题是纳入标志物阴性受试者的比例。一般来说，可以考虑如下的富集设计：

1. 只纳入标志物阳性的受试者

如果作用机制或已有数据表明，试验药物在标志物阳性的受试者中有明显的疗效，而在标志物阴性的受试者中疗效较小甚至没有疗效，则应考虑不纳入标志物阴性的受试者。

2. 同时纳入标志物阳性和阴性的受试者

如果作用机制或已有数据表明，标志物阳性的受试者较阴性受试者的疗效更好，在已知试验药物毒性相对较小的情况下，可同时纳入标志物阳性和阴性的受试者。这种策略的优点是，能在非富集人群中提供合理的获益 – 风险估计。

如果在试验开始之前就能够明确标志物，则可以通过其分组实施分层随机化，主要分析可限制在标志物阳性的受试者中。实际中，也可以在全人群中进行主要分析，或者在全人群和标志物阳性受试者中同时进行主要分析，并适当地控制 I 类错误。

一般来说，如果标志物的阈值或标志物阴性的受试者应答程度不确定，则有必要纳入标志物阴性的受试者。

（三）入选人群和分析集

使用富集策略的主要问题是研究结果的适用性和外推性，即采用富集设计时，要重点考虑这种富集策略是否能够在医学实践中用于识别对研究药物应答的人群，以及该药在更广泛的患者人群中是否也有类似的疗效。因此，对不符合富集入选标准的患者人群进行研究同样重要。需要注意的是，试验确定的入选受试者和主要分析集可以不同（后者可以是前者的子集），但这些必须在研究方案中明确定义。在基因或其它检测结果不能立即获得，而患者需要及时接受治疗时，选择以全人群入组，以提供更多的安全性信息，但主要疗效分析可以是其中的一个子集。

（四）筛选富集人群对优效和非劣效试验的不同影响

使用标志物选择受试者时，对优效和非劣效试验有着不同的影响。对于采用预后型富集策略的优效试验，如果筛检方法的灵敏度不高，则需要招募更多的受试者从中进行筛选，才能获得规定的富集样本量；如果特异度不高，则需要增加富集样本量或延长试验时间才能获得足够的终点事件数。对于采用预测型富集策略的优效试验，如果筛检方法的灵敏度不高，则会导致符合入组条件的受试者不足；如果特异度不高，则会纳入较多的不符合入组条件的受试者。但无论采用预后型或者预测型富集策略，都不会增加优效试验的 I 类错误。

然而，对于非劣效试验，筛检的准确度不仅会影响研究所需的样本量或持续时间，还可能增加 I 类错误。例如，采用预后型富集策略进行非劣效试验，如果阳性对照的筛选方法与以往研究不同，则可能导致阳性对照组的疗效低于以往研究的疗效，从而增加 I 类错误。另外，对于基于预测型富集策略的非劣效试验，对 I 类错误的影响更为复杂，它取决于标志物是与试验药物和阳性对照药物的治疗都相关，还是仅与其中一种治疗相关。因此，非劣效试验中选择受试者的检测方法最好与阳性对照以往研究的筛检方法一致，或者两种筛检方法有相似的灵敏度和特异度。

（五）控制 I 类错误

对于同时入选富集人群和非富集人群的富集设计，可根据筛检方法的特性和受试者对治疗的应答情况，选择不同的假设检验策略。如果有多个假设检验，如在标志物阳性人群和全人群中分别进行假设检验，则需要考虑多重性调整的问题；如果仅有一个假设检验，如在标志物阳性人群中进行假设检验，则无需考虑这一问题。在不同假设下Ⅰ类错误 α 的分配，可以根据标志物阳性人群对药物的应答程度、阳性人群在全人群中的比例以及按照预先设定的检验效能所需要的样本量进行设置。对全人群和富集人群进行假设检验时，可以采取平行策略或者序贯策略进行假设检验。

五、监管考虑

（一）准确界定富集人群

临床试验是否使用、何时使用以及使用何种富集策略，主要取决于能否准确界定富集人群，因为这会对产品说明书的撰写和后续的医疗实践产生影响。说明书应该严格按照富集人群的界定条件定义治疗有效的患者人群，不能随意外推。如果使用富集策略和设计无法准确界定富集人群，则可能导致在说明书中无法准确地定义治疗有效的患者人群，进而无法准确指导临床合理用药。

（二）不应忽视非富集人群的疗效

试验药物在富集人群中的有效性和安全性得到确证后，其在非富集人群中相应的信息也应受到重视。通过在非富集人群中开展进一步研究，可以更全面地描述药物的获益 – 风险状况，为药物能够在更广泛的患者人群中使用提供依据。

对基于高风险人群进行预后型富集分析获批上市的药物，在随后的低风险人群中试验，可能会使用不同的结局指标，如在高风险人群中使用病死率，而在低风险人群中可以使用一个有临床意义的复合结局指标，从而有助于提高试验效率。

（三）预先确定研究方案并与监管机构沟通

一般来说，在研究开始之前，应预先计划并确定受试者的选择方案。如果已知可用于富集的特征变量或标志物，可在筛选受试者时对其进行测量。而当特征变量或标志物在研究人群中富集的效果或分布不确定时，可以考虑进行适应性富集，即在试验过程中依据积累的数据，对试验设计的要素进行调整。无论采用何种策略和设计，调整方法和过程应在研究方案中事先说明，确保其合理性和正确性，并与监管机构进行充分的沟通。

参考文献

1. Amur S, LaVange L, Zineh I, et al. Biomarker Qualification：Toward a Multiple Stakeholder Framework for Biomarker Development，Regulatory Acceptance，and Utilization. Clinical Pharmacology and Therapeutics，2015，98（1）：34-46.

2. Barker AD，Sigman CC，Kelloff GJ，et al. I-SPY 2：an adaptive breast cancer trial design in the setting of neoadjuvant chemotherapy. Clinical pharmacology and therapeutics，2009，86（1）：97-100.

3. Bibbins-Domingo K，Fernandez A. BiDil for heart failure in black patients：implications of the U.S. Food and Drug Administration approval. Annals of Internal Medicine，2007，146（1）：57-62.

4. Chapman PB，Hauschild A，Robert C，et al. Improved survival with vemurafenib in melanoma with BRAF V600E mutation. The New England Journal of Medicine，2011，364（26）：2507-2516.

5. D'Agostino RB Sr. The Delayed-Start Study Design. The New England Journal of Medicine，2009，361（13）：1304-1306.

6. D'Amico AV，Chen MH，Roehl KA，et al. Preoperative PSA velocity and the risk of death from prostate cancer after radical prostatectomy. The New England Journal of Medicine，2004，351（2）：125-135.

7. Early Breast Cancer Trialists'Collaborative Group（EBCTCG）. Effects of chemotherapy and hormonal therapy for early breast cancer on recurrence and 15-year survival：an overview of the randomised trials. Lancet，2005，365（9472）：1687-1717.

8. European Medicines Agency（EMA）. Points to consider on multiplicity issues in clinical trials.

9. European Medicines Agency（EMA）. Guideline on the investigation of subgroups in confirmatory clinical trials.

10. European Medicines Agency（EMA）. Qualification Opinion of Alzheimer's Disease Novel Methodologies/biomarkers for BMS-708163. 2011.

11. European Medicines Agency（EMA）. Qualification Opinion of Low Hippocampal Volume（Atrophy）By MRI for Use in Regulatory Clinical Trials - in Pre-Dementia Stage of Alzheimer's Disease. 2011.

12. Fan C，Oh DS，Wessels L，et al. Concordance among Gene-Expression-Based Predictors for Breast Cancer. The New England Journal of Medicine，2006，355（6）：560-569.

13. Freidlin B，Korn EL. Biomarker enrichment strategies：matching trial design to biomarker credentials. Nature Reviews Clinical Oncology，2014，11（2）：81-90.

14. Havel JJ，Chowell D，Chan TA. The evolving landscape of biomarkers for checkpoint inhibitor immunotherapy. Nature Reviews Cancer，2019，19（3）：133-150.

15. Hughes RA，Donofrio P，Bril V，et al. Intravenous immune globulin（10% caprylate-chromatography purified）for the treatment of chronic inflammatory demyelinating

polyradiculoneuropathy（ICE study）: a randomised placebo-controlled trial. The Lancet Neurology, 2008, 7（2）: 136-144.

16. Institute of Medicine（US）Committee on Strategies for Small-Number-Participant Clinical Research Trials. Small Clinical Trials: Issues and Challenges. Washington, DC. The National Academies Press, 2001.

17. International Conference on Harmonization（ICH）. E5 guideline "Ethnic Factors in the Acceptability of foreign Clinical Data E5（R1）".

18. International Conference on Harmonization（ICH）. E5 guideline "Implementation Working Group Questions & Answers（R1）".

19. Jiang W, Freidlin B, Simon R. Biomarker-adaptive threshold design: a procedure for evaluating treatment with possible biomarker-defined subset effect. Journal of the National Cancer Institute, 2007, 99（13）: 1036-1043.

20. Kowanetz M, Zou W, Gettinger SN, et al. Differential regulation of PD-L1 expression by immune and tumor cells in NSCLC and the response to treatment with atezolizumab（anti-PD-L1）. Proceedings of the National Academy of Sciences of the United States of America, 2018, 115（43）: E10119-E10126.

21. Liu A, Liu C, Li Q, et al. A threshold sample-enrichment approach in a clinical trial with heterogeneous subpopulations. Clinical trials, 2010, 7（5）: 537-545.

22. Loo E, Khalili P, Beuhler K, et al. BRAF V600E Mutation Across Multiple Tumor Types: Correlation Between DNA-based Sequencing and Mutation-specific Immunohistochemistry. Applied immunohistochemistry & molecular morphology, 2018, 26（10）: 709-713.

23. Parkinson Study Group. A controlled, randomized, delayed-start study of rasagiline in early Parkinson disease. Archives of neurology, 2004, 61（4）: 561-566.

24. Priscilla Velengtas, Penny Mohr, Messner DA. Making informed decisions: Assessing the strengths and weaknesses of study designs and analytic methods for comparative effectiveness research. National Pharmaceutical Council ed. Washington, DC. 2012.

25. Ridker PM, Danielson E, Fonseca FA, et al. Rosuvastatin to prevent vascular events in men and women with elevated C-reactive protein. The New England Journal of Medicine, 2008, 359（21）: 2195-2207.

26. Scandinavian Simvastatin Survival Study Group. Randomised trial of cholesterol lowering in 4444 patients with coronary heart disease: The Scandinavian Simvastatin Survival Study（4S）. Lancet, 1994, 344（8934）: 1383-1389.

27. Schrock AB, Ouyang C, Sandhu J, et al. Tumor mutational burden is predictive of response to immune checkpoint inhibitors in MSI-high metastatic colorectal cancer. Annals of

oncology, 2019, 30（7）: 1096–1103.

28. Singh BN. Comparative efficacy and safety of bepridil and diltiazem in chronic stable angina pectoris refractory to diltiazem. The Bepridil Collaborative Study Group. The American journal of cardiology, 1991, 68（4）: 306–312.

29. Simon R. Clinical trial designs for evaluating the medical utility of prognostic and predictive biomarkers in oncology. Personalized medicine, 2010, 7（1）: 33–47.

30. Taylor AL, Ziesche S, Yancy C, et al. Combination of isosorbide dinitrate and hydralazine in blacks with heart failure. The New England Journal of Medicine, 2004, 351（20）: 2049–2057.

31. Temple R. Enrichment of clinical study populations. Clinical Pharmacology & Therapeutics, 2010, 88（6）: 774–778.

32. Temple RJ. Special study designs: early escape, enrichment, studies in non-responders. Communications in Statistics – Theory and Methods, 1994, 23（2）: 499–531.

33. U.S. Food and Drug Administration（FDA）. Enrichment Strategies for Clinical Trials to Support Determination of Effectiveness of Human Drugs and Biological Products – Guidance for Industry.

34. U.S. Food and Drug Administration（FDA）. Qualification of Biomarker–Plasma Fibrinogen in Studies Examining Exacerbations and/or All–Cause Mortality in Patients with Chronic Obstructive Pulmonary Disease. 2016.

35. U.S. Food and Drug Administration（FDA）. Qualification of Biomarker–Total Kidney Volume in Studies for Treatment of Autosomal Dominant Polycystic Kidney Disease. 2016.

36. Wang S, Hung HMJ, O Neill RT. Genomic Classifier for Patient Enrichment: Misclassification and Type I Error Issues in Pharmacogenomics Noninferiority Trial. Statistics in Biopharmaceutical Research, 2011, 3（2）: 310–319.

37. Wang SJ, Hung HM, O'Neill RT. Adaptive patient enrichment designs in therapeutic trials. Biometrical Journal, 2009, 51（2）: 358–374.

38. Wang SJ, O'Neill RT, Hung HM. Approaches to evaluation of treatment effect in randomized clinical trials with genomic subset. Pharm Stat, 2007, 6（3）: 227–244.

附录 1　词汇表

灵敏度（Sensitivity）：评价诊断试验和筛检试验准确度的基本指标之一。在药物临床试验的富集研究中，灵敏度表示对于发生终点事件具有高风险或对药物有应答的受试者，能够将其正确识别出的概率。

适应性富集设计（Adaptive Enrichment Design）：按照预先制定的计划，根据临床试验数据的期中分析结果，在保证试验合理性和完整性的前提下，允许在试验过程中适应性地更新入排标准，选择最有可能从治疗中获益的受试者入组的适应性设计。

随机撤药设计（Randomized Withdrawal Design）：在此类设计中，所有受试者都在最初的开放标签期间接受试验药物的治疗，之后对药物无应答的受试者退出试验，有应答的受试者（富集亚群）在试验第二阶段中随机接受试验药物或安慰剂。

特异度（Specificity）：评价诊断试验和筛检试验准确度的基本指标之一。在药物临床试验的富集研究中，特异度表示对于发生终点事件具有低风险或对药物无应答的受试者，能够将其正确识别出的概率。

异质性（Heterogeneity）：在临床试验中，异质性体现在个体和群体两个水平，前者通常是指受试者间具有不同的特征，个体性质或状态的不同可能会导致不同的受试者对治疗有不同的应答；后者通常是指不同中心、种族、地域等受试者具有不同的特征，有可能导致不同受试者对治疗有不同的应答。

预测型富集（Predictive Enrichment）：是指选择性地纳入可能会对治疗有应答的受试者的一种研究策略或设计，这些受试者具有共同的有预测意义的生物学和组织病理学特征，可以更敏感地显示试验药物的疗效。

预后型富集（Prognostic Enrichment）：是指选择性地纳入更可能发生终点事件（如死亡或疾病恶化）的受试者，从而降低为达到统计学显著疗效所需样本量的一种研究策略或设计。

附录 2　中英文对照表

中文	英文
低风险人群	Low-risk Population
多重性	Multiplicity
复合结局指标	Composite Endpoint
富集策略	Enrichment Strategy
富集人群	Enriched Population
高风险人群	High-risk Population
复合型富集策略	Mixed Enrichment Strategy
获益 - 风险比	Benefit-risk Ratio
可推广性	Generalizability
灵敏度	Sensitivity
目标人群	Target Population
筛检试验	Screening Test
适应性富集策略	Adaptive Enrichment Strategy
受试者诊断特征	Receiver Operating Characteristic，ROC
随机撤药	Randomized Withdrawal
特异度	Specificity
同质化富集策略	Reducing Heterogeneity Strategy
异质性	Heterogeneity
预测型富集策略	Predictive Enrichment Strategy
预后型富集策略	Prognostic Enrichment Strategy

附录 3　富集设计的研究案例

示例 1：预后型富集——心血管病研究

在心血管病研究中，选择高风险人群（如 AMI、中风、极高的胆固醇水平、非常严重的 CHF 或接受血管成形术等）进行临床研究，能够获得更多的结局事件。斯堪的纳维亚辛伐他汀生存研究（4S）是一项研究降脂药物的试验，主要目的是评估辛伐他汀能否通过降低血清胆固醇改善冠心病患者的生存率。该研究为随机双盲安慰剂对照的多中心临床试验，招募了 4444 名患有心绞痛或先前有心肌梗死（MI）的患者，这些受试者都具有较高的总胆固醇（TC）水平。在平均 5.4 年的随访期内，辛伐他汀相对于安慰剂的心血管病死亡率能够得到显著降低（相对危险度 RR 为 0.70，95% CI：0.58~0.85）。

示例 2：预测型富集

黑色素瘤研究：BRAF 激酶抑制剂是一种治疗黑色素瘤的靶向药物，BRAF 基因第 15 外显子（V600E）可以作为预测型生物标志物。已知 BRAF 基因编码细胞质丝氨酸 / 苏氨酸激酶，该酶调节丝裂原活化蛋白激酶信号转导通路，控制包括细胞生长和分裂（增殖）在内的几个重要细胞功能。现已发现，BRAF V600E 在多种肿瘤中发生突变，如黑色素瘤、大肠癌、甲状腺乳头状癌、毛细胞白血病（Hairy Cell Leukemia）和朗格汉斯细胞增生症等。一项黑色素瘤 III 期临床试验研究，入选了 675 例转移性或不可切除、BRAF V600E 突变的受试者，分别给予 BRAF 激酶抑制剂维罗非尼或化疗药物达卡巴嗪，结果发现：给予维罗非尼靶向药治疗的受试者其应答率为 48%，而使用达卡巴嗪化疗的受试者其应答率仅为 5%；两者相比较，经维罗非尼治疗的受试者相对死亡风险降低了 63%。

MSI 研究：微卫星不稳定性（MSI）是对免疫检查点抑制剂产生应答的生物标志物。PD-1/PD-L1 通路是调节 T 细胞活化的信号通路，在肿瘤发生和进展中起重要作用。实际中，通常用免疫组化方法检测 PD-L1 蛋白的表达水平，将其作为预测标志物并选择高表达的受试者，但其对 PD-1/PD-L1 抑制剂的应答率仅为 10%~20%。然而，在高度微卫星不稳定型（MSI-HIGH）的肿瘤受试者中的应答率却能达到 50%。基于此，帕博利珠单抗通过临床试验确证了在 MSI-HIGH 型或存在错配修复缺陷的结直肠癌和子宫内膜癌患者人群中的疗效。

示例 3：随机撤药设计——普瑞巴林用于治疗纤维性肌痛症的研究

一项研究普瑞巴林（Pregabalin）对治疗纤维性肌痛症受试者的疗效的临床试验使用了两阶段随机撤药设计，其目的是比较普瑞巴林相对于安慰剂在接受治疗到疗效丧失的时间上的差异（Time to Loss of Therapeutic Response，TLTR）。第一阶段是开放性试验，患有纤维性肌痛症受试者全部接受普瑞巴林治疗，并观察 6 周。其中，在 1~3 周，受试者接受递增剂量的普瑞巴林以决定其最佳剂量；在 4~6 周，受试者维持在此最佳剂量。第一阶段开放性治疗结束后，受试者必须具有至少 50% 以上的疼痛减轻、且在 PGIC 量表上的自我评价至少是"显著改善"才能进入第二阶段的双盲、安慰剂对照的试验。在入组的 1051 名受试者中，经第一阶段的治疗，符合以上条件进入第二阶段的有 566 人，被随机分配到安慰剂组或普瑞巴林组。经过第二阶段 26 周的治疗，两组间在治疗应答丧失时间（Time to Loss of Therapeutic Response，LTR）上有显著差异（$P < 0.0001$）。试验结束时，安慰剂组有 61%（178）、普瑞巴林组有 32%（90）达到了 LTR。

药物临床试验多重性问题指导原则（试行）

一、概述

临床试验中普遍存在多重性问题，它是指在一项完整的研究中，需要经过不止一次统计推断（多重检验）对研究结论做出决策的相关问题。例如，多个终点（如主要终点和关键次要终点）、多组间比较、多阶段整体决策（如以有效性决策为目的的期中分析）、纵向数据的多个时间点分析、亚组分析、同一模型不同参数组合或不同数据集的分析、敏感性分析等。对于确证性临床试验，将总Ⅰ类错误率（FWER）控制在合理水平是统计学的基本准则。上述多重性问题有的可以导致FWER膨胀，有的则不会。对于前者，需要采用恰当的策略与方法将FWER控制在合理水平，这一过程称为多重性调整；对于后者，则无需多重性调整。因此，在制订临床试验方案和统计分析计划时，采用恰当的策略与方法控制FWER是非常重要的。

本指导原则主要阐述常见的多重性问题和相应的决策策略，介绍常用的多重性调整方法和多重性分析方法，旨在为确证性药物临床试验中如何控制FWER提供指导意见，所讨论的一般原则也适用于其它类型的临床研究。

二、多重检验中的Ⅰ类错误、总Ⅰ类错误率和Ⅱ类错误

（一）Ⅰ类错误和总Ⅰ类错误率

Ⅰ类错误是指原假设（或称无效假设）正确但检验结果拒绝了原假设的错误，相当于把实际上无效的药物经统计推断得出有效结论的错误。其概率需控制在某一水平，该水平称为检验水准，或称显著性水准，用 α 表示；对于多重检验中某一假设检验的检验水准称之为名义检验水准，又称局部检验水准，用 α_i 表示。

总Ⅰ类错误率是指在同一临床试验所关注的多个假设检验中，至少一个真的原假设被拒绝的概率。不论多次假设检验中哪个或哪些原假设为真，都能将FWER控制在 α 水平，称为强控制FWER；在所有原假设都为真的条件下，将FWER控制在 α 水平，称为弱控制FWER。弱控制FWER只能得出整体性结论，而不支持其中单个假设检验的结论，故在确证性临床试验中的应用意义不大。本指导原则所描述的"控制FWER"均指强控制FWER。

（二）Ⅱ类错误

Ⅱ类错误是指原假设不正确，但检验结果未能拒绝原假设的错误，相当于把实际上有效的药物经统计推断得出无效结论的错误，其概率用 β 表示，相应地 $1-\beta$ 称为检验效能。对于确证性临床试验，在Ⅰ类错误得到有效控制的前提下，Ⅱ类错误的风险也需要注意。对于需要调整的多重检验，由于控制 FWER 降低了多重检验中单个假设检验的 α_i，相应地也降低了检验效能。因此，当涉及多重性调整时，制定研究计划应考虑控制 FWER 对检验效能的影响，例如，通过适当增加样本量以保证足够的检验效能。

三、常见的多重性问题

临床试验中常见的多重性问题一般体现在多个终点、多组间比较、亚组分析、期中分析、纵向数据不同时间点的分析等方面。

（一）多个终点

1. 主要终点

主要终点是指与临床试验所关注的主要问题（主要目的）直接相关的、能够提供最具临床意义和令人信服的证据的终点，常用于主要分析、样本量估计和评价试验是否达到主要目的。确证性临床试验中，单一主要终点较为常见，但某些情况下会涉及多个主要终点，对于多个主要终点的研究，通常有两类研究假设，即多个主要终点均要求显著和多个主要终点中至少有一个显著。

（1）多个主要终点均要求显著。即要求所有主要终点均显著时才认为研究药物有效（此种情况常称为共同主要终点）。例如，在一项治疗慢性阻塞性肺病的确证性临床试验中设置两个单独的主要疗效终点，第 1 秒用力呼气量和患者报告症状评分，决策规定两个主要终点均显著才可推断研究药物有效。在此情况下，不会导致 FWER 膨胀，因为这种策略没有机会选择对研究药物最有利的某个或某几个主要终点，只有一种可能得出药物有效的结论（即两个原假设都被拒绝）。但是，这会增大Ⅱ类错误和降低检验效能。检验效能降低的程度与主要终点的个数和主要终点之间的相关性有关，个数越多、相关性越弱，检验效能降低的幅度越大。

（2）多个主要终点中要求至少一个终点显著。即至少一个主要终点显著时就认为研究药物有效。例如，某一确证性临床试验旨在验证一种治疗烧伤伤口的药物，设置两个单独的主要终点：伤口闭合率和瘢痕形成，临床试验方案规定只要其中一个终点显著，或两个终点都显著，就可认为该药物整体临床有效。此种情况下会导致 FWER 膨胀，因为得出药物有效的结论包括以下三种可能的组合：①伤口闭合率显著而瘢痕形成不显著；②伤口闭合率不显著而瘢痕形成显著；③伤口闭合率和瘢痕形成都显著。由于多个主要终点中至少有一个终点显著的组合不尽相同，是否会导致 FWER 膨胀应视具体的研究假设而定。

2. 次要终点

临床试验的次要终点通常有多个，多数情况下它们提供对主要终点的支持作用。但在某种情况下，有些次要终点可能用于支持药品说明书声称的获益，一般被称为关键次要终点。此时，应将关键次要终点与主要终点共同纳入 FWER 控制。只有主要终点的假设检验认为整体显著后，才考虑关键次要终点的假设检验。

3. 复合终点

复合终点是指将多个临床相关结局合并为一个单一变量，如表示心血管事件的复合终点，只要发生心肌梗死、心力衰竭、冠心病猝死等其中的任一事件将被视为终点事件发生；或者将若干症状和体征的评分通过一定的方法合并为一个单一变量，如评价类风湿关节炎的 ACR20 量表。如果将某一复合终点作为单一主要终点，将不涉及多重性问题。但是，如果同时将复合终点中某一组成部分（如某一事件或构成量表的某一维度）用于支持药品说明书声称的获益，应将其定位于主要或关键次要终点，再根据上述定位对所涉及的主要或次要终点的多重性问题予以考虑。

4. 探索性终点

探索性终点可以是预先设定、也可以是非预先设定（例如数据驱动）的终点，一般包括预期发生频率很低而难以显示治疗效果的临床重要事件，或由于其它原因被认为不太可能显示效果但被纳入探索性假设的终点，其结果可能有助于设计未来新的临床试验。此类终点不涉及多重性问题。

5. 安全性终点

如果安全性终点（事件）是确证性策略的一部分，即用于支持药品说明书声称的获益，则应事先确定并考虑多重性问题。需注意，在临床试验的实践中，由于安全性事件具有很大的不确定性，有时难以事先规定主要安全性假设，因此，对于多个安全性终点（通常是严重的不良反应）的确证性策略可能会基于事后的多重性调整策略，此时应充分说明其合理性，并与监管机构达成共识。

（二）多组间比较

临床研究中多组间的比较颇为常见，如三臂设计、剂量 – 反应关系研究、联合用药和复方药的评价等。

1. 三臂设计

三臂设计多用于非劣效试验，安排的三个组分别是试验组、阳性对照组和安慰剂组。此时，研究假设应该考虑三种情形：①试验组与安慰剂组比较的优效性；②阳性对照组与安慰剂组比较的优效性；③试验组与阳性对照组比较的非劣效性。对于上述多重性问题，如果三个假设检验均显著才可认为试验药物有效，或者基于一个比较弱的研究假设，即只要满足①即可认为试验药物有效（需得到监管机构的认可才可实施），或者采用固定顺序法，如假设检验顺序为①→②→③，此时不会导致 FWER 膨胀。其它的三臂设计如果不是遵循上述多重检验策略，且不满足所有假设检验均显著的话，需根据情况考虑是否会导致 FWER 膨胀。

2. 剂量 – 反应关系

剂量 – 反应关系研究对于找到安全有效的治疗剂量或剂量范围至关重要。剂量探索的方法和目的在探索性试验和确证性试验中有所不同。

在探索性试验中，用剂量 – 反应关系进行剂量探索研究时，是否需要控制 FWER 由申办方自行决定。在确证性临床试验中，为了选择和确证试验药物在特定患者人群中推荐使用的一个或多个剂量水平，必须控制 FWER。

3. 联合用药和复方药

联合用药是指治疗用药同时使用两种或以上的药物，复方药是指治疗用药由两种或以上的药物组合而成。联合用药或复方药临床试验的目的主要是验证联合用药的获益 – 风险是否优于其中的单药，或复方药的获益 – 风险是否优于其组分药。

以两个单药的联合用药为例，试验设计至少会设置三个组，即联合用药组、单药 A 组和单药 B 组，后两组为阳性对照组。如果再增加一个安慰剂组，就是一个 2×2 的析因设计。无论是三组的设计还是四组的析因设计，其假设检验以推断联合用药组是否优于其它各组为主，这将不会导致 FWER 膨胀，因为只有所有假设检验均显著的情况下方可证明联合治疗的疗效。

（三）纵向数据不同时间点的分析

纵向数据，即基于时间点的重复测量数据，是临床试验常见的数据类型。此类数据与时间点相关的分析分两种情况，一种是在不同时间点进行组间比较；另一种是比较处理组内不同时间点的效应。

以只有一个主要终点且只涉及两个处理组的研究设计为例，如果主要终点评价被定义为在多个时间点中的某一个时间点（如最后一个访视点）进行处理组间的比较，其它时间点的组间比较被视为次要终点评价，则不涉及多重性问题；如果主要终点评价被定义为在不止一个时间点进行处理组间的比较，若其所有相关时间点的组间比较达到显著才认为有效，则不会导致 FWER 膨胀，否则会导致膨胀。

对于比较处理组内不同时间点效应的情形，如果目的是通过时间点之间的比较确证最佳时间点的效应，即当时间效应成为确证性策略的一部分时，就需要考虑多重性问题，否则无需考虑。

对于多于一个主要终点或多于两个处理组且涉及纵向数据不同时间点分析的研究设计，其多重性问题更加复杂，需要综合考虑。

如果希望回避纵向数据的多重性问题，一种可能的解决方案是将不同时间点的效应转换为折线下的面积，例如治疗后，不同时间点的疼痛 VAS 评分可以转化为折线下面积以代表治疗后总的疼痛评分，即把多个变量转化为一个变量，但相应地，在这种转换之后，每个时间点的组间比较就无法实施了。另一种可能的解决方案是对重复测量数据用单个模型分析，如重复测量方差分析或混合效应模型。

（四）亚组分析

亚组分析通常用于说明试验药物在某一目标亚组人群中的疗效，或者各亚组之间疗效的一致性。如果目标亚组的分析用于支持药品说明书声称的获益，则需要综合考虑总人群和亚组人群的多重性问题，同时还要注意保证亚组的样本量有足够的检验效能。反之，如果亚组分析不用于支持药品说明书声称的获益，则无需考虑多重性问题。

（五）期中分析

针对有效性进行监查的期中分析，因为在研究过程中需要进行多次决策，多重性问题复杂多样，所以控制 FWER 显得尤为重要。在制定临床试验方案时，应仔细考虑并预先设定恰当控制 FWER 的策略和方法。

（六）复杂设计

对于以确证性为目的的篮式设计、伞式设计、平台设计等涵盖多疾病领域、多种药物、跨研究的复杂设计，由于同时开展多个分题研究，可能涉及多重性问题。但是，由于这些分题研究多是独立的研究且回答特定的临床问题，如适用疾病、目标人群等，故一般不会导致 FWER 膨胀。

对于复杂设计分题研究的目标人群有较大重叠时，或者对于多个分题研究使用同一个对照组时，是否会导致 FWER 膨胀，应视具体情况而定。此时，建议申办方与监管机构进行充分沟通。

四、常见的多重性调整的策略与方法

针对临床试验中可能导致 FWER 膨胀的多重性问题，所采用的多重性调整的策略与方法取决于试验的目的、设计、研究假设及其检验方法。申办方需在试验设计时对选用的多重性调整的策略与方法进行必要的评估，并在临床试验方案和统计分析计划中详述。

多重性调整的策略与方法可以从决策策略、调整方法和分析方法三个层面考虑。

（一）多重性问题的决策策略

临床试验的研究结论主要依据综合所有试验数据分析结果所做的推断，是一个从局部决策到整体决策的过程。多重性问题的决策策略可分为平行策略和序贯策略。除了从局部决策到整体决策的过程外，还有分阶段的整体决策。根据研究目的和试验方案梳理出可能的多重性问题，可采用某一种策略或者多种策略组合，再根据所选策略或策略组合确定每一个检验假设所对应的统计分析方法和名义检验水准 α_i 的分配策略（如需要）。

1. 平行策略

平行策略是指所包含的各个假设检验相互独立，平行进行，与检验顺序无关，就像一种并联关系，每个假设检验的推断结果不依赖于其它假设检验的推断结果。

2. 序贯策略

序贯策略是指按一定顺序对原假设进行检验，直到满足相关条件而停止检验，就像一种串联关系，根据设定条件，前一个假设检验的结果将决定是否进行后续的假设检验。序贯策略中假设检验的顺序以及相应的多重性调整方法的不同对整体结论的影响也不同，这一点在设计阶段尤其要注意。

3. 分阶段的整体决策策略

分阶段的整体决策策略是指将整体决策按照事先确定的顺序分阶段进行，其典型代表是以有效性为目的的期中分析。每个阶段都进行一次整体决策，确定试验因有效或无效提前终止还是继续。每一阶段的整体决策可以采用多重性问题决策策略中的平行策略或序贯策略。多阶段决策需要多重性调整，即每个阶段都会消耗一定的 α，各阶段的名义检验水准 α_i 可以相同，也可以不同，视采用的 α 消耗策略而定。

（二）多重性调整方法

多重性调整方法实质上是通过调整整体决策中每一个独立假设检验的名义检验水准 α_i 以达到将 FWER 控制在 α 水平的目的。名义检验水准 α_i 的确定方法可以根据多重性问题的决策策略选择。

1. 平行策略的多重性调整方法

（1）Bonferroni 法。Bonferroni 法的基本思想是各个独立假设检验的名义检验

水准 α_i 之和等于 α，即：

$$\alpha_1+\alpha_2+\cdots+\alpha_i\cdots+\alpha_m=\alpha$$

各名义检验水准 α_i 可以相同（$\alpha_i=\alpha/m$），也可以不同，后者往往在各个假设检验的重要性不同时使用。例如，某临床试验设有 3 个主要终点，需要进行 3 次假设检验，设定 $\alpha=0.05$。如果 3 个主要终点的重要性相同，则每个假设检验的 α_i 相同，均为 0.0167（=0.05/3），则每个假设检验的 P 值小于 0.0167 才被认为有显著性；如果 3 个主要终点的重要性不同，如设置 α_1、α_2 和 α_3 分别为 0.030、0.015 和 0.005，则每个假设检验的 P 值小于所对应的 α_i 才被认为有显著性。

（2）前瞻性 α 分配法。前瞻性 α 分配法（PAAS）与 Bonferroni 法思想相近，可理解为各个假设检验的名义检验水准 α_i 的互余的乘积等于 α 的互余，即：

$$(1-\alpha_1)(1-\alpha_2)\cdots(1-\alpha_i)\cdots(1-\alpha_m)=(1-\alpha)$$

各 α_i 可以相同也可以不同，若相同，则可根据 Šidák 法求得：

$$\alpha_i=1-(1-\alpha)^{1/m}$$

例如，一个有 3 个终点的临床试验，其中两个终点被指定分配了 α_i 值，$\alpha_1=0.02$、$\alpha_2=0.025$，若设 α 为 0.05，则根据上式有 $0.98\times0.975\times(1-\alpha_3)=0.95$，求得第 3 个终点的 α_3 为 0.0057。如果 3 个原假设的 α_i 等权重分配，则基于 Šidák 法求得 α_i 为 0.01695。需要注意，PAAS 法在满足多重检验呈独立或正相关时才能实现控制 FWER。

2. 序贯策略的多重性调整方法

（1）Holm 法。Holm 法是一种基于 Bonferroni 法的检验统计量逐步减小（P 值逐步增大）的多重调整方法。该法首先计算出各假设检验的 P 值后，将各 P 值按从小到大排序，记为 $P_1<P_2<\cdots<P_m$，其相对应的原假设为 H_{01}，H_{02}，$\cdots H_{0m}$，然后按照 P 值从小到大顺序依次与相对应的 α_i 进行比较，依次检验 H_{0i}，$1\leqslant i\leqslant m$。第一步从最小的 P 值开始，检验原假设 H_{01}，如果 $P_1>\alpha_1$（$=\alpha/m$），则不拒绝原假设 H_{01}，并停止检验所有剩余的假设；如果 $P_1\leqslant\alpha_1$，则拒绝 H_{01}，H_{A1} 成立，进入下一步假设检验。第 2 个假设检验的 $\alpha_2=\alpha/(m-1)$，将该假设检验的 P 值与 α_2 比较，若 $P_2>\alpha_2$，则停止检验余下的假设；否则，H_{A2} 成立，并进入下一步假设检验。更一般地，在检验第 i 个原假设 H_{0i} 时，如果 $P_i>\alpha_i$（$=\alpha/(m-i+1)$），则停止检验并接受 $H_{0i}\cdots H_{0m}$；否则，拒绝 H_{0i}（接受 H_{Ai}），并进入下一步假设检验；以此类推。

（2）Hochberg 法。Hochberg 法是一种基于 Simes 法的检验统计量逐步增大（P 值逐步减小）的多重调整方法。该法首先计算出各假设检验的 P 值，将各 P 值按从大到小排序，记为 $P_1>P_2>\cdots>P_m$，然后按照 P 值从大到小顺序依次与相对应的 α_i 进行比较。第一步从最大的 P 值开始，检验原假设 H_{01}，如果 $P_1\leqslant\alpha_1$（$=\alpha$），则拒绝所有原假设，并停止检验，所有的备择假设 H_{Ai} 成立；否则不拒绝 H_{01}，进入下一步假设检验。第 2 个假设检验的 $\alpha_2 = \alpha/2$，将该假设检验的 P 值与 α_2 比较，若 $P_2 \leq \alpha/2$，则停止检验余下的假设，除 H_{A1} 外，其余的备择假设均成立；否则，不拒绝 H_{02}，并进入下一步假设检验。更一般地，在检验第 i 个原假设 H_{0i} 时，如果 $P_i \leq \alpha_i$（$=\alpha/i$），则停止余下的检验，拒绝 $H_{0i}\cdots H_{0m}$；如果 $P_i > \alpha_i$，则不拒绝 H_{0i} 并进入下一步假设检验；以此类推。需要注意，Hochberg 法在满足多重检验呈独立或正相关时才能实现控制 FWER。

（3）固定顺序法。固定顺序法是指按预先定义的顺序进行假设检验，每个假设检验的名义检验水准 α_i 与 α 相同，只有在上一个假设检验拒绝原假设时才进行到下一个假设检验，直到某一个假设检验不拒绝原假设为止，而最终的推断结论为该假设检验前面的显著性结论均被接受。例如，按顺序有 3 个原假设分别是 H_{01}、H_{02} 和 H_{03}，若第 1 和第 2 个假设检验都在 α 水平拒绝了原假设，但第 3 个假设检验未能拒绝原假设 H_{03}，则备择假设 H_{A1} 和 H_{A2} 都成立，而 H_{A3} 不成立。

（4）回退法。回退法需事先根据固定顺序法对各假设检验排序，并确定每个假设检验的名义检验水准 α_i，然后依顺序进行假设检验。该法首先在 α_1 水平检验 H_{01}，如果不拒绝 H_{01}，则在 α_2 水平检验 H_{02}；如果拒绝 H_{01}，则在 $\alpha_1 + \alpha_2$ 水平检验 H_{02}，余类推。例如，一项设有 2 个主要终点（O_1 和 O_2）的临床试验，采用回退法，对应 O_1 和 O_2 的名义检验水准分别是 $\alpha_1 = 0.04$ 和 $\alpha_2 = 0.01$，如果假设检验的 P 值分别是 $P_1 = 0.062$，$P_2 = 0.005$，则最终的决策结论为试验药物在 O_2 上有显著获益（$P_1 = 0.062 > \alpha_1$，$P_2 = 0.005 < \alpha_2$）；如果假设检验的 P 值分别是 $P_1 = 0.032$，$P_2 = 0.015$，则最终的决策结论为试验药物在 O_1 和 O_2 上均有显著获益（$P_1 = 0.032 < \alpha_1$，$P_2 = 0.015 < \alpha_1 + \alpha_2$）。

3. 期中分析常见的 α 分割方法

期中分析较经典的 α 分割方法有 Pocock 法、O′Brien-Fleming 法和 Haybittle-Peto 法。这三种分割方法的一个共同前提是每一次期中分析的日历时间或累积数据占比相同，只是每次假设检验 α_i 的分配有不同侧重。更为灵活的 α 分割方法则是 α 消耗函数，如 Lan-DeMets α 消耗函数，该方法是上述经典方法的扩展，在设定期中分析时间点上更为灵活。例如，一项评价免疫靶点抑制剂抗肿瘤药物的确证性临床试验，主要评价指标为全因死亡，拟进行一次期中分析，可基于有效性早期终止试验。考虑到免疫靶点抑制剂起效时间可能存在延迟，因此计划在研究相对较晚的时间点，即观察到 75% 的死亡事件时，开展期中分析。采用近似 O′Brien Fleming 边界的 Lan-DeMets α 消耗函数，且要求双侧 FWER 控制在 0.05，则期中分析和最终分析的双侧名义检验水准分别为 0.019 和 0.044。

当临床试验的多重性问题较为复杂时，可组合使用多种策略的多重性调整方法。需要注意的是，将多个多重性调整方法进行简单组合未必能控制 FWER。因此，在复杂情况下组合使用多个多重性调整方法时，为了确保能够控制 FWER，可考虑采用守门法或图示法等。

（三）多重性分析方法

对于需要解决的多重性问题，多数是基于具体的统计分析方法结合多重性调整方法来实现的。例如，对于不同数据类型的多个终点（如定量、定性、生存时间），组间比较会用到不同的统计分析方法（如协方差分析、Mantel-Haenszel χ^2 检验、Kaplan-Meier 检验），与此同时，还要依靠多个终点的多重性调整方法（如 Bonferroni 法等）来确定每个假设检验的检验水准 α_i，然后才能做出决策结论。

对于单一终点变量、同一研究阶段的多组比较，有些统计分析方法是在整体假设检验的基础上解决多重比较的问题，其根本思想是两两比较所涉及的标准误是整体假设检验的标准误。例如，定量结局变量基于方差分析的两两比较有 LSD 法、SNK 法等，多组与参照组的比较有 Dunnett 法等；定性结局变量的多重比较可通过变量变换（如反正弦变换）成为定量变量，然后采用上述定量变量的分析方法；生存时间结局变量基于 Kaplan-Meier 法的 log rank 检验（Mantel-Cox 法）、Breslow 法（扩展 Wilcoxon 法）等。需注意的是，有些方法不一定能控制 FWER。对于在整体假设检验的基础上无法实现多重比较的统计分析方法，就需要采用局部假设检验（两两比较）结合 α 分配的方法（如 Bonferroni 法等）。

多变量的参数方法（如多元方差分析）是解决多重性问题的手段之一，特别是对于多终点的情况，但是此类方法一是要求满足多元正态分布，二是分析结果的解释往往不直观，限制了其应用。

重复抽样（如 bootstrap 法和 permutation 法）也是解决多重性问题的手段之一，此类方法的优点是在控制 FWER 的同时还能保证较高的检验效能；其不足之处在于它所基于的经验分布难以验证从而导致估计的准确性不足，此外，它更依赖于大样本。因此，该类方法在临床试验中少有实践，需慎重使用，建议事先与监管机构充分沟通。

由于解决多重性问题的统计分析方法众多，每种方法都有其优势与不足，申办方需要在临床试验方案或统计分析计划中事先规定针对多重性问题所采用的统计分析方法。

五、其它考虑

（一）不需要多重性调整的情况

不需要多重性调整的情况包括但不限于以下情形（均不包含有效性的期中分析）：

1. 针对单一主要终点的多组间比较（如非劣效试验的标准三臂设计），当所有假设检验均显著才被视为有效时。

2. 针对单一主要终点，研究假设为试验药物的疗效至少非劣于阳性对照药，当按固定顺序进行假设检验时，即第一步验证试验药物的疗效非劣于阳性对照药的假设，第一步原假设 H_0 被拒绝后，第二步验证试验药物的疗效优于阳性对照药的假设。

3. 针对多个主要终点，当且仅当所有终点的假设检验均显著时才被视为有效时。

4. 针对多个次要终点，当均不会用于在药品说明书中声称获益时。

5. 对于篮式设计、伞式设计、平台设计等跨研究的复杂设计，如果分题研究是独立的研究且回答各自的临床问题，如适用疾病、目标人群等。

6. 在统计分析过程中，对同一主要终点指标，可能会对不同的分析数据集进行分析，只要事先定义以哪个分析数据集为主要结论依据。

7. 采用不同的统计模型或同一模型采用不同的参数设置，只要事先定义主要分析模型。

8. 根据不同的假设进行敏感性分析，例如，采用不同的缺失数据估计方法填补后的分析，对离群值采用不同处理后的分析等。

（二）多重检验的参数估计问题

应根据多重性调整方法对相应的置信区间进行估计。多重性调整方法众多，有的方法较为简单但相对保守，易于进行区间估计，例如，采用 Bonferroni 方法调整置信区间；有的方法较为复杂，可能难以做出相应的区间估计。

多重性调整还有可能带来点估计的选择性偏倚。例如，在含有多个剂量组的确证性临床试验中，如果多重性问题的决策策略选择了在药物说明书中标示与安慰剂差异最大的剂量组的效应量，则有可能高估药物的疗效。类似的选择性偏倚也会因亚组的选择而产生。因此，有必要评估多重性调整可能带来的选择性偏倚。

（三）与监管机构的沟通

在临床试验方案和统计分析计划中应事先明确多重性问题和多重性调整的策略和方法。对于复杂的多重性问题，是否需要多重性调整以及如何调整，现有的策略和方法可能面临挑战，因此鼓励申办方在确证性临床试验设计阶段积极与监管机构沟通。在试验过程中，如果因为更改多重性调整策略和方法而使临床试验方案做出重大调整，应与监管机构及时沟通。

参考文献

1. 钱俊，陈平雁．多个样本率的多重比较．中国卫生统计，2008，25（2）：206-212.

2 .Alosh M，Bretz F，Huque M. Advanced multiplicity adjustment methods in clinical trials. Statistics in Medicine，2014，33（4）：693-713.

3. Bretz F, Tamhane AC, Pinheiro J, et al. Multiple Testing in Dose-Response Problem, Chapter 3 of Multiplicity Testing Problem in Pharmaceutical Statistics. CRC Press, 2010.

4. Bretz F, Maurer W, Brannath W, et.al. A graphical approach to sequentially rejective multiple test procedures. Statistics in Medicine, 2009, 28(4): 586-604.

5. Chen J, Luo JF, Liu K, et al. On power and sample size computation for multiple testing procedures. Computational Statistics and Data Analysis, 2011, 55(1): 110-122.

6. Collignon O, Gartner C, Haidich AB, et al. Current statistical considerations and regulatory perspectives on the planning of confirmatory basket umbrella and platform trial. Clinical Pharmacology & Therapeutics, 2020, 107(5): 1059-1067.

7. Dmitrienko A, Tamhane AC, Bretz F, et al. Multiple Testing Methodology, Chapter 2 of Multiplicity Testing Problem in Pharmaceutical Statistics. CRC Press, 2010.

8. Dmitrienko A, Tamhane AC, Bretz F, et al. Gatekeeping Procedures in Clinical Trials, Chapter 5 of Multiplicity Testing Problem in Pharmaceutical Statistics. CRC Press, 2010.

9. Dunnett CW. A multiple comparison procedure for comparing several treatments with a control. Journal of the American Statistical Association, 1955, 50(272): 1096-1121.

10. European Medicines Agency. Guidance on Multiplicity Issues in Clinical Trials.

11. Freidlin B, Korn EL, Gray R, et al. Multi-arm clinical trials of new agents: some design considerations. Clinical Cancer Research, 2008, 14(14): 4368-4371.

12. Hochberg Y, Tamhane A. Multiplicity Comparison Procedure. New York: Wiley, 1987.

13. Howard DR, Brown JM, Todd S, et al. Recommendations on multiple testing adjustment in multi-arm trials with a shared control group. Statistical Methods in Medical Research, 2018, 27(5): 1513-1530.

14. Huque MF, Rohmel J. Multiplicity Problem in Clinical Trials, Chapter 1 of Multiplicity Testing Problem in Pharmaceutical Statistics. CRC Press, 2010.

15. International Conference on Harmonization (ICH). E9 guideline "Statistical Principles for Clinical Trials".

16. International Conference on Harmonization (ICH). E8 guideline "General Considerations for Clinical Trials".

17. International Conference on Harmonization (ICH). E17 guideline "General Principles for Planning And Design Of Multi-Regional Clinical Trials".

18. Lan KKG, DeMets DL. Discrete sequential boundaries for clinical trials.

Biometrika, 1983, 70（3）: 659-663.

19. O′ Brien PC, Fleming TR. A multiple testing procedure for clinical trials. Biometrics, 1979, 35（3）: 549-556.

20. Peto R, Pike MC, Armitage P, et al. Design and analysis of randomized clinical trials requiring prolonged observations of each patient. I. Introduction and design. British Journal of cancer, 1976, 34（6）: 585-612.

21. Pocock SJ. Group sequential methods in the design and analysis of clinical trials. Biometrika, 1977, 64（2）: 191-199.

22. Sen PK. Some remark on Simes-type multiple tests of significance. Journal of statistical Planning and Inference, 1999, 82（1-2）: 139-145.

23. U.S. Food and Drug Administration. Multiple Endpoints in Clinical Trials – Guidance for the Industry.

24. Wang DL, Li YH, Wang X, et al. Overview of multiple testing methodology and recent development in clinical trials. Contemporary Clinical Trials, 2015, 45（Pt A）: 13-20.

附录 1　词汇表

Ⅰ类错误（Type Ⅰ Error）：指原假设（或称无效假设）正确但检验结果拒绝了原假设的错误，相当于把实际上无效的药物经统计推断得出有效结论的错误。其概率需控制在某一水平，该水平称为检验水准，或称显著性水准，用 α 表示。

Ⅱ类错误（Type Ⅱ Error）：指原假设不正确，但检验结果未能拒绝原假设的错误，相当于把实际上有效的药物经统计推断得出无效结论的错误。

α 消耗函数（α Spending Function）：当某个临床研究分若干阶段进行整体决策时（如基于有效性所做的期中分析），每个阶段都要消耗一定的 α，随着研究进展，研究所完成的比例（如 1/3、1/2、3/5 等）与累积的Ⅰ类错误率呈现某种函数关系，如附图 1 所示。

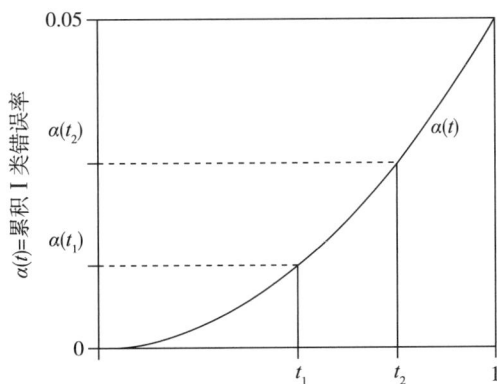

附图 1　研究进度

多重性问题（Multiplicity Issue）：指在一项完整的临床研究中，需要经过不止一次统计推断（多重检验）对研究结论做出决策的相关问题。

多重性调整（Multiplicity Adjustment）：采用恰当的策略与方法将总Ⅰ类错误率控制在合理水平的过程。

关键次要终点（Key Secondary Endpoint）：次要终点指标中用于支持药品说明书声称的获益的指标。

名义检验水准（Nominal Level）：对于多重检验中某一假设检验的检验水准称之为名义检验水准，又称局部检验水准，用 α_i 表示。

总Ⅰ类错误率（Familywise Error Rate，FWER）：是指在同一临床试验所关注的多个假设检验中，至少一个真的原假设被拒绝的概率。其应控制在合理水平。

主要终点（Primary Endpoint）：是指与临床试验所关注的主要问题（主要目的）直接相关的、能够提供最具临床意义和令人信服的证据的终点，常用于主要分析、样本量估计和评价试验是否达到主要目的。

附录 2　中英文对照表

中文	英文
α 分配	α Allocation
α 消耗	α Spending
α 消耗函数	α Spending Function
Ⅰ类错误	Type Ⅰ Error
Ⅱ类错误	Type Ⅱ Error
多重性	Multiplicity
多重性调整	Multiplicity Adjustment
多重性问题	Multiplicity Issue
多个终点	Multiple Endpoints
分题研究	Substudies
关键次要终点	Key Secondary Endpoint
回退法	Fallback Method
剂量 – 反应关系	Dose-response Relationship
名义检验水准	Nominal Level
前瞻性 α 分配法	Prospective Alpha Allocation Scheme，PAAS
守门法	Gatekeeping Procedure
图示法	Graphical Approach
显著性水准	Significance Level
总Ⅰ类错误率	Familywise Error Rate，FWER

抗肿瘤药物临床试验统计学设计指导原则
（试行）

一、概述

与其他治疗领域一样，抗肿瘤药物在进入临床试验前，应该有足够的基于临床前实验或既往人体试验的科学证据显示某（些）剂量的试验药物在目标人群的安全性。临床试验的主要目的是针对药物研发提出相关的临床问题，通过恰当的试验设计和统计分析科学地回答这些问题。随机对照试验（Randomized Controlled Trial，RCT）是评价药物有效性和安全性的金标准，如果无法开展随机对照试验，则有效性和安全性结论的证据力度将会有所下降。

由于肿瘤通常是严重危及生命的疾病，临床用药很大程度上存在未被满足的需求，所以抗肿瘤药物的临床研发有其特殊性。比如，早期临床试验以患者为研究对象，而不是健康受试者；某些情形下利用单臂试验结果申请注册上市等。针对不同肿瘤适应症，申办者应有不同的临床研发策略考虑，探索性试验和确证性试验在不同的研发项目计划中要达到的目的与作用也会不同。临床试验设计是决定研发成功与否的重要因素之一。良好的试验设计不仅有助于达到试验目的，同时还能提高研发效率。

创新的临床试验设计类型和方法层出不穷，通过不断实践，抗肿瘤药物研发和审评的经验都在逐步丰富。本指导原则旨在针对抗肿瘤药物临床试验设计中的关键统计学技术问题，提供科学建议，为申办者开展抗肿瘤药物的临床研发提供参考。本指导原则仅代表当前的观点和认识，随着研究和认识的深入将不断修订和完善。

二、疗效终点

抗肿瘤药物临床试验最常用的疗效终点有总生存期（Overall Survival，OS）、客观缓解率（Objective Response Rate，ORR）、无进展生存期（Progression Free Survival，PFS）等。

（一）总生存期

总生存期是（OS）指从随机化开始（或单臂试验中治疗开始）到任何原因导致死亡的时间。OS 相对客观并且精确可测，是随机对照临床试验中衡量抗肿瘤药物临床获益的最可靠终点。

OS 通常应基于意向性治疗（Intention-To-Treat, ITT）的原则进行分析。ITT 分析应包括所有根据预先制定的研究方案参与随机化的受试者或单臂试验中接受过任何剂量药物的受试者，不考虑不依从、方案偏离、退出以及随机化或单臂试验中治疗开始后发生的任何事件。由于失访的受试者往往具有较高的死亡风险，如果两组之间的删失时间或删失比例不平衡有可能会导致分析结果产生偏倚，因此需对组间删失模式的均衡性进行评估，还应保证分析时所有受试者使用的是随访截止日期收集到的最及时更新的生存数据。在安全性特征可接受的情况下，如果 OS 的改善具有统计学显著性和临床意义，可用来支持试验药物的常规新药上市申请。

对 OS 的假设检验通常基于 log-rank 检验，而 Cox 回归模型通常用于估计治疗效果（风险比）。生存率常用 Kaplan-Meier 方法计算，并用生存曲线呈现。无论事件何时发生，log-rank 检验对所有事件均赋予相同的权重。如果采用分层 log-rank 检验，分层因素一般需要从随机化分层因素中预先选定。如果有充分的依据认为风险函数呈非等比例性，也可以考虑采用其它加权方法。然而，对等比例风险假设的轻微偏离在实际中比较常见，且根据既往的临床经验预测随时间变化的风险比模式极为困难。因此，在采用加权方法之前，应充分考虑其利弊，并与监管机构沟通交流。

比较不同试验的 OS 是不可靠的，因不同试验在患者选择、标准治疗（Standard of Care, SOC）以及最佳支持治疗（Best Supportive Care, BSC）等方面均可能存在异质性，因此在单臂试验中应谨慎使用和解读 OS。

（二）客观缓解率

对于许多肿瘤类型，可以直接利用肿瘤影像学进行疾病评估，受试者的治疗策略通常基于肿瘤测量结果和临床症状。客观缓解率（ORR）是指按照公认的缓解评价标准（如实体瘤 RECIST 1.1 版），肿瘤体积缩小达到预先规定值并能维持最低时限要求的患者比例，它是基于肿瘤测量的最普遍的终点。实体瘤的缓解可以是完全缓解（Complete Response, CR）或部分缓解（Partial Response, PR），对于非实体瘤的评估则有一些其它评价标准。单独使用 ORR 可能无法充分描述试验药物的抗肿瘤活性，故需要同时描述性分析缓解持续时间（即从初始肿瘤缓解到疾病进展或任何原因导致死亡的时间，以先发生者为准）和至缓解时间。对于通过稳定疾病病情使患者临床获益的药物，也可以分析疾病控制率（Disease Control Rate, DCR），该指标不仅考虑疾病缓解病例，还包括疾病维持稳定状态持续一定时间的病例。肿瘤大小随时间相对于基线的变化通常被视为连续变量，可利用瀑布图进行描述，帮助评估抗肿瘤活性。

对于拟进行注册的试验（单臂或随机对照），肿瘤评估通常基于盲态独立中心审查委员会（Blinded Independent Central Review, BICR）的肿瘤测量和缓解评估。如 ORR 是主要疗效终点，初始缓解通常需要在后续的评估中确认。在临床实践中应考虑 BICR 和研究者评价不一致情况，因为研究者的评价结果会影响受试者的后续治疗，而这可能会对 ORR 分析带来偏倚。

与 OS 一样，ORR 一般也应基于 ITT 的原则进行分析。在 ITT 分析中，对于第一次肿瘤评估之前退出试验的受试者，不论何种退出原因，都被认为是非缓解者。ITT 分析可以使当前试验结果与历史对照结果的比较更可靠，因为后者通常基于确证性试验中的 ITT 人群。原则上，缓解评估应基于与历史对照相同的缓解标准才具有可比性。如果由于历史原因不能使用相同的缓解标准时，需关注当前标准与历史标准的不同带来的影响。

（三）无进展生存期

无进展生存期（PFS）是指从随机化开始（或单臂试验中治疗开始）至肿瘤进展或任何原因导致死亡（以先发生者为准）的时间。与 PFS 类似的终点还包括无病生存期（Disease Free Survival，DFS），是指从随机化开始（或单臂试验中治疗开始）至疾病复发或任何原因导致死亡的时间（以先发生者为准），多用于评价手术治疗或放疗后的辅助治疗。无事件生存期（Event Free Survival，EFS）是指从随机化开始（或单臂试验中治疗开始）到首次发生以下任何事件的时间：疾病进展而无法进行手术治疗、局部或远处复发、任何原因导致的死亡等，多用于评价手术治疗或放疗前的新辅助治疗。类似的终点还包括至疾病进展时间（Time To Progression，TTP）和至治疗失败时间（Time To Treatment Failure，TTF），这两种终点的分析通常考虑为敏感性分析，其结果不能作为确证性研究结论的主要证据，可以用于支持主要终点 PFS 的结果。

肿瘤进展的确切定义对基于肿瘤测量的终点至关重要，应事先在方案中予以明确，与 ORR 一样，进展的定义应遵循既定的缓解评估标准。PFS 在单臂试验中难以解释，例如，一些受试者即使没有积极治疗也可能维持很长时间的病情稳定，因此，以 PFS 为主要终点的注册试验应设置对照组。在随机双盲对照试验中，可依据安全性特征和肿瘤临床评估实践来决定是否需要 BICR，但应保存肿瘤影像学资料以便稽查和核查。

区间删失，即疾病进展发生在肿瘤评估时间点的区间中，是 PFS 分析所面临的一个挑战性问题。在肿瘤评估时，根据相关标准判断为疾病进展实际上仅意味着在上一次评估和当前评估的某个时间点发生了进展。由此导致的结果是 PFS 的判定受到评估时间设计的影响。如果试验组和对照组的评估时间间隔不同，则 PFS 中位生存期的比较将会被引入偏倚。尽管基于区间删失的分析方法能在一定程度上考虑个体间采用不同评估时间设计对 PFS 的影响，但是为提高估计的准确性，降低分析和结果解释的复杂性，应该采用相同评估时间的设计。

信息删失，即真实的疾病进展信息无法得到，是 PFS 分析的另一个更具挑战性的问题。信息删失可能由多种原因导致，常见的有四种：①尽管没有疾病进展的证据，但受试者可能在试验期间使用了其它某种抗肿瘤治疗而违背了方案；②受试者可能基于研究者的进展判断而终止治疗，但评估结果被 BICR 否定；③受试者可能在没有任何疾病进展的证据下因毒性而终止治疗，如果肿瘤评估因此停止，其真实结果将是未知的；④由于基础疾病的恶化，受试者的实际评估时间可能偏离计划时间。

对 PFS 的分析应遵循 ITT 原则。如果在计划外评估期间监测到进展，则应根据记录的进展时间作为进展日期，而不是基于计划的评估时间。分析时应确保使用所有受试者（包括那些终止治疗而没有记录进展的受试者）最新的肿瘤评估信息。删失时间和原因分析可能有助于揭示两个治疗组之间的随访失衡。研究者和 BICR 对疾病进展评估的差异性是 PFS 分析中的重要问题。对 PFS 分析时，应常规对此差异性进行分析，并评价其在组间是否平衡。生存数据分析的统计方法在很大程度上依赖于非信息删失假设的有效性，当怀疑其有效性时，建议进行相应的敏感性分析。例如，针对上述导致信息删失的前两种原因，把进展的定义改为与临床判断更接近的治疗失败的敏感性分析。

PFS 通常被视为右删失时间 – 事件变量，并采用与 OS 相同的方法进行分析。但要注意，在有些试验中，用中位 PFS 估计值解释药物疗效可能是有问题的。例如，两个治疗组的风险比反映了较大的治疗效果，但其中位 PFS 可能大致相同。受试者遵循的相同评估时间表也会导致相同的事件时间，在 Cox 回归模型下估计治疗效果时，推荐使用精确（或近似精确）方法处理相同的事件时间。样本量计算时，应该注意由于区间删失而导致的信息丢失，因为将 PFS 视为右删失时间 – 事件变量的传统做法可能会高估检验效能。相对于至疾病进展时间，当评估时间间隔较长时，PFS 的这个问题更为明显。

（四）患者报告结局

患者报告结局（PRO）是直接来自患者的关于其症状、健康相关生活质量、治疗依从性以及治疗满意度的报告。虽然在抗肿瘤药物临床试验中收集 PRO 数据越来越常见，但此类测量指标在评价方面尚存在诸多问题，如使用量表的信度、效度和反应度等。此外，PRO 测量指标还容易受到缺失数据的影响，应该采用合适的方法处理缺失数据。因此该指标较少作为上市申请的主要证据。为了更好地理解试验结果的相关性，建议对 PRO 与其他疗效终点指标的关系进行探索。

三、探索性试验

（一）剂量探索设计

I 期抗肿瘤药物临床试验通常是试验药物首次进入人体（First in Human，FIH）

的试验。Ⅰ期临床试验剂量递增的原则是尽可能避免受试者不必要地暴露于低于或高于治疗剂量的治疗（即尽可能多地在治疗剂量范围内治疗受试者），同时保证安全性和快速入组。Ⅰ期临床试验的剂量递增方法分为两大类：一是基于规则的设计，包括传统的 3+3 设计及其衍生设计，不依赖于统计建模；二是基于模型的设计，如连续重新评估方法（Continuous Reassessment Method，CRM）。一些新兴的模型辅助方法如改良毒性概率区间（Modified Toxicity Probability Interval，mTPI）设计和贝叶斯最优区间（Bayesian Optimal Interval，BOIN）设计，虽然基于模型而建立，但这些方法预先指定剂量递增的规则，而且易于实施，具有选择目标毒性概率和队列大小的灵活性，还具有与基于模型的设计相当的性能。

为了尽可能减少接受可能低于治疗剂量的受试者人数，Ⅰ期剂量探索可从加速滴定设计开始，加速滴定部分通常在每个剂量水平招募 1~3 名受试者，并以发生 2 级或更高的非疾病相关毒性事件作为结束。加速滴定部分结束后，将采用正式的剂量递增方法进行剂量探索。在某些情况下，也可考虑采取患者内剂量递增（即受试者在后续治疗周期中的剂量水平高于其在第一个周期接受的剂量），但通常会导致第一个周期之后的安全性和耐受性数据难以解释。对于确定为候选Ⅱ期推荐剂量（Recommended Phase 2 Dose，RP2D），应有足够数量的受试者接受了该剂量治疗。

（二）单臂试验和首次人体队列扩展

在抗肿瘤药物研发中，有时会在剂量探索阶段结束后在一个或多个肿瘤适应症中开展单臂试验，以进一步探索药物的安全性并初步研究药物的有效性。这些肿瘤适应症队列可以由同一治疗线次的不同肿瘤类型，或同一肿瘤类型的不同治疗线次，或两者的组合形成。队列中的受试者可以接受试验药物作为单药治疗或联合治疗（如与标准治疗或另一种试验药物联合）。

单臂试验的研究方案应当包含足够的信息，以说明其基于队列研究目的所确定的样本量估计的合理性。在非随机队列中，抗肿瘤活性的评估通常采用多阶段设计来确定，以限制暴露于无效药物的患者数量。方案还应提供关于是否暂停入组的详细信息以及受试者参加期中分析的最短随访时间。若需要比较不同给药方案（如两种候选 RP2D，或单药疗法和联合疗法）之间的安全性和抗肿瘤活性，则需开展更严格统计设计的随机队列。

若在 FIH 研究中开展单臂试验设计，开始时可能缺乏关于试验药物代谢动力学的足够数据，或未进行足够的安全性评估，此时如果快速入组，特别是在有令人兴奋的初步信号时，可能使大量受试者暴露于疗效未知和毒性特征不清楚的药物。为了减轻这种风险并保护受试者，申办者必须建立一套完善的操作流程，以方便数据收集，实时快速地评估新数据，向研究者、机构审查委员会（Institutional Review Board，IRB）及时公布期中分析结果。申办者应根据期中分析结果和统计分析计划中预定的决策规则，尽早暂停或结束抗肿瘤活性不足或安全性水平不可接受的队列入组，或提早终止失败的研究项目。

对于拟进行注册的扩展队列研究，应明确区分用于建立药物活性假设的患者群体和用于确认该假设的患者群体。为了达到验证试验假设的目的，建议对用于确认假设的患者群体开展独立的临床试验，特别是当 FIH 研究已对研究人群和样本量进行过多次变更时。如果试验未设置阳性对照组，则其数据必须非常有说服力，才能确证药物的有效性。因此，在设计单臂试验用于注册为目的时，需对已有数据证据和其样本量估算进行非常谨慎的评估。

对于两种新型试验药物联合治疗的研究，除非对每种药物的贡献都有很好的理解，且能合理分离每种药物的单独贡献，否则不宜采用单臂试验。

四、确证性试验

（一）一般考虑

在设计确证性试验时，申办者应根据临床试验的目的明确要估计的治疗效应。申办者在方案中应阐明研究人群、终点指标、治疗方案，应考虑试验过程中可能发生的影响治疗效应估计的伴发事件，如死亡、转组等，群体层面的汇总统计量、统计模型以及相应的敏感性分析也均应事先定义。

虽然减少研究人群的异质性可能会提高统计检验效能，但对目标人群的限制会使新药在实际应用中的效果难以评估。应基于证据选择最佳可用的治疗作为对照，因此，根据情况一般可以选择 BSC、SOC 或研究者选择性治疗作为对照。

盲法设计是确证性试验控制偏倚的重要手段之一。如果临床试验只能使用开放设计（如因不同药物间毒性特征差异明显而使用开放设计），必须采取所有可能的措施来控制潜在的偏倚，比如对申办者试验团队遮蔽关键数据。无论采用开放设计还是双盲或单盲设计，对于重要且潜在的可能影响药物疗效的基线协变量，建议在随机化时予以考虑，对基线协变量的校正分析应在方案以及统计分析计划中事先规定。当使用预测生物标志物进行分层时，必须预先规定生物标志物及其确定生物标志物状态（阳性或阴性）的阈值，且阈值的确定方法必须经过科学验证并得到公认。

确证性试验的整体 I 类错误率必须严格控制在一定水平。如果研究的主要目的中包括对多个人群（例如生物标志物阳性人群和所有患者人群）或多个终点（例如 OS、PFS 和 ORR）进行假设检验时，或者计划实施因有效而提前终止试验的期中分析时，应选择合适的多重性控制策略，并在方案以及统计分析计划中事先进行详细规定。计划因有效而提前终止试验的同时需要考虑安全性评价数据的充分性。

确证性试验设计对统计学考虑要求较高，申办者应根据试验设计复杂度就确证性临床试验方案以及统计分析计划中关键技术问题与审评机构开展沟通交流。

（二）试验设计

传统的研究设计用于抗肿瘤药物临床试验时，可参考如 ICH E9 等相关的指导原则。随着抗肿瘤药物研发的快速发展，一些新颖的试验设计在确证性试验中得以合理应用，包括适应性无缝剂量选择的设计、两阶段适应性设计、富集设计和主方案设计等，大大提高了临床研发的效率。

1. 成组序贯设计

成组序贯设计通常用于按时间顺序进行的数据监测或对累积的数据进行统计推断。在设计成组序贯试验时，申办者应仔细考虑计划进行的期中分析次数和时间点，以及合适的 α 消耗函数。对于因有效性而提前停止的试验，鼓励申办者继续随访试验直至数据成熟，以更好地了解试验药物的长期临床获益。

当期中分析或最终分析的时间点是由事件驱动时，主要数据集的确定应基于达到目标事件数量时的截止日期。在揭盲分析之前应确保在盲态状态下完成数据的收集和清理。由于可能存在收集偏倚，揭盲之后收集的数据将受到严格审查，甚至从分析集中排除。

2. 两阶段适应性设计

传统药物研发遵循先进行Ⅱ期试验，再进行Ⅲ期试验的序贯方法。Ⅱ期试验用于临床概念验证、剂量选择、人群选择甚至终点选择。在获得Ⅱ期数据后会决定是否开始Ⅲ期研究。Ⅲ期试验需要时间来计划、启动和实施。适应性无缝Ⅱ/Ⅲ期设计作为两阶段适应性设计中的一个特例，试图消除Ⅱ期和Ⅲ期试验之间的空白期。可以采用操作无缝设计，将Ⅱ期试验受试者排除在主要分析之外，也可以采用推断无缝设计，在主要分析中纳入Ⅱ期试验受试者。前者不需要对Ⅰ类错误的控制进行多重性调整，但对于后者，则可能需要根据适应性的性质和假设检验策略做出相应的调整。

在决定采取无缝设计而不是序贯设计之前，应考虑两个重要因素。首先，从Ⅱ期试验无缝过渡到Ⅲ期试验时有足够的信息来支持合理决策。这通常取决于参与Ⅱ期数据分析的受试者人数以及Ⅱ期试验采用的终点指标是否对决策有帮助。第二，操作层面上可以顺利实施。无缝设计要求能够迅速地对数据进行清理和分析，快速增加Ⅲ期入组人数，并能够加快药物上市的进程。决定采用操作无缝设计或者推断无缝设计的关键考虑因素在于Ⅱ期试验中适应性决策的复杂性。一般来说，和操作无缝设计不同，Ⅱ期和Ⅲ期试验结果之间的一致性对推断无缝设计来说更为重要。

虽然适应性无缝Ⅱ/Ⅲ期设计在加速药物研发方面具有很好的前景，但在采取此策略之前，需要全面权衡不同方法的优缺点。在开始试验之前，需要解决试验设计、操作和统计分析等方面的问题，并与监管部门进行沟通。

3. 富集设计

为了优化试验药物的获益 – 风险特征，确定适当的目标人群至关重要。合适的生物标志物可以通过各种不同的诊断方法（如转录物的表达谱分析、差异抗原表达、遗传诊断，包括下一代测序等）来识别和测量。由于多种可能性的存在，判断哪些生物标志物可以预测药物活性，以及如何在早期开发过程中确定生物标志物的阈值仍是一个挑战。为减少选择偏倚，应事先将研究受试者分成两组，并指定用于发现和确认生物标志物的训练集和验证集。每次调查新的生物标志物时，都需要重复这个产生和检验假设的过程。基于单臂试验发现的预测型生物标志物，不论其研究实施得如何严格，实际仍存在只是一种预后型生物标志物（可采用前瞻性流行病学研究以评估其预后效果）或者是仅能预测短期肿瘤反应的生物志记物（需要进行更长时间的随访）的可能。

在随后的确证性试验设计中，必须考虑到上述不确定性。例如，当涉及到两个亚组人群之间的 α 分配时，若采取向下（step-down）法，则需要确定检验的层级性，而前期数据对此无法提供充分支持，此时最好能选取更恰当的方法进行 α 分配。此外，对于 I 类错误率控制的考虑，在涉及人群选择和试验扩展的统计设计中会更加复杂。在正式开展试验前，应衡量各种设计方案的利弊，并妥善解决监管部门所关注的问题。

4. 主方案设计

在单一方案下同时检测多种试验药物和 / 或多个肿瘤适应症，且无需为每次试验制定新方案的试验设计，称为主方案设计。它包括篮式设计、伞式设计和平台设计。

在有或无生物标志物富集的患者人群中同时研究一种试验药物在多个肿瘤适应症中的试验，被称为篮式试验。确证性篮式试验的主要研究人群通常包括具有独特分子标记的患者。

考虑到无效的肿瘤队列可能会稀释整体治疗效果，因此肿瘤适应症的初步选择必须基于重要的科学和临床证据，以便为数据合并奠定坚实的基础，降低试验失败的风险。基于期中分析数据将疗效较差的肿瘤队列从最终的合并分析中去除可以进一步将风险降至最低，但可能会导致整体 I 类错误控制方面的问题，需要进行适当的多重性调整。去掉无效队列后，剩余肿瘤队列的样本量也将进行重新调整，以维持最终合并分析的统计效能。合并分析前还要考虑队列间的异质性。在这种情况下，样本量重新调整策略必须事先制定并与监管部门达成一致。如果 I 类错误能够得到适当控制，确证性篮式试验也可以考虑其它如贝叶斯等设计方法。

无论采用哪种设计方法进行篮式试验，在合并分析中拒绝全局原假设并不意味着试验药物在所有参与合并分析的肿瘤适应症中同样有效，也不意味所有适应症均应获得批准。就基线特征对治疗效果的影响而言，与传统的Ⅲ期试验相似，监管部门基于确证性篮式试验做出是否批准药物上市或同意说明书范围的决定将取决于额外分析的结果（例如，合并分析中的治疗效果是否主要由某特定肿瘤适应症子集所决定，试验药物的获益－风险特征在单个肿瘤队列中是否有利）。另外也可能需要通过上市后研究进一步证实临床获益。

作为篮式试验的补充，伞式试验可以在同一肿瘤适应症中同时研究多种试验药物。伞式试验中试验药物可以持续地加入或移出。当有多个试验组（或药物队列）开放入组时，应该采用随机化设计。随机化比率可以根据试验中新出现的数据进行调整，以倾向于更有前景的治疗组，并提前终止无效治疗组。由于试验药物的研究是在同一个平台上进行，且通常在某些特定的研究中心开展，因而不同药物队列之间患者群体的异质性可能较小，试验药物之间的比较也会比单独研究的结果更可信。

随机对照伞式／平台试验可看作一种特殊类型的多臂Ⅲ期试验，因此可遵循相同的原则进行多重性调整。如果试验的重点在于分别回答每一种治疗的疗效问题，而不是为了得到总体疗效的单个结论声明，则与单独的对照试验相比，采用共同对照的伞式／平台试验的总体Ⅰ类错误率总是更低，原则上不需要进行多重性调整。但是，如果试验中包含了同一治疗的不同剂量组，则必需进行多重性调整以回答该治疗的疗效问题。若试验中同时采用了响应适应性随机化或其他适应性设计，多重性问题的控制将更为复杂。在随机对照伞式／平台试验中，试验组和对照组之间的主要比较一般应基于同期参加试验被随机分配的受试者。

参考文献

1. Bretz F, Maurer W, Brannath W, et al. A graphical approach to sequentially rejective multiple test procedures［J］. Statistics in medicine, 2009, 28（4）: 586-604.

2. Chapman P B, Hauschild A, Robert C, et al. Improved survival with vemurafenib in melanoma with BRAF V600E mutation［J］. New England Journal of Medicine, 2011, 364（26）: 2507-2516.

3. Chen C, Li X N, Li W, et al. Adaptive expansion of biomarker populations in phase 3 clinical trials［J］. Contemporary clinical trials, 2018, 71: 181-185.

4. Freidlin B, Simon R. Adaptive signature design: an adaptive clinical trial design for generating and prospectively testing a gene expression signature for sensitive patients［J］. Clinical cancer research, 2005, 11（21）: 7872-7878.

5. Garrett-Mayer E. The continual reassessment method for dose-finding studies: a tutorial [J]. Clinical trials, 2006, 3（1）: 57-71.

6. Hobbs B P, Barata P C, Kanjanapan Y, et al. Seamless designs: current practice and considerations for early-phase drug development in oncology [J]. JNCI: Journal of the National Cancer Institute, 2019, 111（2）: 118-128.

7. Howard D R, Brown J M, Todd S, et al. Recommendations on multiple testing adjustment in multi-arm trials with a shared control group [J]. Statistical methods in medical research, 2018, 27（5）: 1513-1530.

8. ICH. E9（R1）Addendum on estimands and sensitivity analysis in clinical trials to the guideline on statistical principles for clinical trials. 2019.

9. Ji Y, Liu P, Li Y, et al. A modified toxicity probability interval method for dose-finding trials [J]. Clinical trials, 2010, 7（6）: 653-663.

10. Kang S P, Gergich K, Lubiniecki G M, et al. Pembrolizumab KEYNOTE-001: an adaptive study leading to accelerated approval for two indications and a companion diagnostic [J]. Annals of oncology, 2017, 28（6）: 1388-1398.

11. Mandrekar S J, Sargent D J. Clinical trial designs for predictive biomarker validation: theoretical considerations and practical challenges [J]. Journal of clinical oncology, 2009, 27（24）: 4027.

12. Mayawala K, Tse A, Rubin E H, et al. Dose finding versus speed in seamless immune-oncology drug development [J]. The journal of clinical pharmacology, 2017, 57: S143-S145.

13. Proschan M A, Follmann D A. Multiple comparisons with control in a single experiment versus separate experiments: why do we feel differently? [J]. The american statistician, 1995, 49（2）: 144-149.

14. Schwartz L H, Litière S, de Vries E, et al. RECIST 1.1—update and clarification: from the RECIST committee [J]. European journal of cancer, 2016, 62: 132-137.

15. Seymour L, Bogaerts J, Perrone A, et al. iRECIST: guidelines for response criteria for use in trials testing immunotherapeutics [J]. The lancet oncology, 2017, 18（3）: e143-e152.

16. Sun L Z, Kang S P, Chen C. Testing monotherapy and combination therapy in one trial with biomarker consideration [J]. Contemporary clinical trials, 2019, 82: 53-59.

17. Yuan Y, Hess K R, Hilsenbeck S G, et al. Bayesian optimal interval design: a simple and well-performing design for phase I oncology trials [J]. Clinical cancer research, 2016, 22（17）: 4291-4301.

18. Zhou H, Yuan Y, Nie L. Accuracy, safety, and reliability of novel phase I trial design [J]. Clinical cancer research, 2018, 24（18）: 4357-4364.

附录　中英文词汇对照

中文	英文
盲态独立中心审查委员会	Blinded Independent Central Review, BICR
部分缓解	Partial Response, PR
患者报告结局	Patient Reported Outcome, PRO
机构审查委员会	Institutional Review Board, IRB
疾病控制率	Disease Control Rate, DCR
客观缓解率	Objective Response Rate, ORR
首次人体	First in Human, FIH
推荐Ⅱ期剂量	Recommended Phase 2 Dose, RP2D
完全缓解	Complete Response, CR
无病生存期	Disease Free Survival, DFS
无进展生存期	Progression Free Survival, PFS
无事件生存期	Event Free Survival, EFS
至疾病进展时间	Time to Progression, TTP
至治疗失败的时间	Time to Failure, TTF
总生存期	Overall Survival, OS
最佳支持治疗	Best Supportive Care, BSC

多学科

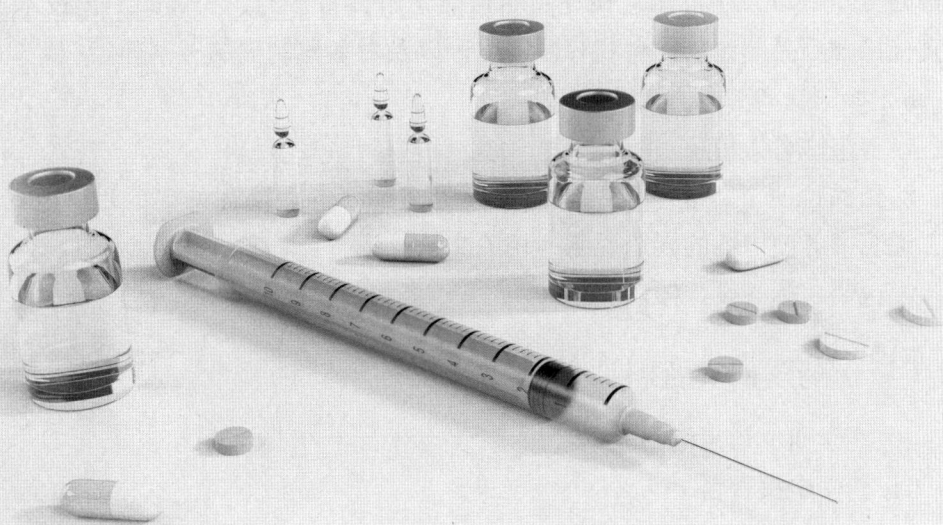

化学药品注射剂仿制药质量和疗效
一致性评价申报资料要求

一、申报资料项目

（一）概要

1. 历史沿革

2. 批准及上市情况

3. 自评估报告

4. 临床信息及不良反应

5. 最终确定的处方组成及生产工艺情况

6. 参比制剂

6.1 参比制剂的选择

说明参比制剂的遴选和确认情况，并根据查阅文献或专利信息资料，提供参比制剂处方组成以及生产工艺概述（尽可能了解其特殊的、关键的工艺技术）、辅料与直接接触药品的包装材料和容器情况，以及对参比制剂的考察等。

6.2 参比制剂基本信息

7. 上市许可人信息

8. 药品说明书、起草说明及相关参考文献：包括按有关规定起草的药品说明书、说明书各项内容的起草说明、相关文献。

9. 包装、标签设计样稿。

（二）药学研究资料

10. 药学研究信息汇总表

11. 药学申报资料

（三）非临床研究资料

12. 非临床研究信息汇总表

13. 过敏性（局部、全身和光敏毒性）、溶血性和局部（血管、皮肤、黏膜、肌肉等）刺激性等特殊安全性试验资料及文献资料。

14. 其他非临床研究资料

（四）临床试验资料

15. 临床试验信息汇总表
16. 临床试验资料

二、申报资料项目说明

（一）概要

第 1—5 项及 6.2 项资料参照《化学药品仿制药口服固体制剂质量和疗效一致性评价申报资料要求（试行）》（2016 年 第 120 号）相关要求整理。

第 7 项资料参照《化学药品新注册分类申报资料要求（试行）》（2016 年 第 80 号）及相关要求整理。

（二）药学研究资料

参照《化学药品新注册分类申报资料要求（试行）》（2016 年 第 80 号）第二部分注册分类 4 和 5.2 类相关要求整理。

（三）非临床研究资料

参照《化学药品新注册分类申报资料要求（试行）》（2016 年 第 80 号）相关要求整理。

第 13 项适用于处方有改变的品种。如无，注明不适用。

第 14 项适用于特殊注射剂等需要提供其他非临床研究资料的品种。如无，注明不适用。

（四）临床试验资料

参照《化学药品新注册分类申报资料要求（试行）》（2016 年 第 80 号）相关要求整理。如无，注明不适用。

新型冠状病毒预防用疫苗研发技术
指导原则（试行）

一、前言

新型冠状病毒预防用疫苗（简称新冠疫苗）是预防和控制新型冠状病毒（简称新冠病毒）感染所致疾病（COVID-19）的创新型疫苗。为了积极应对 COVID-19 疫情，国内称新型冠状病毒肺炎（简称新冠肺炎）疫情，加快相关疫苗的研发，结合近期疫苗研发中出现的新问题、疫苗研发工作的新需要，特制定本技术指导原则。

目前，新冠疫苗的研发主要包括病毒灭活疫苗、基因工程重组疫苗、病毒载体类疫苗、核酸类疫苗（质粒 DNA、mRNA 等）等，申请人应根据各类疫苗的作用机制、递呈方式和诱导免疫应答的类型等核心要点，开展相关研究工作。如果有可替代或适用的其他研究，应提供相应说明以及支持性的理由和依据。

鉴于生物医学新技术的迅速发展，同时也受限于对新冠病毒的生物学特性认知，本技术指导原则将随着研究的不断深入，以及相关研究数据的积累，不断进行完善和适时更新。

在产品研发进程中，申请人可依据相关规定积极与审评机构进行沟通交流。

本技术指导原则适用于灭活疫苗、基因工程重组疫苗、病毒载体类疫苗和 DNA 疫苗的研发，mRNA 疫苗相关技术要求将另行制定。

本技术指导原则是在满足注册法规基本原则的基础上，着重提出在新冠病毒疫情应急情况下的相关考量。具体品种（灭活疫苗、基因工程重组疫苗、病毒载体类疫苗、DNA 疫苗）研发时可一并参考相关指导原则。

二、药学研究

鉴于新冠病毒的生物学特性，为了严格控制生物安全风险，疫苗的研制、生产、检验如涉及野毒株的使用，必须符合生物安全管理的相关要求，严格执行国家的有关规定。

临床试验用样品应在符合 GMP 的条件下生产。

申请人可参照《中国药典》和国内以及世界卫生组织（以下简称世卫组织）、ICH 等国际机构有关技术要求完成相关部分的研究。既往有关应急疫苗研发或生产的平台知识、工艺知识、产品知识等将有利于本次应急产品研发的评价，鼓励产品知识、工艺知识积累较多的平台化产品与创新结合快速开发。根据各类疫苗的作用机制、递呈方式和免疫应答的诱导等核心要点，对研发制备工艺涉及的重要环节开展研究、建立有效的过程控制条件、技术参数及初步适用的质量控制标准。

新冠疫苗的药学研究针对重大公共卫生紧急需求研发，其阶段性、渐进性的特点需要提前统筹设计考虑，在各阶段若有简化或减免的有关研究，应阐释说明依据和理。

（一）生产用菌（毒）种研究

1. 菌（毒）种的来源、特性和鉴定

需提供生产用菌（毒）种的来源、历史（包括分离、鉴定和减毒等），特性和型别、抗原表达水平、免疫原性、毒力（或者毒性）及保护力试验等研究资料。对于病毒毒种还包括毒种对细胞基质的适应性、感染性滴度等资料。

对于采用基因工程方法构建的工程菌参照治疗用生物制品相关要求；应重点提交新冠病毒基因序列的来源、流行株的代表性，考虑所选目的基因对安全性（如对疫苗抗体依赖性感染增强（ADE）效应、肺部免疫病理反应等的潜在影响）、免疫原性（如抗原表位分析、不同毒株之间的交叉保护作用等）、抗原表达（如天然多聚体/VLP形成等）以及病毒抗原的完整性等方面的影响，可结合必要、适用的细胞水平病毒中和试验、抗原谱或表位的分析试验开展研究。

对于病毒载体类疫苗重点关注病毒载体及宿主细胞筛选依据、目的基因选择与研究、重组病毒构建及鉴定等。

DNA 疫苗需关注 DNA 载体及宿主菌选择、目的基因、重组质粒构建及表达产物鉴定等。

2. 种子批的建立和检定

生产用菌（毒）种各级种子建库的有关资料，说明各级种子批传代方法、制备过程、建库规模和限传代次。提供各级种子库（包括生产终末种子）的检定报告，检定项目包括外源因子检测、鉴别试验、特性和型别、感染性滴度、抗原性、免疫原性及保护性抗原的完整性等；主代种子批菌毒种还须进行基因序列测定。种子批系统的建立、检定等需满足《中国药典》要求。在应急状态下，至少建立一级生产用种子批并完成全面检定；对于种子批免疫原性检测项目可结合药效学研究开展，建立初步的标准，在临床期间逐步完善。

如采用了新型病毒载体，病毒载体类疫苗还需对载体减毒特性进行研究和验证。

DNA 疫苗应保证种子库无外源因子污染及目的基因序列和其他元件的准确性，

检定项目包括鉴别、细菌形态学、工程菌活性、培养物纯度、质粒保有率、质粒限制酶切图谱、目的基因和其他元件测序、抗生素抗性等。

3. 菌（毒）种传代稳定性研究

确定限定代次的研究资料；检定项目除参考种子批检定项目外，还需进行基因测序考察，鼓励采用先进的技术方法对传代过程中目标成分基因序列及目的产物质量特性进行考察。在应急状态下，为鼓励疫苗研发，该部分可采用模拟传代方式开展相关研究，在适当传代代次进行有代表性的试验。

4. 工作种子批的复核检定报告

中国食品药品检定研究院对生产用工作种子批的复核检定报告。

（二）生产用细胞基质研究

1. 细胞基质的来源、特性和鉴定资料

生产用细胞基质的来源、可用于生产的研究资料或者证明文件、历史（包括建立细胞系、鉴定和传代等），生物学特性、核型分析、外源因子检查及成瘤性和／或致瘤性检查等研究；如果使用已经正常应用于其他上市疫苗的细胞基质，可简化提供相关的证明性材料或承诺说明。

采用鸡胚制备的减毒活疫苗，毒种传代、制备及疫苗生产用鸡胚应来源于 SPF 鸡群。

2. 细胞库的建立和检定资料

生产用细胞基质原始细胞库、主代细胞库、工作细胞库建库的有关资料，说明各级种子库传代方法、制备过程、建库规模和限传代次。提供各级种子库的检定报告，检定项目包括生物学特性、核型分析及外源因子检查等；在应急状态下，至少建立一级生产用细胞库并完成全面检定。

3. 细胞的传代稳定性研究资料

紧急情况下如无传代稳定性资料，应至少提供生产临床样品生产规模生产终末细胞的目的基因序列（如适用）、致瘤性及外源因子检测资料或相关支持性研究数据。

4. 细胞基质的复核检定报告

中国食品药品检定研究院对生产用细胞基质的复核检定报告。

（三）生产用主要原材料

提供菌毒株、细胞基质以外的生产用其它原材料的来源及质量标准。生产用原

材料应符合现行版《中华人民共和国药典》相关规定或与国际通行要求一致。

如所用主要生产用原材料系采用重组技术或生物/化学合成技术自行制备（如mRNA疫苗生产中使用的体外转录体系中的工具酶等），需提供相应的生产工艺和质量研究资料。

减毒活疫苗工艺无特定病毒去除或灭活步骤，需特别关注毒种构建及工艺操作中原材料及工艺操作中可能会引入的外源因子风险，需进行充分的原材料及工艺控制和检定。

（四）生产工艺研究

1. 原液生产工艺的研究资料，确定的理论和实验依据及验证资料

疫苗物质基础多样，不同类型疫苗的工艺技术路线、目的及要求不尽相同。应按照不同种类的疫苗（灭活疫苗、基因工程疫苗、载体疫苗、核酸疫苗等）的特点及生产工艺开发中对产品及工艺的认识，提交相应疫苗主要工艺步骤的目的、操作参数、中间产物、工艺过程控制等信息。

工艺研究可以在平台先验经验基础上进行，但需有新冠疫苗的研究和验证数据。如有研究简化，需提供充分理由。

临床样品制备工艺应具备一定规模，具有一定的生产连续性和放大可行性。需提供初步的工艺确认资料；提供工艺相关杂质和产品相关杂质去除效果等初步研究资料。

由于应急状态下对病原体知识积累有限，且研发早期批次和数据少，鼓励研究尽可能多的过程控制指标以积累产品知识和工艺知识，并对可能存在的工艺放大中可能出现的问题及其可比性研究奠定基础，待积累并验证充分后再考虑减少控制指标。研发初期，至少提供可支持开展临床试验用疫苗的制备工艺控制要求。

2. 制剂的处方和工艺及其确定依据，辅料的来源及质量标准

应明确制剂处方中每种组分的作用及含量，提供佐剂、缓冲液、盐浓度、pH值以及其他辅料的选择依据；如使用了特殊的抗原递呈系统，如脂质体、聚合物微粒等，应至少提供递呈系统所用组分的质控标准、递呈系统组分含量的选择依据等。应通过不同制剂处方对抗原-佐剂/递呈系统相互作用（如吸附率、包封率、包封粒径等）、动物药效学研究（免疫原性、保护力研究）、毒理研究、生产工艺可控性等方面的影响筛选和确定初步的制剂处方。

对于国内外制剂中尚未使用过的全新辅料，应进行关联申报。

提供初步的研究资料（包括研究方法、研究结果和研究结论）以说明制剂工艺关键步骤确定的合理性以及工艺参数控制范围的合理性，包括主要工艺参数研究资

料，生产工艺参数对产品质量属性的影响等研究资料。

如果产品使用了佐剂，应按照原液申报格式提供原材料、生产、特性鉴定、质量控制和稳定性的研究资料。

（五）质量研究

提供常规放行检验分析和采用先进的分析技术进行的质量研究和特性分析研究数据。特性分析通常包括结构特征、纯度、杂质分析（工艺相关杂质及产品相关杂质）、体内外效力、免疫学特性等研究。除常规放行检验项目外，不同类别疫苗质量研究和特性分析应考虑开展以下研究，并鼓励对影响疫苗效力或安全性的其他结构特征（如空壳病毒）开展研究。

需对代表性批次进行与研究阶段相适应的、较为全面的质量研究和特性分析研究。

在研发早期，应对样品进行初步结构确证，提交研究数据，完整的结构确证数据可在申报新药上市时提交。疫苗的生物效价研究是反应工艺性能和产品质量的综合指标，建议尽早开展相关研究。

1. 结构确证和理化性质

1.1 灭活疫苗

提供病毒颗粒大小、纯度（电泳、不同原理色谱纯度等）、保护性抗原含量、主要蛋白构成及抗原谱分析和完整性等必要的研究资料。

1.2 基因工程重组疫苗

除参照重组治疗用生物制品要求提供适用的相应资料外，对于形成病毒样颗粒的疫苗，还应提供病毒样颗粒关键结构研究的相关资料。如果是纯化的抗原肽或具有保护性特点的表位肽，提供必要的正确性鉴定研究结果。

1.3 病毒载体类疫苗

应对病毒载体类疫苗纯度、序列活性、生物效价、感染性 / 转导效率、毒力、复制能力、表达目的抗原的正确性等特性进行分析。

1.4 DNA 疫苗

应对核酸序列（包括影响疫苗稳定性、转录、翻译表达效率的关键元件）、长度、纯度（超螺旋缺刻、生产过程及贮存期间易出现变化的结构）、生物效价、感染性 / 转导 / 转录效率等特性进行分析。

如涉及佐剂或新型抗原递呈系统，应结合其与抗原相互作用的结构或特性开展必要的质量研究，理化结构特性如佐剂等电点、粒径及其分布、与抗原的吸附率等；脂质体包封率、粒径等；生物学活性如佐剂或新的抗原递呈系统对抗原的呈递效果、降低佐剂或抗原毒性和 / 或增强抗原免疫反应的相关研究等。

2. 杂质

生产工艺、贮存和 / 或用于保存原液的密封容器中产生的，和 / 或稳定性研究批次中发现的潜在杂质，包括工艺相关杂质和疫苗的降解杂质。对于早期临床试验申请，可根据来源、风险及残留量的安全性水平等，列出潜在的杂质及当前拟定的质量标准（建议结合毒理试验结果、文献资料、既往积累的认知信息等综合考虑）。对于开发后期临床试验，除了早期临床试验申请提供的信息之外，还需进一步进行杂质的分离、鉴别、对生物活性影响的分析。考虑其在生产和贮存期间是否显著增加及其与疫苗有效性的相关性，确定是否纳入过程控制或放行标准；对于需纳入质控体系的项目应随研究的逐步推进加强标准要求，如果通过工艺验证可有效清除，可结合工艺进行控制。

对于药典中的检测，必须符合药典的标准（如宿主细胞蛋白残留、宿主细胞 DNA 残留、牛血清残留等）。

3. 疫苗的生物效价

体内效力试验：首选的方法为中和抗体检测方法（如小鼠 ED_{50} 法）。应选择适宜的实验动物品系，建立检测动物血清中和抗体或总抗体的方法，包括中和试验毒株、包被抗原、参比品的研究等。如有必要和可能，鼓励建立抗体性质的评价方法，如亚型测定、针对抗原中和位点的分析等。

体外效价检测：一般是对疫苗抗原含量的检测，需建立疫苗抗原含量的检测方法，包括制备检测用参比品等，并进行方法学验证。

动物保护性试验：系最理想的临床前有效性评价及质量控制手段之一，可结合药效学研究开展。

由于对病原体认知有限及不同类型疫苗免疫机制不尽相同，鼓励对细胞免疫水平的生物学活性开展相关研究。

质量标准中需纳入针对新冠病毒的体内效力指标。

（六）质量标准研究

以列表形式提供质量标准，包括检查项目、检查方法、限度标准。

提供质量标准拟定依据及拟定过程（包括是否符合我国或者国际通用的有关技术指导原则、各国现行版药典的要求等），说明各项目设定的考虑，总结分析各检查方法选择以及限度确定的依据。根据临床前药效 / 毒理研究批次检定结果、初步的生产工艺知识、稳定性研究等数据分析标准限度范围拟定的合理性。

申报临床时提供的方法学验证资料应能初步证实检测方法的适用性，对重要指标或关键质量属性（如保护效力、抗原量、免疫原性、灭活试验等）的检测方法，应提供与研发阶段的控制及重要性相符或适用的验证资料；上市阶段应按照相关指

538 | 药品研究与评价技术指导原则（2020 年）

导原则提供全面的方法学验证资料。

应提供建立的参考品或对照品来源、制备、检定结果、标定过程及稳定性研究（定期复检）等方面的初步研究资料。

（七）临床试验申请用样品的制造检定记录

提供确定用于临床试验的工艺、规模及生产线生产的样品的制造和检定记录。尽可能包括详细的制备控制技术条件和参数，便于溯源、事后分析改进、充实、完善相应的控制要求。

原则上，申报临床试验应提供能代表临床样品工艺的三批产品的制造和检定记录，且批量需满足临床试验需求。应急情况下若考虑减少批次，需提供充分的支持依据，如已有早期数据或平台先验工艺经验支持的、关键参数控制基本明确、过程监测数据较为充分、药学可控度高等；并在开展早期临床研究的同时继续按照常规注册要求进行多批次生产以确认工艺的稳健性和可控程度。

（八）初步稳定性试验

生物制品稳定性研究与评价应当遵循生物制品稳定性研究的有关指导原则开展研究。临床申报阶段应提供能够支持临床试验开展的稳定性研究数据。应提供关键项目的代表性图谱。

建议将新冠疫苗的体内效力指标作为关键指标纳入稳定性研究的考察指标，尤其针对质量特性表征存在局限性的产品。

（九）直接接触制品的包装材料和容器的来源、选择依据及质量标准等研究

如涉及特殊给药装置，如电穿孔装置、鼻喷装置、无针注射器等，需提交相关研究资料或其他适用的支持资料。

如果有可替代或支持性的其他研究资料（如采用与已上市疫苗同样的包材、辅料、处方等），应提交说明。

（十）外源因子安全性评价

可参考《中国药典》通则《生物制品病毒安全性控制》（征求意见稿）、相关各论及 ICH Q5A 等指南要求进行外源因子风险系统分析。传统疫苗参照疫苗相关要求；重组疫苗可参照重组治疗性生物制品相关要求，需提供非目标病毒（如特定细胞的外源因子）的灭活清除验证研究资料及目标病毒灭活验证研究资料；并需考虑按照预防用疫苗的常规要求建立对照细胞、收获液外源因子检测等过程控制。

鉴于新冠病毒的强感染和强传播特性，以灭活疫苗为例，应从以下方面保证产

品外源因子的安全性：

（1）明确、规范、可溯源的毒种分离和纯化过程。

（2）明确、规范、可溯源的细胞基质。

（3）对毒种种子批及细胞基质全面的外源因子检定。

（4）对主要原材料可能引入的外源因子风险进行评估和防范。

（5）充分的灭活生产工艺研究（灭活剂种类、浓度的选择，灭活工艺关键工艺参数的建立和控制）和灭活效果的验证。

（6）对收获液、灭活产物的全面检定。

（十一）临床期间的变更

药品在研发阶段、尤其是研发早期，药学变更往往是不可避免的。鼓励采用工艺代表性批次开展临床前药理毒理研究及临床试验研究。建议在Ⅰ/Ⅱ期临床阶段应该建立与产品安全相关的过程控制（包括工艺参数和可接受标准）及关键步骤的可接受标准；建议建立尽可能多的过程控制指标以积累产品知识和工艺知识，以对可能存在的工艺放大中可能出现的问题及其可比性研究奠定基础，待积累并验证充分后再考虑减少控制指标。在Ⅲ期临床前采用与未来商业化生产规模相当的工艺和标准。

临床期间可能伴随生产规模放大、工艺优化等持续变更，应开展充分的可比性研究，评估变更对产品质量的潜在影响。需提前进行可比性研究的设计，对取样批次、步骤、需要开展的检测予以提前布局，尤其需关注各个研发阶段的代表性留样问题。此外，抗原含量、动物效力等关键指标标准品的全面研究有利于保证产品质量及标准品的可溯源性。如质量可比性分析研究不足以证实变更未对产品产生不利影响时，可能需要补充非临床、甚至临床研究数据，如免疫原性比较和必要的安全性比较等。鉴于疫苗的复杂性及目前的有限认知，对于临床期间的重大变更，建议开展变更前后体液免疫、细胞免疫等全面的效力研究的比较分析。

三、非临床研究

根据预防用疫苗相关非临床研究技术指导原则，同时考虑当前疫情的紧急状态，非临床研究的技术考虑如下：

（一）受试物

临床前研究用样品应能代表临床试验样品。原则上应在基本生产工艺流程、主要工艺参数及制剂处方初步确定后进行药效学和毒理学研究，对可能影响疫苗质量属性的关键工艺应尽量不做变更。应明确并提供药效毒理研究批次与申报临床样品的药学差异（如规模、生产工艺参数、制剂处方等），并考虑和提供相应的考察指标证明产品质量的一致性。

（二）药效学研究

药效学研究主要包括疫苗的作用机制、免疫原性和保护力、免疫程序和接种途径与效果的关系等。应建立适当的试验方法评价疫苗的免疫原性或生物效价。建议进行新冠病毒的攻击试验评价疫苗的保护效果；建立剂量与生物效价的关系，在药效学试验中探索免疫程序和接种途径，为临床试验方案提供参考。

开展临床试验前，需要有疫苗的免疫原性、体内保护力等药效学研究数据。

（三）毒理研究

毒理学方面主要考察接种部位和全身的病理反应和机体对疫苗的非预期免疫应答反应及其持续时间。

（1）应选择免疫系统与人体相近的相关动物种属，免疫后产生与人体相同或相近的免疫反应。申请 IND 时需有在相关动物种属上进行的支持临床拟给药周期的重复给药毒性试验的完整数据。对于已有国外完整规范 I 期临床试验数据的疫苗，完整的重复给药毒性试验数据可在中国进行 I 期临床试验期间提供。

（2）如果有合理、科学的试验设计，安全药理学、免疫毒性、局部刺激性可结合重复给药毒性试验进行考察。

（3）新冠疫苗有广泛的使用人群，应在临床试验中严格控制生殖毒性风险，并阶段性地完成生殖毒性试验。

（4）根据不同疫苗特点，如重组 DNA 接种到人体以后，可能诱发机体产生抗核酸抗体，如果整合到人体基因，可能造成人体基因断裂或重排而诱发染色体不稳定，可能产生遗传毒性或致瘤反应。如果重组 DNA 分布于大部分组织或器官，且有足够的证据证明发生整合作用，或者该类制品将长期用于控制或预防非致命性疾病时，应考虑遗传毒性和致瘤性研究。

对于平台技术研制的疫苗，若毒性来自共性安全性担忧，可以考虑参考已有上市品种，但应该关注差异性，需经充分评估；若安全性担忧来自不同抗原，I 期临床试验前需提供重复给药毒性试验数据。治疗性疫苗研究数据作为预防性疫苗评价的参考价值尚不明确。

（5）生殖毒性、致瘤性试验的实施安排和提交资料时间可参考 ICH M3 及 S6 等指导原则的相关建议。

（6）抗体介导的感染增强作用（antibody dependent enhancement，ADE）、疫苗增强性疾病（vaccine-enhanced disease，VED）是新冠疫苗研发关注的重点。建议攻毒试验及重复给药毒理研究中观察相关指标，结合疫苗诱导细胞免疫应答类型/程度，初步评价疫苗潜在的 ADE、VED 风险。在大规模临床试验前，建立动物模型进行 ADE 和 VED 研究，以预测潜在的安全性风险。

（四）药代动力学研究

疫苗通常不需要进行动物的药代动力学研究。根据疫苗特点，必要时可在敏感动物模型上考察疫苗的生物分布，测定接种疫苗后的病毒血症及持续时间、排毒方式和途径、对是否呈现体内复制及器官组织的感染进行研究。如 DNA 疫苗，应进行组织分布的研究。

（五）佐剂

若使用国内外均未使用的新佐剂，需提供作用原理、安全性及佐剂效应研究数据。

四、临床研究

新冠疫苗作为创新型疫苗，临床研发应体现阶段性、渐进性等特点。应针对目前境内外 COVID-19 疫情防控形势的变化，随着对新冠病毒病原学认知的深入、COVID-19 疾病诊断标准的更新、疾病流行病学特征和临床试验实施环境的改变，综合考虑制定科学可行的临床研发计划和试验方案。预防用疫苗的临床研究除应遵守临床试验相关法规、疫苗临床试验质量管理规范和疫苗临床试验通用指导原则外，还应结合疫苗的药学工艺特征和临床前评价结果综合考虑。

（一）临床试验设计

1. 早期临床试验（Ⅰ~Ⅱ期）

早期临床试验的研究重点是考察疫苗的安全性和耐受性，同时尽可能获得免疫学指标并探索免疫程序和剂量。

1.1　受试人群

在疫苗的首次人体试验中，建议首选健康易感成年人群。在疫苗安全性未知的情况下，原则上不推荐选择高风险人群作为受试者。可基于流行病学特征和临床研发需求制定合理的入选和排除标准。除一般入选排除标准外，建议关注受试者疫区生活史、密切接触史、疫苗接种史、基线感染状态和抗体水平等可能的影响因素。

由于全人群对于新冠病毒普遍易感，建议整体研发计划中分阶段考虑老年人、青少年、儿童等群体的临床试验。

1.2　对照设置

为了充分评价疫苗初次用于人体的安全性，建议在剂量递增试验中设立组内安慰剂对照。

Ⅱ期临床试验中，也应设立对照组，以探索免疫剂量和免疫程序。建议采用随机化的方式对受试者进行分组，并尽量维持试验现场的盲态。

基于各类新冠疫苗的特性和临床试验的目的，在充分考虑符合伦理的情况下，可选择设置安慰剂对照、阴性对照、佐剂/新辅料/载体系统对照等。

1.3　初步安全性评价

为保证受试者的安全，试验疫苗应按照由低剂量到高剂量的顺序进行接种。基于不同疫苗的特性，确定合理的受试者入组速度（必要时采用"哨兵监测"的方式）、剂量组间时间间隔、安全性指标的主动观察和随访时间。

按照一般原则，接种大部分灭活和重组疫苗的主动监测时间不少于 7 天，减毒活疫苗不少于 14 天。由于目前无法排除新冠疫苗发生非预期不良反应的可能性，尤其核酸类疫苗还可能存在潜在的致瘤性和遗传毒性等生物安全性风险，因此建议新冠疫苗的安全性随访监测期至少持续至全程免后 12 个月。

应根据疫苗自身特性、非临床研究结果提示的安全性风险和受试人群特点，以及同类/相近产品临床试验或上市后监测的安全性风险信息，确定早期临床试验的征集性观察指标，包括常规指标和特异性指标。常规安全性观察指标及分级标准可参考《预防用疫苗临床试验不良事件分级标准指导原则》（2019 年），如接种部位不良事件、全身不良事件、临床实验室检查指标等。

新冠疫苗作为创新型疫苗，除常规观察指标外，还应关注疫苗生产工艺相关以及免疫病理反应相关的特异性指标。

（1）与疫苗生产工艺相关的指标：如新佐剂/新辅料、载体等相关的安全性观察指标

任何疫苗若添加铝佐剂，应按相关指导原则进行研究；如引入国内外均未使用的新佐剂，应充分评价新佐剂的安全性风险；病毒载体类新冠疫苗还应关注载体病毒对人体的影响，同时考虑受试者体内预存抗体、是否再复制等；核酸类新冠疫苗应关注脂质体递送系统对人体安全性的影响，参考非临床研究的体内分布研究数据确定临床特异性的安全性观察指标。

（2）与免疫病理反应相关的指标：应设置与 ADE/VED 发生机制相关的体液免疫和/或细胞免疫等检测指标

建议临床试验设计中尽可能细化和设置体液免疫（如抗体亚型、亚类、亲和力等）以及细胞免疫（特异性 T 细胞及相关的细胞因子）功能评价指标等，以便深入理解 ADE/VED 的发生机制。

1.4　初步免疫原性探索

（1）在安全性评价的同时，建议及早关注受试者的免疫原性指标评价，适时开展免疫剂量和免疫程序的探索，并关注不同目标人群由于生理/病理状态不同而造

成的免疫应答差异。

（2）建议在开展非临床研究和临床用样品检验检定期间，基于疫苗特点尽早建立免疫原性检测方法，包括功能性抗体（例如活病毒中和抗体或假病毒中和抗体）的检测方法，并合理区分新冠病毒抗原、载体/佐剂组分以及其它冠状病毒的影响；同时建议自行建立抗体内控品用于方法学质控。

若采用假病毒中和法测定抗体滴度，应有与传统方法或动物攻毒试验的比较验证结果，确立两者之间关联的可靠性；并在后续确证性临床试验中进一步验证。同时关注早期试验中疫苗免疫血清分别采用假病毒中和试验与活病毒中和试验检测结果的相关性。

对于体液免疫应答的评价，除进行符合国际标准的功能性抗体的检测外，必要时应对免疫球蛋白的亚类进行研究；可根据需求开展抗体的其他特性（如亲和力）评估。对于细胞免疫功能评价，建议检测抗原特异性T细胞反应及相关的细胞因子等，特别是采用新佐剂/新辅料或载体系统的疫苗；对采用的检测方法学及其合理性，均应在申请注册时阐明。

（3）建议尽可能开展疫情流行期间不同人群的抗体基线流行病学研究，并对以上免疫原性检测的方法进行验证。

（4）建议在早期临床试验设计时一并考虑对免疫（保护）持久性进行探索。

2. 关键性注册临床试验（Ⅲ期）

在早期临床试验初步获得疫苗的安全性和免疫原性数据后，建议尽快开展扩大目标人群的关键性临床试验。Ⅲ期临床试验的目的是评价候选疫苗的有效性和安全性，包括疫苗保护效力评价、免疫原性指标与保护的相关性探索以及扩大人群的安全性评价，长期随访可在整个研究人群或某个相关亚人群中进行。

临床试验开始前，应进行全面而充分的COVID-19流行病学调研，以获得疾病的流行时间/季节、高发地区、感染/罹患人群特征（包括人群感染状态和基线抗体水平）等信息，以便为临床试验选择合理的开展时机、试验现场以及受试人群等。

疫苗研发企业也可以通过加入世卫组织团结临床试验，或在其他国家申请开展临床试验等方式，获得境外人群的保护效力数据。

2.1　受试人群的选择

关键性临床试验应根据COVID-19疫情的变化，基于临床需求选择合理的目标人群。鉴于目前数据显示重型/危重型患者老年人构成比例较高，应考虑纳入老年人群受试者，并进行合理的年龄分层。

2.2　试验现场的选择

建议根据目前全球COVID-19疫情流行情况，结合病毒的毒力和传播力变化，选择合理可行的试验现场。开展关键性临床试验前，应充分了解试验现场的人口学特征、疾病流行病学特征等。

2.3 保护效力评价

进行保护效力评价时，首先应根据试验设计建立合理的统计学假设并设定评价标准和统计学界值，明确纳入保护效力分析的有效病例的定义。样本量大小主要由受试人群的发病率以及疫苗的预期效力水平决定，同时应兼顾安全性评价的需求。在伦理许可的范围内，设置合理的对照，并注意维持盲态，以充分评价试验疫苗的保护效力。

应根据拟定适应症在方案中制定明确的临床终点指标。临床终点基于疫苗的特点和临床研究目的，可以选择预防感染、预防发病以及预防重症疾病或死亡，但须阐明确定主要临床终点的依据。应采用国际公认的确诊病例的定义和诊断标准。国内临床试验若以新冠肺炎作为临床终点指标，病例定义建议参考最新版《新型冠状病毒肺炎诊疗方案》，关注确诊病例病原学诊断和严重程度。保护效力分析时，可考虑对不同年龄人群、疾病严重程度进行分层分析。方案中应制定严格的病原学样本采样方法及流程。采用公认且经过验证的检测方法进行病原学检测。建议设立终点判定委员会，明确相关检测结果的判定方法和流程。

建议设计探索免疫原性指标与保护的相关性，同时开展保护（免疫）持久性研究。

2.4 扩大人群的安全性评价

除常规安全性评价外，建议特别关注重型、危重型病例以及其他 SAE 的发生情况，结合保护效力分析结果以及体液免疫和 / 或细胞免疫等检测指标，在大规模人群中进一步分析 ADE/VED 发生的风险。同时，继续关注新佐剂 / 新辅料或载体系统的长期安全性风险。

应结合疫苗的保护效力结果和临床试验中出现的不良反应（包括潜在的安全性风险），进行风险与获益的评估。

（二）风险与质量控制

1. 伦理和知情考虑

开展疫苗临床试验，应当取得受试者的书面知情同意。研究者应根据受试者年龄、试验阶段制定不同版本的知情同意书，向受试者真实描述参加临床试验的风险与获益，以及出现严重安全性问题后将会接受的救治或补偿措施。建议研究者汇总既往相关研究或文献报道的安全性信息，同时结合新冠疫苗临床前安全性评价的结果，在知情同意书中恰当描述接种试验疫苗可能发生的预期或非预期不良反应，包括可能发生 ADE/VED 的风险。

2. 试验质量控制

试验现场需遵照当地卫生主管部门相关规定，制定在紧急公共卫生状况下的临床试验管理和应对措施，尽量保证临床试验数据质量。

3. 试验风险控制

疫苗临床试验申办方应当建立临床试验安全监测与评价制度，并根据风险程度采取有效措施，保护受试者合法权益。应基于所研发疫苗的特点，针对与生产工艺相关以及与免疫病理反应相关的可能存在的安全性风险，制定切实可行的控制措施，包括对已知风险、潜在风险的风险来源、风险信号识别、风险控制等进行详细说明，以保障受试者安全。

为最大程度减少安全性风险，应自早期试验开始即建立数据和安全监查委员会（Data And Safety Monitoring Board，DSMB）或数据监查委员会（Data monitoring committee，DMC）在临床试验中既要关注疫苗通常可以早期识别与检测并可及时实施干预措施的安全性风险，还需关注长期生物安全性风险。

由于目前对新冠病毒认知有限，为保护受试者的安全和避免可能出现的感染传播，必要时应在早期临床研究期间对受试者进行适宜的隔离保护。

4. 疫情状态下的特殊考虑

目前 COVID-19 全球大流行，临床试验可能面临现场研究人员或试验受试者被感染、出于疫情防控需要的现场关闭、旅行限制、甚至试验产品供应链中断等挑战，导致试验无法按照既定程序顺利开展。申办方在进行方案设计时，除考虑由接种疫苗引起的受试者安全性风险外，还应充分考虑由于各种疫情防控措施对疫苗有效性评价结果的影响，在伦理许可的范围内对可能影响试验结果的因素进行控制。

五、参考指导原则

新冠疫苗研发除参照本技术指导原则的建议外，还可参考已发布的指导原则和技术规范等相关技术要求开展研究工作，注意参考使用时需兼顾科学认知的动态更新。具体如下：

- 预防用以病毒为载体的活疫苗制剂的技术指导原则（2003 年）
- 预防用 DNA 疫苗临床前研究技术指导原则（2003 年）
- 人用重组 DNA 制品质量控制技术指导原则（2003 年）
- 多肽疫苗生产及质控技术指导原则（2005 年）
- 人基因治疗研究和制剂质量控制技术指导原则（2003 年）

- 疫苗生产用细胞基质研究审评一般原则（2008 年）
- 预防用含铝佐剂疫苗技术指导原则（2019 年）
- 预防用疫苗临床前研究技术指导原则（2010 年）
- 预防用生物制品临床前安全性评价技术审评一般原则（2008 年）
- 疫苗临床试验技术指导原则（2004 年）
- 预防用疫苗临床试验不良反应分级标准指导原则（2019 年）
- 药物临床试验生物样本分析实验室管理指南（试行）（2011 年）

新型冠状病毒中和抗体类药物申报临床药学研究与技术资料要求指导原则（试行）

一、前言

目前大部分针对新型冠状病毒（SARS–CoV–2）（简称：新冠病毒）的有效治疗和预防性中和抗体药物仍处在临床前研发阶段，为积极应对新冠肺炎疫情，加快新型冠状病毒中和抗体类药物（简称：新冠中和抗体类药物）研发和临床申报，我中心特制定本指导原则。

本指导原则适用于新冠中和抗体类药物申报临床阶段的药学研究。新冠中和抗体类药物以基因重组技术制备的单克隆抗体为主，也包括抗体片段、Fc 融合蛋白、双特异性抗体等。此类抗体药物有可能单独或联合用于新冠肺炎的治疗与预防。

二、基本考量

新冠中和抗体类药物的主要作用机制是中和新冠病毒，阻止病毒吸附于易感细胞，从而阻断病毒或其遗传物质进入胞内增殖，其药物研发原则上应遵循现行版《中国药典》和人用单克隆抗体质量控制技术指导原则，以及 ICH、WHO 等国际通用有关技术要求；并根据其作用机制、结构特点、结合能力及特异性等开展相关研究工作。新冠中和抗体类药物的研制、生产、检验必须符合生物安全管理的相关要求，严格执行国家的有关规定。临床试验用样品应在符合药品 GMP 条件下生产。

运用既往已有同类产品研发或生产的平台知识，既有利于新冠中和抗体类药物的快速开发，也有助于当前对此类药物的评价，因此鼓励申请人借助成熟的抗体类药物开发平台进行此类药物的开发与研制。为加速研发进度，申请人应对药物研制的重要工艺和质控环节开展研究，建立有效的生产工艺过程控制条件、技术参数及初步适用的质量控制标准等。申请人如使用快速的生产工艺过程监测和产品质量控制方法，需进行初步的方法学验证。应特别关注中和抗体中和活性检定方法的建立及验证，鼓励采用假病毒中和活性检测方法开展相关初步验证工作。

根据《国家食品药品监督管理局药品特别审批程序》（局令第 21 号，2005 年）第七条的相关要求，申请人在临床试验申请前可提出可行性评价申请，并提交综述资料及相关说明。申请人在与国家药监局药品审评中心进行充分的沟通交流并符合相应条件后，实施应急情况下研究数据的滚动提交。申请人需根据突发公共卫生紧急状况，结合新药研发中药学研究的阶段性、渐进性特点，提前统筹新冠中和抗体类药物整体研发设计考虑，提交药学研发路线图、阶段性研究方案及各阶段风险控制的策略，阐明在各阶段简化或减免有关研究的依据和理由。资料格式内容推荐使用《M4：人用药物注册申请通用技术文档（CTD）》格式，也可接受符合《药品注册管理办法》相关资料要求的格式。外文资料应当按照要求提供中文译本。若有可替代或适用的其它研究，或资料提交项目有不适用的内容，申请人应提供相应说明及免除提交资料的支持理由和依据。

本指导原则将根据对新冠病毒认知和研究的进展情况适时进行修订。

三、生产用原材料研究

（一）上游构建和细胞库

1. 工程细胞的建立

提供作用机制及立题依据资料。结合抗体作用特点及预期临床使用方式，说明中和抗体选择的合理性：目前大多新冠中和抗体以新型冠状病毒刺突蛋白（Spike protein）S1 亚基为靶点（也接受其它新型靶点），高亲和力结合病毒的受体结合区域（Receptor-binding domain，RBD），从而阻断受体结合域和人细胞表面的血管紧张素转化酶 2（Angiotensin-converting enzyme 2，ACE2）结合，达到中和病毒毒力、缓解疾病症状、降低感染者死亡率的效果。需提供目的基因来源及筛选过程。如目的基因来自新冠患者，需提供患者确证信息、毒株型别及鉴定结果等。提供完整的抗体核苷酸序列和氨基酸序列，并建议与数据库收录的序列进行比较。建议初步开展单抗识别表位的研究，分析抗体 CDR 结合区域抗原决定簇的保守性。若两个或多个抗体联合使用，需进行序列比较分析研究，并初步说明其不同靶点 /表位作用间的拮抗、协同、重叠、竞争等情况。若对抗体 Fc 改构，应提供依据和支持性资料，关注改构对 Fc 效应功能及抗体依赖增强效应（Antibody dependent enhancement，ADE）的可能影响等。建议开展相关研究及安全评估，初步排除 ADE 和免疫原性方面的风险。

宿主细胞应来源清晰、可溯源，按照现行版《中国药典》要求进行全面检定，重点关注外源因子检查、成瘤性和 / 或致瘤性检查等，并提供相应检定结果。如果使用已用于其它上市或已经进入临床试验产品的宿主细胞，相关的资料部分可简化提供相应的证明性材料或只提供承诺说明。

工程细胞株构建过程应清晰，需说明传代、基因操作方式，克隆筛选及鉴定、检定情况，需有足够证据（如表位筛选研究、组织交叉试验等）证明目标蛋白与新冠病毒抗原有明确的特异性结合，且与人体其它组织无交叉反应。

2. 细胞库建立和检定

在当前应急情况下，申请人应至少建立一级生产用细胞库，并明确细胞库传代方法、制备过程、建库规模；根据现行版《中国药典》要求完成细胞库全面检定，特别关注外源因子、细胞致瘤性、病毒安全性等。如采用快速检测方法，需进行验证。

应急情况下如无传代稳定性资料，应至少提供临床样品生产终末细胞的外源因子检测及目的基因序列资料。鼓励申请人采用先进的技术方法对传代过程中目标基因序列及目的产物质量特性进行考察。

（二）其它生产用主要原材料

其它生产用主要原材料质量应符合现行版《中国药典》相关要求。提供细胞基质以外的生产用其它原材料的来源及质量标准。当前应急情况下，建议申请人只采用非动物源性的原材料，如使用动物来源的原材料，应进行全面安全性评估。申请人应提供生产用主要原材料的来源（动物源或非动物源）证明性文件。鼓励采用已用于上市产品生产的原材料。

若使用一次性发酵袋/储液袋、滤膜/滤器、层析柱填料等，应进行相应的安全性评估，其质量应符合现行版《中国药典》相关规定，或与国际通行要求一致。

四、生产工艺研究

明确临床试验用样品的工艺流程和方法，提供临床批次所用工艺主要步骤的工艺参数及控制范围，特别关注安全性相关步骤。为保证产品安全性，申请人应关注发酵培养中的污染控制情况及相关检测结果，需提供临床批次代表工艺的未加工收获液（UPB）外源因子检定报告。如采用快速检测方法，需进行验证。申请人应关注实际的病毒去除/灭活工艺，允许临床试验申请时采用GMP条件下1个生产批次开展病毒去除/灭活验证研究，通常每个步骤的病毒清除能力应至少由两次独立的研究加以重复验证。明确病毒去除/灭活验证过程中验证样品的代表性参数，包括蛋白含量、pH、过滤压力差、过滤量等，病毒去除/灭活验证结果应支持临床使用批次的病毒安全性。申请人应基于产品外源因子的潜在风险制定相应的控制措施，以保护受试者安全。

提供制剂处方的组成、选择依据。提供辅料来源及质量标准相关资料。产品使用的辅料应有安全性信息支持，建议申请人采用符合现行版《中国药典》标准的辅料。提供制剂工艺方法、关键工艺参数和过程控制资料。

由于应急状态下对新冠病毒知识积累有限，且研发早期批次和数据少，鼓励研究中采用尽可能多的过程控制指标以积累产品知识和工艺知识，为分析评估工艺放大中可能出现的问题及可比性研究奠定基础，待积累并验证充分后再考虑减少控制指标。

五、结构确证及质量研究

申请人应对代表性批次（药理毒理批次、临床样品批次）进行全面的特性分析和质量研究，二者质量应可比，且临床样品批相关杂质的含量应不高于药理毒理批。特性分析通常包括结构表征、生物活性（亲和力、结合活性、中和活性等）、免疫学特性、纯度（分子大小变异体、电荷异构体）和杂质（工艺相关杂质、产品相关杂质）等。

（一）结构表征分析

表征分析通常包括临床试验用样品的蛋白一级结构及高级结构等研究。应急情况下，早期临床研究允许仅表征蛋白一级结构（如切糖前后分子量、还原前后分子量、质谱肽图及氨基酸覆盖率、N/C- 末端序列、二硫键等），进行初步的糖基化修饰及电荷异质性研究，关注糖基化修饰位点及各种糖型分布，关注 CDR 区修饰对抗体活性的影响，鼓励进行样品留样用于后续高级结构的分析和可比性研究。若对氨基酸序列进行了改造，需对改构位点进行初步确证。

（二）生物活性及免疫学特性

进行临床试验用样品生物活性测定，包括与新冠病毒相关蛋白的亲和力、特异结合活性、ACE2 竞争结合活性、新冠病毒 / 假病毒中和或阻断生物学活性、体内法中和活性测定等。评价中和抗体中和新冠病毒的能力及特异性非常重要，应在分子筛选阶段就确认抗体对新冠病毒的中和能力。

临床试验用样品生产时采用新冠病毒特异性蛋白（如 S 蛋白 RBD、N 蛋白等）作为抗原进行结合活性检测的结果无法完全反映产品生物学活性的有效性，需建立抗体对新冠病毒中和能力的检测方法。建议研发早期尽可能建立结合活性与中和活性并行检测方法，待积累产品开发各阶段的多批次数据后再考虑替代。如使用假病毒检测新冠单抗的中和活性，应说明假病毒中和活性与新冠病毒中和活性检测方法的关联性，提供中和活性方法学初步的验证研究资料；如有新冠中和抗体国家参考品发布，建议纳入活性评价中。若临床拟采用两种或以上抗体联合使用，除需进行每种抗体的中和活性检定外，还需考虑开展不同抗体间中和效能拮抗及协同作用的研究。

申请人应在临床试验前初步证实受体结合活性、补体依赖的细胞毒性作用（Complement-dependent cytotoxicity，CDC）和 / 或抗体依赖的细胞毒性作用（Antibody-dependent cell-mediated cytotoxicity，ADCC）、抗体介导的细胞吞噬效应

（Antibody-dependent cellular phagocytosis，ADCP）等 Fc 相关活性，基于抗体特点设计相应的生物活性检测项目，建立抗体依赖增强作用评价模型。如条件允许，鼓励在体外，使用人外周血细胞（FcR 受体类细胞）评价抗体介导的增强效应（ADE），或纳入早期抗体评估。

生物学活性是否足以用于新冠肺炎的治疗、控制等方面，尚需结合临床前研究，尤其是药效学试验结果进行综合评价。

（三）纯度和杂质

申请人应采用多种检测方法（检测原理不同）联合检测分析临床试验用样品的纯度，对分子大小变异体（单体、聚合体或片段）、电荷变异体进行初步定量分析，并规定相应的可接受标准。

申请人应对潜在工艺相关杂质进行分析检定，根据来源、风险及残留量等初步评估其安全性，如果给药剂量较大，需结合临床使用最大暴露量更严格地控制工艺有害残留。杂质残留的检测灵敏度应足够用于评估拟用临床剂量的安全性。对于宿主细胞蛋白残留、宿主细胞 DNA 残留、牛血清白蛋白残留（如有）等药典中收载的项目，检测结果及拟定的可接受标准需不低于现行版《中国药典》标准。申请人应结合给药剂量，明确宿主细胞相关残留量计算方法及标准，并评估是否符合要求。

（四）药理毒理和临床拟用样品批分析数据

提供药理毒理批次、临床拟用批次等多批产品检定结果，考察项目应尽量全面，包括但不限于纯度、活性、杂质残留等关键指标。如有，不能低于现行版《中国药典》对同类分子的要求。

对于早期临床试验用样品，可根据来源、风险及残留量的安全性水平等，列出潜在的杂质及当前拟定的质量标准，至少对安全性相关项目的新建分析方法进行方法学验证，对其它分析方法进行适用性确认（建议结合毒理试验结果、文献资料、既往积累的认知信息等综合考虑，确保高风险杂质已去除或降低至可接受水平）。

六、制检规程草案和临床试验用样品的制造检定记录

提供确定用于临床试验的工艺、规模及生产线生产的样品的制造和检定记录。记录尽可能包括详细的制备控制技术条件和参数，便于溯源、事后分析改进、充实、完善相应的控制要求。

当前应急情况下，申报临床试验应至少提供一批拟用于临床试验样品的制造和检定记录，且批量需满足临床试验需求。在进行早期临床研究时，须对动物药理毒理研究样品、拟用于临床试验样品进行工艺、质量可比性分析，从而为后续的人

体试验提供安全性方面的支持。

七、初步稳定性研究

稳定性研究方案设计应当遵循生物制品稳定性研究的有关指导原则。临床申报阶段应提供能够支持临床试验开展的稳定性研究数据，应提供代表性批次关键研究项目的代表性图谱，证明具初步的稳定性。

当前应急情况下，可接受只有 1 个代表性批次（应能代表用于人体临床试验的批次）的稳定性研究数据，实验条件及持续时间需能够支持临床试验的开展，后续继续完成本批次以及其他批次的稳定性研究，并滚动提交稳定性研究数据，若有异常，需采取措施并及时上报。

早期稳定性研究需要把中和抗体的生物学活性（亲和力、结合活性、中和活性）作为关键指标纳入考察项目，待积累产品开发各阶段的多批次数据后，再结合生物学活性的稳定性数据综合考虑完善后续稳定性研究。

八、直接接触制品的包装材料和容器

申请人需提供包材来源、质量标准等信息。鼓励采用已批准或已用于上市产品生产的包材、容器。

申请人需整体考虑给药方式与药品、稀释剂、给药组件等的相关性，如静脉注射给药，需关注稀释剂、药品、给药组件的相容性。

如涉及特殊给药装置，如无针注射器、雾化器、鼻喷装置等，需提交相关研究资料。如果有可替代或支持性的其它研究资料，应提交说明。

九、采用瞬转或非单克隆稳定细胞池模式的考量

为加快临床样品研究，部分申报单位提出采用瞬转或非单克隆稳定细胞池技术进行药理毒理和 / 或早期临床样品工艺开发研究。尽管采用瞬转或稳定细胞池生产可以适当缩短工艺开发周期，但其带来的不同批次产品质量的不确定性和变异性也需格外关注。建议申请人根据疫情发展的急迫程度，以及对产品工艺变化导致的影响产品质量的控制能力慎重考虑并制定早期工艺开发路线图。原则上，建议采用经筛选的单克隆细胞建库生产临床试验样品。

如果申请人拟采用瞬转或稳定细胞池进行 IND 申报，需充分证明其建立的瞬转系统、稳定细胞池能支持后续研发，并提供种子 / 细胞库检定报告，确保转染稳定，无内 / 外源因子污染的风险。

若采用瞬转技术产品用于早期临床，申请人需提供足够的工艺信息（至少覆盖三批可代表瞬转工艺条件的样品），以证明瞬转技术的稳健性及一致性；需提供至少三批代表性样品的全面特性分析（如翻译后修饰等）、质量研究及稳定性分析数

据，并提供三批样品制造和检定记录，以证明瞬转技术的产品质量及稳定性批间一致。应重点关注与受试者安全性相关的药学研究信息，包括杂质谱等，关注有关物质检查方法的专属性、灵敏度研究以及潜在遗传毒性杂质分析和控制等（目前不鼓励瞬转样品进入人体临床试验）。

若采用稳定细胞池生产，申请人需提供稳定细胞池支持临床样品生产的传代稳定性信息，代表性批次（药理毒理批次、临床样品批次）的工艺信息、特性分析（如翻译后修饰等）、质量研究及稳定性分析数据，以证明稳定细胞池传代及生产的稳健性及质量一致性。

若采用瞬转或稳定细胞池生产，申请人后续研究还需评估瞬转技术、稳定细胞池造成的产品质量差异对药学、非临床研究以及临床试验的影响；应建立起非临床研究用药物与拟进行人体试验用药物之间的相关性，从而为后续的人体试验提供安全性方面的支持。如数据不足以支持产品安全性和批间一致性，将导致临床研究的停滞。

建议申请人临床试验期间对非单克隆稳定细胞池继续进行单克隆筛选，确认单克隆性，建立二级细胞库，对细胞库开展生物安全性和传代稳定性研究。

十、非注射剂型的考量

对于增加雾化给药的品种，应结合拟使用的雾化器，参照现行版《中国药典》吸入剂各项规定开展研究并提供相关研究资料，提供雾化相关药物研究资料、雾化使用方法、雾化前后质量的对比研究等资料，按照拟定的使用方法，进行临床使用中稳定性等研究。

对于增加鼻喷剂型的品种，请提供鼻喷制剂相关研究资料，包括：提供喷雾剂制剂处方、工艺流程、关键工艺参数、设备、过程中控制等工艺相关研究资料；明确中试生产规模、批量；参照现行版《中国药典》鼻用制剂和喷雾剂项下有关的各项规定开展研究，提供相关研究资料；提供内包材、鼻喷装置的来源、质量标准、包材/器械批准证明性文件及相容性研究资料。

十一、临床期间的变更

药品在研发阶段、尤其是研发早期，药学变更往往是不可避免的。鼓励采用工艺代表性批次开展临床前药理毒理研究及临床试验研究。建议在Ⅰ/Ⅱ期临床阶段就建立与产品安全相关的过程控制（包括工艺参数和可接受标准）；在早期建立尽可能多的过程控制指标以积累产品知识和工艺知识，为工艺变更中可能出现问题的评估及相应可比性研究奠定基础，待积累并验证充分后再考虑减少控制指标。在Ⅲ期临床阶段采用与未来商业化生产规模相当的工艺和标准。

临床期间一般伴随生产规模放大、工艺优化等持续变更，应开展充分的可比性研究，评估变更对产品质量的潜在影响。需提前进行可比性研究的设计，包括取样批次、步骤、需要开展的检测等，尤其需关注各个研发阶段的代表性留样问题。此外，对纯度、生物学活性等关键指标标准品的全面研究有利于保证产品质量及标准品的可溯源性。如药学可比性分析研究不足以支持变更未对产品产生不利影响的结论，可能需要补充非临床、甚至临床研究数据。

十二、参考指导原则

新冠中和抗体类药物的药学研究除参照本指导原则的建议外，还可参考已发布的指导原则和技术规范等相关技术要求开展研究工作，注意采用时需兼顾科学认知的动态更新。以下指导原则供参考：

• 《中国药典》"人用重组 DNA 技术产品总论"

• 《中国药典》"人用重组单克隆抗体产品总论"

• 人用重组 DNA 制品质量控制技术指导原则（2008 年）

• 人用单克隆抗体质量控制技术指导原则（2008 年）

• 重组制品生产用哺乳动物细胞质量控制技术评价一般原则（2008 年）

• 生物组织提取制品和真核细胞表达制品的病毒安全性评价技术审评一般原则（2008 年）

• 新药 I 期临床试验申请技术指南（2018 年）

药品附条件批准上市技术指导原则（试行）

一、概述

为鼓励以临床价值为导向的药物创新，加快具有突出临床价值的临床急需药品上市，根据《中华人民共和国药品管理法》《中华人民共和国疫苗管理法》《中华人民共和国中医药法》《药品注册管理办法》，借鉴国际经验，结合我国药品审评工作实践，制定本指导原则。

附条件批准上市的目的是缩短药物临床试验的研发时间，使其尽早应用于无法继续等待的危重疾病或公共卫生方面急需的患者。支持附条件批准上市的临床试验数据质量应符合 ICH 以及国内相关技术指导原则的要求和标准。附条件批准上市不包括因临床试验设计或执行过程中存在缺陷而不能达到上市许可要求的情况。

通常，附条件批准上市药品的药学、药理毒理学要求与常规批准上市药品相同；对于公共卫生方面急需的药品或应对重大突发公共卫生事件的药品，可根据具体情况，结合药品的获益 – 风险进行评价。

在获得附条件批准上市后，药品上市许可持有人需按照药品注册证书中所附的特定条件，开展新的或继续正在进行的临床试验，这些临床试验通常是以确认预期的临床获益为目的的确证性临床试验，为常规上市提供充足证据。

本指导原则适用于未在中国境内上市销售的中药、化学药品和生物制品。

二、附条件批准上市的情形

（一）药物临床试验期间，符合以下情形的药品，可以申请附条件批准

1. 治疗严重危及生命且尚无有效治疗手段的疾病以及公共卫生方面急需的药品，药物临床试验已有数据显示疗效并能预测其临床价值的。

2. 应对重大突发公共卫生事件急需的疫苗或者国家卫生健康委员会认定急需的其他疫苗，经评估获益大于风险的。

（二）相关定义

附条件批准上市是指用于严重危及生命且尚无有效治疗手段的疾病、公共卫生方面急需的药品，现有临床研究资料尚未满足常规上市注册的全部要求，但已有临

床试验数据显示疗效并能预测其临床价值，在规定申请人必须履行特定条件的情况下基于替代终点、中间临床终点或早期临床试验数据而批准上市。应对重大突发公共卫生事件急需的疫苗或者国家卫生健康委员会认定急需的其他疫苗，基于Ⅲ期临床试验期中分析数据，经评估获益大于风险的也可附条件批准上市。

严重危及生命的疾病是指若不尽早进行治疗会在数月或更短时间内导致患者死亡的疾病或疾病的某个阶段，例如晚期恶性肿瘤等。

公共卫生方面急需的药品是指由国家卫生健康主管部门等有关部门依据国家公共卫生方面的需要提出急需上市的药品。

重大突发公共卫生事件急需的疫苗是指按照《突发公共卫生事件应急条例》《国家突发公共卫生事件应急预案》等认定的重大突发公共卫生事件（Ⅱ级）或者特别重大突发公共卫生事件（Ⅰ级）相关疾病急需的预防用疫苗。

三、附条件批准上市的技术要求

（一）附条件批准上市的药品应能提供有效治疗手段，具体应满足下列条件之一

1. 与现有治疗手段相比，对疾病的预后有明显改善作用。
2. 用于对现有治疗手段不耐受或无疗效的患者，可取得明显疗效。
3. 可以与现有治疗手段不能联用的其他关键药物或治疗方式有效地联用，并取得明显疗效。
4. 疗效与现有治疗手段相当，但可通过避免现有疗法的严重不良反应，或明显降低有害的药物相互作用，显著改善患者的依从性。
5. 可以用于应对新出现或预期会发生的公共卫生需求。

现有治疗手段是指在境内已批准用于治疗相同疾病的药品，或者标准治疗方法等。通常，这些治疗手段应为当前对该疾病的标准治疗。附条件批准上市的药品，在临床获益未经证实前不作为现有治疗手段。

（二）有效性评价的考虑要点

通常用于药物有效性评价的指标应为临床终点。临床终点是指可以直接反映药物疗效的特征或变量，即药物对患者感觉（例如症状缓解）、功能（例如运动性改善、延缓或阻止功能衰退等）或生存影响的直接评价。

对于符合附条件批准情形的药品，可基于替代终点、中间临床终点或早期临床试验数据而附条件批准上市。申请人应充分评估说明所选择的替代终点、中间临床终点或选择早期临床试验数据与预期的临床获益之间的相关性、合理性，并提供相应的证据。

1. 很可能预测临床获益的替代终点

替代终点是指用于间接反映临床获益的终点指标，对于临床急需的药物，希望采用替代终点来快速评价疗效。

替代终点可以是实验室检查项目、放射影像学、体征或其他指标，其本身并不衡量临床获益，但可以预测临床获益。例如，在某些癌症类型中，肿瘤缩小（反应率）的影像学证据有可能预测整体生存率的改善。依据替代终点对临床获益的预测能力，其可以是已知能够合理预测临床获益的指标（可用于常规批准），或者是很可能预测临床获益的指标（可用于附条件批准）。

评估替代终点是否可以预测临床获益以及预测能力，需要根据疾病、临床终点和药物预期作用之间关系的生物学合理性以及支持这种关系的证据或经验进行判断。如，替代终点与疾病病因的关系、替代终点与临床终点的关系及其预测价值、替代终点与疾病预后之间流行病学关系的相关程度、药物对替代终点的影响程度与药物对临床终点的影响程度的一致性等。

在关键注册临床试验中，如果应用预先设定的很可能预测临床获益的替代终点指标评价疗效并获得阳性结果的，可申请附条件批准上市。

2. 可以早期评估临床获益的中间临床终点

中间临床终点一般是指在治疗慢性或渐进性进展疾病的临床获益评价中，通常认为短期临床获益很可能预测长期临床获益。例如，治疗多发性硬化病的药物在获得常规批准时需要提供 2 年的用药临床疗效评价，而在附条件批准时，中间临床终点指标则可以是 1 年的用药疗效评价。

在关键注册临床试验中，如果应用中间临床终点指标的研究结果可以合理预测该药品很可能具有疗效和临床获益的，可申请附条件批准上市。

3. 早期临床试验数据

早期临床试验数据通常是指在开展确证性临床试验前所获得的临床数据。根据早期临床试验数据，可合理预测或判断其临床获益的，可以在完成确证性临床试验前申请附条件批准上市。

对重大突发公共卫生事件等急需的中药新药，高质量的中药人用经验数据或设计良好的临床研究总结可视为早期临床试验数据。

此外，对重大突发公共卫生事件等急需的创新疫苗，可考虑采用 III 期临床试验期中分析数据支持附条件批准上市。例如，在疫苗的 III 期临床试验中，可以按照方案设计，开展 1~2 次期中分析，由独立的数据监查委员会（IDMC）对期中数据进行审核，当期中分析结果显示试验疫苗在保护效力方面表现出优于安慰剂对照组并达到预先设定的标准，能够提示获益大于风险时，可申请附条件批准疫苗上市。

（三）附条件批准上市的沟通交流要点

与监管部门的沟通交流，在新药的研发过程中非常重要。在临床试验过程中，沟通交流的内容主要涉及临床试验方案的更新、临床试验中的相关问题的讨论等。

对于符合附条件批准情形的药物，申请人可以在临床试验期间提出附条件批准的申请。申请人应针对支持附条件批准的临床试验设计以及临床试验结果与国家药品监督管理局药品审评中心（以下简称药审中心）进行沟通交流。

1. 开展用于支持附条件批准上市的临床试验前

鼓励申请人根据药物开发的实际情况，在拟用于支持附条件批准上市的临床试验开展前，与药审中心进行沟通交流，以明确下列问题：

（1）临床试验中所选择的替代终点指标或中间临床终点指标或早期临床试验数据的合理性及其可合理预测临床获益的标准。

（2）上市后临床试验的设计和实施计划。

（3）其他附条件批准的前提条件，包括药学、药理毒理学研究等。

2. 提交上市申请前

申请附条件批准上市前，申请人应当就已获得的临床试验数据、药学和药理毒理学数据、申请附条件批准上市的意向，以及上市后临床试验的设计和实施计划、上市后风险管理计划等与药审中心进行沟通交流。沟通交流前，申请人应向药审中心提交已经完成的所有临床试验结果、申请附条件批准的理由和依据、上市后临床试验方案及完成期限、上市后风险管理计划等，经沟通交流认为符合附条件批准要求的，可提出药品上市许可（NDA）申请；对于不符合附条件批准条件和要求的，应视临床试验结果，决定是否继续产品的研发以及继续开展临床试验的方案设计等。

沟通交流会议纪要将作为附条件批准上市申请的受理、立卷审查和审评的重要依据。在上市申请审评期间，申请人仍可就上述内容与药审中心进一步沟通交流并达成一致意见。

四、附条件批准上市所附条件

（一）明确该药品为"附条件批准"

附条件批准上市的药品在说明书【适应症】/【功能主治】和【临床试验】项下，注明本品为基于替代终点（或中间临床终点或早期临床试验数据）获得附条件批准上市，暂未获得临床终点数据，有效性和安全性尚待上市后进一步确证。【批准文号】项下应注明"附条件批准上市"字样。药品标签中相关内容应与说明书保持一致。

（二）上市后要求

鉴于附条件批准上市药品尚未满足常规上市注册的全部要求，因此申请人应与药品审评中心就上市后承诺完成的研究等内容共同讨论并达成共识。应至少包括如下内容：上市后临床研究计划、研究完成日期、最终临床研究报告提交日期以及上市后风险管理计划等，申请人应承诺按时完成所有的临床试验。

1. 上市后临床研究计划

上市后临床研究计划应包括临床试验总体计划、申请人承诺并经药审中心审评认可的各项临床试验方案。如根据替代终点和早期临床试验数据而附条件批准上市的，应设计并完成以临床终点为主要终点指标的确证性临床试验。根据中间临床终点而附条件批准上市的，应继续完成确证性临床试验。

2. 研究完成日期

申请人应综合考虑临床研究实际情况，明确并承诺上市后研究完成的日期。

3. 临床研究报告提交日期

申请人应综合考虑临床研究完成后统计分析和撰写临床研究报告等实际情况，明确并承诺预计的临床研究报告提交日期。

4. 上市后风险管理计划

药品上市许可持有人应当按照制定的上市后风险管理计划，对已存在或已识别的风险以及潜在风险采取相应的风险管理措施，保证患者用药安全。

附条件批准上市后开展新的或继续进行的临床试验，仍需符合 ICH E6 以及《药物临床试验质量管理规范》的相关要求，并需定期提交药物研发期间安全性更新报告（DSUR），直至药品常规上市。

药品上市许可持有人应按照药品注册证书中所附的特定条件，在规定期限内完成新的或正在进行的药物临床试验，以补充申请方式报药审中心申请常规批准上市。

参考文献

1. U.S.FOOD And DRUG ADMINISTRATION（FDA）. Guidance for Industry Expedited Programs for Serious Conditions – Drugs and Biologics.

2. Beaver JA, Howie LJ, Pelosof L, et al. A 25–Year Experience of US Food and Drug

Administration Accelerated Approval of Malignant Hematology and Oncology Drugs and Biologics: A Review. JAMA Oncol, 2018, 4 (6): 849–856.

3. European Medicines Agency (EMA). Guideline on the scientific application and the practical arrangements necessary to implement Commission Regulation (EC) No 507/2006 on the conditional marketing authorisation for medicinal products for human use falling within the scope of Regulation (EC) No 726/2004.

下　篇
个药指导原则

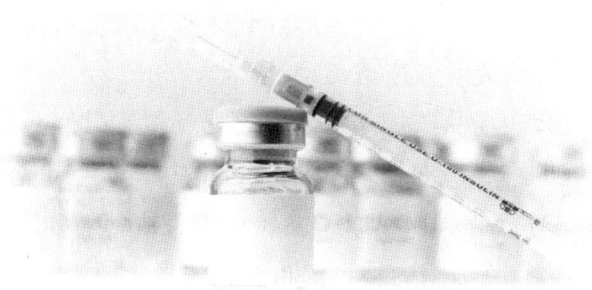

利拉鲁肽注射液生物类似药
临床试验设计指导原则

一、概述

利拉鲁肽注射液为丹麦诺和诺德公司开发的一种人胰高血糖素样肽 –1（GLP–1）类似物产品，采用酿酒酵母表达系统制备前体即第 34 位精氨酸替代赖氨酸的 GLP–1（7–37）多肽链，再通过谷氨酸在第 26 位赖氨酸 ε 氨基经酰化连接含 16 个碳的脂肪酸侧链。2009 年开始先后获得欧、美批准上市[1-2]，用于治疗 2 型糖尿病，2011 年获准进口注册，目前上市许可持有人为丹麦诺和诺德公司（Novo Nordisk A/S），商品名：Victoza/ 诺和力[3]。

随着利拉鲁肽原研产品各项专利陆续到期，国内有多家制药企业启动了利拉鲁肽生物类似药的研发。截至目前全球尚无利拉鲁肽生物类似药获批上市。

原国家食品药品监督管理总局于 2015 年 2 月发布了《生物类似药研发与评价技术指导原则（试行）》[4]（以下简称"生物类似药指导原则"）。本指导原则为在生物类似药指导原则基础上，结合药物研究进展、相关的技术指导原则及目前沟通交流经验，形成的对利拉鲁肽生物类似药临床研究策略和临床试验设计的建议，供药物研发的申办者和研究者参考。

本指导原则仅代表药品监管部门当前的观点和认识，不具有强制性的法律约束力。随着科学研究的进展，本指导原则中的相关内容将不断完善与更新。应用本指导原则时，还请同时参考药物临床试验质量管理规范（GCP）、国际人用药品注册技术协调会（ICH）和其他国内外已发布的相关指导原则。

二、利拉鲁肽生物类似药临床研发要求

原则上，利拉鲁肽生物类似药应以在我国上市的上市许可持有人为丹麦诺和诺德公司的原研药（诺和力）为参照药，开展药代动力学比对试验和临床安全有效性比对试验。

药代动力学比对试验需要在健康受试者中，完成与原研药比对的一项单次给药生物等效性研究，验证候选药与原研药 PK 特征的相似性。临床比对研究需选择成人 2 型糖尿病患者人群，与原研药进行一项比较的临床等效性研究，以支持按生物类似药注册上市。

三、利拉鲁肽生物类似药临床试验设计要点

生物类似药临床试验应进行科学合理的设计，证明候选药与参照药的相似性。

（一）健康受试者药代动力学比对试验

试验设计：推荐进行单次给药 PK 比对研究比较药物暴露特征。如采用交叉设计应考虑免疫原性对结果的影响并制定合理的清洗期[5]。

研究人群：健康志愿者是较为理想的均质性受试人群，能更好的反映出候选药与原研药之间 PK 特征的一致性，但仍建议通过入选排除标准对可能影响药代动力学参数的因素进行控制，如年龄、体重/体重指数。

剂量及给药途径：原研药国内外批准的推荐剂量为起始剂量每天 0.6mg，至少 1 周后剂量应增加至 1.2mg，为了进一步改善降糖效果在至少一周后可将剂量增加至 1.8mg。从保护健康受试者及满足检测方法学最低定量下限的要求，建议选择相对敏感的低剂量 0.6mg 皮下注射，并尽量选择统一的注射部位。

终点指标与界值：生物类似药的 PK 比对试验通常采用等效性设计，采用 C_{max} 和 AUC_{0-t} 为主要终点指标，等效性判断界值为 90% 的置信区间 80%~125%[6]，其他重要的药代动力学参数如 $AUC_{0-\infty}$ 为次要终点。要求采样时间 t 大于 3~5 个半衰期，同时要求 $AUC_{0-t}/AUC_{0-\infty}$ 比值大于 80%，以确保采样充分，AUC_{0-t} 足够辨识两制剂的差异[5]。

样本量：试验前需充分估计所需的样本量，通常 α 取双侧 0.1（双单侧 0.05），检验效能为 80%。样本量估算时应充分考虑个体内变异，也可根据预试验结果进行相应调整。

（二）临床有效性比对试验

试验设计：临床有效性比对目的是证明类似药与原研药临床疗效相似，应遵循以原研药为对照，进行随机、平行对照、等效性设计。

研究人群：选择单用二甲双胍或者单用磺脲类药物治疗，以及二甲双胍联合磺酰脲类药物治疗后血糖仍控制不佳的患者作为研究人群，并在入选排除标准中对二甲双胍、磺脲类药物的既往用药剂量进行限定，一般推荐二甲双胍剂量在每日为 1500~2000mg、磺脲类药物如格列美脲每日 4mg 或由医生判断达到最大耐受剂量。

给药方案/剂量：建议按原研药批准的剂量和方法给药，明确剂量滴定的时间，如起始剂量每天 0.6mg，1~2 周后剂量递增至 1.2mg、1.8mg（除非不耐受）。治疗期间相应伴随治疗应保持稳定剂量。

评价指标：临床有效性比对试验建议稳定剂量治疗至少 24 周 HbA1c 较基线的变化为主要终点指标，次要指标建议包括 12 周 HbA1c 和体重的变化。建议 HbA1c

采用中心实验室检测。

等效性界值：目前国内外公认的 HbAlc 非劣效界值为 0.3% 或 0.4%[7-9]。等效性试验的假设需要在两个方向进行两次单侧检验，因此等效性界值可设定为 95% 置信区间 ±0.4%。

（三）其他需要重点关注的问题

1. 安全性和免疫原性研究

在药代和有效性比对试验研究中均应考察不良反应发生的类型、严重性和频率等进行比较，尤其是特定的重点关注的不良反应。

利拉鲁肽皮下注射后可能会产生抗药抗体，因此应在临床比对研究中检测抗药抗体（ADA）和中和抗体（Nab），通过抗药抗体/中和抗体阳性率、抗体滴度、抗体出现时间等进行评价。建议对所有受试者的样本检测，采样点应至少包括首次给药前、半程治疗及末次给药后。

2．患者药代动力学研究

在进行临床比对试验时应同步开展患者多次给药后药代动力学特征分析，采样点设置以能够较清晰地反映两者整体特征为原则，进一步评估生物类似药与原研药的相似性。考虑到皮下注射给药的吸收过程，推荐在药物达到稳态时采样，通过描述性统计比较关键参数如 $AUC_{0-\tau}$、$C_{ss, min}$ 的相似性。

四、小结

利拉鲁肽生物类似药的研发应遵循生物类似药指导原则的一般要求，目前认为临床相似性评价应至少包括一项药代动力学比对试验和一项临床比对试验。本文对研究设计的要点进行了阐述，代表了当前审评的认识，诚挚期盼业界提出宝贵意见和建议，以便后续完善。

参考文献

1. U.S. Food and Drug Administration. VICTOZA Label［EB/OL］. https：//www.accessdata.fda.gov/drugsatfda_docs/label/2010/022341lbl.pdf. 2010-01-25.

2. European Medicines Agency. VICTOZA EPAR summary for the public［EB/OL］. https：//www.ema.europa.eu/en/documents/overview/victoza-epar-summary-public_en.pdf. 2009-07-08.

3. 国家食品药品监督管理总局 . 利拉鲁肽注射液说明书 . 2011-03-04.

4. 国家食品药品监督管理总局 . 生物类似药研发与评价技术指导原则（试行）

［EB/OL］. http：//www.nmpa.gov.cn/WS04/CL2138/300003.html. 2015−02−28.

5. 国家食品药品监督管理总局. 以药动学参数为终点评价指标的化学药物仿制药人体生物等效性研究技术指导原则［EB/OL］. http：//www.cfda.gov.cn/WS01/CL0087/147583.html. 2016−03−18.

6. 国家药品监督管理局. 生物等效性研究统计学指导原则［EB/OL］. http：//www.nmpa.gov.cn/WS04/CL2093/331454.html. 2018−10−17.

7. 国家食品药品监督管理总局. 治疗糖尿病药物及生物制品临床试验指导原则［EB/OL］. http：//samr.cfda.gov.cn/WS01/CL1616/90959.html. 2012−05−15.

8. U.S. Food and Drug Administration. Diabetes Mellitus：Developing Drugs and Therapeutic Biologics for Treatment and Prevention（Draft Guidance）［EB/OL］. https：//www.fda.gov/media/71289/download. 2008−03−03.

9. European Medicines Agency. Guideline on clinical investigation of medicinal products in the treatment or prevention of diabetes mellitus［EB/OL］. https：//www.ema.europa.eu/en/documents/scientific−guideline/guideline−clinical−investigation−medicinal−products−treatment−prevention−diabetes−mellitus−revision_en.pdf. 2012−05−14.

利妥昔单抗注射液生物类似药临床试验指导原则

一、概述

利妥昔单抗（Rituximab）是一种采用基因工程技术合成的人鼠嵌合单克隆抗体，由人源 IgG1 kappa 恒定区和鼠源 CD20 抗体可变区组成，可在中国仓鼠卵巢（CHO）细胞中表达。利妥昔单抗能特异性结合 B 细胞表面跨膜蛋白 CD20，通过抗体依赖细胞介导的细胞毒作用（ADCC）和补体依赖的细胞毒作用（CDC）两种途径杀伤 CD20 阳性的 B 淋巴细胞。

利妥昔单抗由 Roche Pharma（Schweiz）Ltd. 公司原研，1997 年获得美国 FDA 批准上市，通用名为利妥昔单抗（Rituximab），商品名为 RITUXAN，之后该药物在欧洲（商品名 MabThera）和日本等地相继上市，适应症为：（1）非霍奇金淋巴瘤（NHL）；（2）慢性淋巴细胞白血病（CLL）；（3）类风湿关节炎（RA）；（4）肉芽肿性多血管炎（韦格纳肉芽肿）和显微镜下多血管炎；（5）中度至重度寻常性天疱疮。

2000 年利妥昔单抗在中国上市，商品名为美罗华，批准的适应症[1]：（1）非霍奇金淋巴瘤：先前未经治疗的 CD20 阳性Ⅲ~Ⅳ期滤泡性非霍奇金淋巴瘤患者，应与化疗联合使用；初治滤泡性淋巴瘤患者经美罗华联合化疗后达完全或部分缓解后的单药维持治疗；复发或化疗耐药的滤泡性淋巴瘤；CD20 阳性弥漫大 B 细胞性非霍奇金淋巴瘤（DLBCL）应与标准 CHOP 化疗（环磷酰胺、阿霉素、长春新碱、泼尼松）8 个周期联合治疗。（2）慢性淋巴细胞白血病：与氟达拉滨和环磷酰胺（FC）联合治疗先前未经治疗或复发性 / 难治性慢性淋巴细胞白血病（CLL）患者。

利妥昔单抗注射液参照药中国专利已于 2013 年到期，多家国内外制药企业加入其生物类似药的研发。国家药品监督管理局（NMPA）于 2019 年 2 月批准上市的上海复宏汉霖生物制药有限公司的利妥昔单抗注射液（汉利康），为国内首个获批的利妥昔单抗生物类似药。

为进一步明确技术审评标准，提高企业研发效率，本文在原国家食品药品监督管理总局已发布的《生物类似药研发与评价技术指导原则（试行）》基础上（以下简称"指导原则"）[2]，结合利妥昔单抗的特点，重点探讨当前普遍关注的临床研究策略和临床试验设计问题，以期为国内利妥昔单抗生物类似药的临床研发提供参考。

本指导原则仅代表药品监管部门当前的观点和认知。随着科学研究的进展，本指导原则中的相关内容将不断完善与更新。应用本指导原则时，请同时参考药物临床试验质量管理规范（GCP）、国际人用药品注册技术协调会（ICH）和其他国内外已发布的相关指导原则。

二、利妥昔单抗生物类似药临床研究设计要点

临床比对研究通常从药代动力学和／或药效学比对试验研究开始，根据其相似性评价结果再考虑后续开展临床有效性比对试验。研究设计应当以证明候选药与参照药的相似性为目的，进行科学合理的研究设计。当前利妥昔单抗生物类似药的临床研发多为一项药代动力学比对研究和一项临床安全有效性比对研究。临床试验过程中参照药应符合《关于生物类似药临床研究用原研参照药进口有关事宜的公告》（2019 年　第 44 号）[3]。

1. 药代动力学比对研究

试验设计：建议采用单次给药的随机、两制剂、平行试验设计。

建议在完成单次给药 PK 比对研究判定相似性后，在开展临床有效性比对研究期间，同时考察两制剂多次给药的 PK 特征。

研究人群：考虑到利妥昔单抗会降低 B 淋巴细胞而对健康人免疫功能造成影响，因此通常选择 CD20 阳性 B 细胞淋巴瘤，并经标准治疗后按照非霍奇金淋巴瘤国际工作组标准评估达到 CR/CRu 的患者开展 PK 比对研究。

剂量及给药途径：原则上，应选择能检测出候选药与参照药 PK 差异的最敏感剂量开展研究。当前在研的产品中单次给药 PK 比对研究中最常选取的给药剂量为 $375mg/m^2$，为多个适应症推荐的利妥昔单抗单次给药剂量（表 1）。给药途径选择静脉给药。静脉给药时应注意控制输注速度；保持尽可能一致的输注速度或输注时间，将有利于敏感评价候选药与参照药的 PK 特征。

采样点设计：PK 采样点设计以能够准确反映候选药和参照药整体 PK 特征为原则。建议采集到给药后足够长时间的样品，应包括末端消除相。通常 AUC_{0-t}/$AUC_{0-\infty}$ 比值 ≥ 80% 是可以接受的，如果 AUC_{0-t}/$AUC_{0-\infty}$ 比值 ≤ 80% 的受试者比例 > 20%，则需充分评估试验结论的可靠性。

终点指标与界值：建议提供全面的 PK 参数，包括但不限于 AUC_{0-t}、$AUC_{0-\infty}$、AUC_{0-t}/$AUC_{0-\infty}$ 比值、C_{max}、t_{max}、表观分布容积、清除率和消除半衰期等。PK 比对研究主要终点指标的选择是等效性评价的关键要素。建议 $AUC_{0-\infty}$ 作为主要终点指标[4-6]，等效性界值预设为 80%~125%。C_{max}、t_{max}、表观分布容积、清除率和消除半衰期作为次要终点指标进行比较分析，以率比及置信区间或假设检验结果的方式描述比较结果。

样本量：样本量根据设定的等效性界值（80%~125%）、置信区间（90%）和把握度（通常 80% 以上）等参数计算，同时应结合参照药既往信息考虑药代动力学参数变异情况综合考虑。

2. 临床有效性比对研究

试验设计：临床有效性比对研究的目的是证明与参照药临床疗效的相似性，因

此，应选择最易检测出药物相关差异的最敏感患者人群和临床终点，同时控制与患者和疾病相关的因素至最小化。研究应以参照药为对照，进行随机、双盲、平行对照设计，推荐采用等效性设计。

研究人群：应基于参照药已获得临床试验数据和获批适应症选择最敏感的均质患者人群（疾病严重程度和既往治疗线数不同的患者，预期对研究药物产生的应答也不同，会增加研究的变异度）。

利妥昔单抗非霍奇金淋巴瘤适应症在中国获批时间较早。中国非霍奇金淋巴瘤中，以弥漫性大 B 细胞淋巴瘤（DLBCL）最为高发，因此，推荐 DLBCL 初治患者作为研究人群，这也是目前国内在研产品常选择的研究人群。如选择与其他化疗药物联合方案，应提供足够可靠的随机对照研究的数据支持，否则不利于等效界值的设置和评价。

给药方案 / 剂量：参照药在不同适应症中，给药剂量和给药频率均有所不同。临床有效性比对研究中尽可能选择与参照药在国内获批一致的给药剂量。对于弥漫性大 B 细胞淋巴瘤（DLBCL）初治患者，应与 CHOP 化疗联合使用。推荐剂量为 375mg/m^2 BSA，每个化疗周期的第一天使用。

研究终点：主要研究终点的选择应基于能敏感甄别出候选药与参照药的临床疗效差异，而肿瘤新药临床研究中常用的疗效终点 PFS、OS 并不是最敏感的指标。

利妥昔单抗与 CHOP 化疗联合用于 DLBCL 初治患者时，每 3 周为一个治疗周期，共治疗 6 个周期，因此常选择 18 周（6 个周期）的 ORR 作为等效性评价的主要疗效终点。建议同时提供 PFS、缓解持续时间（DOR）、OS 等次要终点指标作为支持。

界值选择与样本量计算：目前国际上学术界计算设定界值时，对使用候选药组与参照药组研究终点的差值（Risk Difference，RD）或者比值（Risk Ratio，RR）仍存在争议。目前推荐利用 RD 计算设定利妥昔单抗临床有效性比对研究的等效性界值。

等效界值可基于参照药治疗效应的置信区间下限估算得到，参照药治疗效应则是参照药组与对照组的疗效比值 / 差值。

根据国内外临床研究，在 DLBCL 受试者中 R-CHOP 的总缓解率 ORR 优于 CHOP，绝对差值为 18%~36%，考虑参照药治疗效应 95% 置信区间下限的一半，作为等效界值的确定原则，并参考国内首个获批利妥昔单抗生物类似药的 III 期比对研究设计，建议 ORR 的等效性界值按 RD 的 95% 置信区间设定为 ±12%。把握度一般设置在 80% 以上，双单侧显著性水平 $\alpha=0.025$，基于上述参数合理估算样本量。如按全球开发策略，则需要考虑满足不同监管部门的要求。

3. 安全性和免疫原性研究

免疫原性研究是生物大分子药物特有且重要的研究项目，应贯穿在整个研发过程中。免疫原性主要通过检测抗药抗体（ADA）和中和抗体（Nab）的发生率来评价。

免疫原性试验结果与检测方法的敏感性，特异性及药物耐受性高度相关，并且可能受以下因素的影响：血样的处理、取样的时间、合并用药以及合并的疾病等。通常，临床免疫原性考察研究（包括 ADA 和 Nab）与临床有效性比对研究在同一项临床试验中进行。推荐所有受试者均应进行免疫原性的考察，以证实候选药在抗体阳性率、抗体滴度、抗体出现时间和中和抗体发生率等方面不高于参照药。建议对出现异常情况的患者根据需要适时增加检测点，必要时应考察 ADA 滴度和中和活性等。所涉及的研究应证明生物类似药与参照药在免疫原性方面应不具有临床意义的差别。

安全性考察在药代和有效性比对试验研究中均应进行考察，对不良反应发生的类型、严重程度和频率等进行比较，尤其是特定的重点关注的不良反应。

三、小结

利妥昔单抗生物类似药临床相似性研究应遵循生物类似药临床相似性评价的一般原则，即应当在有合理科学依据的前提下尽可能的简化，以能证实候选药与参照药相似性为目标，同时兼顾该品种的特性，进行有针对性的临床比对研究设计。鼓励研发企业与管理部门进行沟通，探索更加简便高效的研究设计方法。

参考文献

1. 国家药品监督管理局 . 利妥昔单抗注射液说明书 .2019.

2. 国家药品监督管理局 . 生物类似药研发与评价技术指导原则（试行）.http：//www.nmpa.gov.cn/WS04/CL2138/300003.html.

3. 国家药品监督管理局 . 北京：国家药品监督管理局 . 关于生物类似药临床研究用原研参照药进口有关事宜的公告（2019 年第 44 号）.http：//www.nmpa.gov.cn/WS04/CL2138/338047.html.2019-05-28.

4.European Medicines Agency. Guideline on similar biological medicinal products containing monoclonal antibodies – non-clinical and clinical issues. https：//www.ema.europa.eu/en/documents/scientific-guideline/guideline-similar-biological-medicinal-products-containing-biotechnology-derived-proteins-active_en-2.pdf.

5. 国家药品监督管理局 . 以药动学参数为终点评价指标的化学药物仿制药人体生物等效性研究技术指导原则 . 北京：国家药品监督管理局 . http：//www.nmpa.gov.cn/WS04/CL2042.

6.U.S. Food and Drug Administration. Guidance for Industry：Clinical Pharmacology Data to Support a Demonstration of Biosimilarity to a Reference Product. https：//www.fda.gov/downloads/drugs/guidancecomplianceregulatoryinformation/guidances/ucm397017.pdf.

附件 1

表 1 利妥昔单抗注射液在美国、欧盟和国内批准的适应症

	适应症	利妥昔单抗剂量
在美国 FDA（商品名 RITUXAN）及欧盟（商品名 Mab Thera）批准情况	非霍奇金淋巴瘤 ·复发性或难治性、低级别或滤泡性、CD20 阳性的 B 细胞性 NHL，单药治疗 ·滤泡性 CD20 阳性 B 细胞性 NHL 初治患者，与一线化疗联合使用以及在 RITUXAN 联合化疗后达完全或部分缓解的患者中单药维持治疗 ·非进展性（包括疾病稳定），低级别，CD20 阳性 B 细胞性 NHL 患者，一线环磷酰胺，长春新碱和泼尼松（CVP）化疗后的单药治疗 ·初治的 CD20 阳性弥漫大 B 细胞淋巴瘤患者，与环磷酰胺、多柔比星、长春新碱和泼尼松（CHOP）或其他蒽环类药物为基础的化疗方案联合使用	375 mg/m² 静脉输注： ·每周一次，4 或 8 次剂量。用于再治疗时，每周一次，4 次剂量 ·化疗各疗程第 1 天给药，8 次剂量。对于达到完全或部分缓解的患者，RITUXAN 联合化疗后 8 周开始 RITUXAN 维持治疗，RITUXAN 单药，每 8 周一次，12 次剂量 ·完成 6～8 个疗程 CVP 化疗后，每间隔 6 个月给予 4 次剂量，每周一次，最多 16 次剂量 ·化疗各疗程第 1 天给药，输注 8 次
	慢性淋巴细胞白血病 与氟达拉滨和环磷酰胺（FC）联合治疗 CD20 阳性慢性淋巴细胞白血病的初治和经治成人患者	第一周期：375mg/m² 第二到第六周期： 500mg/m²
	类风湿关节炎 与甲氨蝶呤联合治疗对一种或多种 TNF 拮抗剂治疗反应不充分的中至重度活动性类风湿关节炎成人患者	分两次静脉输注，每次 1000mg，间隔 2 周 后续疗程每 24 周给药一次或根据临床疾病评价决定，但每次给药间隔不得少于 16 周
	肉芽肿性多血管炎（韦格纳肉芽肿）和显微镜下多血管炎 与糖皮质激素联合治疗成人肉芽肿性多血管炎（韦格纳肉芽肿）和显微镜下多血管炎（MPA）患者	375mg/m² 静脉输注，每周一次，持续 4 周 对通过达到疾病控制的患者可进行 2 次 500mg 静脉输注，间隔 2 周，然后每隔 6 个月一次 500mg 静脉输注 如果使用 RITUXAN 对活动性疾病进行诱导治疗，应在最后一次 RITUXAN 诱导输注后 24 周内或根据临床评估进行 RITUXAN 的后续治疗，但不早于最后一次 RITUXAN 诱导输注后 16 周
	治疗中至重度成人寻常型天疱疮患者	分两次静脉输注，每次 1000mg，间隔 2 周，与逐渐减量的糖皮质激素联合 维持治疗：RITUXAN 500mg 静脉输注，在第 12 个月进行输注，后续每 6 个月一次或基于临床评价决定 复发治疗：1000mg 静脉输注，并根据临床评价考虑重新给予糖皮质激素或增加糖皮质激素的剂量 后续输注一般不早于患者前次输注后 16 周

续表

	适应症	利妥昔单抗剂量
在中国（商品名美罗华）批准情况	非霍奇金淋巴瘤 • 先前未经治疗的 CD20 阳性 III ～ IV 期滤泡性非霍奇金淋巴瘤患者，应与化疗联合使用 • 初治滤泡性淋巴瘤患者经美罗华联合化疗后达完全或部分缓解后的单药维持治疗 • 复发或化疗耐药的滤泡性淋巴瘤	• 滤泡性淋巴瘤： 初始治疗： 作为成年患者的单一治疗药，推荐剂量为 375mg/m² BSA（体表面积），静脉给入，每周一次，22 天的疗程内共给药 4 次 本品联合化疗用于初治滤泡性淋巴瘤患者的推荐剂量为：每次 375 mg/m² BSA，使用 8 个疗程 每次先静脉输注方案中的糖皮质激素，然后在每疗程的第 1 天给药 维持治疗： 初治患者经美罗华联合化疗达完全或部分缓解后，可接受美罗华静脉输注单药维持治疗，推荐剂量为 375mg/m² BSA，每 8 周治疗一次，共输注 12 次 复发后的再治疗： 首次治疗后复发的患者，再治疗的剂量是 375 mg/m² BSA，静脉滴注 4 周，每周一次
	• CD20 阳性弥漫大 B 细胞性非霍奇金淋巴瘤（DLBCL）应与标准 CHOP 化疗（环磷酰胺、阿霉素、长春新碱、强的松）8 个周期联合治疗	• CD20 阳性弥漫大 B 细胞性非霍奇金淋巴瘤与 CHOP 化疗联合使用。推荐剂量为 375mg/m² BSA，每个化疗周期的第一天使用
	慢性淋巴细胞白血病 与氟达拉滨和环磷酰胺（FC）联合治疗先前未经治疗或复发性/难治性慢性淋巴细胞白血病（CLL）患者	第一周期：375mg/m² 第二到第六周期：500mg/m²

附件 3

《利妥昔单抗注射液生物类似药临床试验指导原则（征求意见稿）》征求意见及采纳情况

征求意见稿于 2020 年 3 月 17 日至 2020 年 4 月 17 日期间在药审中心网站公开征求意见，共收到学术界和工业界反馈意见建议 18 条，汇总以上反馈意见并经药审中心临床审评部门再次讨论与审核后形成定稿。反馈意见采纳情况如下：

序号	企业	正文标题	正文修订的内容（原文）	企业修订建议	是否采纳及理由
1	罗氏（中国）投资有限公司；信达生物制药	概述	"……适应症为：（1）非霍奇金淋巴瘤（NHL）；（2）慢性淋巴细胞白血病（CLL）；（3）类风湿关节炎（RA）"	建议增加 "（4）肉芽肿性多血管炎（韦格纳肉芽肿）和显微镜下多血管炎；（5）中至重度成人寻常型天疱疮患者"	采纳。已根据申请人意见予以修订
2	南京优科制药有限公司	药代动力学比对研究	"试验设计：利妥昔单抗在每周一次的给药方案下，单剂或多剂美罗华、单药或与 CHOP 联合治疗的 NHL 患者的群体药代动力学分析结果显示，其中位终末消除半衰期估计值为 22 天。"	建议将 "每周一次的给药方案" 删除	采纳。利妥昔单抗在部分适应症中采用每 8 周 1 次，原文表述不准确，已根据申请人意见修订
3	信达生物制药	药代动力学比对研究	试验设计部分	建议将群体药代动力学设计的要求在法规中进行明确	未采纳。考虑到药代动力学参数的个体差异，如采用群体药代动力学评价等效性样本量巨大，因此不进行群体药代动力学研究

续表

序号	企业	正文标题	正文修订的内容（原文）	企业修订建议	是否采纳及理由
4	罗氏（中国）投资有限公司	药代动力学比对研究	试验设计部分	在完成单次、多次给药 PK 相似性研究后增加原研药和生物类似药交叉给药的 PK 研究	未采纳 利妥昔单抗半衰期时间较长，交叉前给药对交叉将对交叉后给药 PK 产生影响，影响对等效性的分析
5	信达生物制药	药代动力学比对研究	研究人群："健康志愿者是较为理想的均质性受试人群，能更好的反映出候选药与原研药之间的 PK 差异。"	建议删除"健康志愿者是较为理想的均质性受试人群，能更好的反映出候选药与原研药之间的 PK 差异。"	采纳 原文可能产生以健康人开展药代动力学比对研究的误导，根据建议予以删除
6	信达生物制药	药代动力学比对研究	研究人群："通常选择 CD20 阳性 B 细胞淋巴瘤治疗经标准治疗组非霍奇金淋巴瘤国际工作组标准评估达到 CR/Cru 的患者开展 PK 比对研究。"	建议修订为"因此通常选择 CD20 阳性 B 细胞淋巴瘤并经标准治疗按照非霍奇金淋巴瘤国际标准评估达到 Cheson2007 或 Lugano2014 标准进行评价标准达到 CR 的患者开展 PK 比对研究。"	未采纳 考虑到评估标准的变迁，认为不必修订为固定的评价标准
7	复宏汉霖生物制药有限公司	药代动力学比对研究	参照药来源	建议参照 44 号文描述	采纳 已在指导原则中予以修订
8	罗氏（中国）投资有限公司；齐鲁制药有限公司	有效性比对研究	界值选择与样本量计算："一般情况下 RD 与 RR 在大部分情况下是相当的，但后者更易受研究终点自身变异的影响，而前者更直接，推荐利用 RD 计算设定利妥昔单抗临床有效性比对研究的等效性界值。"	删除："RD 更易受研究终点自身变异性的影响"；或参考"参考《注射用曲妥珠单抗生物类似药临床研究设计及审评考虑要点》中的描述"	采纳 在指导原则中予以删除相关描述
9	罗氏（中国）投资有限公司	有效性比对研究	界值选择与样本量计算	把等效性界值设定为 ±12%，即认为两者等效是不够的。建议可重点参考 MINT 研究，并基于其差率的区间下限计算合理的界值。参照 MINT 研究 RD 的 70% CI 下限的 50%，约可以得出参考界值（-0.07, 0.07），约 ±7%。结合国内临床研究的相关数据（因为国内没有置信区间所以仅供参考），最多可以将 Biosimilarity 界值拓宽到（-0.08, 0.08）±8%	未采纳 等效界值 ±12% 是通过对多项研究汇总，并进行 meta 分析，经专家咨询会讨论和向业界广泛征求意见的基础上确定；此外，根据该等效性界值标准已有生物类似药批准上市，考虑到等效标准公平性原则，应保持此标准

续表

序号	企业	正文标题	正文修订的内容（原文）	企业修订建议	是否采纳及理由
10	齐鲁制药有限公司	有效性比对研究	界值选择与样本量计算	提供界值选择的参考文献及 CHOP 治疗效应的点估计值及 95% 可信区间	采纳 在指导原则中就界值选择的原因进行了解释
11	信达生物制药	有效性比对研究	界值选择与样本量计算："把握度一般设置在 80% 以上，基于上述参数合理估算样本量。"	样本量计算部分，增加"双侧显著性水平 α=0.05"的描述	采纳 在指导原则中予以补充
12	罗氏（中国）投资有限公司	安全性和免疫原性研究	安全性和免疫原性研究	对于免疫原性研究，建议增加评估其对临床安全性和有效性数据的潜在影响相关内容	未采纳 在有效性比对研究中，通过 ORR 和 PFS 等指标已对有效性进行了充分评价，因此不再进行强调
13	罗氏（中国）投资有限公司；复宏汉霖生物制药有限公司	安全性和免疫原性研究	安全性和免疫原性研究	对于免疫原性研究，建议明确需要观察并积累时间足够长时间的数据以充分评估免疫原性比对研究应至少观察并获得一年左右的数据	未采纳 利妥昔单抗在 NHL 患者中免疫原性不强。根据原研产品说明书所示，用 ELISA 检查，356 位接受美罗华单独治疗的低分期或者滤泡性 NHL 患者，仅 4 位（1.1%）检测到抗利妥昔单抗抗体。临床试验中亦观察到抗药大多在用药期间出现，因此在临床试验中用药期间进行比较，已可满足对免疫原性的评价
14	罗氏（中国）投资有限公司	安全性和免疫原性研究	安全性和免疫原性研究	对于安全性考察，建议增加提供足够长观察周期的安全性信息，以充分暴露潜在的风险。同时保证足够的暴露度。对于罕见不良反应，如对于多处白质脑病等不易在临床研究中阶段监测到的，建议在上市后使用中持续监测或开展上市后研究等相关内容	采纳 考虑到上市后安全性监测是对所有生物类似药的一般要求，因此不在个药的指导原则中特别强调

续表

序号	企业	正文标题	正文修订的内容（原文）	企业修订建议	是否采纳及理由
15	军事医学研究院毒物药物研究所	安全性和免疫原性研究	安全性和免疫原性研究	在抗药抗体检测方面（阳性及滴度）：由于缺乏实验室标准品，而使用阳性对照作为替代标准品，会使得在不同生物学分析实验室及滴度上存在很大差异。因此建议在指导原则中强调应充分评估在报告阳性的对照药的可行性，包括来源、免疫种属、浓度滴度等	采纳 免疫原性是生物类似药评价的重要指标，后续将起草发布针对生物类似药临床试验免疫原性检测的指导原则
16	军事医学研究院毒物药物研究所	安全性和免疫原性研究	安全性和免疫原性研究	在中和抗体检测方面：由于中和抗体的出现对生物药风险评估具有极大的提示作用，因此建议在中和抗体检测尤其是检测平台的选择方面，更能反映体内情况。建议指导原则明确推荐细胞法检测中和抗体。如果用非细胞法，应说明原因。参考 FDA 2019 年 *Immunogenicity Testing of Therapeutic Protein Product—Developing and Validating Assays for Anti-Drug AntibodyDetection* 推荐细胞检测中和抗体，如配体结合法	采纳 免疫原性是生物类似药评价的重要指标，后续将起草发布针对生物类似药临床试验免疫原性检测的指导原则
17	军事医学研究院毒物药物研究所	安全性和免疫原性研究	安全性和免疫原性研究	建议尽早出台生物药及生物类似药临床试验免疫原性检测指导原则。	采纳 免疫原性是生物类似药评价的重要指标，后续将起草发布针对生物类似药临床试验免疫原性检测的指导原则
18	信达生物制药	安全性和免疫原性研究	安全性考察在药代和有效性比对试验研究中均应进行考察，对不良反应的类型、发生率、严重性等进行比较，尤其是特定的重点关注的不良反应	建议修订为：安全性考察在药代有效性比对试验研究中均应进行考察，对不良事件和严重不良事件的类型、发生率、严重程度、与试验药物的相关性等进行比较，尤其是特别关注的不良事件	未采纳 生物类似药关注的是与药物相关的比较；不良反应即常在对不良事件与药物间相关性进行充分分析和判断的基础上，所形成的安全性评价，因此保留原有描述；同时与其他生物类似药指导原则中的叙述保持一致

注射用曲妥珠单抗生物类似药
临床试验指导原则

一、概述

曲妥珠单抗（Trastuzumab）是由 Roche Pharma（Schweiz）Ltd. 研发的一种重组 DNA 人源化单克隆抗体，含人 IgG1 亚型框架，互补决定区源自鼠抗 p185 HER2 抗体，能够特异性地作用于人表皮生长因子受体 –2（human epidermal growth factor receptor–2，HER2）的细胞外部位第Ⅳ亚区，竞争性阻断人体表皮生长因子与 HER2 的结合，从而抑制肿瘤细胞的生长。

原研注射用曲妥珠单抗（Herceptin，赫赛汀）最早于 1998 年 9 月 25 日获得美国 FDA 批准上市，2002 年进口中国，目前获批的适应症为：（1）转移性乳腺癌：本品适用于 HER2 阳性的转移性乳腺癌：作为单一药物治疗已接受过 1 个或多个化疗方案的转移性乳腺癌；与紫杉醇或者多西他赛联合，用于未接受化疗的转移性乳腺癌患者。（2）早期乳腺癌：本品适用于 HER2 阳性的早期乳腺癌：接受了手术、含蒽环类抗生素辅助化疗和放疗（如果适用）后的单药辅助治疗。多柔比星和环磷酰胺化疗后序贯本品与紫杉醇或多西他赛的联合辅助治疗。与多西他赛和卡铂联合的辅助治疗。与化疗联合新辅助治疗，继以辅助治疗，用于局部晚期（包括炎性）或者肿瘤直径 >2cm 的乳腺癌。（3）转移性胃癌：本品联合卡培他滨或 5– 氟尿嘧啶和顺铂适用于既往未接受过针对转移性疾病治疗的 HER2 阳性的转移性胃腺癌或胃食管交界腺癌患者[1]。

曲妥珠单抗在欧盟和美国的专利已到期，其生物类似药的研发成为热点，目前 FDA 和欧盟已批准多个曲妥珠单抗生物类似药上市。本指导原则在国家药品监督管理局（NMPA）已发布的《生物类似药研发与评价技术指导原则（试行）》[2]基础上，结合该品种的特点，对曲妥珠单抗生物类似药的临床试验策略和方案设计要点进行探讨，以期为研发相关人员提供参考。

本指导原则仅代表药品监管部门当前的观点和认知。随着科学研究的进展，本指导原则中的相关内容将不断完善与更新。应用本指导原则时，请同时参考药物临床试验质量管理规范（GCP）、国际人用药品注册技术协调会（ICH）和其他国内外已发布的相关指导原则。

二、曲妥珠单抗生物类似药临床试验路径

生物类似药研发总体思路是以比对试验证明其与参照药的相似性为基础，支持

其安全、有效和质量可控。采用逐步递进的顺序，分阶段开展药学、非临床、临床比对试验。根据前期比对试验结果设计后续比对试验研究。

基于前期药学和药理毒理比对试验结果，开展曲妥珠单抗生物类似药的临床研发，药学和药理毒理试验证明候选药与赫赛汀相似，申请人继续按照生物类似药的路径开展药代动力学比对试验和临床安全有效性比对试验。鉴于赫赛汀在国内获批多个适应症，临床安全有效性比对试验可能会出现以下选择：

1. 选择国内批准适应症："未接受过化疗的 HER2 阳性转移性乳腺癌（metastatic breast cancer，MBC）"为研究人群，开展与赫赛汀"头对头"比较的等效性研究，主要终点选择敏感的疗效指标客观缓解率（objective response rate，ORR）作为替代终点。

2. 选择国内批准适应症："HER2 阳性早期乳腺癌（early breast cancer，EBC）术前新辅助治疗"，开展与赫赛汀"头对头"比较的等效性研究，主要终点选择敏感的疗效指标病理完全缓解率（complete remission of pathology，pCR）作为替代终点。

3. 选择国内批准适应症："未接受过化疗的 HER2 阳性转移性胃腺癌或胃食管交界腺癌"为研究人群，开展与赫赛汀"头对头"比较的等效性研究，主要终点选择敏感的疗效指标 ORR 作为替代终点。对该策略的可行性讨论见后述。

按以上路径完成单个适应症的研究，可用于支持该适应症及外推其它适应症的注册申请。

对于国外已上市的赫赛汀生物类似药，如申请在国内上市，可开展一项桥接性的临床有效性比对研究。

三、曲妥珠单抗生物类似药临床试验设计要点

临床比对研究通常从药代动力学（pharmacokinetics，PK）和/或药效学比对试验研究开始，根据其相似性评价结果再考虑后续开展临床有效性比对试验。研究设计应当以证明候选药与参照药的相似性为目的，进行科学合理的研究设计。当前曲妥珠单抗生物类似药的临床研发多为一项药代动力学比对研究和一项临床安全有效性比对研究。临床试验用参照药应符合《关于生物类似药临床研究用原研参照药进口有关事宜的公告》（2019 年　第 44 号）[3]。

（一）药代动力学比对研究

试验设计：曲妥珠单抗半衰期较长[1]，具有免疫原性，建议采用单次给药的随机、双盲、平行对照的试验设计。建议在完成单次给药 PK 比对研究判定相似性后，在开展临床有效性比对研究期间，同时考察两制剂多次给药的 PK 特征。

研究人群：健康受试者是评价候选药与参照药药代动力学差异的敏感人群。曲妥珠单抗单次给药 PK 比对研究仅选择健康男性受试者是可行的，应保障受试者

安全。

剂量及给药途径：原则上，不要求对每种治疗剂量均进行 PK 比对研究，应选择能检测出候选药与参照药的 PK 差异的最敏感剂量开展研究。当前已批准上市产品中，单次给药 PK 比对研究最常选取的给药剂量为 6mg/kg。给药途径选择静脉给药，输注时间维持至少 90 分钟。静脉给药时应注意控制输注速度，保持尽可能一致的输注速度或输注时间，将有利于敏感评价候选药与参照药的 PK 差异。

采样点设计：PK 采样点设计以能够准确反映试验药和参照药整体 PK 特征为原则。建议采集到给药后足够长时间的样品，应包括末端消除相。通常 AUC_{0-t}/$AUC_{0-\infty}$ 比值 ≥ 80% 是可以接受的，如果 AUC_{0-t}/$AUC_{0-\infty}$ 比值 ≤ 80% 的受试者比例 > 20%，则需充分评估试验结论的可靠性。

终点指标与界值：建议提供全面的 PK 参数，包括但不限于 AUC_{0-t}、$AUC_{0-\infty}$、AUC_{0-t}/$AUC_{0-\infty}$ 比值、C_{max}、t_{max}、表观分布容积、清除率和消除半衰期等。PK 比对研究主要终点指标的选择是等效性评价的关键要素。建议 $AUC_{0-\infty}$ 作为主要终点指标[4-6]，等效性界值预设为 80%~125%。C_{max}、t_{max}、表观分布容积、清除率和消除半衰期作为次要终点指标进行比较分析，如以率比及置信区间或假设检验结果的方式描述比较结果。

样本量：样本量根据设定的等效性界值（80%~125%）、置信区间（90%）和把握度（通常 80% 以上）等参数计算，同时应结合参照药既往信息考虑药代动力学参数变异情况综合考虑。

（二）临床有效性比对研究

试验设计：临床有效性比对研究的目的是证明与赫赛汀临床疗效的相似，因此，应选择最易检测出药物相关差异的最敏感患者人群和临床终点，同时控制与患者和疾病相关的因素至最小化。研究应遵循以参照药为对照，进行随机、双盲、平行对照等效性设计。

研究人群：应基于赫赛汀已获得临床试验数据和获批适应症选择最敏感的均质患者人群（疾病严重程度和既往治疗线数不同的患者，预期对研究药物产生的应答也不同，增加研究的变异度）。

赫赛汀用于 HER2 阳性 EBC 新辅助治疗的适应症于 2019 年 1 月获批，该患者人群疾病背景较单纯，既往未接受过治疗，均质性更高，是开展临床有效性比对研究的敏感人群[6]，目前获批上市和在研的生物类似药最常选择该适应症开展临床有效性比对研究，可选择序贯或联合方案。

赫赛汀在转移性乳腺癌一线治疗中开展了多项大型的与紫杉类化疗联合的随机对照研究[7-10]，可参考的疗效数据相对较多，因此，HER2 阳性 MBC 一线治疗患者也是常选择的研究人群。如选择与其他化疗药物联合方案，应提供足够可靠的随

机对照研究的数据支持，否则不利于等效界值的设置和评价。二线及二线以上的
HER2 阳性 MBC 对曲妥珠单抗联合化疗或单药治疗的应答率相对较低，不是评价
临床有效性的敏感人群，且相关临床试验的疗效数据大多是针对二线及以上的总体
患者人群，并未区分具体各线的治疗应答情况。而鉴于不同线数患者的治疗应答不
同，不建议采用跨线选择患者人群的研究设计。

曲妥珠单抗用于 HER2 阳性乳腺癌的术后辅助治疗的疗效评价终点指标如无事
件生存期（event-free survival，EFS）或无病生存期（disease-free survival，DFS）
的观察时间都较长，且没有合适的替代终点指标，因此不推荐选作生物类似药临床
有效性比对研究的目标适应症。

曲妥珠单抗在国内也已获批联合化疗用于 HER2 阳性转移性胃腺癌或胃食管
交界腺癌患者的一线治疗。ToGA 研究的中国亚组分析结果显示，曲妥珠单抗联
合化疗（氟尿嘧啶和顺铂）与单用化疗治疗 HER2 阳性转移性胃癌的 ORR 分别为
36.1% 和 33.3%，无进展生存期（progression free survival，PFS）分别为 6.8 月和 5.5
月，至疾病进展时间（time to progression，TTP）分别为 7.2 月和 5.7 月[1]。与乳
腺癌相比，HER2 阳性转移性胃癌接受含曲妥珠单抗方案治疗的获益程度较小，不
易观察到差异，并非开展临床有效性比对研究的敏感人群。此外，胃癌的 HER2 阳
性率也较乳腺癌低，国内两项大型多中心研究数据显示，中国胃癌患者的 HER2 阳
性率为 12%~13%[11, 12]。近年来，尽管曲妥珠联合不同化疗方案一线治疗 HER2 阳
性晚期胃癌的临床试验层出不穷，也报道了较高的 ORR，但这些研究大多为单臂
探索性研究，很难作为等效界值的参考。综合上述因素考虑，选择胃癌作为研究人
群存在操作难度，需慎重考虑。

给药方案 / 剂量：赫赛汀在不同适应症不同的联合方案中可选择 3 周一次（初
始负荷剂量为 8mg/kg，随后 6mg/kg 每 3 周给药一次）和每周一次（初始负荷剂量
为 4mg/kg，随后 2mg/kg 每周给药一次）的给药方案，用于转移性胃癌则为 3 周一
次给药方案。临床有效性比对研究中应选择与参照药国内获批的给药剂量一致。

研究终点：主要研究终点的选择应基于能敏感甄别出候选药与参照药的临床疗
效差异，而肿瘤新药临床试验中常用的疗效终点 PFS、总生存期（overall survival，
OS）并不是最敏感的指标。EMA 推荐选择可直接反映药物作用活性的临床终点
如 ORR 或 pCR[4]。赫赛汀的临床试验数据的荟萃分析也提示，pCR 和 ORR 分别为
HER2 阳性早期乳腺癌新辅助治疗和转移性乳腺癌一线治疗的敏感的疗效终点指标[7]，
可作为曲妥珠单抗生物类似药临床有效性比对研究的主要终点。

选择 HER2 阳性 EBC 新辅助治疗适应症，可以 pCR 作为等效性评价的主要疗
效终点，在获得 pCR 结果后，建议继续开展辅助治疗研究，同时提供 EFS、DFS
等次要终点指标作为支持。

选择 HER2 阳性 MBC 一线治疗适应症，常选择 24 周（8 个周期）的 ORR

作为等效性评价的主要疗效终点。同时提供 PFS、缓解持续时间（duration of response，DOR）、OS 等次要终点指标作为支持。曲妥珠单抗联合化疗的有效化疗应持续 6~8 个周期，化疗停止后曲妥珠单抗继续维持治疗。

界值选择与样本量计算：目前国际上学术界对设定等效界值时采用候选药与参照药的疗效结果的差值（Risk Difference，RD）或者比值（Risk Ratio，RR）仍存在争议。RR 与 RD 在大部分情况下是相当的，本文以 RR 计算设定曲妥珠单抗临床有效性比对研究的等效界值。

等效界值可基于参照药治疗效应的置信区间下限估算得到，参照药的治疗效应则是参照药治疗研究中试验组与对照组的疗效比值。例如，选择联合紫杉类一线治疗 HER2 阳性 MBC 适应症开展临床有效性比对研究，可基于 3 项赫赛汀联合紫杉类对比单用紫杉类化疗一线治疗 HER2 阳性 MBC 的 II / III 期随机对照研究，通过荟萃分析得到赫赛汀联合紫杉类与单用紫杉类一线治疗 HER2 阳性 MBC 的 ORR 的比值（RR）的点估计值及 95% 可信区间为 1.92（1.544，2.386），即为赫赛汀在此适应症中的治疗效应[13]。通常将保留参照药治疗效应的 50% 作为等效界值的设定规则，保守的估计赫赛汀治疗效应为 1.544（即 95% 可信区间下限），那么保留其治疗效应的 50% 为 1.24，即等效范围的上界，下界则为 0.81（1/1.24=0.81）。在针对曲妥珠单抗生物类似药临床评价技术要求会议讨论中，建议界值按 RR 设定为（0.8，1.25）。

采用实际 RR 的 90% 以上置信区间进行等效性判断是可以接受的，把握度通常不低于 80%，基于上述参数合理估算样本量。如按全球开发策略，则需要考虑满足不同监管部门的要求。

（三）安全性和免疫原性研究

免疫原性研究是生物大分子药物特有且重要的研究项目，应贯穿在整个研发过程中。候选生物类似药免疫原性的研究可以与临床有效性比对研究在同一个临床试验中一并考察，免疫原性主要通过检测抗药抗体（anti-drug antibody，ADA）和中和抗体（neutralization antibody，Nab）的发生率来评价。

日前可获得的原研曲妥珠单抗的免疫原性信息较有限：在早期乳腺癌新辅助治疗临床试验中，静脉注射组有 10.1%（30/296）的患者产生了抗曲妥珠单抗的抗体（无论基线时是否存在抗体），其中 2 例的基线后样品中检测到抗曲妥珠单抗的中和抗体。这些抗体的临床相关性尚不清楚，但是，ADA 阳性病例的药代动力学、疗效或由治疗相关不良反应评估的安全性未显示受到这些抗体的不良影响。结合 ADA 迟发产生的一般经验规律，建议曲妥珠单抗临床免疫原性比对研究应有足够长时间间隔的数据以证实候选药与参照药在 ADA 阳性率和持续时间等方面均具有相似性，通常应至少包括末次给药后一个月及结束治疗访视等采样时间点。建议对出现异常情况的病例根据需要适时增加检测点，必要时应考察 ADA 滴度和中和活性等。候选生物类似药的临床试验过程相对简化、观察时间较短，产品的免疫原性并不一定在有限的研究过程中被充分检测到，因此，建议申办方制定详细的上市后免疫原性评价计划，包括建议的观察时限、需收集的检测指标等。

安全性比对研究同样在 PK 和 / 或有效性比对试验中进行，对不良反应发生的类型、严重程度和频率等进行观察比较，尤其是重点关注的不良反应，如心脏毒性。建议提供足够长观察周期的安全性信息，以充分暴露潜在的风险。

四、小结

曲妥珠单抗生物类似药临床比对研究遵循生物类似药临床相似性评价的一般原则，即应当在有合理科学依据的前提下尽可能的简化，以能证实候选药与原研产品的相似性为目标，同时应兼顾其产品特异性，有针对性的进行临床比对研究设计。鼓励企业在研发过程中尽早就生物类似药产品的开发策略和研究设计与药品监管部门开展沟通交流，以在关键性问题上达成共识，提高研发效率。

参考文献

1. 国家药品监督管理局药品审评中心. 注射用曲妥珠单抗说明书.

2. 国家药品监督管理局. 生物类似药研发与评价技术指导原则（试行）. http：//www.nmpa.gov.cn/WS04/CL2138/300003.html.

3. 国家药品监督管理局. 北京：国家药品监督管理局. 关于生物类似药临床研究用原研参照药进口有关事宜的公告（2019 年　第 44 号）.http：//www.nmpa.gov.cn/WS04/CL2138/338047.html.2019−05−28.

4.European Medicines Agency. Guideline on similar biological medicinal products containing monoclonal antibodies – non−clinical and clinical issues. https：//www.ema.europa.eu/en/documents/scientific−guideline/guideline−similar−biological−medicinal−products−containing−biotechnology−derived−proteins−active_en−2.pdf.

5. 国家药品监督管理局. 以药动学参数为终点评价指标的化学药物仿制药人体生物等效性研究技术指导原则. 北京：国家药品监督管理局. http：//www.nmpa.gov.cn/WS04/CL2042.

6.U.S. Food and Drug Administration. Guidance for Industry：Clinical Pharmacology Data to Support a Demonstration of Biosimilarity to a Reference Product. https：//www.fda.gov/downloads/drugs/guidancecomplianceregulatoryinformation/guidances/ucm397017.pdf.

7.JACKISCH C，SCAPPATICCI FA，HEINZMANN D，et al. Neoadjuvant breast cancer treatment as a sensitive setting for trastuzumab biosimilar development and extrapolation［J］. Future Oncol，2015，11：61−71.

8.GASPARINI G, GION M, MARIANI L, et al. Randomized phase trial of weekly paclitaxel alone versus trastuzumab plus weekly paclitaxel as first-line therapy of patients with HER-2 positive advanced breast cancer [J]. Breast Cancer Res Treat, 2007, 101（3）: 355-365.

9.SLAMON DJ, LEYLAND-JONES B, SHAK S, et al. Use of chemotherapy plus a monoclonal antibody against HER2 for metastatic breast cancer that overexpresses HER2[J]. N Engl J Med, 2001, 344（11）: 783-792.

10.MARTY M, COGNETTI F, MARANINCH D, et al. Randomized phase II trial of the efficacy and safety of trastuzumab combined with docetaxel in patients with human epidermal growth factor receptor 2-positive metastatic breast cancer administered as first-line treatment: the M77001 study group [J]. J Clin Oncol, 2005, 23（19）: 4265-4274.

11.HUANG D, LU N, FAN Q, et al.HER2 status in gastric and gastroesophageal junction cancer assessed by local and central laboratories: Chinese results of the HER-EAGLE study [J]. PLoS One, 2013, 8（11）: e80290.

12.SHENG WQ, HUANG D, YING JM, et al. HER2 status in gastric cancers: a retrospective analysis from four Chinese representative clinical centers and assessment of its prognostic significance [J].Ann Oncol, 2013, 24（9）: 2360-2364.

13.RUGO HS, BARVE A, WALLER CF, et al. Effect of a proposed trastuzumab biosimilar compared with trastuzumab on overall response rate in patients with ERBB2（HER2）-positive metastatic breast cancer: A randomized clinical trial [J]. JAMA, 2017, 317（1）: 37-47.

阿达木单抗注射液生物类似药
临床试验指导原则

一、概述

阿达木单抗（Adalimumab）系在中国仓鼠卵巢细胞中表达的重组全人源化肿瘤坏死因子 α（Tumor Necrosis Factor，TNF-α）单克隆抗体注射液，由 AbbVie Ltd 研发上市，商品名为：修美乐（Humira）。阿达木单抗在美国和欧盟已获批多个适应症，2010 年首次获准进口中国。在中国批准用于：①对改善病情抗风湿药（DMARDs），包括甲氨蝶呤疗效不佳的成年中重度活动性类风湿关节炎患者（RA）；②常规治疗效果不佳的成年重度活动性强直性脊柱炎患者（AS）；③需要进行系统治疗的成年中重度慢性斑块状银屑病患者（Ps）。此外，在国内还陆续获批用于：④克罗恩病：用于充足皮质类固醇和 / 或免疫抑制治疗应答不充分、不耐受或禁忌的中重度活动性克罗恩病成年患者等[1]。

阿达木单抗注射液原研产品的组合物 / 活性成份专利已分别于 2016 年和 2018 年在美国和欧盟到期[2]，制药企业已纷纷加入其生物类似药的研发。目前，国内外已有多个阿达木单抗生物类似药上市。本指导原则在原国家食品药品监督管理总局已发布的《生物类似药研发与评价技术指导原则（试行）》[3]（以下简称《指导原则》）基础上，结合阿达木单抗的特点，重点探讨当前普遍关注的临床研究策略和临床试验设计问题，以期为阿达木单抗生物类似药的临床研发提供参考。

本指导原则仅代表药品监管部门当前的观点和认知。随着科学研究的进展，本指导原则中的相关内容将不断完善与更新。应用本指导原则时，请同时参考药物临床试验质量管理规范（GCP）、国际人用药品注册技术协调会（ICH）和其他国内外已发布的相关指导原则。

二、阿达木单抗生物类似药临床试验路径

根据《指导原则》，生物类似药研发总体思路是通过系统的比对试验证明候选药与原研药的相似性为基础，支持其安全性、有效性和质量可控等方面与原研药的相似性。依据逐步递进的原则，分阶段进行药学、非临床、临床比对研究。进行阿达木单抗生物类似药临床研发的首要前提是已通过前期药学和非临床头对头试验证明候选药与原研药相似，在此基础上方可按照生物类似药的路径开展药代动力学比对试验和临床安全有效性比对试验。

原则上，药代动力学比对试验需要进行 1 项健康受试者单次给药药代动力学生物等效性研究，验证候选药与原研药 PK 特征的相似性。临床比对研究需选择原研药在国内已经获批适应症中至少一个人群，与原研药进行 1 项"头对头"比较的临床等效性研究以支持其注册上市。按此临床研发思路完成单个或多个适应症的临床比对研究可寻求外推其它适应症，同时应考虑其与原研药的整体相似性。

三、阿达木单抗生物类似药临床试验设计要点

生物类似药临床比对研究设计应当以证明候选药与原研药的相似性为目的，进行科学合理的研究设计。临床研究用原研参照药应符合《关于生物类似药临床研究用原研参照药进口有关事宜的公告》（2019 年 第 44 号）[4]。

（一）健康受试者药代动力学比对研究

试验设计：阿达木单抗半衰期较长（约 2 周）[1]，且具有潜在免疫原性等特征，建议参照一般生物等效性研究的设计，采用单次给药的随机、双盲、平行对照的试验设计评价其 PK 特征的生物等效性。

研究人群：健康志愿者是较为理想的均质性受试人群，能更好的反映出候选药与原研药之间 PK 特征的一致性。

剂量及给药途径：选择的给药剂量应能敏感地分辨候选药和原研药 PK 特征差异。根据国外阿达木单抗生物类似药 PK 比对研究经验，推荐与国外采用相同研究剂量，即：40mg/0.8ml 或 40mg/0.4ml，皮下注射。建议根据参照药说明书选择统一的注射部位。

终点指标与界值：PK 比对研究主要终点指标的选择是等效性评价的关键。根据口服固体制剂的相关指导原则[5]，$AUC_{0-\infty}$ 和 C_{max} 是判断生物等效性的主要参数，因此推荐 $AUC_{0-\infty}$ 和 C_{max} 作为主要终点指标，AUC_{0-t}、t_{max}、V_d 和 $t_{1/2}$ 作为次要研究终点重点进行比较分析，等效性界值建议设定为 80%~125%。

样本量：通常 90% 置信区间可接受的等效性判断界值为 80%~125%，估算样本量时把握度至少取 80%。还应结合原研药既往信息及药代参数变异情况综合考虑。

（二）临床有效性比对研究

临床比对研究适应症人群的选择应基于以下基本考虑：（1）患者的免疫能力，伴随用药（例如甾体类药物、甲氨蝶呤等），免疫的敏感性和患者人群的均质性；（2）有效性终点的敏感性，一般会优先选择"客观评估标准""持续性，可评价的终点"；（3）伴随治疗的一致性和稳定性；（4）被选择的适应症历史临床数据的充分性和变异性。相关生物类似药开发企业可就本指导原则以外人群的选择与药品审

评中心沟通。

试验设计：临床比对研究的目的是证明与原研药临床疗效的相似，推荐采用等效性设计，以进口原研药为对照，进行随机、双盲、平行对照试验。

1. 选择类风湿关节炎患者人群（RA）

诊断标准：目前，ACR1987 年修订的分类诊断标准和 2010 年 ACR/EULAR 分类诊断标准在临床上均有应用。考虑到 2010 年诊断标准中包括 C 反应蛋白和血沉等客观指标，且国外阿达木单抗生物类似药临床研究中也多采用 2010 年 ACR/EULAR 分类诊断标准，具有较好的灵敏度和特异度[6]，故推荐使用 2010 年 ACR/EULAR 分类诊断标准。

疾病活动度：（1）国外已上市阿达木生物类似药临床比对研究时，对患者疾病活动度的要求一般为：≥ 6 个肿胀关节（基于 66 个关节计数）和 ≥ 6 个压痛关节（基于 68 个关节计数）；血沉（ESR）≥ 28mm/hr 或 C 反应蛋白（CRP）> 10mg/L。（2）考虑到国内临床诊疗实践变化和 DAS28 评分已广泛用于疾病活动度评估，疾病活动度评估满足 DAS28 ≥ 3.2 且 CRP>10mg/L 的 RA 患者也可以作为阿达木生物类似药临床比对研究受试者。为保证研究人群的均质性，在 1 项研究中只能采用上述 2 种疾病活动度要求的 1 种。

背景治疗：RA 患者应满足连续接受甲氨蝶呤（MTX）治疗 ≥ 3 个月且使用稳定剂量 MTX（≥ 每周 10mg）持续治疗不少于 4 周。

给药方案 / 剂量：建议按原研药进口说明书中批准的给药方案和剂量给药，即：每次 40mg，每两周一次皮下注射。治疗期间继续使用稳定剂量的 MTX。

主要终点指标：主要终点的选择应基于能证明候选药与原研药临床相似且能敏感甄别出两者临床疗效差异。国外已批准的阿达木单抗生物类似药在 RA 患者中进行的临床比对研究一般选择治疗趋于稳定的第 24 周 ACR20 应答率作为主要终点指标且用来确定相应等效性界值的数据来自于第 24 周 ACR20 应答率指标[7, 8]。因此，推荐第 24 周的 ACR20 应答率作为主要终点指标。如采用第 12 周 ACR20 应答率作为主要终点指标，应充分考虑该时间点 ACR20 应答率的变异度。

等效性界值：目前国际上计算设定界值时对使用候选药组与原研药组研究终点的差值（Risk Difference，RD）或者比值（Risk Ratio，RR）仍存在不同意见。国内外制药企业在进行 RA 患者人群的临床疗效比对研究设计时采用了不同的界值标准进行样本量估算。在阿达木单抗生物类似药的审评中，美国 FDA 和欧盟 EMA 接受基于 RD 的 95% 置信区间等效性界值，分别为 ±12%、±15%[7, 8]。进一步分析全球临床研究数据和既往已获得的中国数据，建议 RA 适应症临床比对研究的等效性界值按 RD 的双侧 95% 置信区间设定为 ±15%。

2. 选择强直性脊柱炎患者人群（AS）

诊断标准：近年来 AS 诊断标准多采用 1984 年修订的纽约标准。2009 年

ASAS 专家组公布了新的中轴型脊柱关节炎的分类标准。考虑到 1984 年修订的纽约标准仍然是目前常用的诊断标准，且也是当前 AS 创新药临床试验中采用最多的诊断标准，故建议采用 1984 年修订的纽约标准。

疾病活动度：根据阿达木单抗国外关键性研究和进口注册研究[9, 10]，满足以下三项中的至少两项：BASDAI ≥ 4cm、整体背痛（VAS）≥ 4cm 和晨僵≥ 1 小时。

背景治疗：对至少 1 种非甾体抗炎药（NSAID）疗效不佳或不耐受。"疗效不佳"一般是指接受非甾体抗炎药连续 2~4 周规范治疗后。

给药方案 / 剂量：建议按原研药进口说明书中批准的给药方案和剂量给药，即：每次 40mg，每两周一次皮下注射。

主要终点指标：阿达木单抗国外主要临床研究和进口注册研究的主要有效性终点指标均为第 12 周 ASAS20 的应答率[9, 10]，且确定的等效性界值数据也是以第 12 周 ASAS20 的应答率为主要疗效指标。因此推荐采用第 12 周 ASAS20 的应答率为主要终点指标，并建议将第 24 周 ASAS20 的应答率作为次要终点指标。综合免疫原性考察需要和国内临床研发实践，可以接受以第 24 周 ASAS20 应答率作为主要终点指标，但同时应将第 12 周 ASAS20 应答率作为次要终点指标考察。

等效性界值：经汇总阿达木单抗 AS 适应症人群国外关键性研究 M03–607 和进口注册临床研究 M11–991 临床疗效数据[9, 10]，试验组与安慰剂组第 12 周 ASAS20 应答率差值为 37.3%（95%CI：29.9%，44.6%），建议将 ASAS20 应答率的等效性界值按 RD 双侧的 95% 置信区间设定为 ±15%。

（三）其他需要重点关注的问题

1. 安全性和免疫原性研究

免疫原性研究应贯穿在生物大分子药物整个研发过程中。免疫原性主要通过检测抗药抗体（anti-drugs antibodies，ADA）和中和抗体（Nab）的发生率来评价。

免疫原性试验结果与检测方法的敏感性，特异性及药物耐受性高度相关，并且可能受以下因素的影响：血样的处理、取样的时间、合并用药以及合并的疾病等。通常，临床免疫原性考察研究（包括 ADA 和 Nab）与临床有效性比对研究在同一项临床试验中进行。推荐所有受试者均应进行免疫原性的考察，采样时间点设置应至少包括首次给药前，第 4 周和 / 或第 12 周，及末次给药后一个月，进而证实候选药在抗体阳性率、抗体滴度、抗体出现时间和中和抗体发生率等方面不高于原研药。同时，所涉及研究应证明生物类似药与原研药在免疫原性方面应不具有临床意义的差别。

安全性考察在药代和有效性比对试验研究中均应进行考察，对不良反应发生的类型、严重性和频率等进行比较，尤其是特定的重点关注的不良反应。

2. 患者药代动力学研究

通常，在进行患者临床比对研究时应同步开展多次给药 PK 研究，进而评估候选药与原研药在患者中的 PK 相似性趋势。PK 采样点设置以能够较清晰地反映两者整体 PK 特征为原则。考虑到皮下注射给药的吸收过程，推荐患者多次给药的药代动力学研究在吸收到达稳态时进行采样，通过描述性统计，比较候选药和原研药之间药物暴露量（AUC_{0-tau}、$C_{trough, ss}$、C_{max}）的相似性。

（四）适应症外推

适应症外推（extrapolation）是指在生物类似药研发中批准一个没有与原研药进行直接临床比对研究的适应症[11]。如果在原研药已批准适应症某一个人群中完成了生物类似药的系统比对研究，那么候选药就有可能基于已有的数据和信息寻求原研药已批准其他相同作用机制适应症的获批。适应症外推的前提是生物类似药与原研药的生物相似性已经被证实。适应症外推主要基于生物类似药比对研究所有可获得的数据和信息、原研药其他批准适应症临床研究在安全性和疗效方面的重要发现和对原研药每个适应症作用机制科学认知的综合考虑[11]。申报单位必须提供充分的科学证据以支持适应症外推的申请。

生物类似药在风湿疾病领域适应症的外推需要对所有比对研究数据进行评估后进行科学决策，不同品种和不同监管机构要求可能不同[12]。通常，不同适应症发病机制的差异，原研药在已批准不同适应症中的作用机制、PK、PD、疗效、安全性及免疫原性都需要给予关注。

四、小结

阿达木单抗生物类似药临床相似性研究应遵循生物类似药临床相似性评价的一般原则，即应当在有合理科学依据的前提下尽可能的简化，以能证实候选药与原研药相似性为目标，同时兼顾该品种的特性，进行有针对性的临床比对研究设计。鼓励研发企业与管理部门进行沟通，探索更加简便高效的研究设计方法，在关键性问题上达成共识，提高研发效率。

参考文献

1. 国家药品监督管理局. 阿达木单抗注射液说明书. 2020.

2. Sanjeev K. Gupta，Pankai S. Chaudhari，Rajalaxmi Nath. Opportunities and Challenges in Biosimilar Development［EB/OL］.（2017-05-18）［2018-02-09］. http：//www.bioprocessintl.com/manufacturing/biosimilars/opportunities-challenges-biosimilar-development/.

3. 国家食品药品监督管理总局 . 生物类似药研发与评价技术指导原则（试行）［EB/OL］.（2015-02-28）［2018-02-09］. http：//www.sda.gov.cn/WS01/CL0087/115103.html.

4. 国家药品监督管理局 . 关于生物类似药临床研究用原研参照药进口有关事宜的公告（2019 年第 44 号）（2019-05-27）［2020-06-20］.http：//www.nmpa.gov.cn/WS04/CL2138/338047.html.

5. 国家食品药品监督管理总局 . 以药动学参数为终点评价指标的化学药物仿制药人体生物等效性研究技术指导原则［EB/OL］.（2016-03-18）［2018-02-09］. http：//www.sda.gov.cn/WS01/CL0087/147583.html.

6. 中华医学会风湿病学分会 . 2018 中国类风湿关节炎诊疗指南［J］. 中华内科杂志，2018（4）.

7. U.S. Food and Drug Administration. FDA Presentations for the August 3, 2017 Meeting of the Arthritis Advisory Commtittee［EB/OL］.［2018-7-20］.https：//www.fda.gov/downloads/AdvisoryCommittees/CommitteesMeetingMaterials/Drugs/ArthritisAdvisoryCommittee/UCM511899.pdf.

8. European Medicines Agency. Imraldi：EPAR-public assessment report［EB/OL］.（2017-8-31）［2018-7-20］.https：//www.fda.gov/downloads/AdvisoryCommittees/CommitteesMeetingMaterials/Drugs/ArthritisAdvisoryCommittee/UCM511899.pdf.

9. Van d H D, Kivitz A, Schiff M H, et al. Efficacy and safety of adalimumab in patients with ankylosing spondylitis：results of a multicenter, randomized, double-blind, placebo-controlled trial［J］. Arthritis & Rheumatism, 2006, 54（7）：2136-2146.

10. Huang F, Gu J, Zhu P, et al. Efficacy and safety of adalimumab in Chinese adults with active ankylosing spondylitis：results of a randomised, controlled trial.［J］. Annals of the Rheumatic Diseases, 2014, 73（3）：587-594.

11. U.S. Food and Drug Administration. Biosimilar Product Regulatory Review and Approval［EB/OL］. https：//www.fda.gov/downloads/drugs/developmentapprovalprocess/howdrugsaredevelopedandapproved/approvalapplications/therapeuticbiologicapplications/biosimilars/ucm581309.pdf.

12. Tesser J R, Furst D E, Jacobs I. Biosimilars and the extrapolation of indications for inflammatory conditions［J］. Biologics Targets & Therapy, 2017, 11：5.

贝伐珠单抗注射液生物类似药
临床试验指导原则

一、概述

贝伐珠单抗（bevacizumab）是由 Roche Pharma（Schweiz）Ltd. 研发、由中国仓鼠卵巢细胞表达的特异性靶向游离血管内皮生长因子（vascular endothelial growth factor，VEGF）的重组人源化 IgG1 单克隆抗体，通过阻断游离 VEGF 与其受体（Flt-1 和 KDR）结合，抑制肿瘤新生血管生成，发挥抗肿瘤作用。贝伐珠单抗最早于 2004 年 2 月获得美国 FDA 批准，联合以氟尿嘧啶为基础的化疗方案用于初治转移性结直肠癌（metastatic colorectal cancer，mCRC）的治疗，商品名为 AVASTIN™[1]。截至目前，AVASTIN 已获美国 FDA 批准用于晚期非鳞状非小细胞肺癌（non-small cell lung cancer，NSCLC）、mCRC、复发性胶质母细胞瘤、转移性肾癌、宫颈癌和卵巢癌等肿瘤适应症[2]。AVASTIN（中国商品名为安维汀）于 2010 年 2 月获原国家食品药品监督管理局批准进口注册，适应症为 mCRC，后增加非鳞 NSCLC 适应症。截至目前，AVASTIN 在全球超过 100 个国家和区域获批了七个肿瘤适应症，是目前抗肿瘤生物类似药的研发热点。

AVASTIN 肿瘤适应症广泛、且专利已陆续过期（欧洲专利 2019 年，美国专利 2017 年）[3]，目前国内外多个医药企业正在研发其生物类似药，并已有生物类似药获得批准[4, 5]。为更好推动生物类似药的开发，在原国家食品药品监督管理总局（China Food and Drug Administration，CFDA）药品审评中心已发布的《生物类似药研发与评价技术指导原则（试行）》[6]基础上，结合安维汀特点，撰写了本技术指导原则，将以审评视角，讨论贝伐珠单抗生物类似药的临床试验方案设计及审评考虑，以期规范和促进我国贝伐珠单抗生物类似药的研发。

本指导原则仅代表药品监管部门当前的观点和认知，随着科学研究的进展，本指导原则中的相关内容将不断完善与更新。应用本指导原则时，请同时参考药物临床试验质量管理规范（GCP）、国际人用药品注册技术协调会（ICH）和其他国内外已发布的相关指导原则。

二、贝伐珠单抗生物类似药临床试验路径

生物类似药研发总体思路是以比对试验为基础，证明其与安维汀的相似性。采

用逐步递进的策略，分阶段开展药学、药理毒理和临床比对试验。根据前期比对试验研究结果设计后续研究。

根据前期药学和药理毒理比对试验结果，贝伐珠单抗生物类似药的临床研发，药学和药理毒理试验证明试验药与安维汀相似，按照生物类似药的路径开展药代动力学比对试验和临床安全有效性比对试验。鉴于安维汀国内外批准的适应症存在差异，临床安全有效性比对试验可能会出现以下四种选择：

1. 选择国内批准适应症，开展与安维汀"头对头"比较的等效性研究，当前大多选择初治的转移性非鳞 NSCLC，主要研究终点为相对敏感的指标客观缓解率（objective response rate，ORR）。

2. 选择国内批准适应症，但不与安维汀"头对头"比较，而与安维汀外的其他可选标准治比较，以无进展生存期（progression free survival，PFS）或总生存期（overall survival，OS）等常见临床终点为主要终点。

3. 选择国外批准但国内尚未批准的适应症开展临床试验，如肾癌、卵巢癌等，与目标适应症当前可选标准治疗比较，以 PFS 或 OS 等常见临床终点为主要终点。

4. 选择国内外均未批准的适应症开展临床试验，如视网膜黄斑变性。

针对上述情形，第 1 种方式是当前研发企业最常选择的路径，是推荐的贝伐珠单抗生物类似药的临床研发策略，按此路径完成单个适应症的研究，技术审评通过即可获得国内安维汀已获批的其他适应症外推（具体方案设计要点详见后述）。按照第 2、3、4 种方式的路径的研发策略，由于未与安维汀"头对头"比较，无法证明相似性，2、3、4 种方式研发不能支持贝伐珠单抗生物类似药的临床评价。

对于国外已上市的安维汀生物类似药如申请在国内上市可进行桥接性研究。

三、贝伐珠单抗生物类似药临床试验设计要点

生物类似药的临床比对研究通常从药代动力学（pharmacokinetics，PK）和 / 或药效学比对试验研究开始，根据其相似性评价结果再考虑后续开展临床有效性比对试验。应以证明试验药与原研药的相似性为目的，进行研究设计，并在保障科学可评估的前提下简化研究。因安维汀缺乏合适的药效学终点，因此，当前国内外贝伐珠单抗生物类似药的临床试验多采用一项药代动力学比对研究和一项临床安全有效性比对研究。

临床试验用参照药品应符合《关于生物类似药临床试验用原研参照药进口有关事宜的公告》（2019 年 第 44 号）[7]。

（一）健康受试者药代动力学比对研究

试验设计：贝伐珠单抗半衰期较长，具有免疫原性，建议采用单次给药的随机、双盲、平行对照的试验设计评价贝伐珠单抗的 PK 相似性。

建议在完成单次给药 PK 比对研究判定相似后，在开展临床有效性比对研究期间，考察两制剂多次给药的 PK 特征。

研究人群：健康受试者是评价候选药与参照药药代动力学差异的敏感人群。可选择男性健康受试者。肿瘤患者由于自身基础疾病的影响，不利于候选药与参照药 PK 差异的比对评价，故不推荐选择肿瘤患者进行 PK 比对研究。

剂量及给药途径：在 1~10mg/kg 的剂量范围内，安维汀的药代动力学呈线性特征[2]，可在此范围内选择给药剂量。如选择健康受试者，从保护受试者的角度，应在检测方法允许的最低定量下限内，尽可能选择较低的给药剂量。同时较低的给药剂量可更敏感比对出候选药与参照药的差异。单次给药 PK 比对研究推荐的给药剂量为 1mg/kg。因方法学的因素，选择线性范围内的其他剂量（如：3mg/kg 等）也可接受。给药途径为静脉给药，与安维汀一致。保持尽可能一致的输注速度或输注时间，将有利于敏感评价候选药和参照药的 PK 差异。

采样点设计：PK 采样点设计以能够准确反映候选药和参照药整体 PK 特征为原则。建议采集到给药后足够长时间的样品，应包括末端消除相。通常 $AUC_{0-t}/AUC_{0-\infty}$ 比值 ≥ 80% 是可以接受的，如果 $AUC_{0-t}/AUC_{0-\infty}$ 比值 ≤ 80% 的受试者比例 >20%，则需充分评估试验结论的可靠性。

终点指标与界值：建议提供全面的 PK 参数，包括但不限于 AUC_{0-t}、$AUC_{0-\infty}$、$AUC_{0-t}/AUC_{0-\infty}$ 比值、C_{max}、t_{max}、表观分布容积、清除率和消除半衰期等。PK 比对研究主要终点指标的选择是 PK 相似性评价的关键要素。建议 $AUC_{0-\infty}$ 作为主要终点指标，等效性界值预设为 80%~125%。C_{max}、t_{max}、表观分布容积、清除率和消除半衰期作为次要终点指标进行比较分析，如以率比及置信区间或假设检验结果的方式描述比较结果。

样本量：样本量根据设定的等效性界值（80%~125%）、置信区间（90%）、把握度（通常 80% 以上）等参数计算，同时应考虑安维汀的 PK 变异，建议研发者根据自身产品情况和研发目标适当扩大样本量以防后续分析不足。

（二）临床有效性比对研究

试验设计：临床有效性比对试验研究应遵循以安维汀为对照，进行随机、双盲、平行对照的等效性设计。

研究人群：应基于安维汀已获得临床试验数据和获批适应症选择最能反映临床疗效的人群，贝伐珠单抗目前在国内批准的适应症为"联合以氟尿嘧啶为基础的化疗用于转移性结直肠癌患者的治疗；联合以铂类为基础的化疗用于不可切除的晚期、转移性或复发性非鳞状细胞 NSCLC 患者的一线治疗"[2]。贝伐珠单抗在 NSCLC 开展了多项大型的与含铂化疗联合的随机对照研究，可获得参考的疗效数据相对较多，包括国内开展的联合卡铂与紫杉醇的注册临床试验 YO25404[8]。因此，推荐选择转移性或复发性非鳞状细胞 NSCLC 患者作为研究人群，这也是目前国内外在研产品均采用的研究人群。在我国初治的非鳞 NSCLC 人群中 EGFR 等驱动基因突变频率高于高加索人[9]，具有驱动基因突变的患者应先接受相应靶向药物治疗治疗[10]，且 AVASTIN 全球研究人群多为非亚裔，驱动基因突变率低。未来在中国开展的贝伐珠单抗生物类似药的有效性比对研究须符合肺癌的临床诊疗实践排除驱动基因突变患者。

结直肠癌适应症也在中国获得了批准，但支持在中国注册的临床试验采用的是贝伐珠单抗联合改良伊立替康、5- 氟尿嘧啶和亚叶酸的化疗方案，而当前转移性结直肠的推荐治疗方案已经发生改变，为 FOLFOX/ FOLFIRI 联合西妥昔单抗（推荐用于 Ras 基因野生型患者）或 FOLFOX / FOLFIRI / CapeOx 联合贝伐珠单抗。不同联合方案中贝伐珠单抗给药剂量也不同，在新方案下可参考的中国人群疗效数据有限，对采用 mCRC 人群设计并实施疗效比对试验带来了挑战。

给药方案 / 剂量：剂量选择可在参照药给药剂量范围内选择一个剂量进行。原研产品在不同适应症不同的联合方案中推荐剂量不同。国内批准的给药剂量在 mCRC 适应症为 5mg/kg，每 2 周一次，在 NSCLC 适应症为 15mg/kg，每 3 周一次。如选择 NSCLC 为研究人群，须选择 15mg/kg，每 3 周一次，与安维汀国内获批的剂量一致。

研究终点：当前普遍接受以 ORR 为主要终点，国内外在研的贝伐珠单抗生物类似药，在晚期 NSCLC 进行Ⅲ期比对的临床试验均采用 ORR 为主要研究终点。

研究文献显示，当单独给予含铂化疗时，接受 4 个周期的化疗和持续化疗直至进展相比 ORR 相似，更多周期的含铂化疗不能提高 ORR[11, 12]。在一项日本开展的化疗与贝伐珠单抗联合给药的临床试验中，出现缓解的中位时间为 6 周。国内晚期 NSCLC 专家共识提出，一线化疗建议在 4 个周期后未出现缓解且仍处于稳定的患者换药治疗。因此，有申请人提出使用第 12 周确认的 ORR 作为主要疗效终点。考虑部分受试者第 12 周疗效数据的成熟度可能不足，且与第 12 周 ORR 比较，第 18 周 ORR 不会潜在地降低，并可能提高 ORR 比对的敏感性，因此建议采用第 18 周作为 ORR 的主要分析时间点，并收集第 12 周、第 24 周或更长的 ORR，以进行更多比对，支持等效性。建议同时收集缓解持续时间（duration of response，DOR）和 PFS 等次要终点指标作为支持。

界值选择与样本量计算：目前国际上学术界计算设定界值时对使用候选药组与参照药组研究终点的差值（Risk Difference，RD）或者比值（Risk Ratio，RR）仍存在争议。一般情况下，RR 与 RD 在大部分情况下是相当的，当前推荐利用 RR 计算设定等效性界值。

目前可获得的公开发表的贝伐珠单抗联合化疗与化疗单用作为 NSCLC 一线治疗比较的Ⅱ/Ⅲ随机对照研究包括 5 项国外研究[13-18] 和一项中国的注册临床试

验[9]。界值可基于符合筛选指标的研究的荟萃分析得到的治疗效应置信区间下限估算得到。FDA 在 2016 年发表的一篇文献提出[12]，如果基于 4 项贝伐珠单抗国外的随机对照研究进行荟萃分析，得到等效性界值在 [0.7368，1.3572]，按 80% 的把握度，估算最低样本量为 608 例。在中国，可以考虑纳入贝伐珠单抗在转移性或复发性非鳞状细胞 NSCLC 患者中的注册临床试验 YO25404 数据，基于此计算得到合理的界值，考虑 YO25404 研究的样本量小，且设计实施时未排除 EGFR 等驱动基因突变，尚未知突变型和野生型患者接受化疗的 ORR 差异，请权衡将 YO25404 研究纳入荟萃分析计算等效性界值的偏倚。在针对贝伐珠单抗生物类似药临床评价技术要求会议讨论中，建议界值按 RR 设定为（0.75，1/0.75）。

采用实际 RR 的 90% 以上置信区间进行等效性判断是可以接受的，把握度通常不低于 80%，基于上述参数合理估算样本量。如按全球开发策略，则需要考虑满足不同监管部门的要求。

（三）安全性和免疫原性研究

免疫原性研究是贝伐珠单抗生物类似药的重要研究项目，应贯穿在整个研发过程。安维汀的免疫原性较低，目前可获得的安维汀免疫原性的数据显示：在结肠癌辅助治疗临床试验中，采用化学发光检测法在 2233 例可评价患者中，测得 14 例患者（0.63%）治疗引起的抗贝伐珠单抗抗体试验结果阳性。在这 14 例患者中，3 例患者采用酶联免疫吸附测定法检测到抗贝伐珠单抗中和抗体阳性[2]。这些抗贝伐珠单抗抗体的临床意义尚未可知。免疫原性试验结果与检测方法的敏感性、特异性和 ADA 检测的药物耐受性界值高度相关，并且可能受以下因素的影响：血样的处理、取样的时间、合并用药以及合并的疾病等。由于上述原因，比较抗贝伐珠单抗抗体的发生率和抗其他药物抗体的发生率可能有误导性。基于上述有限的内容和文献资料，结合抗药抗体迟发出现的经验，建议免疫原性的比对研究至少获得至 45 周以上。可在有效性比对试验中开展免疫原性比对研究。在尚不明确试验药的免疫原性，在完成预设的有效性终点观察后，可设计交叉用药，以收集更大样本人群使用候选药物的免疫原性。

安全性比对试验研究同样在药代和/或有效性比对试验研究中进行，对不良反应发生的类别、严重性和发生率等进行观察比较，尤其是安维汀的重要不良反应。建议提供足够长观察周期的安全性信息，以充分暴露试验药的潜在风险。结合免疫原性比对考虑，建议在完成主要疗效终点观察后至少收集单药维持治疗一年的安全性数据，生存随访 2 年数据。

四、小结

贝伐珠单抗生物类似药临床相似性研究需考虑安维汀产品特性，遵循生物类似药临床相似性评价的一般规律，有针对性的进行设计和研究。生物类似药临床试验的设计与评价原则，均应以能证实候选药物与原研产品相似性为目标，在有合理科学依据的前提下简化。鼓励研发企业与管理部门的沟通，共同探索更科学高效的研究设计。

参考文献

1. FDA. AVASTIN［EB/OL］. Washington FDA. https：//www.accessdata.fda.gov/drugsatfda_docs/label/2004/125085lbl.pdf.

2. FDA.AVASTIN［EB/OL］. Washington FDA. https：//www.accessdata.fda.gov/drugsatfda_docs/label/2018/125085s323lbl.pdf.

3. MULLARD A. Can next-generation antibodies offset biosimilar competition?［J］. Nat Rev Drug Discov, 2012, 11（6）：426-428.

4. FDA. MVASI. Washington FDA. https：//www.accessdata.fda.gov/drugsatfda_docs/label/2017/761028s000lbl.pdf.

5. FDA.ZIRABEV. Washington FDA. https：//www.accessdata.fda.gov/drugsatfda_docs/label/2019/761099s000lbl.pdf.

6. 国家药品监督管理局.生物类似药研发与评价技术指导原则（试行）.［EB/OL］.北京：国家食品药品监督管理总局.http：//www.nmpa.gov.cn/WS04/CL2138/300003.html.

7. 国家药品监督管理局.北京：国家药品监督管理局.关于生物类似药临床试验用原研参照药进口有关事宜的公告（2019 年　第 44 号）.http：//www.nmpa.gov.cn/WS04/CL2138/338047.html.2019-05-28.

8. ZHOU C, WU YL, CHEN G, et al. BEYOND：a randomized, double-blind, placebo-controlled, multicenter, phase III study of first-line carboplatin/paclitaxel plus bevacizumab or placebo in chinese patients with advanced or recurrent non squamous non-small-cell lung cancer［J］. J Clin Oncol, 2015, 33（19）：2197-2204.

9. SHI Y, AU JS, THONGPRASERT S, et al. A prospective, molecular epidemiology study of EGFR mutations in Asian patients with advanced non-small cell lung cancer of adenocarcinoma histology（PIONEER）［J］. J Thorac Oncol, 2014, 9（2）：154-162.

10. 中华人民共和国国家卫生健康委员会.原发性肺癌诊疗规范（2018 年版）［EB/OL］.北京：国家卫生健康委员会.http：//www.nhc.gov.cn/.

11. RECK M, VON PAWEL J, ZATLOUKAL P, et al. Overall survival with cisplatin-gemcitabine and bevacizumab or placebo as first-line therapy for non-squamous non-small-cell lung cancer：results from a randomized phase III trial（AVAiL）［J］. Ann Oncol, 2010, 21, 1804-1809.

12. HE K, CHEN H, GWISE T, et al.Statistical Considerations in Evaluating a

Biosimilar Product in an OncologyClinical Study［J］. Clin Cancer Res, 2016, 22（21）: 5167-5170.

13. SOCINSKI MA, SCHELL MJ, PETERMAN A, et al. Phase Ⅲ trial comparing a defined duration of therapy versus continuous therapy followed by second-line therapy in advanced-stage ⅢB/Ⅳ non-small-cell lung cancer［J］. J Clin Oncol, 2002, 20（5）: 1335-1343.

14. PARK JO, KIM SW, AHN JS, et al. Phase III trial of two versus four additional cycles in patients who are non-progressive after two cycles of platinum-based chemotherapy in non small-cell lung cancer［J］. J ClinOncol, 2007, 25（33）: 5233-5239.

15. NIHO S, KUNITOH H, NOKIHARA H, et al. Randomized phase II study of first-line carboplatin-paclitaxel with or without bevacizumab in Japanese patients with advanced non-squamous non-small-cell lung cancer［J］. Lung Cancer, 2012, 76（3）: 362-367.

16. SANDLER A, GRAY R, PERRY MC, et al. Paclitaxel-carboplatin alone or with bevacizumab for non-small-cell lung cancer［J］. N Engl J Med, 2006, 355: 2542-2550.

17. NISHIO M, HORAI T, KUNITOH H, et al. Randomized, open-label, multicenter phase Ⅱ study of bevacizumab in combination with carboplatin and paclitaxel in chemotherapy-naive Japanese patients with advanced or recurrent nonsquamous non-small cell lung cancer（NSCLC）: JO19907［J］. J Clin Oncol, 2009, 27（15s）.

18. JOHNSON DH, FEHRENBACHER L, NOVOTNY WF, et al. Randomized phase Ⅱ trial comparing bevacizumab plus carboplatin and paclitaxel with carboplatin and paclitaxel alone in previously untreated locally advanced or metastatic non-small-cell lung cancer［J］. J Clin Oncol, 2004, 22: 2184-2191.

盐酸多柔比星脂质体注射液仿制药研究技术指导原则（试行）

一、概述

盐酸多柔比星脂质体注射液是将盐酸多柔比星包裹于脂质体内形成的特殊注射剂。

本指导原则根据采用硫酸铵梯度法制备的盐酸多柔比星脂质体注射液的制剂特点，提出仿制药开发过程中药学研究、非临床研究和生物等效性研究的技术要求，旨在为该仿制药的研发提供技术指导。

本指导原则仅代表药品监管部门目前对于本品的观点和认识。在符合现行法规的要求下，可采用替代的研究方法，建议提供详细的研究资料或与监管机构进行沟通。

二、整体研究思路

作为仿制药，应当按照国家药监局发布的《化学仿制药参比制剂遴选与确定程序》选择参比制剂。

盐酸多柔比星脂质体注射液为经静脉注射给药的脂质体制剂，应基于产品特征，采取逐步递进的对比研究策略，首先进行仿制药与参比制剂药学和非临床的全面对比研究；然后进行人体生物等效性研究；必要时进行临床研究。若药学研究和（或）非临床研究结果提示仿制药与参比制剂不一致，申请人应考虑对受试制剂处方工艺进一步优化后重新开展研究[1]。

作为注射剂仿制药，除满足仿制药注册申报的要求外，还应符合《化学药品注射剂仿制药质量和疗效一致性评价技术要求》《化学药品注射剂（特殊注射剂）仿制药质量和疗效一致性评价技术要求》等。

三、技术要求

（一）药学研究

1. 处方

仿制药的辅料种类和用量通常应与参比制剂（RLD）相同。辅料的用量相同是指仿制药辅料用量为参比制剂相应辅料用量的 95%~105%[2]。

氢化大豆磷脂酰胆碱（HSPC）、胆固醇、培化磷脂酰乙醇胺（MPEG-DSPE）是本品的关键成分，应按相关要求进行登记和关联，或由制剂注册申请人一并提供研究资料[3]。仿制药应与参比制剂选择相同来源（天然的或合成的）的脂质辅料，制定严格的内控标准，并提供研究资料证明仿制药所采用的脂质辅料与参比制剂中的脂质辅料相似（如各组分比例）。

2. 制备工艺

采用硫酸铵梯度法制备的主要步骤包括：1）空白脂质体的制备，2）硫酸铵梯度的形成，3）活性药物的装载。活性药物的装载是多柔比星在脂质体内外相的硫酸铵浓度梯度驱动下扩散到空白脂质体内完成的[4]。

本品工艺较为复杂，应提供详细的生产工艺开发研究资料和工艺验证资料（包括无菌工艺验证资料）。建议制定合理的生产过程控制策略，如关键步骤的生产时限、关键中间体的质量控制标准和保持时限等。

应特别关注生产工艺和批量对产品质量可控性的影响，注册批和商业批的生产工艺及批量原则上应保持一致[5]。

3. 质量研究

仿制药应通过体外表征证明其与参比制剂关键质量属性（CQAs）一致，除注射剂一般质量属性外，还应关注以下 CQAs[9]：

（1）脂质体组成：包括磷脂含量、游离的和包封的药物含量、总硫酸根和 NH_4^+ 浓度、内相中硫酸根和 NH_4^+ 浓度、组氨酸浓度和蔗糖浓度，应选择适当的方法进行研究并计算药脂比。仿制药各项指标应与参比制剂一致。

（2）包封药物的状态：药物主要以多柔比星硫酸盐沉淀的形式存在于脂质体内，应选择适当的方法进行研究（如电镜法和 X 射线衍射法等），仿制药应与参比制剂一致。

（3）脂质体内环境：包括内相体积、内外相 pH 梯度差、内相中硫酸根和 NH_4^+ 浓度，应选择适当的方法进行研究，仿制药各项指标应与参比制剂一致。

（4）体外释放度：体外释放度是本品的重要质控指标，应选择适当的条件和方法进行研究（如 FDA 溶出度数据库方法）[6]，仿制药应与参比制剂一致。

（5）脂质体形态和脂膜层数：脂质体的载药量和释放度可能受脂质体形态和脂膜层数的影响，应选择适当的方法进行研究（如电镜法等），仿制药应与参比制剂一致。

（6）脂膜的相变温度：脂膜的相变温度影响脂质体双层膜的稳定性，应选择适当的方法进行研究（如差示扫描量热法等），仿制药应与参比制剂一致。

（7）粒度和粒度分布：粒度和粒度分布是本品的重要质控指标。应选择适当的方法进行研究，仿制药的粒度分布（D_{10}、D_{50}、D_{90}）应与参比制剂一致；建议基于 D_{50} 和 SPAN［$(D_{90}-D_{10})/D_{50}$］或多分散系数，采用群体生物等效性研究的分析方法进行粒度和粒度分布的对比（仿制药和参比制剂各选三批，每批不少于 10 瓶，每瓶平行测定不少于 3 次），仿制药与参比制剂应等效。

（8）PEG 厚度（脂质体表面 PEG 密度）：采用甲氧基聚乙二醇（MPEG）对磷脂酰乙醇胺（DSPE）进行修饰，一方面可增加脂膜的机械强度；另一方面可避免脂质体被单核吞噬细胞系统（MPS）清除，以增加其在血液中的循环时间。应选择适当的方法进行研究，仿制药应与参比制剂一致。

（9）Zeta 电位：表面电荷可维持脂质体的稳定性，同时影响脂质体的组织分布、细胞摄取和清除，应选择适当的方法和介质进行研究，仿制药应与参比制剂一致。

（10）多种条件下的体外泄漏：为保证肿瘤细胞的等效药物传递，应模拟体内环境条件进行药物泄漏的研究，推荐的试验条件见下表：

体外药物泄漏条件	目的	建议理由
在 37℃、50% 人血浆中 24 小时	评价血液循环中脂质体的稳定性	血浆可模拟血液情况
在 37℃，pH 值 5.5、6.5 和 7.5 缓冲液中 24 小时	模拟正常组织、癌细胞周围或癌细胞内药物的释放	正常组织：pH 值 7.3 癌组织：pH 值 6.6 癌细胞内部（内涵体和溶酶体）：pH 值 5~6（内涵体和溶酶体可能参与肿瘤细胞摄取脂质体和诱导药物释放）
在一定温度范围内（43℃、47℃、52℃、57℃），在 pH 值 6.5 的缓冲液中 12 小时，或直至完全释放	评价的脂膜完整性	脂膜的相变温度（T_m）由脂质双层性质决定（如刚性、刚度和化学组成等）。不同温度（低于或高于 T_m）下药物释放的差异将反映脂质双层性质的细微差异
在 37℃低频（20kHz）超声 2 小时或直至完全释放	评价脂质体中药物的包封状态	低频超声（20kHz）通过短暂引入孔状缺陷破坏脂质双分子层，使脂质体内的多柔比星硫酸盐沉淀溶解释放多柔比星

应提供各项对比研究所采用的分析方法和必要的方法学验证资料，明确评价指标、标准及确定依据。

建议采用至少三批商业化规模工艺生产的仿制品与多批参比制剂进行体外对比研究。

4. 稳定性研究

应进行常规稳定性考察，并结合产品说明书开展使用中产品稳定性研究。稳定性考察指标除普通注射剂 CQAs 外，还应包括微粒制剂相关的 CQAs（如包封药物的状态、体外释放度、脂质体形态、粒度和粒度分布、Zeta 电位等）。

应结合产品特点、稳定性、包材相容性和容器密封性等研究结果证明包材选择合理。包材相容性应参照相关指导原则进行。

（二）非临床研究

1.盐酸多柔比星脂质体注射液是一种特殊注射剂，进入体内后存在释药的过程和体液成分的吸附等，因此仿制药与参比制剂处方和工艺的差异可能导致药物体内药代动力学行为发生改变，从而带来有效性和安全性的变化，建议在临床试验前开展仿制药与参比制剂比较的药代动力学研究，充分提示仿制药与参比制剂在药代动力学行为的一致性。

通常选择非啮齿类动物进行药代动力学比较研究。采用拟定临床剂量和给药途径，设置参比制剂组，测定血浆中总多柔比星含量和游离的多柔比星浓度，获得$t_{1/2}$、C_{max}、AUC、V_z、Cl、MRT 等主要药代参数的比较研究结果。鉴于通常只有释放药物才能在体内发挥活性，在进行血药浓度测定时需分别考察结合型药物和释放药物的暴露量。

2.采用荷瘤动物开展组织分布的比较研究，剂量通常设置为有效剂量，至少测定给药后血液、肿瘤组织、心脏和内质网较为丰富的组织（如肝、肾）的药物浓度，比较正常组织和肿瘤组织与血液中的多柔比星药物暴露量及其比值的差异，同时设置参比制剂组，比较仿制药与参比制剂在体内主要组织分布的差异。

3.开展制剂安全性试验，并与参比制剂比较。

（三）人体生物等效性研究[1, 7-10]

研究类型：以药代动力学（PK）为终点的生物等效性研究，空腹试验。如果患者的健康状况不允许禁食，申办者可在研究期间提供非高脂餐，或可在标准（非高脂餐）早餐 2 小时后开始治疗。

研究设计：通常推荐采用单次给药、随机、交叉研究设计。

受试者：适合本品单药治疗的肿瘤患者。

注意事项：

a.应使用商业批的样品进行关键的生物等效性研究。

b.该研究将在安排患者接受常规治疗的两天内进行，两个研究周期不得改变治疗方案。

c.由于本品的心脏毒性，应在基线时记录患者的心脏状态。

d.在研究过程中，患者的体重改变导致给药剂量改变达到 ±5% 者，必须停止该患者的研究，并且该受试者的数据不纳入最终 BES 进行生物等效性分析。

e.在仿制药生物等效性研究的两个周期中，合并用药应尽可能保持一致。若因不良事件的治疗需要，确需用药导致两周期间合并用药不一致，应提供充分证据证明合并用药对研究制剂药代动力学行为不产生影响，否则该周期数据不纳入最终 BES 进行生物等效性分析。

排除标准：

a. 经过 4 个疗程多柔比星治疗的患者，多柔比星总暴露达到 $550mg/m^2$ 或更多。

b. 肝功能明显受损的患者。

c. 对盐酸多柔比星处方成分或 RLD 处方成分有过敏史的患者。

d. 妊娠期和哺乳期的女性患者。

e. 年龄小于 18 岁或大于 75 周岁的患者。

f. 具有需要全身用药的持续或活动性感染者。

g. 有严重的心脏、肝脏或肾脏疾病的患者。

检测物质：在适当的生物体液中游离的（非包封的）多柔比星和脂质体包封的多柔比星。

生物等效性评价指标：主要评价指标应提供包括受试制剂和参比制剂游离的和脂质体包封的多柔比星的 AUC_{0-t}、$AUC_{0-\infty}$、C_{max}，需提供相应几何均值、几何均值比值及其 90% 置信区间。建议增加脂质体包封的多柔比星的部分暴露量指标（如 AUC_{0-48h} 和 $AUC_{48h-last}$）作为次要评价指标，同样进行 90% 置信区间考察。

生物等效的接受标准（90% CI）：游离的和脂质体包封的多柔比星的 AUC_{0-t}、$AUC_{0-\infty}$、C_{max} 几何均值比值的 90% 置信区间数值应不低于 80.00%，且不超过 125.00%。对于脂质体包封的多柔比星的部分暴露量指标（如 AUC_{0-48h} 和 $AUC_{48h-last}$），若等效性结论与主要评价指标的不一致，需充分分析原因以及对临床用药安全有效性的影响。

其他：注册申报时，除了上述药代动力学参数之外，还需提供其他全面的药代动力学参数的个体和平均值，包括但不限于达峰时间、消除半衰期、清除率、表观分布容积等。

参考文献

1. 国家药品监督管理局药品审评中心.《化学药品注射剂（特殊注射剂）仿制药质量和疗效一致性评价技术要求》（2020 年 5 月）.

2. 国家药品监督管理局药品审评中心.《化学药品注射剂仿制药质量和疗效一致性评价技术要求》（2020 年 5 月）.

3.《国家药监局关于进一步完善药品关联审评审批和监管工作有关事宜的公告》（2019 年　第 56 号）.

4.A. Gabizon, H. Sheemda, Y. Barenholz. Pharmacokinetics of pegylated liposome doxorubicin: review of animal and human studies. Clin Pharmcokinet, 42（5）: 419-436（2003）.

5. 国家药品监督管理局药品审评中心.《化学仿制药注册批生产规模的一般性要求（试行）》（2018 年 6 月）.

6. FDA-Recommended Dissolution Methods Web site，http：//www.accessdata.fda.gov/scripts/cder/dissolution/.

7.（原）国家食品药品监督管理总局 .《以药动学参数为终点评价指标的化学药物仿制药人体生物等效性研究技术指导原则》（2016 年　第 61 号通告）.

8. 国家药品监督管理局药品审评中心 .《生物等效性研究的统计学指导原则》（2018 年 10 月）.

9. Food and Drug Administration. Draft Guidance on Doxorubicin Hydrochloride. Recommended Feb 2010；Revised Nov 2013，Dec 2014，Apr 2017，Sept 2018.

10. European Medicines Agency. Pegylated liposomal doxorubicin hydrochloride concentrate for solution 2 mg/ml product-specific bioequivalence guidance. 1 July 2019，EMA/CHMP/800775/2017.

注射用紫杉醇（白蛋白结合型）仿制药研究技术指导原则（试行）

一、概述

注射用紫杉醇（白蛋白结合型）是以人血白蛋白为辅料制备的微粒制剂。与紫杉醇注射液相比，避免了聚氧乙烯蓖麻油的使用，降低了过敏性，提高了临床使用过程中患者耐受性和顺应性。

本指导原则结合注射用紫杉醇（白蛋白结合型）的制剂特点，提出仿制药开发过程中药学研究、非临床研究和生物等效性研究的技术要求，旨在为该仿制药的研发提供技术指导。

本指导原则仅代表药品监管部门目前对于本品的观点和认识。在符合现行法规的要求下，可采用替代的研究方法，建议提供详细的研究资料或与监管机构沟通。

二、整体研究思路

作为仿制药，应当按照国家药监局发布的《化学仿制药参比制剂遴选与确定程序》选择参比制剂。

注射用紫杉醇（白蛋白结合型）为经静脉注射给药的微粒制剂，应基于产品特征，采取逐步递进的对比研究策略，首先进行仿制药与参比制剂药学和非临床的全面对比研究，然后进行人体生物等效性研究，必要时进行临床研究。若药学研究和（或）非临床研究结果提示仿制药与参比制剂不一致，申请人应考虑对受试制剂处方工艺进一步优化后重新开展研究[1]。

作为注射剂仿制药，除满足仿制药注册申报的要求外，还应符合《化学药品注射剂仿制药质量和疗效一致性评价技术要求》《化学药品注射剂（特殊注射剂）仿制药质量和疗效一致性评价技术要求》等。

三、研究要求

（一）药学研究

1. 处方

仿制药的辅料种类和用量通常应与参比制剂（RLD）相同。辅料的用量相同是指仿制药辅料用量为参比制剂相应辅料用量的 95%~105%[2]。

人血白蛋白是该制剂的关键成分，应采用已批准上市的人血白蛋白，由于不同来源的人血白蛋白使用的稳定剂可能存在差异，因此应考察不同供应商来源的人血白蛋白对制剂质量的影响。

对工艺过程中使用而最终去除的溶剂，如与参比制剂存在差异，应阐述理由，并研究证明上述不同不影响仿制药的安全性和有效性。

2. 制备工艺

已有文献报道参比制剂采用乳化－溶剂蒸发工艺制备[3]，建议仿制药采用相同原理的制备工艺，如不同，应阐述理由，并研究证明上述不同不影响仿制药的安全性和有效性。

本品工艺较为复杂，应提供详细的生产工艺开发研究资料和工艺验证资料（包括无菌工艺验证资料）。建议制定合理的生产过程控制策略，如关键步骤的生产时限、关键中间体的质量控制标准和保持时限等。

应特别关注生产工艺和批量对产品质量可控性的影响，注册批和商业批的生产工艺与批量原则上应保持一致[4]。

3. 质量研究

仿制药应通过体外表征证明其与参比制剂关键质量属性（CQAs）一致，除注射剂一般质量属性外，还应关注以下 CQAs[5, 6]：

（1）粒子形态：粒子形状是微粒制剂的关键质量属性，应选择适当的方法进行研究（如电镜法等），仿制药应与参比制剂一致。

（2）粒度和粒度分布：粒度和粒度分布是本品的重要质控指标。应选择适当的方法进行研究，仿制药的粒度分布（D_{10}、D_{50}、D_{90}）应与参比制剂一致；建议基于 D_{50} 和 SPAN（$D_{90}-D_{10}$）$/D_{50}$ 或多分散系数，采用群体生物等效性分析方法进行粒度和粒度分布的对比（仿制药和参比制剂各选三批，每批不少于 10 瓶，每瓶平行测定不少于 3 次），仿制药与参比制剂应等效。

（3）Zeta 电位：粒子表面电荷可使本品复溶后混悬液中粒子维持稳定避免聚集。应选择适当的方法和介质进行研究，仿制药应与参比制剂一致。

（4）紫杉醇结晶状态：本品中粒子内的紫杉醇为无定形态，溶解度远大于热力学稳定的结晶型紫杉醇，从而提高了其溶出速率和游离分数。应选择适当的方法进行研究（如 X 射线衍射和偏振光显微镜检查），证明仿制药中紫杉醇为无定形态。

（5）复溶后混悬液的两相中游离和结合型紫杉醇、游离和结合型白蛋白的比例：本品复溶后形成的混悬液中，粒子及溶液相中均含有紫杉醇及白蛋白，它们均同时以游离型和结合型存在。应选择适当的方法对复溶后粒子中与溶液相中紫杉醇与白蛋白的含量进行研究，计算粒子及溶液相中紫杉醇与白蛋白占总紫杉醇与总白蛋白的比，仿制药应与参比制剂一致。

（6）紫杉醇与白蛋白的结合属性：不同制备工艺可能导致紫杉醇与辅料人血白蛋白的结合属性不同，进而影响体内药物的作用。应选择适当的方法进行研究（如结合率、FTIR 和 NMR），仿制药应与参比制剂一致。

（7）体外崩解动力学：本品进入体内后，呈现浓度依赖性的纳米粒崩解与药物释放。应选择适当的方法进行研究（如在生理盐水或模拟血浆等介质中，考察样品不同浓度下粒度随时间的变化和样品浓度与散射强度的关系）。仿制药应与参比制剂一致。

（8）复溶后混悬液经 0.22μm 滤膜过滤后的药物回收率：粒度和粒度分布测定方法不能有效检出终产品复溶后可能存在的大颗粒，建议采用 0.22μm 滤膜对复溶后样品进行过滤，对过滤前后药物的回收率进行研究，仿制药应与参比制剂一致。

（9）辅料人血白蛋白和终产品中人血白蛋白的各聚体比例：人血白蛋白中单体、二聚体、寡聚体和多聚体等与紫杉醇的结合属性不同，进而对本品的体内行为产生影响。应对辅料人血白蛋白中各聚体比例进行控制，降低产品的批间质量差异，并选择适当的方法对复溶后粒子中与溶液相中人血白蛋白的各聚体比例进行研究，仿制药应与参比制剂一致。

（10）复溶后混悬液的稳定性：复溶后样品在加速条件下的对比研究可进一步区分仿制药与参比制剂的理化性质差异，如进行复溶后混悬液在 40℃下放置 24 小时的质量对比研究，考察指标包括但不限于：性状、粒度与粒度分布、体外崩解动力学、0.22μm 滤膜过滤后的药物回收率、紫杉醇结晶状态等，仿制药应与参比制剂一致。

应提供各项对比研究所采用的分析方法和必要的方法学验证资料，明确评价指标、标准和确定依据。

建议采用至少三批商业化规模工艺生产的仿制品与多批参比制剂进行体外对比研究。

4. 稳定性研究

应进行常规稳定性考察，并结合产品说明书开展使用中产品稳定性研究。稳定性考察指标除普通注射剂 CQAs 外，还应包括微粒制剂相关的 CQAs（如粒度和粒度分布、Zeta 电位、紫杉醇结晶状态、体外崩解动力学等）。

应结合产品特点、稳定性、包材相容性和容器密封性等研究结果证明包材选择合理。包材相容性应参照相关指导原则进行研究。

（二）非临床研究

1. 注射用紫杉醇（白蛋白结合型）是一种特殊注射剂，进入体内后存在释药的过程和体液成分的吸附等，因此仿制药与参比制剂处方和工艺的差异可能导致药物体内药代动力学行为发生改变，从而带来有效性和安全性的变化，建议在临床试验前开展仿制药与参比制剂比较的药代动力学研究，以充分提示仿制药与参比制剂药代动力学行为的一致性。

通常选择非啮齿类动物进行药代动力学比较研究。采用拟定临床剂量和给药途径，设置参比制剂组，测定血浆中总紫杉醇含量和游离紫杉醇浓度，获得 $t_{1/2}$、C_{max}、AUC、V_z、Cl、MRT 等主要药代参数的比较研究结果。鉴于通常只有游离型药物才能在体内发挥活性，在进行血药浓度测定时需分别考察结合型药物和游离型药物的暴露量。

2. 体外开展仿制药和参比制剂与人血清白蛋白结合的比较研究，以及在全血、血浆和模拟人血浆的体外药物结合释放特性的比较研究，以评价仿制药与参比制剂的一致性。

3. 开展制剂安全性试验，并与参比制剂比较。

（三）人体生物等效性研究[5, 7, 8]

研究类型：以药代动力学（PK）为终点的生物等效性研究。

研究设计：通常推荐采用单次给药、随机、交叉研究设计、空腹试验。

规格：100mg/ 瓶（260mg/m² 剂量在 30 分钟内给药）

受试者：联合化疗失败的转移性乳腺癌或辅助化疗后 6 个月内复发的乳腺癌患者。

注意事项：

a. 应使用商业批量的样品进行关键的生物等效性研究。

b. 如果患者的健康状况不允许禁食，则两个研究周期均在相同条件下进行的情况下，申办者可在拟定研究期间提供非高脂餐。

c. 如果患者的健康状况需要降低剂量或需要更改 30 分钟内给药 260mg/m² 的推荐剂量，则应退出研究。

d. 患者的中性粒细胞基线计数必须 ≥ 1500 个细胞 /mm³；对 ABRAXANE 产生严重超敏反应的患者不应再次服用该药物；应频繁进行外周血细胞计数；除非有临床禁忌，否则先前的治疗应包括蒽环类药物；女性患者应不在妊娠期和哺乳期；建议有生育计划的患者在接受紫杉醇注射混悬液时采取避孕措施。

e. 如果患者在两个研究周期使用的预防措施相同，则可以使用止吐预防措施。

检测物质：血浆中游离（未结合）和总的紫杉醇。

生物等效性评价指标：应提供包括仿制药与参比制剂游离和总紫杉醇的 AUC_{0-t}、$AUC_{0-\infty}$、C_{max}，需提供相应几何均值、几何均值比值及其 90% 置信区间。

生物等效的接受标准（90% CI）：游离和总紫杉醇的 AUC_{0-t}、$AUC_{0-\infty}$、C_{max} 几

何均值比值的 90% 置信区间数值应不低于 80.00%，且不超过 125.00%。

其他：注册申报时，除了上述药代动力学参数之外，还需提供其他全面的药代动力学参数的个体和平均值，包括但不限于达峰时间、消除半衰期、清除率、表观分布容积等。

参考文献

1. 国家药品监督管理局药品审评中心.《化学药品注射剂（特殊注射剂）仿制药质量和疗效一致性评价技术要求》（2020 年 5 月）.

2. 国家药品监督管理局药品审评中心.《化学药品注射剂仿制药质量和疗效一致性评价技术要求》（2020 年 5 月）.

3. Assessment Report For ABRAXANE by the CHMP（/EMA/47 053/2008）.

4. 国家药品监督管理局药品审评中心.《化学仿制药注册批生产规模的一般性要求（试行）》（2018 年 6 月）.

5. Food and Drug Administration. Draft Guidance on Paclitaxel. Recommended Sep 2012.

6. Citizen Petition from Arnold Porter LLP（Celgene）. From FDA regulations.gov.

7. （原）国家食品药品监督管理总局.《以药动学参数为终点评价指标的化学药物仿制药人体生物等效性研究技术指导原则》（2016 年　第 61 号通告）.

8. 国家药品监督管理局药品审评中心.《生物等效性研究的统计学指导原则》（2018 年 10 月）.

索　引

（按汉语拼音排序）